KB062715

현대 건강 백과 7

현대인의 성인병 1위, 당뇨병은 이렇게 막는다

당뇨병 완치 대백과

황 종 찬 박사 지음

太乙出版社

🍎 머리말

당뇨병은 살인강도의 원흉이다

근래에 접어들어 당뇨병 환자들의 수효가 급속도로 늘어나고 있다. 이는 우리 나라뿐만 아니라 세계적인 추세로 더 두각(頭角)되어 나타나고 있다.

오늘날의 생활 환경은 과학이라는 문명의 발달아래 그만큼 더 개선되어 졌으며, 풍부한 식생활은 당뇨의 근본적인 요인을 제공하게 되었다.

예전에는 대개 장년층에서 많이 발생하여 성인에게 각별한 주의를 필요로 하였으나 오늘날에 와서는 특별한 연령층이 있는 것이 아니라 초등 학생들에 이르기까지 전반적으로 발견되고 있다.

병원에서 위암(胃癌)이라는 진단을 받으면 아무리 용감한 사람이라 하더라도 당장 새파랗게 질려 사색이 되기 일쑤이다. 이와는 달리 당뇨병(糖尿病)은 진단을 받고도 주변에 아무런 일없듯 지내는 사람들이 흔한 탓으로 대부분 사람들은 그다지 놀라거나 실망하지 않는다. 관리만 잘하면 별 문제가 없다는 방심 때문일 것이다.

미국의 경우, 현재 당뇨병 환자 수는 약 500만~700만 명으로 미국 전체 인구의 2.4%를 차지한다. 이에 비해 우리 나라의 당뇨병 환자는 인구의 약 2%(100만명) 정도로 전체 인구의 22명 중

한 명, 정신 노동자 13명 중 한 명, 간부직 10명 중 한 명이 당뇨
병에 걸려있다고 추정한다.

그러나 이것은 보이는 통계자료에 근거할 뿐, 자신이 당뇨병
환자라는 사실을 모르고 있는 사람을 감안해 본다면 훨씬 더 많
으리라 본다.

이러한 당뇨병은 성인병 중에서도 가장 많은 부분을 차지하고
있다. 우리 나라 사망 인구 중에서 2/3가 성인병(成人病)의 원인
이 되고 있으며 당뇨환자의 경우 정상인보다 동맥경화(動脈硬化)
에 걸릴 확률이 높은 것으로 나타난다.

이것이 심화되면 대개의 경우 뇌졸중(腦卒中), 협심증(狹心症),
요독증(尿毒症), 심장마비(心臟痲痺) 등과 같은 합병증(合倂症)의 원
인이 되어 '당뇨병성 혼수(糖尿病性昏睡)'로 이어지면서 결국은 사
망하게 된다.

실제 당뇨병은 직접적인 원인보다 간접적으로 많은 사람들을
사망으로 이끈다는 점에서 볼 때 '살인강도의 원흉(元兇)'이라는
것은 적당한 비유이다.

당뇨병의 증세는 우선 목이 말라 자주 마실 것을 바라게 된다.
이렇게 되면 당연히 화장실 출입도 잦아지고 심하면 밤에도 여
러 번 일어나게 되어 잠을 제대로 못 이룰 정도까지 된다.

이 외에도 이가 안 좋아지고 머리가 빨리 희게 되며, 피부에
종기가 나기 쉬운데 한번 생기면 잘 낫지 않는다. 또 발이 차고
시력도 나빠져 독서하는데도 장애를 받는다.

당뇨병에 걸렸다고 죽는 것은 아니지만 그렇다고 가볍게 생각
하면 큰 오산이다. 당뇨병 치료의 지름길은 당뇨병에 대한 올바
른 이해와 조기 치료가 가장 현명한 방법이다.

특히 전문의와 상의하여 자신에게 적합한 치료가 무엇인지

를 먼저 파악한 다음 인내를 가지고 꾸준히 치료하는 것이 중요하다.

　더불어 전문적인 기본 상식(基本常識)을 알아야 치료에도 도움이 되므로 이미 당뇨병에 걸렸거나 치료가 쉽게 되지 않는 사람은 반드시 이 책을 일독(一讀)해야 할 필요성이 있음을 강조하는 바이다.

　이 책은 당뇨병으로 고민하고 고생하시는 이들을 위해 당뇨병의 증세, 합병증 그리고 치료 방법 등을 비롯하여 식이 요법을 위한 부록편을 수록하고 있으므로 당뇨병 예방(豫防)과 치료(治療)에 많은 도움이 되리라 확신한다.

청량리 홍능 寒爐書室에서

황　　종　　찬

▶차 례◀

제3장 당뇨병의 증상

제4장 당뇨병의 합병증

12

제5장 당뇨병의 진단

제6장 당뇨병과 임신

제7장 어린이 당뇨병 환자

제8장 당뇨병의 치료

제9장 인슐린 주사

14

제10장 당뇨병과 비만증

제11장 당뇨병과 영양

제14장 당뇨병과 민간 요법

제15장 당뇨병과 운동 요법

제16장 걷기 운동이 당뇨병 치료의 묘약이다

제 1 장

당뇨병의 개요

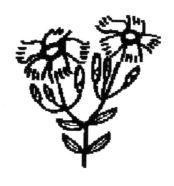

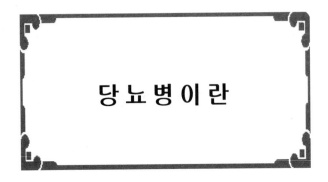

당뇨병이란

📊 당뇨병의 어원

당뇨병을 라틴어로는 '다이아베터스 멜리터스'라고 하는데 흔히 의사들 사이에서는 '다이아베터스'라고 불린다. '다이아베터스'라는 말은 물이 높은 곳에서 낮은 곳으로 흘러내리는 관으로 해석되어 진다. 높은 곳에서 낮은 곳으로 흐르는 물은 다수(多水)라는 속성을 가지고 있는데 이것은 즉, 다뇨(多尿)라고도 할 수 있다.

'멜리터스'라는 말은 '달다'라는 뜻을 가진다. 이와는 반대로 '다이아베터스 인시피터스'라는 것은 단맛이 없는 대신에 소변을 다량으로 배설하는 것이다.

소변을 많이 보는 현상, 즉 다뇨가 생기면 사람은 점점 마르게 된다. 이것은 요독증(尿毒症)과 비슷한 '요붕증(尿崩症)'을 일컫는데 희귀한 것으로 당뇨병이라 하면 흔히 '다이아베터스'라고 한다.

당뇨병에 대한 기록은 1,500년 경 '빠삐르스'에서 유래하며, 정확한 최초의 기록은 2세기 경, 알테우스라는 사람에 의해서였다. 그는 당뇨병에 대해 그 병은 인간에게 그다지 흔한 병은 아니지만, 살이나 손발이 소변 속에 저절로 녹아서 흘러버리는 위험한 것이라 하였다. 병의 증세는 누구에게나 거의 같으며 신장과 방광에까지 침범하여 해를 끼친다.

또 환자는 끈질기게 물을 찾으며 빈번하게 소변을 본다고 했다. 병세를 알기까지 긴 시간이 걸리는데 일단 병이 나타나면 환자의 수명은 어쩔 수 없이 짧아진다.

그 갈증이란 이루 말로 할 수 없을 정도인데 물을 마시는 것을 누구도 말리지 못한다 했다. 잠시라도 물을 마시지 않으면 입안이 마르고 온몸의 수분이 없어져 구역질과 극도의 불안에 떨다가 마침내 사망한다고 되어 있다.

바로 이것이 당뇨병이다. 이러한 고전적 사고 방식을 토대로 살펴볼 때 먼저 다뇨가 생기게 되고 그 소변에 당이 들어있는 병을 당뇨병이라고 하는 것이다.

보통 가장 많은 당뇨병은 이른바 도성 당뇨병(島性糖尿病)이라고 불리는 것이다. 이 경우에는 췌장의 랑게르한스 섬(島)에 이상이 있어 인슐린의 분비가 나빠지거나 인슐린의 기능이 저하된다.

이 때문에 인슐린이 지닌 혈당을 저하시키는 작용이 상실되어 혈당이 상승하는 것이다.

도성 당뇨병의 췌장을 조사해 보면 대부분 도의 수 감소, 인슐린의 분비 세포 감소, 수포성 변성(水疱性變性), 도가 변성하여 회사에 빠져 초자화(硝子化) 등의 이상이 나타난다.

특히 풍당뇨증(楓糖尿症)은 선천성 아미노산 대사이상증 중에서 가장 심한 경과를 나타내는 질환의 하나이다. 이것은 로이신, 이솔로이신, 발린이라는 세 가지 필수 아미노산의 대사 장애에 의해 그 영향을 크게 받는다.

생후 1주일 이내에 경련, 토유(吐乳) 등의 증세가 나타나는데 근력 저하, 체중 증가 불량이 나타날 무렵에는 이 질환의 가장 특징적인 징후로 소변에서 단풍 시럽과 같은 냄새가 난다.

빠른 시기에 치료를 받지 않으면 감염증에 대한 저항력이 약해지기도 해서 대부분의 어린 환자들은 생후 20개월 이내에 폐렴을 발병하여 사망하게 된다.

그러므로 생후 10일 이내에 저로이신, 이솔로이신, 발린에 대한 식습관을 취해야만 한다. 특징적인 증세가 모두 나타날 때까지 치료를 받지 않으면 이미 때는 늦은 것이다.

이 질환을 방지하기 위해서는 반드시 갓난아이일 때에 스크리닝 테스트를 받아야 한다. 특히 근친자 중에 어릴 때 불분명한 원인에 의해 경련이나 발육 부진으로 사망한 경우가 있으면 자세한 테스트를 받도록 한다.

당뇨병의 직접적 사인의 주된 것은 당뇨병성 신증(腎症)에 의한 신장기능 부전이나 대사 이상이 심해진 결과 발생하는 당뇨병성 혼수 중 한 가지이다.

간접적으로는 동맥경화가 악화한다든지, 또는 감염증(感染症)이 쉽게 진행되어 건강에 장애를 일으킨다든지의 경우가 있다.

▰ 당뇨병의 과정

당뇨병은 당이 소변(尿)으로 빠져 나오는 병이다. 혈액 속의 당분이 너무 많아짐으로써 미처 다 분해되기도 전에 그 당이 소변에 섞여 나오고 마는 것이다. 그렇다고 해서 당이 꼭 당뇨일 때 만 나오는 것은 아니다.

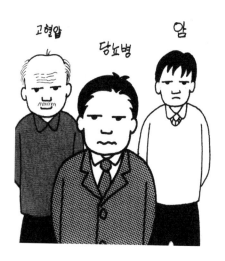

▲당뇨병이란 혈액 속에 당분이 너무 많아짐으로써 미처 다 분해되기도 전에 그 당이 소변에 섞여 나오는 병이다. 심해지면 갖가지 합병증을 일으켜 온몸을 질병 덩어리로 만들 가능성이 농후한 무서운 현대 성인병 중의 하나이다.

일반적으로 알려진 것은 췌장에서 분비되는 '인슐린'이라는 호르몬이 부족하게 되면 체내의 대사 작용에 이상을 일으키게 되고 이것이 당뇨병으로 된다.

혈액 속 포도당의 함량을 조사하는 혈당 검사(血糖檢查)에 의해서만 당뇨병인지 아닌지를 정확하게 판단할 수 있다. 이

병의 자각증상(自覺症狀)으로서 가장 쉽게 알 수 있는 것은 피부나 입술이 건조하여 항상 입안이 마르고 갈증이 생기는 것이다.

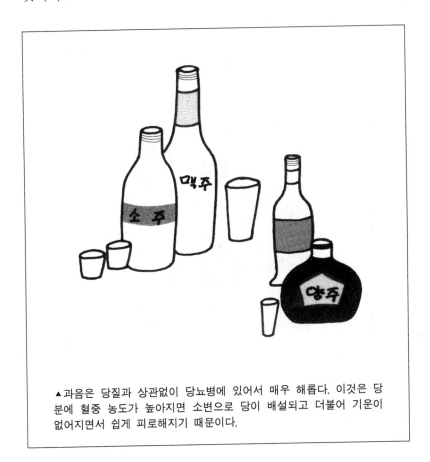

▲과음은 당질과 상관없이 당뇨병에 있어서 매우 해롭다. 이것은 당분에 혈중 농도가 높아지면 소변으로 당이 배설되고 더불어 기운이 없어지면서 쉽게 피로해지기 때문이다.

혈당이 많아지면 한밤중에 자다가도 물을 먹으려고 일어나는 정도까지 이른다. 물을 많이 마시게 되면 자연적으로 소변보는 횟수도 잦아지는 것은 물론 기력이 약해져서 잔다고 하더라도 나른해 지기가 일쑤이다.

흔히 일반 사람들은 당뇨병 환자가 당분을 섭취해서는 안 된다고 하여 몸 속에서 당이 되는 음식을 금하고 있다.

그래서 설탕을 비롯한 쌀밥, 빵, 국수 등의 전분질 음식을 먹지 않았는데 오늘날은 당뇨병의 종류가 많아 먹는 것과 상관없는 경우도 있다. 단 한가지, 칼로리만 일정량 이하로 잘 유지해 주면 소변에 다소 당이 나온다고 하더라도 상관이 없는 것이다.

당뇨에 있어 중요한 것은 식품의 종류가 아니라 칼로리의 제한이라고 할 수 있다. 그러므로 맥주나 정종은 당질이라서 몸에 좋지 않고 위스키나 소주는 당질이 없으므로 괜찮다고 하는 것은 잘못된 인식이다.

과음이 당질과 상관없이 당뇨병에 있어서 매우 해롭다고 하는 것은 당분에 혈중 농도가 높아지면 소변으로 당이 배설되고 더불어 기운이 없어지면서 쉽게 피로해지기 때문이다.

그러므로 신체가 비대하거나 비만체질이거나 혹은 혈연자 중에 당뇨가 있는 사람은 검사를 받아 당뇨병에 대해 미리 예방하는 것이 안전하다.

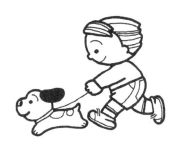

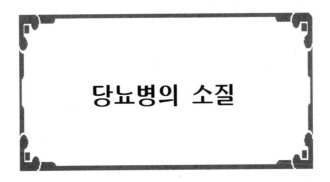

당뇨병의 소질

소질의 발견

건강한 사람의 소변량은 계절이나 음식물의 양, 발한 정도에 의해서 현저하게 다르지만 보통 성인 남자의 하루 소변량은 1,500~2,400㎖, 여자는 1,000~1,500㎖이다.

가끔씩 하루나 이틀의 짧은 기간에 500㎖ 정도로 줄거나 3,000㎖ 이하 정도까지 증가하여도 걱정할 것은 없다. 그러나 24시간의 전체 소변량이 500㎖ 이하거나, 3,000㎖ 이상일 경우가 계속될 때에는 병이라 보아야 한다.

현대 과학은 19세기에 들어와 소변에 단맛으로 배설되는 '당'이란 요소가 포도당이라는 사실을 알아내었다. 이에 더 나아가서, 이것은 혈액 속의 포도당으로 혈당이라는 사실을 밝혀내었다.

혈액 속에는 포도당의 일정한 농도가 들어 있지만 보통 소변 속에서는 이 포도당이 섞여 나오지 않는다. 그러나 당뇨병이 되면 혈당(血糖)에 이상 현상이 일어나게 되면서 소변 속으로 당이 섞여 나오게 된다.

◈ 소변량에 따른 증상

● 소변량이 비정상적으로 많은 경우

요붕증, 위축신, 당뇨병, 폐렴의 치유기 혹은 복수나 부종이 없어질 때 등이 있다.

● 소변량이 보통보다 적을 경우

급성신장염, 심부전, 발열, 설사, 소변량이 준 것을 안 뒤 얼마 후에 흉막강이나 복강에 삼출액(渗出液)이 괴이는 삼루액(渗漏液)의 저류(貯溜) 등이 있다.

● 소변이 없을 경우

하루 소변량이 100㎖ 이하인 것을 무뇨(無尿)라 하는데, 급성요독증과 만성 요독증일 경우에 나타난다.

◈ 배뇨에 따른 증상

● 배뇨의 횟수가 많을 경우

다뇨증, 급성방광염, 결핵성방광염, 전립선염 및 전립선비대증 등이 의심된다.

● 배뇨 횟수가 적을 경우

물을 적게 먹을 때, 땀이 많이 났을 때, 심한 설사를 했을 때이다.

● 야간 배뇨가 많을 경우

보통은 낮과 밤의 소변량의 비율이 3 : 1 또는 4 : 1이다. 심장이 쇠약할 때는 낮보다 밤의 소변량이 많아진다. 또 소변의 농축력이 약하게 되는 신장병이 있는 경우에도 밤에 소변이 많아진다. 이런 경우 대개는 울혈성심부전증을 동반하고 있다.

최근 발표된 당뇨병 연구에서 볼 때, 이와 같은 상태는 당뇨병이 어느 일정한 진행 시기에 달하게 되면 배설이 되는데 그 시기가 되기까지는 현상이 잘 나타나지 않을지라도 체내에는 이미 특유한 당 배설 상태(糖排泄狀態)가 진전되어 있는 것이라 한다.

요약하면 소변량은 하루 2ℓ 이상이 되어야 한다. 이것은 소변으로 요산의 배설을 촉진하는 의미에서도 중요하다. 특히 여름에는 땀으로 인하여 소변량이 줄어들기 쉬우므로 그만큼 수분을 많이 섭취해야 한다.

소변이 산성이면 요산을 용해시켜 배설한다는 점에서 좋지 않으므로 소변을 가능한 한 알칼리성이 되도록 유지시킨다. 그러나 음식물로서 조절하기는 어려운 일이므로 탄산 수소 나트륨을 가끔 복용하는 것이 좋다.

■ 소질의 발견 방법

혈중의 인슐린 상태, 눈의 망막 상태, 신장의 혈관 이상, 지방산 등의 여러 가지 검사를 통해 당뇨병의 소질(素質)을 발견할 수 있다. 이들 몇 가지 중에 우선, 가장 흔히 사용되고 있는 인슐린에 대해 살펴보면 포도당을 50g~100g 정도 복용시킨 후 30분마다 혈당과 더불어 동시에 혈중의 인슐린 분비 상태를 측정한다.

당뇨병이 발병하기 전에는 포도당 부하 시험(負荷試驗)의 곡선이 정상적이라고 하더라도 포도당을 마신 후의 인슐린 분비가 건강한 사람보다 낮거나 아니면 인슐린의 단위가 높아지는 시간이 길다.

이것은 즉, 인슐린과 혈당의 비율이 정상보다 낮은 동시에 혈액 속에서 유리 지방산의 단위를 측정하면 유리 지방산의 감소 상태가 건강한 사람과는 다르다.

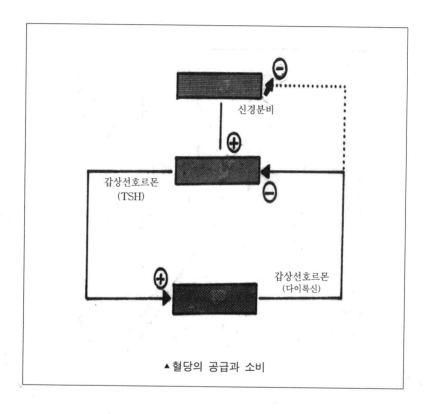

신경분비

갑상선호르몬
(TSH)

갑상선호르몬
(다이록신)

▲혈당의 공급과 소비

이 50~100g의 포도당 부하 시험이 정상적인 경우이거나 아니면 정상과 이상의 중간형인 '의당뇨병(疑糖尿病)'일 때에는 당뇨병을 유발하는 부신피질 호르몬을 4시간 전과 2시간 전에 두 번 복용한 다음, 다시 포도당 부하 시험을 하게 된다.

이 포도당 부하 시험에서 정상이었던 20명에게 부신피질 호르몬을 투여하여 유발 시험(誘發試驗)을 했을 경우 20%가 이상이 있었고, 20%는 의심스러웠다.

한편 포도당의 부하 시험에서는 22명의 의당뇨병인 사람 중에 이상을 나타낸 사람이 54.5%였으며, 의심스러운 사람은 9.1%로 양성률이 아주 높게 나타났다.

이 유발 시험에서 양성 반응이 나타나는 것을 '잠재성 화학적 당뇨병(潛在性化學的糖尿病)'이라고 일컫는다. 이와 같은 상태의 사람은 그대로 방치했을 경우 대부분이 당뇨병으로 발전된다.

이 때에는 혈관 계통의 변화가 당뇨병 발병에 앞서서 일어난다는 사실도 인정되고 있으므로 당뇨병 환자와 마찬가지로 식이 요법을 실행하는 것이 좋다.

또 눈의 망막에 전류를 흘려 보내어 이것의 변화로부터 당뇨병의 소질을 발견할 수도 있다. 이 외에도 생검법으로 신장의 조직을 채취한 뒤 이것을 전자 현미경으로 조사하여 신장의 혈관 변화로부터 그 소질 여부를 조사할 수 있다.

이처럼 여러 가지 각도에서 당뇨병 소질을 조사하게 되는데 이에 따른 진단은 대학의 부속병원을 위시한 종합 병원이어야 한다. 반면에 간단한 부하 시험이나 아니면 부신피질 호르몬을 복용한 후 행하는 포도당 부하시험은 어떤 병원에서나 가능하다.

이상과 같은 시험에서 당뇨병은 아니라 할지라도 포도당을 복용한 후 곡선에 조금이라도 이상이 보여지면 경과를 신경써서 주시할 필요가 있다.

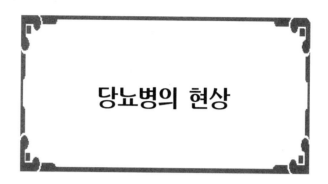

당뇨병의 현상

◢ 당뇨병과 당뇨

당뇨병 현상에 있어서 대표적인 것은 당뇨이다. 이 경우의 당은 포도당을 일컫는 것으로 당뇨라 한다면 일반적으로 포도당 당뇨라 고 인식하면 된다.

여기에서 우리가 알아야 할 기초 상식은 소변에서 포도당이 증명 되었다고 해서 그것이 반드시 당뇨병이라고 단정할 수만은 없다는 사실이다. 당뇨라고 해서 무조건 소변에서 당이 나오는 것은 아니다.

당뇨(糖尿)와 당뇨병(糖尿病)은 분명히 구분하여 이해해야 한다. 물론 당뇨에 걸리게 되면 당이 나오는 것은 당연한 이치이다. 하 지만 당이 나오지 않아도 당뇨병이 있을 수 있다.

예를 들어 포도당 주사를 맞은 후라든가, 격하게 흥분한 경우, 또는 한동안 심한 고심(苦心)을 겪고 난 뒤에 일시적 현상으로 당이 나올 수 있기 때문이다.

이 외에도 임신을 했을 경우, 부신피질 합성 스테로이드제를 마셨다거나 주사를 맞은 경우, 혈압강하제의 다아자이드제를 장 기간 복용했을 경우에도 당뇨가 보이는 수가 있다.

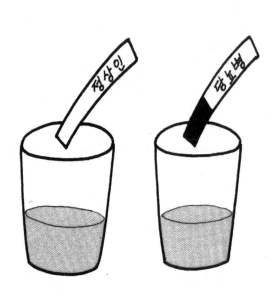

▲ 혈액 속에는 포도당의 일정한 농도가 들어있기는 하나 보통 소변 속에서는 이 포도당이 섞여 나오지 않는다. 그러나 당뇨병이 되면 혈당에 이상 현상이 일어나게 되면서 소변 속으로 당이 섞여 나오게 된다.

◾ 신성 당뇨

당뇨병은 아니라 할지라도 당뇨에서 가장 많이 나타나는 것이 신성 당뇨(腎性糖尿)라고 할 수가 있다. 이것은 신장 기능에 선천적 변화가 일어났을 때 발생한다. 이런 상태에 포도당이 배설되기 쉬운데 이것을 가지고 당뇨병이라고 할 수는 없다.

이와 같은 증상을 가진 사람이 당뇨병에 쓰이는 약을 섭취한다면 몇 차례 저혈당증 증세와 더불어 저혈당증 발작을 일으키는 경우가 있다.

신성 당뇨를 살펴보면 신장의 포도당 배설 역시 아주 낮은 상태를 볼 수가 있다. 이런 경우에 공복 때는 소변에서 당이 나타나지 않지만 식후에 약간의 혈당이 보이게 된다. 이처럼 당뇨병과 혼동되는 부분으로 인해 신성 당뇨 환자에 있어서는 주의를 요한다.

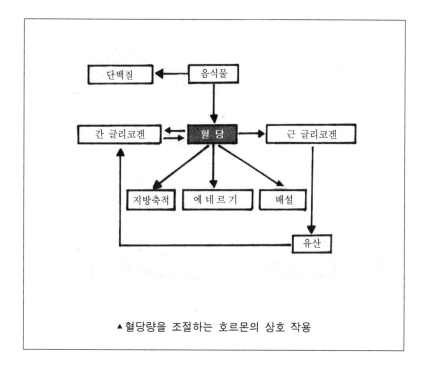

▲ 혈당량을 조절하는 호르몬의 상호 작용

검사를 받았을 때 당이 나온다고 해서 지레 겁먹고 당뇨병 치료를 시도한다는 것은 큰 잘못이다. 이 신성 당뇨는 주로 중년기 이후를 지난 사람들에게서 많이 발견되며 임산부에게서도 흔히 볼 수 있다.

◢ 당뇨병의 3가지 주요 현상

◉ 요당(尿糖)

혈액 중의 포도당은 콩팥(腎)의 사구체에서 일단 걸러지고 세뇨관에서 다시 흡수되어 진다. 즉, 혈액 중으로 되돌아오는 것이다. 정상인 사람의 경우에서는 극히 적은 양(하루 0.5g 이하)이 재흡수 되고 나머지는 소변으로 배설된다.

만약 혈액 중의 포도당의 양이 보통 100mg~180mg 전후로 재흡수의 한계 수치가 정상을 넘어설 때는 소변 중에 포도당이 새어 나오게 된다.

■ 당부하 시험에 의한 판정 기준

구 분		글로코오스농도 mg/dℓ		
		정액혈장	모세혈관전혈	정맥전혈
당 뇨 병 형	공 복 시	≧140	≧120	≧120
	2시간 후	≧200	≧200	≧180
경 계 형		당뇨병형에도, 정상형에도 속하지 않는다		
정 상 형	공 복 시	<110	<100	<100
	1시간 후	<160	<160	<140
	2시간 후	<120	<120	<110

드문 경우이지만 사람에 따라서는 이 한계 수치가 낮은 탓에 혈당은 높지 않더라도 당뇨를 보이는 일이 있다. 이것이 앞서 말한 신성 당뇨이다. 이와는 반대로 혈당은 높은 데도 당뇨가 나타나지 않는 경우도 있다.

따라서 요당이 나오는 경우에는 반드시 혈당을 검사하지 않으면 당뇨병의 여부를 진단할 수가 없다. 당뇨병의 치료 상태를 지켜보기 위해서는 요당뿐 아니라 정기적으로 혈당 검사도 하여야 한다.

● 고혈당증(高血糖症)

당뇨병의 현상 중에서 당뇨와 더불어 또 다른 현상이 고혈당증으로, 즉 혈액 속에서 포도당이 증가되는 것이다. 혈액 속에 포함하고 있는 포도당(혈당)은 공복 때에는 0.1%로 100mg/dl 정도 존재하고 있다.

평상시 간장에 비축되어진 '글리코겐'은 끊임없이 포도당으로 분해되면서 피를 통해 전신의 조직에 보내어 진다. 전신 조직, 특히 근육 세포는 이 포도당을 이용해 에너지를 발생시키게 된다. 이렇게 볼 때 간장(肝臟)은 포도당을 공급(供給)하는 장소이고, 근육(筋肉)은 이것을 소비(消費)하는 장소라고 할 수 있다.

정상적인 사람들의 경우 포도당의 공급과 소비 균형이 잘 잡혀져 있어서 혈당은 항상 0.1%의 농도를 유지하게끔 되어 있다. 방금 식사를 한 경우, 혈당은 일시적 현상으로 약간 상승 하더라도 2시간이 지나게 되면 원상태로 돌아간다.

이에 비하여 당뇨병 환자는 공복 때 이미 혈당이 높았다든가, 아니면 공복 때는 혈당이 정상이다가도 공복 후에 혈당치가 보통 사람보다 현저하게 높아지면서 원상태로 돌아가지 않는 것이 특징이다.

도대체 어떤 이유에서 이런 현상이 나타나는 것일까? 여기서 고혈당과 밀접한 관계를 갖고 있는 인슐린에 대하여 알아 보아야 한다. 위(胃)의 후벽(後壁)에는 가로로 뻗어있는 가늘고 긴 장기가 있는데 이것이 췌장(膵臟)이다.

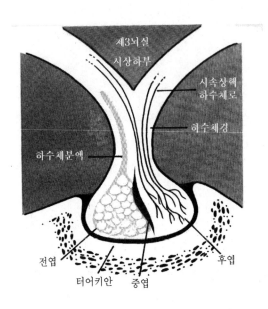

▲ **하수체의 구조** – 하수체로의 신경 섬유는 시속 상핵(視束上核)이라
고 하는 신경 세포에서 시작되어 하수체 후엽(後葉)에서 끝나고 있다.

췌장은 췌액이라는 소화액을 십이지장에 외분비하면서 인슐린
을 만들어 혈액에 내분비하는 두 가지의 작용을 동시에 담당하
고 있다.

인슐린을 생성하는 세포는 췌장 속에 작은 집단을 이루고
마치 섬처럼 흩어져 있다. 이것이 랑게르한스 섬이라 불리는
조직이다.

랑게르한스 섬의 세포는 혈액으로부터 아미노산의 공급을 받
아 단백성 호르몬의 인슐린을 혈액에 내분비함으로써 체내의 여
러 조직에 공급한다.

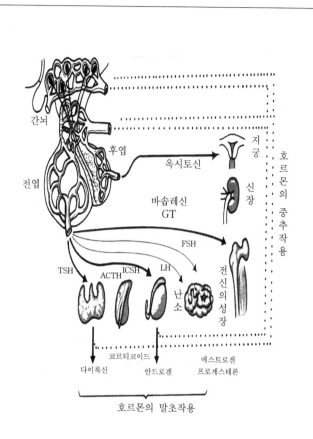

간뇌

후엽

전엽

옥시토신

바숍레신
GT

FSH

TSH

ACTH ICSH LH

지궁

신장

호르몬의 중추작용

전신의 성장

난소

코르티코이드

다이록신

안드로겐

에스트로겐
프로게스테론

호르몬의 말초작용

▲하수체의 호르몬 작용 - 갑상선 호르몬의 혈액 속 농도가 저하되면 갑상선 자극 호르몬 인자를 전엽에 보내어 갑상선 호르몬의 분비를 촉진시키는데, 그것은 갑상선에 작용하여 갑상선 호르몬을 분비시킨다. 뇌는 혈액 속의 농도를 적당하게 유지하는데 이를 말초내분비선 호르몬의 자동조절이라고 한다. 월경주기도 결국은 난소에서 분비되는 에스트로겐과 프로게스테론의 뇌에 대한 자동조절로 이루어진다.

만일 췌장에 이상이 생겨 작용할 수 없다거나 수술을 받아 이를 떼어내 곧 인슐린 부족의 증세, 즉 심한 당뇨병 증세가 나타난다. 이러한 인슐린은 끊임없이 생산되기도 하지만 또 필요로 하는 곳에서 소비되어져야 한다.

당분 외에 어떤 영양소라도 혈액 속으로 들어가면 랑게르한스 섬의 인슐린 생산과 소비가 왕성해진다. 그러므로 과식은 랑게르한스 섬에 부담을 주고 당뇨병을 일으키는 원인도 되므로 삼가한다.

당뇨병에 당분만 아니라면 무엇이든 먹어도 상관없다고 생각하는 사람이 있으나 그것은 잘못된 생각이다. 랑게르한스 섬에 큰 무리를 주지 않기 위해서는 당분이나 지방질 또는 단백질 등을 지나치게 섭취하지 않는 것이 좋다.

포도당의 대사를 비롯한 기타 다른 영양소, 예를 들면 단백질이나 지방질의 대사가 몸 안에서 이루어지기 위해서는 하수체나 갑상선 그리고 부신피질 호르몬들과 함께 췌장에서 분비되는 인슐린을 필요로 한다.

이때 인슐린의 기능이 저하되면 혈액 속의 포도당이 근육 세포나 지방 세포 속에 스며들어가는 속도가 느려지게 되는데 이렇게 되면 혈당은 자연적으로 높아지게 된다.

이로 인해 근육 세포가 포도당을 이용하여 에너지를 만들지 못하게 되면 지방 조직 안에 저장되었던 에너지가 분해된다. 더불어 근육의 단백질도 분해되어 에너지를 방출하기도 한다. 이것이 당뇨병 특유의 대사 변화라고 하여 '당뇨병적 대사'라고 부른다.

간략하게 정리해 보면 인슐린의 기능이 부족함에 따라 혈당이 세포 속으로 들어가는 속도가 늦어지게 되는데 여기서 고혈당증이 발병하게 되는 것이다. 동시에 이것은 당뇨병 특유의 대사 변화가 일어난다는 것을 나타내기도 한다.

● 저혈당증(低血糖症)

혈액 속의 포도당, 즉 혈당은 공복시에는 항상 100cc당

100mg 내외의 농도를 유지하고 있으나 만약 이것이 100cc당 60mg 보다 낮아지게 되면 여러 가지 신경 증세와 정신 증세가 일어난다. 이와 같은 상태가 저혈당증이다. 이 때에 혈당을 측정해 보면 현저하게 저하되어 있으며 때로는 100cc당 20mg 인 경우도 있다.

저혈당증이 병으로서 문제가 되는 것은 체내에 어떤 원인의 영향으로 자신도 모르는 사이에 혈당이 낮아져서 여러 가지 증세가 나타나는 경우이다. 이러한 저혈당증을 통틀어서 '특발성 저혈당증(特發性底血糖症)'이라고 한다.

특히 췌장의 랑게르한스 섬에 종양이 생겨 인슐린의 생산 과잉이 일어나는 췌도 세포(膵島細胞)의 선종(腺腫)을 의미한다.

요컨대 인슐린이 부족한 상태에서 일어나는 병이 당뇨병이고, 반대로 인슐린이 과잉된 상태에서 일어나는 병이 특발성저혈당증이다.

저혈당증은 혈액 중의 포도당 농도가 필요한 양보다 모자라는 상태로 사람마다 다소 차이는 있으나 혈당이 지나치게 떨어지게 되면 공복감 및 탈진과 더불어 땀이 나며, 견디기 힘든 허기증(虛飢症)이 일어난다. 뿐만 아니라 안면이 창백해지고 전신이 떨리며 상기, 및 현기증도 일어난다.

더욱 심해지면 의식 장애가 나타나고 마침내는 혼수 상태가 되는데, 그대로 방치하면 혼수가 장기간 계속되어 결국 사망하게 된다.

이상과 같은 저혈당증 발작이 이른 아침의 공복시나 운동 후에 일어나면 선종 또는 체내에 어떤 이상이 있기 때문이고, 이와는 달리 식후 3~5시간에 일어나면 그것은 자율신경의 실조(失調) 때문이다.

저혈당증 증세가 나타나면 원인을 규명하기에 앞서 우선 당분 (糖分)을 보급해야 한다. 경증의 경우에는 설탕물이나 설탕이 가미된 쥬스 또는 당분이 들어 있는 식사를 취하도록 한다. 증세가 악화되어 입으로 음식을 먹을 수 없는 경우에는 포도당액을 정맥 안에 주사해야 한다.

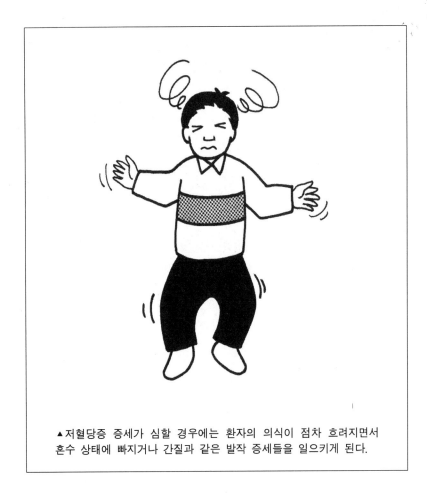

▲저혈당증 증세가 심할 경우에는 환자의 의식이 점차 흐려지면서 혼수 상태에 빠지거나 간질과 같은 발작 증세들을 일으키게 된다.

그런 다음 발병 원인을 정확하게 파악하여 그것에 적합한 합리적인 대책을 모색한다. 예를 들어 간장 질환이라면 간장병에

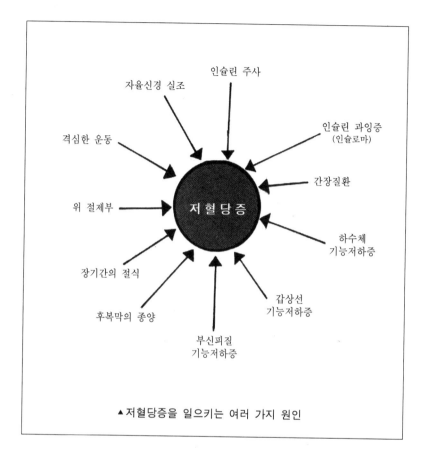

인슐린 주사

자율신경 실조

인슐린 과잉증
(인슐로마)

격심한 운동

간장질환

위 절제부

저 혈 당 증

하수체
기능저하증

장기간의 절식

후복막의 종양

갑상선
기능저하증

부신피질
기능저하증

▲저혈당증을 일으키는 여러 가지 원인

대한 치료를 적극적으로 실시하고, 간장 등의 장기에 질환이 없다면 발작을 일으키는 원인을 피하기 위하여 정신적인 안정을 취해야 한다.

환자의 의식이 점차 흐려지면서 혼수 상태에 빠지거나 간질(癎疾)과 같은 발작 증세를 일으킬 때는 설탕물이나 꿀물 종류의 당질을 공급해 주면 우선은 회복이 된다.

그리고 만일 선종으로 인한 증세가 판정되면 되도록 빨리 수술해서 그 부분을 도려내야 한다. 저혈당증의 발작을 피하기 위해서 일반적으로 주의해야 할 점은 식사 시간을 일정하게 지킴

과 동시에 차츰 그 횟수를 늘려 가는 것이다.

이 밖에도 시력장애, 인슐린 저항증, 농양 및 감염증, 지방 위축, 지방 증식, 부종, 당뇨병성 산혈증 등으로 발전될 수 있다.

이 저혈당증은 인슐린을 너무 많이 맞거나 혈당강하제를 많이 쓰게 되면 발병한다. 저혈당증은 인슐린 주사를 맞고 있는 환자에게 가장 흔히 나타나지만 경구 투약하는 사람에게도 나타나기 쉽다. 당뇨병이 없는 건강한 사람들도 가끔 저혈당증을 일으킨다.

예를 들어 아침을 거르고 점심까지 굶은 상태에서 일을 하게 되면 흔히 약간의 두통을 느끼게 되는데 이것은 혈당이 내려갔기 때문이다.

이와 같은 증상은 가벼운 것이어서 흔히 지나쳐 버리기 일쑤인데 후에 이 영향으로 인슐린 부족에서 오는 각종 질병과 함께 합병증의 원인이 된다.

우리가 흔히 당뇨병을 발견할 수 있는 것은 당뇨(糖尿)와 고혈당증(高血糖症)의 두 가지를 통해서이다. 일반적인 당뇨병은 이 두 가지의 확증이 없고서는 섣불리 확단(確斷) 내리지 않는다.

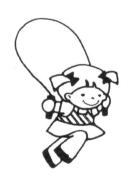

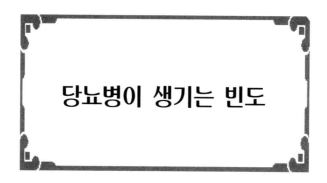

당뇨병이 생기는 빈도

우리 나라는 지난날 일제치하나 6·25 전후와 같은 어려운 시기에는 당뇨병이 그리 많지 않았으나 오늘날에는 급격히 늘어나고 있다.

이것은 식생활이 점차 서구화가 되어간다는 점에 그 영향이 큰데 생활이 윤택해짐에 따라 노동 부족과 운동 부족, 또 영양 공급에 있어서의 불균형 등이 그 원인으로 되고 있다.

우리 나라만 보더라도 부유층이 하류층보다는 많이 생기는 것으로 생각하여 얼마 전까지 당뇨병은 선진국에서 많이 생긴다고 하였으나 그것은 이제 옛말이 되었다.

당뇨병 환자의 상세하고 정확한 통계 숫자는 나와있지 않지만 점점 그 수가 늘어나는 경향을 보이고 있는데 각 나라마다 약간의 차이는 있겠으나 대개 국민 전체 인구의 2% 정도로 추산된다.

지난날에는, 당뇨병은 주로 40대 이후 장년층에서 발생한다고 해도 과언이 아닐 정도로 성인들에 한해서 주의를 필요로 하였다. 가장 원숙한 기량과 사회적 지위에서 황금 시기라고 할 수 있는 연령인 만큼 그 당사자가 당뇨병에 걸리게 되면 자신은 물

론 직장과 가정에까지 그 영향이 크므로 의욕을 잃고 실의에 빠
지는 일이 많았기 때문이다.

■ 당뇨병 환자의 연령 분포

연령＼성	남	여	합계	연령＼성	남	여	합계
0 ~ 4	2	3	5	45 ~ 49	247	133	380
5 ~ 9	3	3	6	50 ~ 54	266	163	429
10 ~ 14	6	18	24	55 ~ 59	239	147	386
15 ~ 19	11	19	30	60 ~ 64	151	68	219
20 ~ 24	26	30	56	65 ~ 69	67	31	98
25 ~ 29	41	20	61	70 ~ 74	23	9	32
30 ~ 34	105	32	137	75 ~ 79	8	4	12
35 ~ 39	165	60	225	80 ~ 84	1	0	1
40 ~ 44	211	81	292	불 명	77	45	122
			전 체 합 계		1650	866	2516

서양의 경우는 남성보다 여성의 수치가 조금 더 높은 편이다.
한편 아직 우리 나라는 정확한 자료는 없으나 보건복지부에서
발표한 것에 의하면 여성보다는 남성의 수치가 조금 높은 것으
로 보고 있다.

더구나 오늘날에는 어린이에게도 발병하여 어떤 연령층을
정하는 것이 어렵게 되었지만 그래도 아직까지는 어린이보다
장년층이 압도적으로 많다. 이 역시 급속도로 발전된 사회 상
황과 더불어 경제 사정, 문화 생활 등이 그만큼 윤택해 졌기
때문이다.

제 2 장

당뇨병의 분류

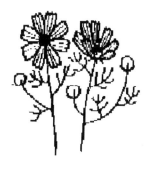

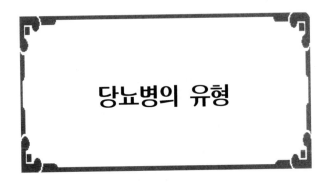

당뇨병의 유형

◢▪ 제Ⅰ유형과 제Ⅱ유형

일반적으로 당뇨병에는 제Ⅰ형 당뇨병과 제Ⅱ형 당뇨병이 있다. 이 제Ⅰ형 당뇨병은 연소형 당뇨병이고 제Ⅱ형 당뇨병은 성인형 당뇨병이다. 제Ⅰ형 당뇨병과 제Ⅱ형 당뇨병은 서로 다른 유전적 결합에 의하여 발생된다.

제Ⅰ형은 흔히 어린아이들에게 많이 나타나는데 이럴 때는 인슐린 주사 치료만이 가능하다. 당뇨병이 한 세대에서 다른 한 세대로 유전될 때 일반적으로는 본래 그 부모가 갖고 있는 형태가 유전된다.

다시 말해 제Ⅰ형 당뇨병을 가진 부모의 후손에게서는 제Ⅰ형 당뇨가 나타나게 되고, 나이가 들어 당뇨병이 나타난 부모의 후손에게서는 흔히 제Ⅱ형 당뇨병이 나타나게 된다.

한편 제Ⅱ당뇨병은 나이가 많을수록 그리고 비만해 질수록 병의 발생 빈도(發生頻度)가 높으며, 제Ⅰ형 당뇨병과 비교해 볼 때 남자보다는 여자의 경우에 훨씬 더 높게 나타난다.

당뇨병의 가족력에 의해서 아직 발병은 하지 않았으나 잠재성 당뇨(潛在性糖尿)가 있는 부부들은 제Ⅰ형 당뇨병을 그들의 후손에게 물려줄 가능성에 대하여 미리 주의하지 않으면 안 된다.

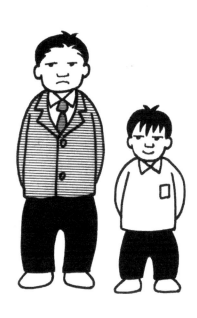

▲당뇨병이 한 세대에서 다른 한 세대로 유전될 때에는 일반적으로 부모가 갖고 있는 형태가 유전이 된다.

현재까지 알려진 바에 의하면 제Ⅱ형의 당뇨병 가족력이 있었던 부모들의 후손에게서는 제Ⅰ형 당뇨병 발생이 극히 드문 것으로 되어 있다.

때에 따라서 유행성 이하선염, 풍진, 콕사키 바이러스 등과 같은 바이러스 감염이 제Ⅰ형 당뇨병의 발생과 관련이 있다. 그래서 당뇨병에 대한 감수성(感受性)이 있는 어린이들 중에는 바이러스 질환에 걸리기 전까지 당뇨병이 나타나지 않다가 감염 후에 갑자기 발병되는 경우도 있다.

제Ⅰ형 당뇨병이 있는 사람들끼리 결혼했다고 가정할 때 자녀들이 제Ⅰ형 당뇨병에 걸릴 확률은 1/10 정도로 아주 높게 나타난다.

지금까지 밝혀진 사실을 정리해 볼 때 당뇨병 가족력이 있는 사람이 당뇨병 가족력이 없는 건강인과 결혼할 경우 자녀들에게서 당뇨병이 생길 확률은 1/100 정도이다.

그러므로 당뇨병 가족력이 있는 사람은 당뇨병 발생률이 높다는 사실을 유념하여 항상 건강에 주의해서 당뇨병 발병을 사전에 예방해야 한다.

현재까지 당뇨병의 정확한 원인은 밝혀 내지를 못하고 있지만 당뇨병은 대개 유전적 원인(遺傳的原因)과 환경적 원인(環境的原因)의 두 가지로 분류되고 있다.

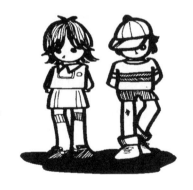

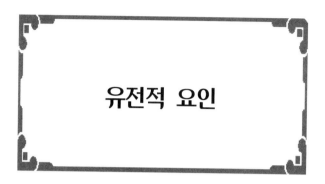

유전적 요인

가족력

　유전적 원인은 부모로부터 감수성을 물려받았을 때 걸리기 쉽다. 당뇨병에 걸리기 쉬운 체질을 가지고 태어나는 사람이 있는데 그 체질이란 유전적 소질을 말한다.

　예컨대 부모나 형제 또는 친척 중에 당뇨병이 있는 사람들은 그렇지 않는 사람보다 당뇨병에 걸릴 확률이 당연히 높다. 또한 이 확률은 가까운 친척에 당뇨병 환자가 많을수록 더욱 높아진다.

　즉, 당뇨병 가족력이 있는 자녀 중에 당뇨병 환자가 많이 나타나며 일란성 쌍둥이의 경우 어느 한 사람이 당뇨병에 걸리면 현재 건강한 사람도 나중에 당뇨병에 걸릴 확률이 높은 것이다.

　이와 같이 당뇨병은 한 가족 안에서 많이 발생하고 있는 만큼 유전은 당뇨병 발생에 있어서 중요한 원인을 제공한다. 실제로 일란성 쌍생아의 경우, 한 아이가 당뇨일 때 다른 아이도 당뇨가 될 가능성이 100%에 달한다고 할 수 있으니 유전을 부인할 수는 없다.

유전은 하나의 '유전자(遺傳子)'라고 하는 DNA란 복잡한 화학 물질에 의해서 이루어 지는데 세포의 핵이라고 할 수 있는 염색체에서 발견할 수 있다.

남녀가 가진 각각의 염색체 24개(합 48개)가 결합함에 의하여 X와 Y라는 두 염색체의 속성이 결정되어 진다. 염색체는 각기 닮은 색깔을 가지고 개성을 이루게 되는 것이다.

따라서 부모가 검은색 머리카락을 가지고 있으면 아이 또한 검은색 머리카락을 가지며, 파란 눈을 가졌으면 파란 눈이 태어나게 된다.

■ 열성 유전일 때 부모와 자녀의 유전자형

번호	부모의 유전자형	자녀에게 나타나는 유전자형
1	Aa X Aa	AA, Aa, Aa, aa
2	Aa X aa	Aa, Aa, aa, aa
3	aa X aa	aa, aa, aa, aa

■ 우성 유전일 때 부모와 자녀의 유전자형

번호	부모의 유전자형	자녀에게 나타나는 유전자형
1	Aa X aa	Aa, Aa, aa, aa
2	Aa X Aa	Aa, Aa, Aa, aa
3	Aa X AA	AA, AA, Aa, Aa
4	AA X aa	Aa, Aa, Aa, Aa
5	AA X AA	AA, AA, AA, AA

그뿐만 아니라 색맹(色盲), 백피증(白皮症), 정신병(精神病), 천식(喘息), 본태성 고혈압(本態性高血壓) 같은 것도 유전으로 이루어진다.

이와 같은 원칙에 따라 당뇨병도 유전이 되는데 당뇨병 환자의 자녀는 부모의 혈당을 얼마나 많이 닮느냐에 따라 그 여부가 결정된다.

현재까지 밝혀진 사실들을 종합해 보면 당뇨병은 부모 중 어느 한쪽 또는 어머니나 아버지의 가족 중 어느 한쪽과 관계가 있다는 것은 명백한 사실이다.

▄▎ 당뇨병에 걸릴 확률

자녀들의 당뇨병 발생률은 부모 중의 한 사람이 당뇨병일 경우, 자녀들이 20세 이하일 때는 1% 이하, 20~40세일 때에는 2%, 40~60세 일때에는 3%, 60세 이상일 때는 1%이다.

만약 부모가 모두 당뇨병이라면 그 발생 위험률은 두 배로 증가하게 된다. 또한 남매나 자녀들 중에 두 명 이상의 당뇨병 환자가 있을 때 역시 두 배이다.

그렇다면 당신이 당뇨병일 때 당신의 아이들에게 당뇨병이 유전될 확률은 과연 얼마나 될까?

이에 대해서는 많은 학자들의 의견이 분분하지만 대략 요약해 보면 한쪽 부모나 부모들의 형제 중에 당뇨병이 있는 경우 자녀들에게서 당뇨병이 나타날 확률은 1%이다.

부모의 형제 중 1명 이상의 당뇨병 환자가 있을 때 당뇨병에 나타날 확률은 2%이다. 부모가 모두 당뇨병이면 자녀들에게서 당뇨병이 나타날 확률은 적어도 2%가 된다.

당뇨병의 유전

▲ **부모 모두 당뇨병** : (dd) × (dd) → 자녀는 모두 (dd)

▲ **부모 가운데 한쪽이 당뇨병**
- 한쪽이 정상 : (dd) × (DD) → (Dd)
- 한쪽이 열성 유전자를 지님 : (dd) × (Dd) → (Dd), (dd)

▲ **부모 모두 당뇨병이 아닌 경우**
- 부모 모두 정상 : (DD) × (DD) → (DD)
- 한쪽은 정상이나 한쪽은 열성 유전자를 지님 : (DD) × (Dd) → (DD), (Dd)
- 양친 모두 열성 유전자를 지님 : (Dd) × (Dd) → (DD), 2(Dd), (dd)

(dd) = 잠재성 당뇨병
(Dd) = 외관상으로는 정상이나 열성 유전자를 지님
(DD) = 외관상이나 유전적으로나 모두 정상

부계 유전(父系遺傳)과 모계 유전(母系遺傳)에 있어서 아버지가 당뇨병일 때보다 어머니가 당뇨병일 때 당뇨병이 더 젊은 나이에 나타난다고 하는 설이 있으나 이것은 잘못된 말이다. 부모가 당뇨병인 경우 당뇨병의 발생 연령은 당뇨병에 걸린 부모의 성과는 전혀 상관이 없다.

조상 중에 당뇨병이 있었던 사람이거나 아니면 그런 소질을 가졌던 사람이라면 당뇨병에 걸리기 쉽다. 이런 사람들은 항상 혈당치(血糖値)가 높아질 가능성이 충분히 있으므로 주의하지 않으면 안 된다.

가령 사는 동안 당뇨가 나타나지 않았다고 하더라도 그 영향은 다음 세대에게 감수성을 전하게 된다. 당뇨병 환자가 아닌 사람들이 그들의 부모나 형제 혹은 자녀들이 당뇨병이 있었다는 사실을 알게 되었을 때, 환자의 나이가 많을수록 앞으로 당뇨병에 걸릴 위험 가능성은 높다.

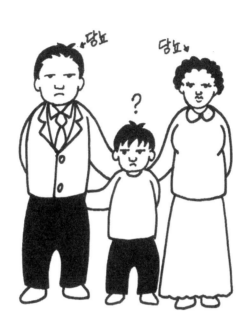

▲부모가 모두 당뇨병일 때에는 당뇨병 발생 위험률은 두 배로
증가하게 된다.

  그밖에 당뇨병은 잠재성 당뇨(潛在性糖尿-당장은 당뇨병 증상이
없으나 언젠가 당뇨병이 걸릴 수 있는 것)를 갖고 있는 부모의 친척
으로부터 유전되기도 한다. 이것은 서로 다른 두 가지 특성의 유
전 인자를 가지고 있을 때, 특히 비만이나 당뇨와 같은 것은 더
욱더 당뇨병의 확률이 높아진다.
  그러나 유전적 소인을 가지고 있다 하더라도 각자의 건강관리
에 따라 식생활에 대하여 신경을 쓰고 비만을 방지하는 등의 노
력을 하면 당뇨병 발생은 늦추어질 수 있고, 드문 경우지만 전혀
발생하지 않을 수도 있다.

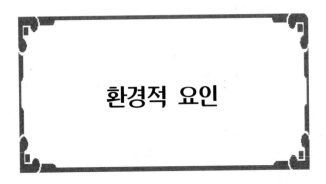

환경적 요인

여러 가지 영향 요소

◉ 나 이

우리 나라의 경우만 봐도 얼마 전까지 당뇨병은 대개 중년기 이후에 많이 일어나서 특히 중년들에게 각별한 주의를 필요로 했지만 최근에 이르러서는 어린이 당뇨병 발병률도 점차 증가하고 있다.

그것은 나이가 들어감에 따라 체내에 여러 기관의 기능이 쇠퇴하여 그 구실을 제대로 하지 못하는 데다가 동시에 환경의 영향을 많이 받기 때문이다.

이런 것이 원인이 되어 당 대사도 나빠지고 당뇨병으로 발전하는 것이다. 일단 40세 이후에 체격이 비만으로 보여지면 당뇨로 추정해 본다.

◉ 외상 및 수술

교통 사고로 크게 다치거나 화상을 입었을 경우, 또는 큰 수술을 받고 난 후에 당뇨병이 발병되는 수가 많다.

이와 같이 신체적 스트레스나 충격을 받으면 이를 극복 하기 위한 여러 가지 호르몬이 분비되어 진다. 그러나 이들 호르몬은 인슐린과 서로 반대로 작용되는 경우가 대부분이다.

◉ 임 신

당뇨병이 남자보다 여자에게서 많이 볼 수 있는 것은 임신과 관계가 깊다. 여성의 경우에 불임증의 원인이 당뇨병이란 것은 인슐린이 발견되기 전까지는 당연시되어 왔다. 사실 당뇨병 여성 의 임신률은 정상적인 여성의 3~5%라고 한다.

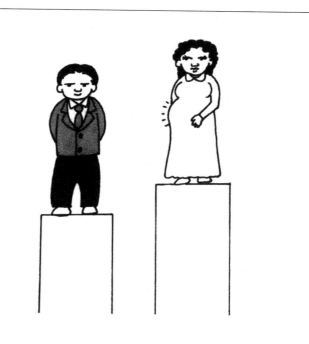

▲흔히 당뇨병은 여자보다 남자에게 많을 것 같이 생각되는데 사실은 그렇지 않다. 남자보다 여자에게서 더 많이 발견되는데 이것은 임신 때문인 것으로 알려지고 있다.

당뇨병에 걸리면 남녀를 불문하고 장애를 일으키는데 임신 때 분비되는 여러 호르몬들은 인슐린의 작용을 억제하는 작용이 있으므로 이로 인해 당뇨병의 소질이 있는 여자들은 발병하거나 악화되는 확률이 크다.

여러 번에 걸쳐 사산(死産)하거나 유산(流産) 또는 조산(早産)을 했거나, 거대아를 낳는다든지, 양수 과다증(揚水過多症)을 일으키는 임산부는 당뇨병이 발병할 가능성을 많이 가지고 있다.

일반적으로 임신 중에 혈당치가 올라가는 경향이 있으나 이것은 출산 후에 수치가 다시 정상으로 돌아오게 된다. 이와 같은 체질적 특성은 본인의 당뇨병 발병 여부와는 달리 그 후손에게 이어지기 마련이다. 그러므로 당뇨병 소인이 있는 임산부는 각별히 주의하여 출산에 대한 조절을 미리 이루도록 하여야 한다.

◉ 감 염

당뇨병 환자가 여러 세균에 감염되기 쉬운 것은 당연하다. 합병증이 없는 당뇨병 환자의 경우 혈당 조절만 잘한다면 병세는 건강한 사람과 다를 바가 없다.

병세가 잘 낫지 않는다는 것은 혈액 순환(血液循環)이 좋지 않을 때나 혈당 조절(血糖調節)이 잘 안될 때 국한되는 것이다. 당뇨의 조절이 안될 때 균에 대한 몸의 저항이 저하되는 것은 감염을 더 심각하게 만든다.

그러나 시대의 발달과 더불어 다행히도 인슐린의 투여와 항생제 개발의 성과 덕분에 20~30년 전에 당뇨병 환자의 수많은 생명을 앗아간 동창(凍瘡)은 근래에 이르러서는 보기 어렵게 되었다. 어찌되었건 당뇨병을 치료하는 목표중의 하나는 혈당을 적절히 유지하게 함으로써 탐식 세포(貪食細胞)의 기능을 회복하는데 있다.

각종 세균 및 바이러스 등 미생물에 감염되었을 때 체내에서 분비되는 호르몬은 인슐린 작용을 약화시키며 또한 인슐린 분비를 억제한다. 그 영향으로 건강한 사람에게서도 당뇨병이 발생할 수 있으며 당뇨병 환자는 더 악화되기도 한다.

최근 감기증세를 일으키는 바이러스 중에 콕사키 바이러스가 그 후유증으로 당뇨병의 소질이 있는 사람들, 특히 어린이에게 당뇨병을 일으킬 수 있다는 사실이 밝혀진바 있다.

● 약 물

부신피질 호르몬제, 고혈압 치료제로 쓰이는 이뇨제(利尿劑)들은 혈당을 높이는 작용이 있다. 특히 부신피질 호르몬제는 각종 신경통, 관절염, 피부 질환에 특효약으로 흔히 사용되고 있다. 이와 같은 약물을 장기 투여하면 당뇨병을 유발하게 된다.

● 기 타

그밖에도 신경을 많이 쓰고 마음이 불편하며 늘 긴장 상태에 있는 것도 당뇨에 좋지 않는 영향을 미친다. 또 각종 내분비성 질환이나 간장 질환이 있으면 당 대사에 장애가 있을 수가 있다. 흔히 설탕이나 단 음식을 많이 먹으면 당뇨병의 원인이 되는 것으로 잘못 알고 있는 사람이 많은데 이것은 단 음식을 많이 먹으면 뚱뚱해지기가 쉬워 비만해짐으로써 당뇨병의 발생과 간접적인 관계가 있을 수 있기 때문이지, 단 음식 때문이 아니다.

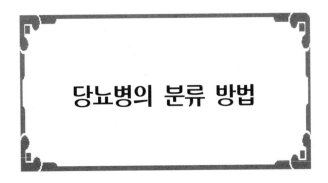

당뇨병의 분류 방법

▣ 병기별(病期別)에 따른 분류

당뇨병은 유전적 소질에 환경 인자가 첨가되어 방생(放生)하는 것이라고 할 수 있다. 인간이 창조되기 위한 수정(受精)의 순간부터 당뇨병이 발정(發程)하는 시점까지의 기간을 당뇨병의 준비 상태라고 할 수 있는데 이 시기를 바로 전당뇨병(前糖尿病)혹은 당뇨병 전기(糖尿病前期)라 한다.

현재로서는 이 시기를 진단하는 방법은 없다. 이와 같은 당뇨병 전기에 있는 사람은 대충 보아서는 일반 사람과 조금도 다를 바 없다.

그러나 연구 자료에 의하면 안저(眼底), 신장(腎臟-콩팥), 피부(皮膚) 등의 혈성 당뇨병(血性糖尿病)에서 볼 수 있는 혈관 장애(血管障碍) 같은 것을 발견할 수 있고 그리고 포도당 부하 시험(負荷試驗) 때 혈중 인슐린의 변동이 정상인과는 다르다는 것도 알 수 있다.

◉ 잠재성 화학적 당뇨병(潛在性化學的糖尿病)

당뇨병 전기에서 조금 더 진행하면 이 시기에 도달한다. 보통 포도당 부하 시험에서는 정상적으로 나타나지만 부신피질 호르몬을 주사한 후에는 이상이 나타나는 것으로 되어 있다. 종종 집단 검진의 경우에 발견되는 수가 많다.

◉ 현성 당뇨병(現性 糖尿病)

질병이 더욱더 진행되면 특유한 자각 증세를 나타내게 되는데 이것이 곧 우리가 임상에서 흔히 볼 수 있는 현성 당뇨병이다. 여기서는 여러 가지 합병증을 볼 수가 있으며 보통 당뇨의 발병률은 40~50대 연령에서 최고일 수 있지만 이 소인을 가지고 태어나면 당뇨병을 반증할 때까지 소요되는 기간이 40~50년 걸리게 된다.

◼ 원인별(原因別)에 따른 분류

◉ 인슐린 의존형 당뇨병

이것은 과거의 어린이 당뇨병에서 흔히 볼 수 있었으며, 케톤뇨를 잘 나타낸다. 흔히 청소년에게 발생하나 어느 연령에서도 일어날 수 있는 가능성을 가지고 있다. 인슐린이 결핍되면 보충할 수 있는 인슐린 처방을 필요로 한다.

◉ 인슐린 비의존형 당뇨병

일반적으로 40세 이후에 발병하나 이것 역시 어느 나이에서도 일어날 수가 있다. 증상은 없을 수도 있고 나타나더라도 가벼우며 흔히 천천히 발생한다. 주로 60~90%가 비만하나 감염(感染) 또는 경색(梗塞)과 같은 심한 스트레스의 경우를 제외하고 케톤뇨는 없다. 처방으로는 다이어트 식사, 운동, 내복약 외에 때때로 증상이나 공복 혈당을 조절하기 위하여 인슐린이 필요할 수 있다.

▣ 인슐린 의존형과 비의존형

분 류 증 상	인슐린 의존형	인슐린 비의존형
발 생 연 령	청소년	성인 이후
당뇨병전체에대한비율	5~10%	85~90%
계 절 적 발 생 경 향	추동에 많다.	없다.
증 상 의 진 행	급성이다.	완서(緩徐)이다.
케 톤 뇨	있다.	없다.
비 만 도	마른다.	비만이다.

◉ 이차성 당뇨병(二次性糖尿病)

췌 질환, 내분 질환, 약물, 화학 제품 등에 의해 나타날 수 있다. 이를 더 구체적으로 살펴보면 췌 질환에는 만성 췌장염, 췌암, 췌절제 혈색소증 등이 있고, 내분 질환에는 부신피질 기능 항진, 갑상선 기능 항진, 말단 비대증이 있으며, 약물과 화학제품으로는 이뇨제, 스트레니드 등이 있고, 기타로는 인슐린 이상, 유전성 신경근육 증후군 등이 있다.

◉ 임신성 당뇨병(姙娠性糖尿病)

대부분의 여성들은 임신 중에 처음으로 당뇨병이 발생하는 경우를 볼 수가 있다.

◉ 내당능 장애(耐糖能障碍)

이 자체로는 당뇨병 상태라고 보지 않는다. 내당능은 개선될 수도 있고 그대로 남을 수도 있으나 해마다 3% 가량이 당뇨병으로 진행되고 있다.

제 3 장

당뇨병의 증상

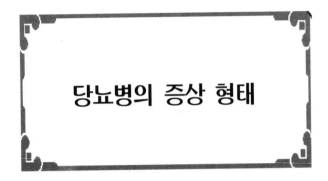

당뇨병의 증상 형태

◢ 당뇨병의 구분

　당뇨병의 증상은 크게 다뇨(多尿), 다식(多食), 다음(多飮)을 비롯한 구갈, 가려움증, 피로감, 체중 감소, 시력장애, 감염성 질환, 성욕 감퇴, 신경염, 거대아 출산, 대사 장애로 인한 당뇨병 등이 있다. 그럼 다음에서 당뇨병 증상으로 나타나는 것을 더 구체적으로 살펴보기로 하자.

대상 장애로 생기는 것	합 병 증 에 의 한 것	
다　　　뇨	눈	시력 장애(망막증)
다　　　식	신　　경	신경통, 지각 이상
구　　　갈	피　부	부스럼, 가려움증
체 중 감 소	감　　염	폐렴, 질염, 종기
권 태 · 피 로 감	심장 및 혈관장애	동맥경화, 협심증, 고혈압, 당뇨성, 신증

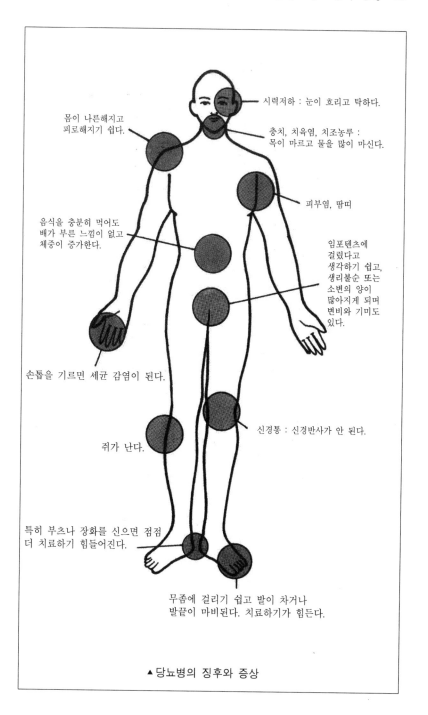

▲ 당뇨병의 징후와 증상

■ 대상 장애에 의한 것

◉ 다뇨(多尿)

하루에 보는 소변의 양이 지나치게 많은 것을 의미한다. 정상인의 배뇨 횟수는 하루에 4~6회이다. 사람에 따라 다르나 방광에 소변이 300~500㎖쯤 고이게 되면 소변이 보고싶어진다.

방광에 고여 있는 소변량은 각자의 체질에 따라 차이가 있으나 걱정할 것 없는 횟수의 증감은 적은 사람의 경우에는 3회, 많은 경우는 6~7회이다.

또한 배뇨는 정신 상태에 따라서 달라지는데 시험이나 면접을 보기 전에 긴장하면 횟수가 일시적으로 많아진다. 횟수가 줄어드는 것은 마시는 수분 섭취량이 적을 때, 땀이 많이 났을 때, 설사를 했을 때 등인데 줄어든다 할지라도 최저 3회 정도이다.

하루의 소변량이 2ℓ 이상이 되면 이를 다뇨라고 한다. 이것도 수분 섭취량, 체내의 수분 대사 상태에 따라 증감되는 것은 물론이다. 다뇨의 경우 소변은 투명하지만 방광염 등의 질환에 걸렸을 때는 탁해지는 수가 있다.

소변은 신장의 사구체라는 곳에서 하루에 150ℓ쯤 만들어지는데 그것은 체중의 3배나 되는 양을 차지한다. 그러나 그 양의 98~99%는 신장 속에 있는 요세관(尿細管)에서 다시 흡수되기 때문에 소변은 농축되어 몸 밖으로 나온다.

이러한 재흡수에 의한 농축 작용(濃縮作用)을 하는 것이 항이뇨 호르몬이다. 항이뇨 호르몬의 분비가 저하되면 사구체에서 생성된 소변은 충분한 농축을 하지 못한 상태에서 체외로 배설되어 진다.

정상인의 하루 소변량은 기온, 수분 섭취량, 개인 등에 따라 다소 차이가 있으나 성인은 보통 1~1.5 ℓ 정도를 배설한다. 그러나 하수체 후엽에서 분비되는 항이뇨 호르몬이 감소되면 소변량은 현저하게 증가해서 하루 10 ℓ 에 이르기도 하는데 이것이 요붕증(尿崩症)이다.

이 병에 걸리면 대개 하루 3,000㎖ 이상의 소변이 나오며 농도도 엷다. 배뇨가 있으며 취침한 다음에도 여러 차례 깨어 소변을 보게 된다.

이로 인해 목이 말라서 많은 양의 물을 마시게 되는데 요붕증 환자의 소변은 거의 색이 없고 투명하다. 어린 아이에게는 가끔 야뇨증(夜尿症)이 나타난다.

야뇨증은 자는 중에 배뇨의 조절이 불가능해져서 소변이 나오는 것을 말하는데, 일반적으로 배뇨의 조절이 2세부터 가능해진다.

야뇨증 환자는 의외로 그 수가 많은데 대체로 사춘기가 되면 치유되는 것이 일반적이다. 목마름이 심해져 물을 많이 마시는 현상이지만 젖먹이의 경우는 스스로 물을 마실 수 없으므로 신체에 수분 부족을 초래하여 열이 나기도 한다.

다뇨에 대해서는 항이뇨 호르몬이 효과적이나 근본적인 치료는 그 원인을 없애는데 따라 다르다.

예를 들어 하수체 후엽 호르몬의 하나인 항이뇨 호르몬의 분비 부족에 의한 것을 하수체성 요붕증(下垂體性尿崩症)이라 하는데, 이것은 부족한 호르몬제를 투여해서 치료한다. 만일 뇌에 종양이 생겨 그것이 원인으로 작용하고 있다면 가능한 수술을 통해 제거한다.

 반면에 다뇨의 증세가 나타나면 대부분 구갈증(口渴症)이 수반
되는데, 신장병으로 인해 다뇨를 보이는 경우는 흔하지 않다. 이
것은 항이뇨 호르몬으로도 효과가 없다.

 즉, 하수체에는 항이뇨 호르몬 분비의 이상은 없지만 신장의
요세관이 그것에 반응하지 않기 때문에 생기는 신성 요붕증(腎性
尿崩症)이라는 드문 질환이 그것이다.

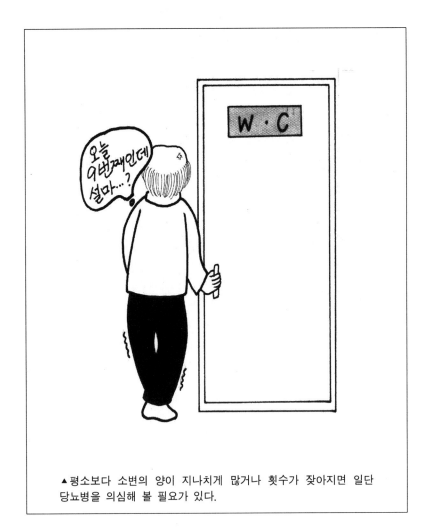

▲ 평소보다 소변의 양이 지나치게 많거나 횟수가 잦아지면 일단
당뇨병을 의심해 볼 필요가 있다.

이것은 거의 남성에게만 일어나며, 병적 유전자가 성염색체 위에 있는 열성 유전에 의해서 유발한다. 이 병을 가진 채 임신을 해서 아기가 태어나면 곧 다뇨 현상이 나타나는데, 수분을 현저하게 빼앗기기 때문에 아기는 곧잘 젖을 달라고 보채게 마련이다.

발열, 구토, 변비가 생기고 혈액 속에는 나트륨과 질소가 많아진다. 또 많은 양의 물을 주지 않으면 탈수 현상으로 인해 사망하게 되므로 되도록 충분하게 물을 주고 단백질이 적은 우유를 마시게 해야 한다.

위축신(萎縮腎)의 초기, 신성 요붕증의 경우에도 다뇨 증세가 나타난다. 신장 질환 이외의 경우로서 다뇨의 증세가 나타나는 때는 하수체성 요붕증, 당뇨병 및 부종, 흉수(胸水), 복수(腹水) 등의 회복기에 볼 수 있다.

자주 화장실에 가는 것을 '번요(繁尿)'라고 하며 '다뇨(多尿)'와 다소 구별을 한다. 소변을 자주 본다하더라도 분량이 많지 않으면 당뇨라고 볼 수 없다.

그러나 당뇨가 심해지면 한 번의 소변에도 그 양이 많으며, 또한 번요 증세도 있어 하루의 소변 양이 자연히 증가하게 된다.

● 다식(多食)

섭취한 칼로리 중 소변에서 잃어버리는 칼로리를 빼면 생체의 신진 대사(新陳代謝)를 유지할 수 없을 만큼 그 칼로리가 부족하게 되어 공복감(空腹感)이 생기면서 자꾸 먹게 된다.

이것이 다식(多食)인데 뚜렷하게 많이 먹지는 않지만 배고프다

고 자주 호소하게 되는 것이다. 이미 이와 같은 상태에 이르렀다
는 것은 당뇨병이 상당히 진척되어 있는 상태를 의미한다.

◉ 구갈(口渴)

갈증은 당뇨병의 대표적 증상에서 빼놓을 수 없는 것이다. 혈
당이 높은 상태로 피 속에 포도당이 많아져 있다. 이렇게 되면
피의 농도가 짙어지면서 갈증을 느끼게 된다.

갈증으로 인해 체내에서 요구하는 수분의 분량도 증가함으로
자연히 물을 많이 마시게 된다. 젊은이들에게는 이 구갈이 갑자
기 나타나므로 예사롭게 생각하기 쉽다.

예를 들어 뚱뚱하기 때문에 목이 마른다든가, 술을 먹어서 목
이 탄다든가, 아니면 운동 때문에 목마르다고 생각하면서 지나치
게 되는 것이다.

하지만 한 번만으로 끝나는 것이 아니라 계속적으로 구갈을
느낄 때, 특히 한밤중에 일어나 화장실에 갈 때마다 물을 마시는
습관이 있다면 일단 당뇨병으로 의심해서 검사를 받아 볼 필요
가 있다. 만약 당뇨병으로 진단되었다면 상당히 진척된 것으로
알아야 한다.

◉ 체중 감소

환자가 섭취하는 당질은 에너지원이 되지 못한 채 소변으
로 배출되고 만다. 대신 몸 속의 지방 및 단백질이 에너지원
으로 소모되면서 체중이 감소하게 되고 따라서 몸이 허약하
게 된다. 그뿐만 아니라 다뇨 현상에 의해 조직의 탈수 현상
(脫水現狀)이 생김으로써 몸무게가 자연히 줄어들게 되는 것
이다.

◉ 전신적 이상

뚜렷한 것 없이 어딘지 모르게 맥이 빠지고 기운이 없어진다. 모든 일에 싫증을 느끼게 되고 매사에는 의욕을 잃어버리는 수가 많다. 손발을 움직이기조차 귀찮아하고, 자꾸 눕고 싶어하면서 무기력해 진다.

피로감이 초기에 가장 많이 나타나는 증세이다. 환자는 자주 피로하다거나, 아니면 쇠약감을 느낀다거나, 또는 일을 할 수가 없다, 두통이 난다, 신경질이 난다 등의 호소를 하게 된다.

환자 자신은 우울증에 걸린 것으로 오인하지만 원인은 피로감에서 오는 것이다. 당뇨병을 치료하게 되면 이와 같은 증상은 저절로 없어지게 되어 있다.

◉ 성욕감퇴

이른바 발기 부전(임포텐츠)을 호소하는 사람 중에는 당뇨병 환자가 많다. 이것은 당뇨병이 발기(勃起)의 신경을 지배하는 기관에 장애를 일으키기 때문이다.

남성의 경우 인슐린 의존형 당뇨병 환자의 대부분이 미혼으로, 그 주요한 원인이 발기 부전에 있다고 한다면 젊은 남성에게 발기 부전에 걸릴 확률은 확실히 높다고 말할 수 있다.

어떤 통계에서는 20~50세의 당뇨병 환자의 발기 부전률은 40% 전후로 추계(推計)되고 있다. 성욕이 없다는 것도 발기 부전의 하나라고 할 수 있지만 이것은 발기에 대한 자신이 없어져 생기는 경우도 있다.

이처럼 단순히 심리적으로 자기가 발기 부전(勃起不全)이라고 생각하는 사람도 더러 있기 때문에 반드시 당뇨병에서 발기 부전이 온다고는 할 수 없다.

● 부인과에서의 증상

혼하지는 않지만 부인과에서 생기는 것들이다. 산부인과 의사들은 다른 병을 치료하다가 당뇨병을 발견하는 수가 의외로 많다.

특히 '캔디다증'이라고 불려지는 곰팡이 질(膣)의 감염이 심할 때 혈당 검사를 해보면 당뇨병인 것이 드러나게 된다. 증세로는 국소(局所)가 심하게 가렵거나 분비물(分泌物)이 흐르는 수가 있다.

당뇨병인 여성은 거대아(巨大兒-태어날 때 체중이 4Kg 이상)를 출산하는 일이 많으며 때로는 임신 말기에 태아가 사망하는 경우도 있다.

따라서 거대아를 출산한다거나 아니면 자주 사산을 되풀이하는 여성에 대해서는 당뇨병에 걸려 있는 것은 아닌지를 의심해 볼 필요가 있다.

◢▮ 합병증에 의한 것

● 눈의 이상

당뇨병 환자에 있어서 일시적으로 시력 장애가 오는 경우를 흔히 볼 수 있다. 혈당이 잘 조절되지 않던 환자들에게도 치료 방법을 바꾸어 당 조절이 잘되면 얼마간 초점이 흐려지는 것을 느낄 수 있다.

이것은 수정체 안의 체액 성분에 변화가 생겨 나타나는 일시적 현상으로 혈당의 갑작스러운 변화 때문에 일어나는 것이다.

초점이 흐려지는 현상은 당뇨가 다시 잘 조절되어 혈당치가 안정 될 때까지 몇 일 혹은 수 주일간 계속 보여질 수도 있다. 눈을 감으면 괜찮으나 눈을 뜨면 어지러워 보여 눈뜨기가 어려워진다.

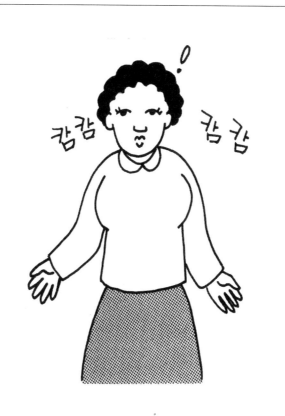

▲ 당뇨병 환자 중에는 일시적으로 시력 장애가 일어나는 경우가 있는데 이는 혈당이 잘 조절되지 않던 환자가 치료 방법을 바꾸어 혈당 조절이 잘되면 얼마간 초점이 흐려지기 때문이다.

이것은 한쪽 눈의 근육이 마비되어 초점이 잘 맞지 않기 때문에 발생되는 것인데 3~6주가 지나면 그대로 나아지는 경우도 있다.

주로 시력 장애로 인해 병원을 찾는 사람들 중에서 당뇨병을 발견하는 수가 의외로 많다. 어떤 당뇨 환자들은 저혈당증이 나타날 때도 일시적으로 초점이 흐려지는 것을 느끼게 되는데 이때는 자신이 현재 저혈당증 상태로 되어 간다는 신호이다.

일반적으로 이와 같은 현상은 일시적이고 정상으로 회복되는 것이기 때문에 곧바로 안경 도수를 바꿀 필요는 없다. 단, 혈당이 조절되고 안정될 때까지 한두 달은 기다리는 것이 좋다.

◉ 신경학적 이상

신경학적 소견들에 의한 당뇨병을 보면 신경이 초기 당뇨병으로 인해 다치는 경우가 있다. 이로 인해 혈관 장애 및 대사 장애로 인하여 신경계에 변화가 생겨서 여러 가지 증세가 나타나게 된다.

다리, 팔의 신경에 이상이 생겨 감각 상실, 수족 냉증, 야간 통증, 경련 등의 증상을 나타내는 반면에 피부 감각이 둔해진 결과 통증도 잘 모른 채 상처가 생기게 된다.

특히 이 때 발끝 부분 같은 곳은 혈액 순환이 나빠져 작은 상처도 크게 악화되어 잘 곪게 된다. 심한 경우에는 피부 궤양, 및 조직 괴사(壞死)가 생기기도 한다.

또 다른 사람의 살처럼 감각이 둔하고, 찌릿찌릿 하기도 하며, 따갑거나, 몸의 일부에 심한 통증을 느끼기도 한다. 이와 같은 증세는 심하게 되면 밤잠을 자지 못할 정도까지에 이른다. 그뿐만 아니라 자율 신경계의 이상으로 비뇨감, 현기증, 변비, 설사 등의 증상이 나타난다.

이러한 신경성 증상은 당뇨병을 잘 조절하면 자연히 치유될 수 있으므로 식이 요법(食餌療法)과 약물 요법(藥物療法)을 병행함으로써 병의 증상을 개선시킬 수가 있다. 그러나 대개는 병이 오래된 후에야 알아차린다.

◉ 피부 이상

피부는 내장의 거울이다. 윗눈꺼풀 안쪽에 나타나는 황색종의 현상은 지질 대사 이상을 알 수 있게 한다. 피부만큼 대사 상태를 잘 반영하는 장기는 없다.

걸리기 쉽거나 악화되기 쉬운 피부병 외에 당뇨병 특유의 피부 병변이 있다. 혈관 장애와 관련 있는 것이 많고, 병이 진행한 단계에서 나타난다.

당뇨병의 초기 증상으로 흔한 것은 피부가 가려워지는 증세로 특히 음부나 항문 주위에 잘 나타난다. 가려움증은 아주 심한 경우도 있으며, 피부의 농양(膿瘍-고름집)이 생기거나, 등창(等瘡) 등이 잘 생기는 증상에서 오는데 이와 같은 고름집은 잘 낫지 않는 특성을 가지고 있다.

당뇨병 환자의 피부 진찰에서 살펴야 할 것은 다음 3가지이다.

① 감염의 여부.
② 세소혈관증의 징조인 수포의 유무.
③ 큰 동맥의 폐색(閉塞)의 영향으로 일어나는 회저, 탈단 등의 증세 유무.

얼굴 모세혈관의 확장이 원인이 되는 붉은 얼굴도 당뇨병 환자에게는 흔히 볼 수 있고, 눈꺼풀에 황색판이라고 부르는 편평

한 부종이 나타나는 경우도 있다.

또한 등이나 엉덩이, 무릎, 팔꿈치, 옆구리 등에 자주색의 반점이 생기는 경우도 있는데 좌우 양쪽에 생기며, 이것은 특히 혈액 중에 지방이나 콜레스테롤이 많은 환자에게 두드러지게 나타난다.

어떤 환자는 혈액 속의 지방질이 너무 많아져서 오래되면 피부에 조그만하고, 지방질로 가득 찬 지방종(脂肪腫)을 나타내기도 한다.

또 다른 환자의 경우는 피부가 건조하고 약해져서 오래되면 피부의 일부가 소실되는 당뇨성 지방 괴사증(糖尿性脂肪塊死症)이란 증세가 보여지기도 한다.

이런 것은 모두 당뇨병이 오래 진척되었을 때 나타나는데 얼른 보아서는 햇볕에 탄 반점(斑點)과 같은 것이 보일 때도 있으며, 치료된 후에도 색소 침착(沈着)이나 위축(萎縮) 등의 흔적이 남는 경우도 있다.

화상을 당한 것 같은 수포가 발바닥, 발가락, 발뒤꿈치에 생기는 것은 당뇨병성 수포증이다. 대개 특별난 치료를 하지 않더라도 자연히 나아지는데 경우에 따라서는 회저, 족병변의 유발 원인이 되므로 주의해야 한다.

피부병은 아니지만 근육이 위축해서 주름이 많아진 것으로 피부가 두드러지게 노화 현상을 보이는 예도 있다. 이것은 인슐린의 작용 저하에서 포도당을 사용하지 않음으로써 근육의 단백질을 분해해 그것을 에너지로 삼고 있기 때문이다.

그 외의 치료에 사용되는 인슐린 주사의 작용으로 부종, 가려움 등의 알레르기 증상이나 주사 후의 피부가 움푹 들어가는 기포아트로피라고 부르는 변화가 일어난다.

◉ 감염성 질환

당뇨병에 걸리면 세균에 대하여 약해지기 마련이다. 그 때문에 다른 질병에 감염되기가 쉽다. 흔히 피부 감염으로 인해 종기가 생기기 쉬우며, 여자의 경우는 생식기 부위 감염으로 질염(膣炎)이나 음부소양증(陰部素養症) 증세가 나타난다.

뿐만 아니라 호흡기 감염으로 기관지염, 폐결핵 등이 발생하기도 하고, 발에 생긴 상처는 잘 낫지 않고 악화되어 괴저(壞疽)가 되기 쉽다.

한편 증상이 급격하고 특징적으로 심하게 나타나는 경우도 있지만 당뇨병은 대개 서서히 발생하기 때문에 대부분 사람들이 물을 조금 더 먹는다든가 아니면 소변을 자주 보는지에 대해 신경을 쓰지 않으므로 자신 스스로가 당뇨병에 걸려 있다는 사실을 지나치고 있는 경우가 많다.

더군다나 피로감과 더불어 자신의 체중이 빠지는 등과 같은 실제 증상이 나타나도 자세하게 물어보기 전에는 지나가는 일이 흔하다.

증세가 없다하더라도 40대 이후는 종종 병원에 가서 검사를 해보는 것이 좋다. 초기에 적절하게 예방하면 심각하게 발전될 여지가 있는 합병증을 막을 수 있기 때문이다.

오늘날에 와서는 증상이 뚜렷한 당뇨병이 날로 증가하고 있다. 집단검사에서 보면, 미국의 경우는 이미 당뇨병이라고 알고 있는 사람과 모르고 있는 사람과의 비율이 비슷하다고 한다.

　반면에 우리 나라의 경우는 알고 있는 당뇨병보다 모르는 사람이 몇 배 더 많다. 다행히도 근래에는 종합병원에서 각종 질병 강좌, 세미나, 동호회 등의 영향으로 이에 대한 관심이 높아졌다고 할 수 있다.

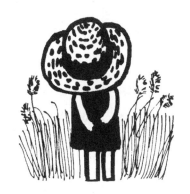

제 4 장

당뇨병의 합병증

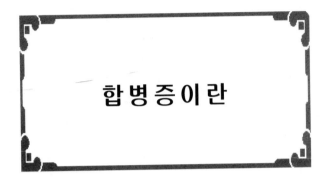

합병증이란

██ 합병증의 의미

당뇨병을 일컬어 '위대한 모방자(模倣者)'라고 하기도 한다. 이것은 당뇨병이 몸의 전신 기관에 침범하여 여러 가지 문제를 유발시키는 동시에 여러 질병들과 함께 합병증을 만들기 때문이다.

당뇨병은 일종의 '체질병(體質病)'이라고 할 수가 있는데 췌장으로부터 분비되는 '인슐린'이라는 호르몬 작용이 부족하게 되면서 발생한다.

다시 말해 이것은 3대 영양소 중 당질 대사에 장애가 생겨 몸안에서 활용되지 못하고 다만 혈액 속에 고였다가 소변으로 빠져 나올 뿐이다.

이와 같은 상태를 가만히 둔 채 그대로 방치하면 차츰 증세가 악화되어 전신의 모든 조직에까지 영향을 미치게 되어 흔히 합병증이라는 것을 일으키게 되는 것이다.

한편 이런 대사 장애가 심화되어지면 당뇨병성 혼수(糖尿病性昏睡)라는 상황에 처하게 되면서 결국은 사망의 지경에까지 이른다.

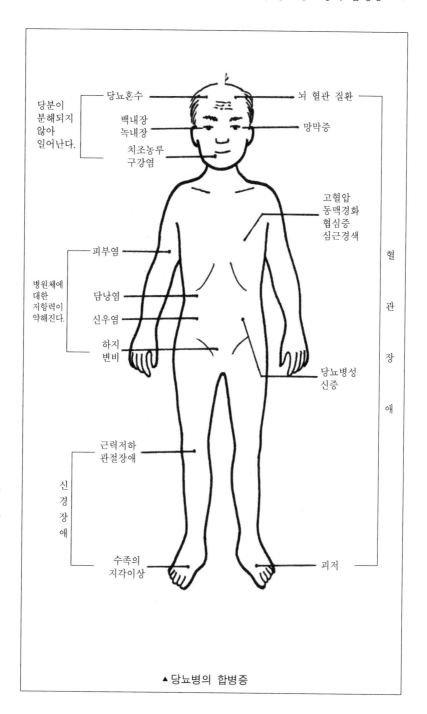

▲ 당뇨병의 합병증

당뇨병의 합병증이라 함은 이 당뇨병을 앓는 동안 눈이나 콩팥, 말초 신경 등의 여러 가지에 병발증(竝發症)을 일으키는 것을 일컫는다.

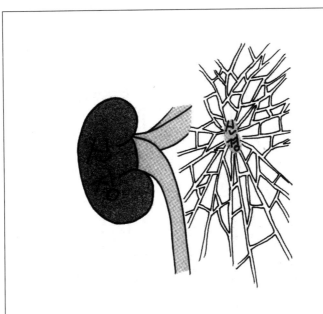

▲당뇨병의 합병증이란 당뇨병을 앓는 동안 눈이나 콩팥, 말초신경 등의 여러 가지 병발증을 일으키는 것을 두고 하는 말이다.

이 시기에 따라 초기 합병증(初期合倂症), 급성 합병증(急性合倂症), 또는 만성 합병증(慢性合倂症) 등이라 한다. 이러한 합병증이 생기면 당뇨병을 치료해야 하느냐 아니면 또 다른 합병증을 치료하느냐 하는 문제에 부딪치게 된다.

가벼운 초기 합병증 같은 것은 당뇨병을 치료하면서 합병증을 치료해도 낫겠지만 만성 합병증이 되었을 때는 치료하기에도 어렵게 된다.

합병증은 또 다른 합병증을 낳게 되고, 그러다 보면 치료할 기회를 놓치는 수가 많다. 보통 사람들은 당뇨병을 대수롭게 여기지 않는 사람이 있기도 하나 막상 합병증에 걸리고 보면 당뇨병이 얼마나 무서운 것인가를 실감하게 된다.

▣ 합병증과 당뇨병성 혼수

당뇨병성 혼수(糖尿病性昏睡)에는 두 가지 종류가 있다. 하나는 혈당이 지나치게 높아져서 일어나는 당뇨병성 혼수와 반대로 지나치게 낮아져서 의식을 잃는 저혈당증 발작이다.

몸은 상반되는 상태인데 '혼수'라는 같은 증상 때문에 혼동하기 쉽다. 당뇨병은 혈액 중의 포도당이 많아지는 병으로 따라서 당뇨병 환자가 저혈당증이 되는 경우는 드물다.

사실, 인슐린이나 경구혈당강하제에 의한 치료가 이루어지기 이전은 저혈당증 발작이 없었다. 저혈당증 발작은 인슐린 주사를 하거나 설퍼니요소제의 경구약을 먹고 있을 때에 한해서 일어난다. 사용법의 잘못으로 혈당을 지나치게 내리는 것이다.

보통 건강한 사람의 혈당은 80~120mg/dℓ의 범위에서 변동하고 있다. 그것이 60mg/dℓ 이하로 내려가 20mg/dℓ 정도가 되면 혼수를 일으키게 된다. 따라서 식사와 운동 요법만으로 조절하는 환자에게는 절대로 발생하지 않는다.

몸의 세포는 포도당을 받아 들여서 그것을 에너지원으로 활동하고 있다. 그런데 단식 때문에 영양이 공급되지 않거나 격렬한 운동으로 많은 에너지를 소모하게 되면 혈액 중의 포도당이 감소한다.

그 상태로는 세포가 활동할 수 없으므로 간장에 저장되어진 글리코겐을 포도당으로 분해해서 그것을 혈액 중에 방출하여 낮아진 혈당을 회복하는 구조로 되어 있다.

이때 인슐린이나 경구제가 투여되면 인슐린이 포도당을 훨씬 더 줄게 하고 포도당을 방출하는 간장의 작용을 억제하기 때문에 혈당이 내려가게 된다.

혈당이 낮아지면 몸은 비축해 둔 중성 지방을 지방산으로 분해하고 그것을 포도당으로 바꾸는 에너지원으로 삼는다. 또한 몸 조직을 만들고 있던 단백질도 아미노산으로 분해하기 시작한다.

그렇지만 뇌세포만은 다른 세포와 달리 포도당 이외의 에너지원으로 사용할 수 없다. 더구나 뇌는 많은 에너지를 필요로 하는 부분이다. 뇌가 하루에 소비하는 열량은 약 500cal로 이것은 성인이 하루동안 섭취하는 칼로리의 1/5에서 1/4에 해당하는 것이다.

따라서 혈당이 조금이라도 낮아지면 뇌세포에 공급되는 에너지가 부족하게 된다. 간장은 단백질의 아미노산으로 포도당을 만들기 시작하지만 충분하지가 않다. 이렇게 되면 뇌의 활동은 멈추게 되고 그것이 저혈당증 발작의 혼수이다.

이러한 저혈당증 발작과 당뇨병성 혼수는 합병증의 원인이 되고 혈당 조절이 나쁠수록 합병증은 빨리 생기게 된다. 이 말은 만성 합병증에서는 근거가 미비하다고 할 수 있지만 급성 합병증에 대해서는 아주 당연하다.

수많은 환자를 조사해본 결과 대개 합병증은 혈당 조절이 잘된 사람들이 잘 안된 사람들보다 적게 발생하거나 늦게 나타났다.

또 식이 요법을 규칙적으로 하지 않으면서 하루 한 번 인슐린을 맞던 환자들은 하루 여러 번 인슐린을 맞고 식이 요법을 잘 했던 환자들에 비해 6~7배의 망막증과 신장의 합병증을 보였다. 이 역시 당 조절이 잘 되었기 때문이다.

건강한 사람의 신장을 당뇨병 환자에게 이식하면 당뇨성 변화가 생긴다. 반면에 췌장 이식이 성공을 이룬 환자에게서는 신장의 합병증이 얼마 후 사라진 것이 발견되었다. 이러한 사례는 혈당 조절에 신중해야 한다는 말을 강하게 뒷받침하고 있다.

한편, 심한 당뇨병이 오래 있으면서도 별다른 합병증이 나타나지 않는 환자와는 달리 혈당은 잘 조절되면서도 합병증이 심각한 환자도 있다. 따라서 혼자서 당 조절과 합병증의 상관 관계를 확실히 할 수는 없다.

■ 합병증과 단백질

혈당이 높으면 혈당과 비슷한 당분이 눈의 렌즈에 쌓인다. 이런 것이 합병증의 일부 원리로 포도당은 단백질과 결합하여 단백질을 변성시킨다.

우리 몸의 기초 성분인 단백질이 달라지면 그 기능도 같이 달라진다. 예를 들어 적혈구 안에 산소를 운반하는 헤모글로빈이라는 단백질은 포도당에 반응하여 헤모글로빈 에이원(HBA1)으로 되는데 이것은 산소 운반 능력이 좋지 않다.

이 헤모글로빈 에이원은 생기는 속도가 비교적 느려서 혈당의 변화에 따라 쉽게 변하지 않기 때문에 한달 동안의 평균 활동치를 알려준다.

이렇게 포도당이 단백질을 변성시키는 것은 헤모글로빈뿐 아니라 눈의 렌즈, 신장의 기저막, 혈액 속의 알부민 등의 모든 단백질에서도 같다.

혈당이 높아지면 백혈구의 기능을 저하시키기도 하지만 당뇨병의 합병증은 꼭 혈당이 높다고만 설명할 수는 없다.

흔히 콜레스테롤이나 다른 지방질이 혈액 속에 많아지면 심장 질환이나 동맥경화증을 초래하게 된다. 합병증으로 연관되어지는 것 중에서 신장(腎臟)이라고 하는 콩팥이 상하면 만성신염(慢性腎炎)을 일으키고 담백뇨(淡白尿)가 나오며 부종(浮腫)이 생기게 된다.

이것이 후에는 요독증을 일으켜 사망으로 이어지기도 한다. 그뿐만 아니라 전신의 신경통과 같은 통증을 병발하기도 하고 저림 증상이나 신경성 증세도 나타난다.

이 밖에도 세균에 대한 저항을 떨어뜨려 여러 가지 감염증(感染症)이라 할 수 있는 부스럼, 종처(腫處), 질염(膣炎), 혹은 폐결핵(肺結核)과 같은 병에 걸리기 쉽다.

당뇨병의 치료는 혈당만을 정상화시키는 것만이 아니고 나타나는 모든 대사이상도 정상화시켜야 하는 것이다.

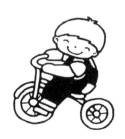

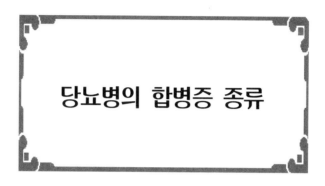

당뇨병의 합병증 종류

🔳 동맥경화(動脈硬化)

당뇨병은 '혈관의 병'이라고 할만큼 각종의 혈관 장애를 불러일으킨다. 혈관 장애의 진행은 만성적으로 일어나는 부분에 따라서 2종류로 크게 나누는데 중심적인 혈관의 장애인 동맥경화와 말단의 작은 혈관에 장애가 일어나는 세소혈관장애이다.

동맥경화는 문자 그대로 동맥의 벽이 탄력성을 잃고 굳어지고 비후(肥厚)해 지면서 혈관의 내강(內腔)이 좁아지는 것으로 동맥경화의 병변을 죽상경화(粥狀硬化)라고도 한다.

이러한 동맥의 변화에 중심이 되는 것은 동맥벽의 지방질, 특히 콜레스테롤의 침착(沈着)이다. 동맥의 벽은 내막(內膜), 중막(中膜), 외막(外膜)의 3층으로 이루어져 있는데, 지방이 괴는 것은 내막 부분이다.

지방이 침착되어진 장소는 동맥의 내막 안쪽에서 보면 약간 솟아나 있는 곳으로 조그맣고 하얀 반점(斑點)으로 보이는데, 병이 진행되면 그것이 점점 큰 황백색의 구릉(丘陵) 모양으로 높아지고 주위에 섬유 조직이 붙어 벽 전체가 두꺼워지는 동시에 단단해진다.

86

그리고 한편에서는 섬유 조직이 중막 속에도 들어가 구성 성분인 탄력 섬유나 근육을 파괴하고, 내막에 솟아난 병소(病巢)는 터져서 궤양의 상태가 된다.

그래서 원래 평평하고 매끄러운 동맥의 내면은 우툴두툴한 상태가 되어 마치 상처가 난 듯하다. 병소 속에 있는 지방의 덩어리를 잘라 보면 비지나 약간 되게 끓인 오트밀처럼 보인다.

동맥경화는 대동맥이나 가느다란 동맥의 가지에도 일어나는데 일반적인 증세로는 동맥의 탄력성을 잃어버린다. 또 동맥벽의 저항력이 약해져서 혈류의 압력 때문에 부풀어오르거나(動脈瘤), 터지기 쉬워 진다. 따라서 동맥 내면의 매끄러움이 상실되기 때문에 혈전(血栓)이 형성되기 쉽고 동맥 벽이 두꺼워짐에 따라 내강(內腔)이 좁아지게 되는 것이다.

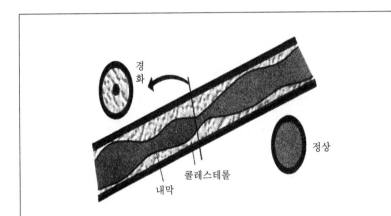

▲동맥경화 : 동맥경화는 대개 혈관 내막에 지방(콜레스테롤)이 붙어서 생기는 것으로 이로 인해 협심증, 심근경색, 뇌경색이 발생한다.

동맥경화는 노화 현상의 일종으로 당뇨병이 아니라도 일어날 수 있다. 나이가 들어감에 따라 혈관도 탄력을 차츰 잃어가게 되는데 당뇨병을 가진 사람의 경우는 그 노화 속도가 건강한 사람에 비해 평균 10년 이상이나 빠르게 진행한다.

동맥은 심장으로부터 나와 몸의 각부로 새로운 혈액을 운반하는 가장 중요한 혈관이다. 그 혈관의 안쪽에 콜레스테롤 등이 붙음으로써 혈류를 방해하거나 파괴하는데 이와 같은 장애 때문에 일어나는 것이 협심증, 심근경색, 그리고 뇌경색이다.

그 외에 하지의 동맥경화로 일어나는 다리의 회저도 당뇨병의 여병으로 나타나는 현상이다. 이런 병이 당뇨병 환자에게는 건강한 사람의 2~3배의 높은 비율로 나타난다.

● 회저(懷疽)

이것은 혈액 순환 장애로 인해 영양을 얻을 수 없게 된 일부 조직에서 일어난다. 상처나 염증이 치료되기 어렵고, 심한 경우 혈액이 닿지 않는 조직은 죽어 썩어가기 시작한다.

당뇨병의 경우는 다리 혈관이 막혀서 산소나 영양이 부족한 발가락, 무릎에서 흔히 볼 수 있다. 더구나 면역력이 약해져서 피부병이나 피부염에 걸리기 쉬워져 있기 때문에 심해지는 경우가 많다. 극한 경우 다리 절단의 사태에까지 이를 수 있다.

당뇨병에 동맥경화가 발병하면 혈당의 조절이 흐트러지기 쉬우며 당뇨병 자체도 더욱 악화시킨다. 따라서 식사에서도 설탕, 소금, 콜레스테롤이 높은 것은 피한다.

그래서 동맥경화에 빠진 동맥의 지배 영역에는 상대적 또는 절대적인 국소 순환 장애가 일어날 위험성 높다. 동맥경화가 생기는 과정 및 그 원인에는 연령·혈압·동맥 벽의 성질·대사의 상태 등의 여러 가지 요소가 관계한다.

█ 고혈압(高血壓)

당뇨병 환자에 있어서 합병증으로 고혈압이 발병되는 경우가 많다. 당뇨병에서 고혈압이 생기는 원인은 고지방혈증, 동맥경화증 등으로 인해 혈관 장애가 발생하기 때문이다.

비만 또한 고혈압의 원인이 되므로 심장, 혈관에 부담을 주지 말아야 한다. 당뇨병 때문에 신장(腎臟)이 나빠지는 경우도 있다. 당뇨병이 진행될수록 발병률이 증가되므로 식이 요법과 약물 요법을 겸한 조절이 필수이다.

█ 세소혈관장애(細小血管障碍)

혈관은 말단의 각 기관에서는 매우 작아져서 몸의 어떤 부분에도 빠짐없이 들어가고 있다. 그 작은 혈관이 혈액 중의 포도당 과잉 때문에 변성되는 것이 세소혈관장애이다.

당뇨병이란 혈액 중의 당이 너무 많아지는 것으로 세소혈관을 만들고 있는 세포는 보통 때보다 더 많이 포도당을 받아들이게 된다.

이렇게 해서 남은 포도당이 세포 내의 단백질과 결합해서 혈관세포를 변질시켜 버린다. 또한 알도스 환원 효소라고 불리는 세포 내의 효소가 포도당에 반응해서 솔비틀이라고 하는 물질을 만들어 낸다. 세포 속에 솔비틀이 모이게 되면 혈관을 변질시키는 또 하나의 원인이 되는 것이다.

신장에서 가장 중요한 사구체나 눈의 망막은 특히 이 영향을 받기 쉽다. 사구체나 망막에는 상당히 많은 수의 세소혈관이 둘러싸여 있는데 이것은 다른 조직과는 달리 인슐린의 도움을 받지 않고도 포도당을 세포에 받아들일 수 있다.

▥ 안구망막증(眼球網膜症)

시력 장애를 일으키는 원인 중에서 가장 곤란한 것이 망막에서 일어나는 변화라고 할 수가 있다. 망막이란 눈의 가장 깊은 곳에 위치하고 있어서 카메라에 비유하면 필름 역할을 한다.

여기에 출혈이 생기면 시력이 떨어지고 시력 장애가 와서 치료가 불가능한 경우 말고도 안경의 도수가 맞지 않는 경우가 있다. 망막의 손상(망막증)은 당뇨병으로 오는 눈의 합병증 중에서 무서운 것이다.

망막증의 초기는 세소혈관의 일부에 작은 혹이 생긴다. 혈관류라고 불리는 혹이 차츰 늘어나서 희미한 출혈을 볼 수 있게 된다. 이 단계에서는 시력 장애가 적으므로 혈당을 적당하게 조절하면 회복도 충분히 가능하다.

그러나 심해질수록 망막의 조그만 혈관들이 약해지고 혈관을 바쳐 주는 기저막이 두꺼워지며 혈청(血淸)이 잘 새게 된다. 즉, 혈관 자체가 약해지는데다가 이 혈관을 받치는 기저막까지 화학적 변화를 일으키게 되는 것이다.

더 뚜렷한 변화는 세동맥암이다. 이것은 풍선의 일부가 약할 때 튀어나오는 것과 유사하게 혈관의 한쪽 벽이 공처럼 부풀어 오르는 것이다. 이렇게 튀어나온 곳에서 혈관들이 약해지고 이를 받쳐 주는 혈청이 쉽게 새어나오게 된다.

위험한 것은 건강한 망막에 없었던 혈관들이 새로 생겨나는 것으로 이 혈관들이 아주 약하기 때문에 심각하게 본다. 이같이 신생 혈관(新生血管)이 생겨나면 '증식성 망막증(增殖性網膜症)'을 가져온다.

여기서 출혈을 자주 일으키게 되는데 이 출혈이 중요한 부분에 발생하게 되면 시력 장애가 오는 것이다. 일단 여기까지 오면 치료가 곤란하다.

일반적으로 혈관이 새로 생겨나는 것은 망막에 잘 가던 혈액이 당뇨병으로 인해 혈액 순환에 장애를 받음으로써 눈이 나빠지게 된다. 이 새로운 혈관들은 너무 연약하여 터지기 쉬운데다 자주 출혈을 하게 되어 얻는 것보다는 잃는 것이 더 많다.

만약 이 출혈이 망막 안에서 국한되지 않고 초자체 안으로 터지게 되면 혼탁해져서 빛의 통과를 방해하여 시력이 갑자기 떨어지게 된다.

통계적으로 보면 이와 같은 환자의 30%는 시력이 다 나빠지는 것으로 나타났다. 당뇨병으로 15년 가량 고생하면 18%의 망막이 손상되고 그 후로 계속 지속되면 배에 해당하는 시력이 나빠진다.

망막에 영양분을 주는 미세 혈관이 손상이 되는 것은 새는 것과 막히는 것의 이 두 가지로 보는데 다행히 조금 샌다면 흡수가 되어 시력은 그대로 유지될 수 있다.

그렇지 않을 경우, 시력이 나빠지다가 안저 출혈(眼底出血)과 삼출성(滲出性)변화가 반복되면 실명하기가 일쑤이다. 혈당이 올라가면 눈의 조절에 장애가 생기게 된다.

당뇨병의 치료를 소홀히 하면 안저의 망막 동맥에 작은 혹이 생기고 이것이 후에 출혈을 일으키게 되는데 눈의 황안부라고 하는 곳에 발생하면 시력 장애가 온다. 그밖에 백내장도 당뇨병의 원인이라고 볼 수 있다.

● 망막증의 치료

10년 이상의 당뇨병 환자의 경우에는 거의 1/2에게서 망막증이 발견된다. 혈당 조절이 나쁠수록 증식형(增殖形)이 많고, 좋은 경우에 비해 4배의 발생률이라고 하는 통계도 있다.

따라서 환자는 혈당의 올바른 조절을 주의하는 것은 물론 망막증 조기 발견을 위해 6개월에 한 번씩은 반드시 안저 검사를 받도록 한다. 오늘날에 와서는 레이저 치료의 발달로 인해 망막증 치료에 많은 도움을 주고 있다.

이 레이저(광응고) 종류에는 제논(Xenon) 레이저, 알콘(Argon) 레이저, 루비(Ruby) 레이저가 있는데 이것을 이용하되 주로 망막을 향해 사용하도록 되어 있다.

최근에 많이 사용되고 있는 것이 '알콘 레이저'이다. 이것 말고도 초자체 제거술이 있는데 이것은 청공기와 흡입기가 붙어 있는 장치를 이용하여 안구를 자르고 들어가서 혈액으로 물든 초자체를 제거한 후 공기나 생리 식염수로 다시 채우는 수술이다. 성공률은 60~70%에 달한다.

이 외에도 뇌하수체전엽 호르몬인 성장 호르몬이 당뇨병을 악화시키는 원인이 된다고 하여 이 뇌하수체를 망가뜨리는 수술이 있다. 물론 방사선으로도 파괴할 수 있으나 근래는 코를 통해 직접적으로 파괴하는 방법을 이용하고 있다.

이렇게 수술을 하고 나면 인슐린의 요구량이 줄어들어 시력이 좋아진다. 때때로 완전히 좋아지지 않는 사람도 있으나 최소한 더 이상 나빠지지는 않는다.

그러나 이 수술을 권하지 않는 것은 뇌하수체 호르몬을 파괴하게 되면 갑상성 호르몬, 코티손, 성 호르몬 같은 것을 계속 보충해야 한다는 단점이 있기 때문이다.

눈이 나빠져 시력을 잃게 되는 것은 당뇨병이 있는 사람으로서는 큰 걱정이 아닐 수가 없다. 당뇨병일 때는 아주 작고 가느다란 혈관이 손상되는 일도 있는데 이렇게 되면 눈의 망막 혈관이 상하게 되어 자연히 시력을 나쁘게도 하지만 심하면 퇴행성(退行性) 변화로 실명(失明)을 가져오는 경우도 종종 있기 때문이다.

시력이 점차 떨어지는 것은 사실이나 어느 한계에 이르러서는 더 이상 나빠지지 않는 수도 있다. 통계적으로 보면 완전 실명하는 경우는 5%에 불과 하므로 조기 발견과 치료를 한다면 실명에까지는 미치지 않을 것이다. 이 병은 완치가 불가능하나 당뇨에 대한 상식을 알고 지속적으로 치료한다면 미연(未然)에 방지할 수 있다.

■■ 치조농루증(齒槽膿漏症)

치주병에는 여러 종류가 있으나 거의 대부분은 치은염과 치조농루증으로 나타난다. 이것은 구강의 병중에서 충치와 함께 많이 볼 수 있는 것이긴 하나 충치와 비교하면 여러 가지 다른 점이 있다.

충치는 어릴 때 많이 걸리지만 치주병은 나이가 들수록 늘어난다. 우리 나라의 경우 치조농루증은 10대에 시작되어 점차 늘어나 30대까지는 40% 정도가 되는데 40대에서는 60%, 60대 이상은 80%가 걸린다.

치조농루증은 먼저 치은염에서 시작된다. 치은염이 되면 치육이 빨갛게 부어오르고 칫솔질을 한다든가, 사과를 먹을 때 피가 나오나 통증은 거의 없다.

치은염을 치료하지 않고 방치해 두면 이에서 치육(齒肉)이 벌어져 그 사이에 틈이 생기고 거기서 고름이 나오게 된다. 이 증세에 이르면 타액은 끈적끈적하고 고약한 맛이 나며 구취(口臭)가 난다. 특히 아침에 일어났을 때 입안이 끈적끈 적하다.

이러한 정도이면 치조농루증이 확실하다. 여기서 소홀히 하면 치아가 점점 흔들리기 시작하고 딱딱한 것을 씹을 수 없게 되며, 치아가 움직이는 것을 느낄 수 있다.

치육은 염증이 진행됨에 따라서 건강한 분홍색이 검붉거나 적 자색으로 색깔이 변하는 동시에 치열 역시 흐트러지면서 매우 흉하게 되어 버린다.

더 나아가 피곤하거나 감기에 걸렸을 때, 임신했을 때, 특히 당 뇨병인 때는 치육의 염증이 급성화하여 농양이 되는 수가 있다. 염증이 급성화되면 치조농루증을 촉진시켜 마침내는 치아가 흔 들려서 빠져버린다.

즉, 치조농루증은 환자도 모르는 사이에 시작되어 서서히 진행 되며 통증이 없으므로 병이라는 것을 발견했을 때는 이미 증세 가 심해진 경우가 대분분이다.

● 세 가지 주요 원인

① 충치와 마찬가지로 치근의 밑쪽이나 치아와 치아 사이 에 끼는 세균에 의해 생긴다. 이런 경우는 세균이 만드는 독 소나 효소가 치육의 상피로부터 파고 들어가 치은염을 일으 키고, 이로 인해 치육과 치아 사이가 벌어져서 틈(포키트)이 생기는데 그 속에 고름이 고이게 된다. 이것이 즉, 치조농루 증이다.

틈 속은 세균으로 인해 다량의 독소와 효소를 방출하기 때문에 염증은 점점 심해지고 치육, 치근막, 치조골 등을 파괴하기에 이른다.

틈이 깊어져서 고름이 생기고 치아가 움직이며, 뢴트겐 사진으로 치조골의 흡수가 보이는 것은 그러한 염증에 의한 파괴되었기 때문이다.

병을 진전시키는 것은 세균에 의한 직접적인 영향이지만 간접적으로는 치태(齒苔)와 치태 속에 석회가 침착(沈着)하여 생기는 치석이 큰 작용을 한다.

이 외의 간접적인 원인으로는 치열이 나쁘다든지, 금니나 브리지가 제대로 맞지 않다든지, 충전(充塡)이 삐어져 나왔다든지, 음식물이 잇새에 끼여 치태가 끼기 쉬워지는 것 등이 있다. 또는 입으로 호흡하는 경우, 치육이 건조해서 염증을 일으키기 쉬운 것도 원인이 된다.

그러나 이러한 간접적인 원인 중에서 무엇보다 큰 원인이 되는 것은 치태가 끼게 되는 일이므로 칫솔질을 한다든지, 입을 닦는다든지 해서 구강을 청결하게 한다.

② 치열은 정도의 차는 있겠으나 전체의 치아 중에서 몇 개만은 비틀어졌다든지 기울어져 있고, 윗니와 아랫니의 맞물기에도 어느 한 부분은 어긋나는 것이 일반적이다.

이를테면 아랫턱의 제 1대구치(大臼齒)는 충치가 되기 쉽고, 더구나 치료가 늦어지면서 빠지는 경우가 많다. 빠진 자리를 그냥 내버려두면 옆의 제 2소구치와 제 2대구치가 양쪽에서 기울게 되면서 그 이웃하는 치아들도 기울어 진다.

그 결과 빠진쪽의 아랫턱 치열이 일그러져서 상대가 되는 윗턱 치아와의 맞물기가 어렵게 된다. 맞물기가 어렵게 되면 음식물을 씹을 때 치아에 미치는 힘이 어떤 것에는 강하게, 또 다른 것에는 약하게 작용한다.

이것이 오래 지속되면 힘을 강하게 받은 치아의 치주 조직은 점점 약해져서 나중에는 치아 전체가 움직이게 된다. 즉, 치아의 맞물기가 나쁜 것이 치조농루증을 일으키는 원인이 되는 것이다.

맞물기의 이상은 대부분이 선천적이다. 비뚤어진 치아, 치아의 기울기 이외에도 몇 개의 치아가 한꺼번에 생기는 난생치(亂生齒), 턱뼈 발육의 부진으로 빚어지는 윗턱 앞니의 뻐드렁니, 아래턱 앞니 앞에 튀어나와 있는 내민 입 따위가 그것이다.

후천적으로 생기는 맞물기의 이상에는 어떤 치아가 빠진 채로 있을 때, 특히 구치가 빠져 앞니만 남았을 경우, 너무 높은 브리지나 의치, 외상 등으로 턱뼈 골절이 생겨 상하의 맞물기가 어긋난 경우 등이 있다.

그밖에 맞물기는 정상이라 할지라도 직업이나 나쁜 버릇 때문에 치아에 가중되는 힘이 치주 조직을 지탱하는 한도를 벗어날 때 치주 조직은 파괴되어 진다.

어떤 치아가 맞물리는 치아를 잃어버리면 음식물을 씹는 일이 제대로 되지 않기 때문에 그 치아는 뻗어 나와서 뿌리가 얕아지며 치주 조직은 퇴화해서 저항력이 약해지고, 그 영향으로 치조농루증에 걸리기 쉬워진다.

선천적으로 앞니가 맞물리지 못하고 아래 윗니가 벌어진 채로 되어 있는 것을 개구(開口)라고 부르는데 그 때에도 똑같은 증상이 생긴다. 또한 개구는 입술을 완전히 다물지 못하기 때문에 입으로 호흡하는 습관이 생겨 치육에 염증이 생기기 쉽다.

맞물기의 이상과는 달리 치아가 기울거나 비뚤어지는 수가 있다. 원래 치열이 고르게 유지되는 것은 치아와 치아의 맞물기가 좋을 뿐 아니라, 치아를 안쪽에서 바깥쪽으로 밀어 주는 혀의 힘과, 바깥쪽에서 안쪽으로 밀어 주는 입술 근육의 힘이 서로 균형을 이루기 때문이다.

개구인 경우나 혀에 이상이 심하게 생겼을 때에는 앞니가 곧잘 밀려나와 뻐드렁니가 되어 치아의 사이가 벌어진다. 이렇듯 맞물기의 이상으로 인해 생기는 병을 일컬어 교합성 외상(咬合性外傷)이라고 한다.

염증이나 교합성 외상은 제각기 일어나는 증상이지만 양쪽이 합병해서 중증 또는 심한 치조농루증이 되면 어느 쪽이 원인인지 알 수 없게 된다.

③ 전신성의 원인은 직접 유발시키는 일은 없지만 치주 조직의 저항력을 약화시켜 치조농루증에 걸리기 쉽게 하며, 또한 한번 걸린 치조농루증을 진전시키는 작용을 한다.

이것은 영양 부족, 비타민 부족(괴혈병), 호르몬 변조, 당뇨병, 임신중독(姙娠中毒) 등 이외에도 위장병, 혈액병, 급성 전염병, 결핵 등에 영향을 미친다.

치조농루증의 종류가 많은 것은 이상에서 언급한 세 가지 종류의 원인이 여러 가지로 얽혀서 작용하기 때문이다. 이것의 치료는 우선 염증을 일으키는 원인과 맞물기의 이상을 없애는 일부터 처리해야 한다.

그러기 위해서는 칫솔질을 바르게 하고, 치태와 치석을 제거해서 염증의 원인을 제거하며, 맞물기의 나쁜 치아는 깎아서 그것이 제대로 맞물리도록 하는 것에 중점을 둔다.

심하지 않다면 완전히 고칠 수 있다. 단, 치조농루증은 낫는다 하더라도 내버려두면 다시 재발한다. 그것을 예방하려면 치료해서 나은 뒤에도 식사 후에는 반드시 양치질을 한다.

■ 치조농루증의 종류

급성회사성궤양성치은염 (急性懷死性潰瘍性齒齦炎)	급성으로 일어나는 치육의 회사와 궤양으로 심한 통증과 발열을 일으킴.
만성박리성치은염 (慢性剝離性齒銀炎)	만성으로 치육 상피가 벗겨지고 진물러 통증이 생기는데 갱년기 이후의 여성들에게 많이 나타남.
다일란틴치육증식증	간질병 약인 다일란틴을 먹고 있을 때 생기는 치육의 증식.
치 주 증	치조골의 흡수가 가장 먼저 생기고 이어서 염증이 발생하는 것으로 젊은 여성에게 많음.

치조농루증의 증상을 알아보기 위해서는 다음과 같은 것들을 살펴본다.

① 이가 아프다.
② 이가 얼얼하다.
③ 충치를 치료하고 있지 않다.
④ 잇몸이 아프다.
⑤ 이를 닦으면 피가 나온다.
⑥ 아침에 입이 달라붙는다.
⑦ 아침에 이상한 맛이 난다.
⑧ 잇몸이 가끔 붓는다.
⑨ 이와 이 사이에 음식물이 낀다.
⑩ 근래에 치열이 나빠졌다.
⑪ 이를 간다.
⑫ 채워 넣은 것이나 씌운 것이 떨어져 있다.

이 중에서 ②, ④, ⑤는 치육염으로 치조농루증의 초기 증상이다. ⑨가 되면 상당히 진행한 상태이고 ③, ⑥ 등도 주의해야 할 증상이다.

구취는 스스로 깨닫기 어려우므로 가까운 사람에게 거리낌

없이 말할 수 있도록 부탁해 놓는 것이 당뇨병 발견에도 도움이 된다. 치경이 차츰 말라 쇠약해진다든가, 치경을 누르면 고름이 나오거나 이가 흔들리게 되면 치조농루의 진행성 현상이다.

전신의 병을 예로 들면 대사 이상으로서 당뇨병이 있는 부분에 국소적으로는 구강 내의 치석에 쌓이는 세균이 요인이 되어 치조농루증이 된다. 즉, 전신 국소의 변화로서 치조농루증은 받아낼 수 있어야 하는 병이다.

따라서 당뇨병이 있으면 치조농루증이 된다고 하는 것은 잘못된 설이다. 당뇨병에 대한 증상이 양호한 한 그런 우려는 하지 않아도 된다.

그러나 조절을 잘 하고 있어도 구강 내의 청결이나 올바른 치아의 위생 관리를 소홀히 하면 치조농루증으로 시달리게 된다. 충치는 이 그 자체가 파괴당하는 병이고 치조농루증은 이를 지탱하고 있는 뿌리가 파괴당하는 병이다.

치조농루증이 진행함에 따라서 이와 치경 사이에 틈이 생겨 잇몸이 파괴되면 이윽고 심부 조직에 확대되어 치주골까지 염증이 일어나 마침내는 이를 지탱하는 뿌리가 아프고 이가 빠지게 된다. 초기의 치육염에서 중증의 치조농루증까지 이르는 것은 매우 서서히 진행되므로 신경써서 살피도록 한다.

신증(腎症)

맥주를 마신 후에는 물처럼 투명한 소변이 나오고 땀을 많이 낸 후에는 소변의 색이 짙어진다. 신장이 혈액 중에 모인 노폐물을 여과하는 동시에 체내의 적절한 수분량을 유지하는 작용 때문이다.

신장은 혈액 중의 노폐물, 유해물 등의 불필요한 것을 소변과 함께 체외로 버리는 장소로 150g이 안 되는 작은 장기가 옆구리 뒤쪽에 좌우 1쌍씩 달려있다. 여기에서 생성된 소변은 요관의 튜브를 통하여 방광으로 내려오고, 이 방광은 소변을 모아 두는 역할을 담당한다.

■ 당뇨병성 신증의 경과

진 행 경 과		당뇨병 발병후	미량의 단백	혈압	신기능	치료에 따른 진 행 정 도
I	신증 변화의 시작	0 ~ 2년	단백증세가 있으나 치료하면 없어진다.	정 상	↑	가역성
II	증상이 없는 신장애 期	2 ~ 5년	컨트 때나 운동 후에 나타난다.	정 상	↑	가역성
III	신증의 초기	10 ~ 15년	특히 운동 후 단백뇨가 증가한다.	운동 후에 혈압 상승	↑	다분가역성에서 신증을 멎게 한다.
IV	신증의 중기	15 ~ 20년	평상시 단백뇨가 1.5g 이상이다.	상 승	↓	진행이 멎게 되거나 느리게 된다.
V	신부전의 후기	25 ~ 30년	요단백은 오히려 감소한다.	평상시 상 승	↓↓	투석

신장은 몸에 생기는 노폐물을 걸러서 소변으로 보내기도 하지만 쓸모있는 수분은 다시 재흡수 한다. 단백질 대사가 이루어진

뒤에는 그 노폐물에 질소 산물이 만들어 지는데 이것으로 신장이 제거 역할을 하는 것이다.

신증이라고 하는 것은 신장의 세 가지 악화상태, 즉 감염, 경화, 사구체를 의미한다. 이것은 노폐물이 빠져나가지 않을 뿐만 아니라 수분도 잘 배설되지 않는다. 이 영향으로 부종이 생기게 되는 것이다.

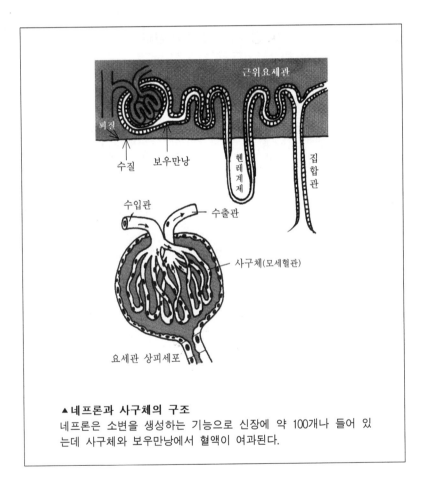

▲네프론과 사구체의 구조
네프론은 소변을 생성하는 기능으로 신장에 약 100개나 들어 있는데 사구체와 보우만낭에서 혈액이 여과된다.

신장에 들어있는 혈관은 가지를 만들면서 점점 가늘어 지다가

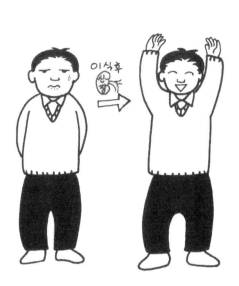

▲건강한 사람의 신장을 당뇨병 환자에게 이식하면 당뇨성 변화가 생긴다. 포도당은 단백질과 결합하면 단백질을 변성시키는데 우리 몸의 기초 성분인 단백질이 변하면 기능도 달라진다.

마침내 사구체라고 불리는 세소혈관의 집합을 형성한다. 사구체는 세소혈관이 털뭉치와 같이 모여진 것으로 좌우의 신장을 합하면 합계 200만 개에나 달한다.

여기에서 혈구 이외의 혈액을 일단 원뇨로서 짜낸다. 포도당이나 단백질 등의 필요한 물질이 혼합되어 있는데 이것은 다음에 있는 요세관을 통과하는 사이에 재흡수된다.

당뇨병성 신증은 그런 일종의 여과 장치인 혈관에 장애가 생긴 것이다. 초기에는 단백이 소변에 나오거나 나오지 않는 것을 반복하다가 어느 순간부터 항상 단백을 포함하는 상태가 된다.

병이 진행하면 수족이나 얼굴에 부종이 나타나고, 피부를 누르면 들어간 부분이 원상태로 잘 되돌아오지 않는다. 또한 신기능의 저하로 혈액 중의 불필요한 물질이 많아지기 때문에 혈압이 높아지는 것도 특징이다.

고혈당증에 의한 변화도 역시 신장에 이롭지 못한 영향을 끼치게 된다. 근래에는 이 고혈당증 자체가 신장에 독성을 나타낸다고 보고 있다.

이와 같은 것들이 당뇨병 환자에게 신장의 기능을 잃게 하여 요독증을 발병하게 하는 것이다. 신장이 나빠지면 혈압이 오르는 원인이 되기는 하지만 당뇨병으로 혈압이 높다라고 해서 모두 신장이 나쁘다고는 할 수 없다.

한 예를 들어보면 신염(腎炎) 때문에 몇 년 간 치료를 받는 여성이 있었다. 물론 원인으로는 당뇨병 때문에 신장이 나빠진 것이었지만 이것을 몰랐던 그녀는 당뇨병을 그대로 둔 채 신장 치료에만 매달리다 망막 출혈과 요독증까지 겹쳐 결국은 사망하게 되었다. 소변에 단백질이 나왔을 때도 당 검사는 해볼 필요가 있다.

신장병의 주요 증세

① 단백뇨

② 혈뇨 및 농뇨

③ 핍뇨, 무뇨

④ 다뇨, 빈뇨

⑤ 부종

⑥ 고혈압

⑦ 순환기 증세
(두근거림, 불규칙한 맥, 협심통, 쇼크)

⑧ 호흡기 증세
(기침, 담, 인후통, 흉통, 호흡 곤란)

⑨ 소화기 증세
헛구역질, 구토, 하혈, 이질, 변비, 복통

⑩ 신경 및 근육 증세
(두통, 관절통, 마비감, 경련, 의식 장애)

⑪ 기타
(빈혈, 발진, 발열 등)

• 단백뇨(蛋白尿) : 단백이 나오는 소변은 흐리고 지저분해 보이며 배뇨 직후에는 깨끗해 보여도 시간이 좀 지나면 밑에 흰 침전물이 괴인다. 이 침전물이 단백이다.

단백질은 인간의 몸에 있어 가장 중요한 영양소 중 하나인데 이것이 소변 속에 섞여 나온다는 것은 정상적인 상태라고 할 수 없다.

단백뇨가 신장병의 중요한 증세로 볼 수 있으나 단백뇨가 곧 신장병이라고 속단할 수는 없다. 가령 신장에 아무런 장애가 없어도 신우 이하의 요로(尿路)에 염증이나 출혈, 종양 등에 의해서 혈액이나 농즙 또는 삼출액 등이 심해지면 검사에서는 단백뇨가 나타날 수도 있다.

또 어떤 종류의 혈액 질환에서는 사구체를 통과하기 쉬운 작은 입자의 단백이 혈액 중에 증가해서 소변 속에 나타날 경우도 없지 않다.

그밖에 운동, 발열, 자율 신경의 긴장, 추위, 신장의 마사지, 심부전 등의 경우에 있어서도 단백뇨는 나타난다. 이 때의 단백뇨는 신장 그 자체에 별 다른 이상이 없기 때문에 양성 단백뇨(良性蛋白尿)라 한다.

요단백이 적으면서도 신장병이 상당히 중증인 경우도 있고 반대로 요단백이 많으면서도 중증이라고 할 수 없는 경우도 있기 때문이다. 한편 요단백이 음성이라는 것은 신장병이 아니라든가, 신장병이 완치되었다는 것을 뜻한다.

• 혈뇨(血尿) : 소변 속에 혈액의 세포 성분인 적혈구가 많이 나타나는 경우이다. 이것은 신장 및 그 이하의 요로(尿路)에 출혈이 있었다는 것을 말해 준다.

혈뇨의 정도는 현미경을 통해서 관찰될 수 있을 정도의 적은 양에서부터 소변이 적색이나 적갈색을 띠고 있어 육안으로도 알아볼 수 있는 정도에 이르기까지 여러 가지가 있다.

혈뇨는 신장병의 대부분에 반드시 생기는 증세라고 할 수 있으나 그 증상의 정도는 질환에 따라 일정하지 않다. 내과 영역에서 혈뇨가 나타나는 때는 사구체신염, 그 중에서도 특히 급성 사구체신염의 경우이다.

그러나 눈으로도 구별할 수 있는 혈뇨는 오히려 비뇨기과적 질환(방광염, 종양, 결석, 요로통과 장애 등)에서 많이 나타난다.

급성 신장염에 있어서도 가끔 나타나는 이것은 언뜻 보기에 커피색이거나 선명하게 갈색을 띠고 있는 수가 많다. 혈뇨나 단백뇨가 나타나면 자주 허리가 아프고 배뇨시에도 통증이 따르는데 허리나 복부, 다리 등을 차게 하지 않도록 주의한다.

• **농뇨(膿尿)** : 소변 속에 백혈구가 많이 보이는 경우를 말한다. 대부분은 신장이나 요로계(尿路系)의 세균 감염에 의한 염증 결과로서 나타난다.

농뇨의 현상이 두드러지면 소변이 하얗게 보인다. 급성 신우신염(腎盂腎炎), 방광염 등의 경우에 이런 현상을 가끔 볼 수 있다. 올바른 화확 요법을 사용해서 효과가 나타나면 농뇨는 저절로 없어진다.

• **핍뇨(乏尿)・무뇨(無尿)** : 하루의 소변량은 우리가 섭취하는 수분의 양과 체내에 있는 수분의 양에 따라 증감된다. 따라서 우리가 마시는 수분의 양이 적으면 소변량도 감소되고, 땀을 흘리는 등 신장 이외의 경로를 통해 수분이 체외로 빠져나가게 되면 배설되는 소변량도 적어지기 마련이다.

일반 성인의 경우 하루 소변량은 500~2,000cc 정도인데 하루 400cc 이하인 경우를 핍뇨라고 하고, 한층 더 감소해서 하루

100cc 이하가 되면 무뇨라고 한다. 이러한 상태는 대부분 신장이 소변을 만들어 낼 기능을 상실했을 경우로 신부전(腎不全)의 증세가 많다.

단, 신장이 소변을 만드는 기능을 상실하지 않았다 해도 신우이하인 요관이 폐쇄되어 소변을 통과시키지 않으면 무뇨의 증세가 나타난다.

한편, 방광에 소변이 고여 있는데도 요도 장애로 인해 소변이 체외로 배설되지 않을 경우에는 요폐(尿閉)라 한다.

• 빈뇨(頻尿) : 방광의 용량은 1,200cc이므로 건강한 성인이라면 하루에 여러 차례의 배뇨로 소변을 배설하게 된다. 소변량이 증가할수록 배뇨 횟수도 늘어난다.

한편 방광에 이상이 생겨 양이 적어질 경우에는 소변량에 변동이 없을 때라도 배뇨 횟수는 많아진다. 그밖에 세균의 감염 등으로 방광염을 일으켜 방광 점막에 자극을 받으면 수시로 배뇨하고 싶어진다.

질환의 종류에 따라 그 특징은 다소 차이가 있지만 이 중에 ①~⑥은 신질환에서는 특히 중요한 것이므로 유의해야 한다. 양쪽의 신장이 넓게 침해되어 그 작용을 거의 잃어버린 경우에 이를 신부전이라고 한다.

여기에는 급격히 발생하는 급성 신부전과 만성적으로 신장병이 진전해서 발생하는 만성 신부전이 있다. 일단 신부전의 증세가 나타나면 체내의 모든 세포는 정상적인 기능을 잃고 갖가지 증세를 초래하게 된다.

◉ 요독증(尿毒症)

신장병의 주요 증세 중 ⑦~⑪까지 거의 전부가 요독증 증세이다. 단백 대사의 최종 산물인 질소 화합물은 신장에서 소변으로 배설되는데 신장 기능이 극도로 약해지면 소변에 배설되어야 할 노폐물이 혈액 중에 고인 결과 뇌, 위장, 신장 등에 여러 가지 증세를 일으킨다.

이 상태를 요독증이라고 하는데 결국 신기능 부전과 같은 말이다. 급성으로 발생하는 급성 요독증은 급성 독물중독, 대출혈, 수술 후의 충격, 근육이 몹시 상한 외상, 심한 화상, 이형혈(異型血) 수혈, 용혈(溶血), 전해질의 평형(平衡) 이상 등이 생긴 다음에 발생한다.

이밖에 양쪽 요관의 폐색이나, 한쪽의 신장이 없거나, 기능이 작용하지 못하고 다른쪽 요관이 폐색되었을 때 일어난다. 신장에서 소변은 생성되나 방광까지 흘러가지 못하는 것을 신후성 무뇨(腎後性無尿)라 한다.

만성으로 경과하는 만성 요독증은 증상이 상당히 진전되고 나서도 소변은 조금씩 나오다가 병의 진행과 함께 소변이 전혀 나오지 않게 된다.

영향을 미치는 병 가운데 가장 많은 것은 만성 사구체신장염(慢性絲球體腎臟炎)이고, 이밖에 낭포신(囊胞腎)의 말기, 악성신경화증, 신석(腎石) 석회화증, 결절성동맥주위염, 양측성수신증, 전립선비대증, 전립선암 등이 있다.

체액의 이상을 정상적으로 회복하기 위한 치료를 받고 몸 전체의 세포가 원활히 활동하도록 해 주지 않으면 생명에 위험이 따른다.

최근에 이르기까지는 신장의 기능이 완전히 마비되어 요독증으로 진전되어도 환자의 호소에만 대처하는 일시적인 치료가 고작이었다. 그러나 오늘날에 와서는 정기적(또는 간헐적)인 투석요법(透析療法)에 의해 사회 복귀도 가능해졌을 뿐만 아니라, 생명을 연장할 수도 있게 되었다.

현재 사용되고 있는 투석법에는 복막관류법(腹膜灌流法)과 인공신장(人工腎臟)의 두 가지 방법이 있다. 전자는 복강 내에 1~2ℓ의 관류액(灌流液)을 몇 번이나 투여함으로써 복막을 통해 혈압과 접촉시킨다.

다시 말해 넓은 면적을 가지고 있는 복막의 투과성을 이용하여 체내에 쌓인 과잉 질소와 전해질 및 유독 물질을 제거해서 증상을 회복 시키는 것이다.

인공 신장은 신장과 비슷한 기능을 하는 기계를 체내에 이식하는 것이 아니라, 동맥에서 흘러 들어오는 혈액을 인공 투석막(透析膜)을 통해 투석액(透析液)과 결합시킨다. 그런 다음 혈액 내의 불필요한 물질을 없앤 후 그 혈액을 정맥 속으로 보내는 역할을 한다. 즉, 혈액을 깨끗하게 세탁해 주는 것과 같은 기구이다.

신기능의 저하를 보완하기 위해서는 인공 투석(人工透析)을 받을 필요가 있다. 인공 투석은 1940년대에 임상에서 사용되기 시작했다.

이 경우, 지난날에는 통근 치료를 꾸준히 받아야 했으나 오늘날 병원에 가지 않고도 자택이나 회사에서 할 수 있는 휴행식(攜行式) 투석법이 보급되어 있다.

신장에서는 간단하게 소변을 여과하고 체내 수분량의 균형을 이룰 뿐만 아니라 뼈를 만드는데 사용되는 비타민 D를 활성화 또는 적혈구를 성숙시키는 호르몬을 분비하지만, 반면에 투석에서는 이런 역할을 대행할 수 없어서 문제가 있다.

특히 투석 아이로이드시스나 합병증은 지금까지의 투석막에서는 제거할 수 없었던 커다란 물질이 아미로이드 섬유로 변화해서 관절에 쌓이게 되는데 이것은 수족의 움직임을 둔하게 한다.

신증은 가장 일어나기 쉬운 합병증의 하나이다. 당뇨병은 발병으로부터 5년 정도에 신장 장애가 나타나고 소변에 단백이 나오기 시작한다. 20년 이상 병이 지속된 환자는 무려 75%의 사람에게서 단백뇨가 보이게 된다.

당뇨병 환자에게는 흔히 이 요도에 균이 침입하여 감염을 일으키게 된다. 주로 여자와 당 조절이 안 되는 사람들에게 잘 생기는데 혈당이 높아지면 몸의 세균을 저항하는데 이용되는 탐식 세포가 떨어지게 된다.

그래서 당뇨병에서는 감염이 잘 된다고 하는 것이다. 이 같은 당뇨성 신증은 초기에는 그다지 뚜렷한 자각 증세가 없다가 병이 상당히 진척된 이후에야 발견이 된다.

이처럼 신장 질환에서는 소변 이상 외에 아무런 자각 증세가 없을 수 있다. 그러나 부종(浮腫)이나 천식의 증세가 나타나서 병원에 갔을 때는 이미 발병해서 수개월 또는 수년이 지나 증세가 상당히 악화되어 있다.

심각할 때는 식욕 부진이나 구토 등을 수반하고 있어서 진찰을 받아 보면 이미 요독증에 걸려 있는 경우도 있다. 그러므로 미리 조기 진단과 조기 치료를 함으로써 발병을 예방하도록 해야 한다.

■ 심장질환(心臟疾患)

당뇨병을 가진 사람들이 심장혈관에 질환을 일으킬 위험이 높다. 미국의 통계를 보면 허혈성심질환(虛血性心疾患)으로 죽는 사람들 중에 매년 50만 명의 환자가 당뇨병을 함께 가지고 있다고 한다. 뿐만 아니라 심장발작으로 입원한 환자 1/3 또는 1/2이 당뇨병적인 결과를 보인다고 한다.

심근은 관상동맥에서 피를 받아 영양을 얻고 있다. 관상동맥과 같은 곳에 동맥경화 등의 변화가 일어나 내경(內徑)이 좁아지면 심근에 충분한 피를 보내지 못하게 된다.

이로 인해 협심증, 심근경색, 심장 쇠약, 부정맥 등의 병이 일어나게 되는데 이러한 병을 허혈성심질환이라고 한다. 관상동맥의 경화는 관상동맥의 뿌리에서 시작하여 점진적으로 진행되는데 심근으로 들어갈 경우 갈라지고 있는 부분에는 일어나지 않는 것이 보통이다.

이와 같은 경화증은 당뇨병과 고혈압 등에 의해 진행되는데 혈당 조절 및 혈압 조절이 필요하다. 수술을 통해 내흉동맥(內胸動脈)이라는 혈관과 그 밖의 동맥을 심근의 내부에 이식하게 되면 이식된 혈관과 관상동맥의 말초 사이에 피가 생성되어 몇 개월 내에 공급할 수 있게 된다.

이것이 성공되고 나서부터는 허혈성심질환에는 내흉동맥 등을 이식하는 수술이 계속적으로 이루어지고 있다. 그러나 관상동맥의 이상으로 인하여 맥이 매우 느려졌기 때문에 사망한다든가 하는 경우도 발생했는데 지금은 전기적(電氣的)인 신호를 보내는 기기를 체내에 이식하여 그 맥을 조절하는 수가 있다.

🔳 통풍(痛風)

통풍은 혈액 중에 요산(尿酸)이 증가되어 관절이나 신장에 고여짐에 따라 관절(엄지발가락 관절이 대부분)에 초급성(超急性)의 심한 통증을 가져올 뿐만 아니라 신장의 기능도 약화되는 질환이다.

혈액 중의 요산이 급속히 늘어나는 것은 신장의 움직임이 어떤 원인으로 인해 악화된 경우, 체내에서 이 합성이 이상적으로 촉진되었을 경우, 또는 그 두 가지가 중복되었을 경우에 일어난다.

요산의 일부분은 음식물의 퓨린체가 분해되는 것에서 발생하기도 하지만 그 대부분은 인체내 세포핵의 성분인 퓨린체가 분해되어 그 부산물로서 생기는 것이다. 이렇게 생긴 요산은 신장을 통하여 소변 또는 장기관을 통하여 대변 속에 섞여 진다.

그러나 대부분의 통풍 환자는 체내에서 요산의 생성이 많아지거나 요산이 소변이나 대변으로 소량으로 방출되기 때문에 혈액 중의 요산이 증가되는 현상이 보인다.

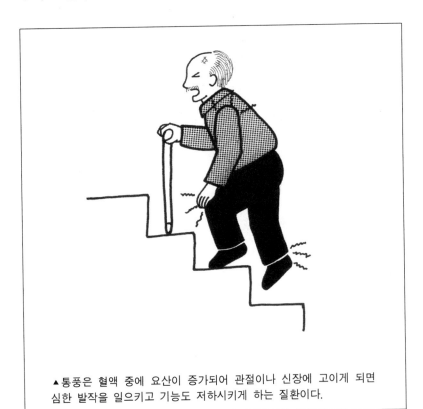

▲통풍은 혈액 중에 요산이 증가되어 관절이나 신장에 고이게 되면 심한 발작을 일으키고 기능도 저하시키게 하는 질환이다.

증세로 가장 특징적인 것은 갑작스런 관절염이다. 물론 혈액 중의 요산량이 증가 한다고 해서 반드시 주된 증세인 관절의 격통 발작(激痛發作)이 보여지는 것은 아니다. 이 병은 유전적인 요소나 그 관절 부분의 혈액 순환과 밀접한 관계가 있다.

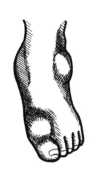

엄지발가락 뿌리에 생긴 통풍결절

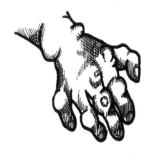

손에 생긴 통풍결절

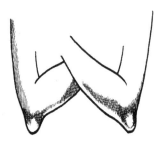

팔꿈치에 생긴 통풍결절

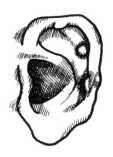

귀에 생긴 통풍결절

▲ 주요 증세로는 갑작스러운 관절염을 들 수 있다. 통풍은 주로 엄지발가락에 많이 나타나고 그 다음이 발목, 무릎, 손가락, 손, 손목, 어깨 등이다.

급성통풍 발작은 이상에서 설명한 것과 같이 혈액 중에 요산이 증가하는 상태가 오랫동안 지속되면 발작이 거듭 된다. 더구나 요산이 신장에 고이게 되면 후에 요독증으로 진전되므로 혈액 중에 요산의 양을 낮추도록 하는 것이 가장 우선적이다.

이것은 엄지발가락에 주로 많이 나타나고 다음이 발목이다. 이외에도 무릎, 손가락, 손, 어깨 등에 나타난다. 이런 관절염은 심한 통증이 생기는 것과 동시에 점차 붉게 되다가 나중에는 부어오르게 된다.

38℃~40℃의 고열이 나고, 조금만 움직여도 심한 통증을 호소하게 되는데 이때는 콜히친을 복용하면 낫는다. 발작 경험이 있는 사람은 다시 발작이 일어나려고 할 때 이 약을 1~2정 복용하면 발작이 일어나지 않는다. 단, 콜히친은 설사하는 부작용이 있으므로 하루 6정 이상을 복용하지 않도록 한다.

요산의 배설을 촉진시키기 위해서는 프로베니시스트나 설핀피라졸(안투란)을 복용하는 경우가 있는데 그 양은 환자에 따라 개인적 차이가 있으므로 전문의의 지시를 따른다.

신장에 요산이 고이는 것을 방지하기 위해서는 소변의 양이 2ℓ이상 되도록 물을 충분하게 마시는 동시에 중조수(소다)를 적당량 복용함으로써 소변을 항상 알칼리성으로 유지하는 것이 중요하다. 치료를 시작해서 6주간 정도는 체내의 요산이 모두 활용되므로 통풍의 발작 위험이 보여지지만 지나치게 걱정할 필요는 없다.

우리 나라에서는 드물게 나타나고 있지만 그 수는 점점 증가하고 있는 추세이다. 이 질환이 근래에 갑자기 증가된 원인에는 과거 류머티스형 관절염 정도로 쉽게 생각했기 때문에 확실한 진단이 되지 않았던 탓이다. 또 식생활의 변화나 정신적·육체적 스트레스의 증가도 한 몫하고 있다.

여자보다 남자가 훨씬 걸리기 쉬운데 전체 환자의 90% 이상의 비중을 차지한다. 나이별로는 대부분이 30~60세이고, 직업으로는 회사원, 교수, 의사 등에게 많다. 또 육류를 좋아하는 사람이나 대주가(大酒家)로서 뚱뚱한 사람에게서 많이 볼 수 있다.

이 질환에서 식이 요법은 중요시하는 이유는 당뇨병과 마찬가지로 비만해지기 쉽기 때문이다. 비만이 되면 요산의 배설이 장애를 받아 더욱 심각한 결과가 초래되므로 영양 과잉이 되지 않도록 주의해야 한다.

통풍에 걸리는 사람은 칼로리를 지나치게 섭취하는 경향이 있다. 무엇보다 치료 방법에 있어서 먼저 음식물에 의해 퓨린체가 체내로 들어가는 것을 방지해야 한다.

그다지 엄격한 식사 제한이 필요하지 않으나 육류, 두부, 버섯 등 퓨린체가 많이 함유된 음식은 삼가하는 것이 좋다. 그리고 주류 중에서도 맥주나 청주에는 퓨린체가 많이 들어 있으므로 마시지 않도록 한다.

▨ 신경 장애(神經障碍)

신경 장애는 합병증 중에서도 가장 흔히 볼 수 있는 질환이다. 이것이 나타나서야 비로소 당뇨병을 알았다고 하는 경우가 적지 않다.

20년의 당뇨병 증세를 가진 환자에게서는 100%에 가까운 발병률을 보이는데 환자에게 있어서는 아마도 가장 큰 고통을 수반하는 합병증일 것이다.

　신경에 장애가 일어나는 원인은 세소혈관장애와 매우 비슷한데, 신경 세포도 혈관과 마찬가지로 인슐린의 도움 없이 포도당을 받아들일 수 있다.

　혈당이 높아지면 계속해서 받아들여 그 결과 세포에 변질을 불러일으키게 된다. 뇌나 척수 등의 중추 신경은 조직에 대한 방어가 튼튼해서 그런 장애를 좀처럼 받지 않게 되어있는 반면에 몸의 말단에 둘러져 있는 말초 신경은 영향을 쉽게 받는다.

　신경의 통증은 수족, 특히 다리에 많이 발생한다. 양쪽 모두 아픈 것이 특징으로 여기에서 당뇨병이 발견될 수 있다. 밤이 되면 아프고 조금만 건드려도 견디기 어려울 만큼 통증은 심하다.

　서서히 쑤시는 듯한 통증이 계속되는 경우도 있다. 당뇨병 치료를 시작해서 오히려 신경통이 있는 것은 혈당이 급속하게 내려간 것이 원인이다. 이것은 일시적인 현상으로 치료를 계속해 나가는 사이에 없어진다.

　사람이 호소하는 지각 이상 중에 가장 많은 것이 수족의 저림증이나 냉감증이다. 지각이 둔해지거나 상실해 버리는 것도 당뇨병에서 드물지 않다. 통증이나 열에 둔감해져서 상처를 입거나 화상을 입어도 화농시켜 버리는 일도 많아 진다.

　합병증 중에서도 동맥경화(動脈硬化), 뇌혈관장애(腦血管障碍), 관상동맥질환(冠狀動脈疾患), 안구망막장애(眼球網膜障碍), 당뇨성신장장애(糖尿性腎臟障碍), 피부염(皮膚炎) 등은 무서운 증상들이다.

　이러한 합병증들이 때로는 사망으로 이어지는 경우도 있으므로 될 수 있는 한 미리 당뇨병을 치료하여 사전에 예방하도록 해야 한다.

제 5 장

당뇨병의 진단

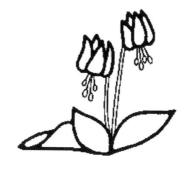

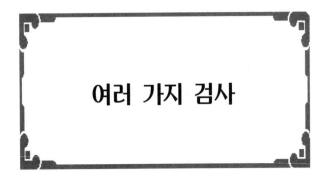

여러 가지 검사

▨ 요당과 혈당

식욕은 혈액 속의 포도당의 농도와 연관되어 있다. 혈액 중의 당 농도(糖濃度-포도당)는 식사를 하고 난 후 몇 시간 동안에는 100㎖중 80~90mg이다.

당질을 많이 섭취했을 경우에는 일시적 현상으로 한 시간 뒤에 150mg까지 상승되기도 하지만, 2~3시간 뒤에는 원래 상태로 되돌아간다. 이는 음식을 한동안 먹지 않더라도 70~80mg으로 일정하게 유지된다.

포도당은 음식물로서 직접 체내에 들어가서 간장이나 피부에 글리코겐 또는 단백질의 형태로 저장되어 있다가 필요한 경우에 포도당으로 변한다.

이러한 포도당은 에네르기의 발생, 소변으로의 방출, 지방으로의 전환, 간장이나 근육의 글리코겐으로의 전환 등에 이용된다. 정상 상태에서는 지방으로의 전환과 소변으로 방출되는 일이 없지만 혈당량이 160mg 이상이 되면 소변 속에 방출되고, 또 정도 이상으로 음식을 먹으면 지방으로서 쌓이게 된다.

가장 중요한 것은 간(肝)의 글리코겐과 혈당과의 연관성이다. 식후에 혈당이 생성되기 시작하면 당은 글리코겐이 되어 간장에 저장된다.

과식을 하였을 때에는 100g의 간조직에 4g의 글리코겐이 저장된다. 반대로 4시간 동안 굶게 되면 간 글리코겐의 거의가 소모되어 버린다.

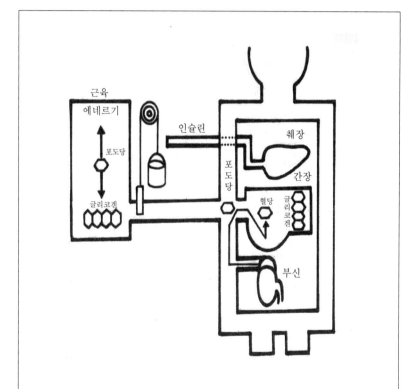

▲**인슐린의 작용** : 간장에 있던 글리코겐은 포도당에 의해 분해되어 혈액 속으로 방출된다. 인슐린은 이 포도당(血糖)을 근육 등 조직 내부로 옮겨 주는 역할을 맡는다. 따라서 인슐린이 부족하면 혈당이 증가하고 (당뇨병), 과잉 상태가 되면 혈당은 감소한다(저혈당증). 한편 췌장에서 발생하는 호르몬인 글루카곤이나 부신에서 발생하는 호르몬은 췌장에서의 글리코겐 분해를 촉진시킨다.

에네르기가 필요한 경우에는 우선 혈액 속의 포도당이 분해되어서 이용되고, 혈당이 모자라게 되면 그 다음에 간 글리코겐이 이용된다.

이와 같이 혈당이 부족하면 식욕이 강하게 작용하여 포도당의 공급을 필요로 하게 되는 것이다. 혈당의 조절에는 호르몬이 중요한 역할을 한다.

여기에 관계되는 호르몬으로서는 글루카곤, 부신수질의 아드레날린, 하수체의 성장 호르몬, 췌장의 인슐린 등이 있다.

인슐린은 글리코겐의 생성과 혈당의 소비를 촉진시켜 혈당을 감소시키는 역할을 한다. 혈당이 내려가면 글루카곤, 아드레날린, 성장 호르몬 등이 분비되어 혈당을 증가시킨다.

이 상반된 작용이 적당한 운동을 함으로써 신경 및 혈액을 통해 일정한 혈당을 유지할 수 있는 것이다. 만약 이 상호 작용이 파괴되면 혈당이 일정 수준을 유지할 수 없게 되는 것은 물론 극단적인 식욕 증진을 일으키거나 식욕을 없애서 비만해 지기 쉽고 마르기 쉬운 원인이 된다.

일반적으로 중년기에 비만 증세일 때, 가까운 부모나 친척 중에 당뇨병 환자가 있을 때, 갈증, 다뇨, 다식, 체중 감소, 권태감 등의 자각 증세를 일으키는 사람은 당뇨병임을 의심해야 한다.

어떤 한 가지 결과만으로 당뇨병인지 아닌지를 바로 판단하는 것은 옳지 않다. 당뇨병이 있어도 증세가 별로 발견되지 않는 경우가 있는데 이는 검사 시간에 따라 요당(尿糖) 및 혈당(血糖)에 차이가 있기 때문이다.

따라서 자각 증세 및 유전을 비롯한 검사 결과 들을 분석하여 최종적인 결정을 해야 한다. 가장 일반적인 검사 방법은 요당 및 혈당 검사이다.

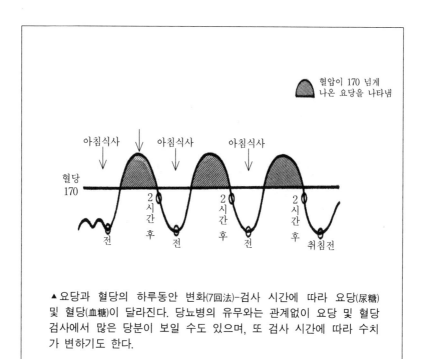

혈압이 170 넘게
나온 요당을 나타냄

▲ 요당과 혈당의 하루동안 변화(7回法)-검사 시간에 따라 요당(尿糖) 및 혈당(血糖)이 달라진다. 당뇨병의 유무와는 관계없이 요당 및 혈당 검사에서 많은 당분이 보일 수도 있으며, 또 검사 시간에 따라 수치가 변하기도 한다.

　당뇨병의 유무와는 관계없이 요당 및 혈당 검사에서 다량의 당분이 발견될 수도 있으며, 또 검사 시간에 따라 요당 및 혈당 수치가 변하기도 한다. 그러므로 단 한 번의 검사만으로 당뇨병이라고 확단할 수는 없다.

　또 고혈압에 사용되는 다이아자이드(thiazide) 계통의 강력한 혈압강하제나 신경통 계통에 흔히 사용되는 부신피질호르몬제로, 즉 스테로이드(steroid)제의 약품을 계속 내복하고 있는 사람의 경우는 반드시 요당 검사를 받아 보아야만 한다.

　요당 검사는 가능한 한 식후 2시간 내에 검사하는 것이 좋으며 만약 요당을 검사했으면 혈당도 검사를 해서 상응하는지를 비교해야 한다.

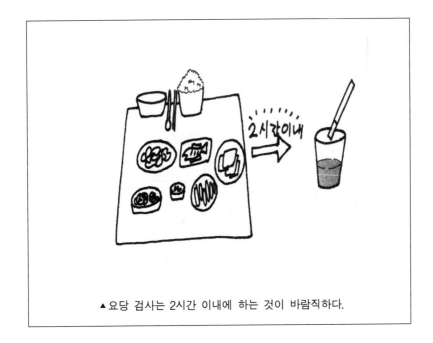

▲ 요당 검사는 2시간 이내에 하는 것이 바람직하다.

요당 및 혈당 검사는 각기 따로 볼 것이 아니라 두 가지 검사 결과를 서로 비교·종합해야만 한다. 다시 말해 상호 보완적인 검사가 필요하다. 그러므로 검사를 여러 번 반복하여 전문의에 의하여 정확한 진단을 받도록 한다.

◢▇ 신장과 혈당

신장에서 당뇨가 발견되면 이상한 현상이나 신장을 통해 배설되는 소변에 당이 섞여 나오는 것은 확실하다. 정상적인 사람이라 하더라도 혈액 속에는 상당한 양의 당이 포함되어 있는데 신장에서 당이 나온다는 말은 이곳을 통해 밖으로 소변이 방출되기 때문이다.

이것은 한마디로 문턱에 비유할 수 있다. 대개 혈당으로 말하

자면 혈액 100㎖당 포도당 양이 0.16g(160mg%) 이상이 되면 이
문턱이라고 하는 콩팥(신)을 넘어 올 수 있다.

▣ 당뇨병의 합병증에 대한 여러 가지 검사

검 사 항 목	검사의 시기 및 횟수	비　　교
체　　　　　중	월 1회	－
혈　　　　　당	월 2~3회	공복시 및 식후 1~2시간
요　　　　　당	월 1회 이상, 이상하게 느껴질 때	요당 증가 및 감소
혈　　　　　압	월 2회	－
안　　　　　전	연 2회, 망막증이 있는 사람은 연 4회	－
심　　전　　도	연 1회, 심장병이 있는 사람	필요에 따라 운동, 부하 시험
혈　청　검　사	연 1회, 당뇨병 사용중인 사람은 제외	간기능, 신기능, 전해질 등
간　기　능	연 1회 이상, 내복 사용 시는 횟수 증가	혈액으로 인한 간기능 부하 시험
신　기　능	연 1회 이상	농축 시험, 배출 시험
X　　R　　Y	흉부 XRY, 위장 투시(연1회)	위장, 담낭, 혈관 촬영
부 신 피 질 호 르 몬	필요에 따라	－
갑 상 선 호 르 몬	필요에 따라	－

그러나 만일 문턱이 이보다 내려가면 혈당이 정상이라 하더라
도 소변에서 당이 나온다. 이것이 바로 신성 당뇨인데, 이로 인해
당뇨를 시험지로 검사하면 강양성으로 나타나지만 혈당은 아주
정상이거나 반대로 낮은 경우가 많다.

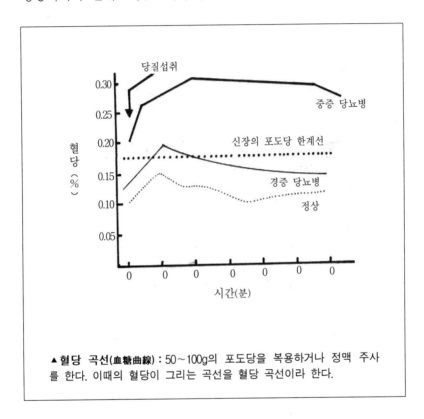

▲ **혈당 곡선(血糖曲線)**: 50～100g의 포도당을 복용하거나 정맥 주사
를 한다. 이때의 혈당이 그리는 곡선을 혈당 곡선이라 한다.

이런 경우에는 충분한 식사를 해주어야 하며, 당뇨병과 같은
치료를 해서는 안 된다. 이런 점에서 반드시 혈당 검사가 중요한
것이다.

수술을 한 뒤 식사 후에는 당뇨가 양성이 된다. 혈당도 정상
상태를 넘어서고 신장을 통과하기에는 문턱이 높은 경우더라도
이 대부분은 당뇨병이 아니다. 위(胃) 주머니는 단순히 음식물을

소화하기도 하지만 이것을 조금씩 장으로 보내는 작용도 한다.

그런데 위 수술을 받은 사람은 음식물이 급히 장으로 이동되면 장으로부터의 당분 흡수가 더 빨리 촉진되어 혈당도 급격하게 상승된다. 혈당이 정상 이상으로 증가하였을 경우에는 혈당이 높았다가 후에 빨리 내려가게 된다.

이것은 당뇨병에서 서서히 내려가는 것과는 형태상 차이가 있다. 이 때문에 혈당이 높은데도 불구하고 당뇨병은 아닌 것이다.

당뇨가 나오지 않는데도 당뇨일 수가 있을까? 가벼운 당뇨병일 경우 공복 때에 소변에서 당을 증명하기란 대단히 어려운 일이다.

당질이 많이 포함된(쌀밥 2공기 이상) 아침 식사 후에 배설되는 소변에서 약간의 당이 같이 나오게 되는데 그것으로 당뇨병인지 아닌지가 불안할 경우에는 밥을 충분히 먹은 다음 1~2시간 지난 후에 배설된 소변에서 포도당 유무를 조사하도록 한다.

앞에서 설명하였듯이 신장에 있어 포도당 배설의 한계점이 높으면 혈당이 다량이다 하더라도 소변에서 포도당이 배설되지 않을 수 있으며 나이가 많은 노인들이나 신장병 환자일 경우에 이런 현상은 가끔 나타난다.

또 입학시험이나 입사시험과 같은 때처럼 불안과 초조를 느낄 때도 일시적으로 당이 나올 수 있다. 이상에서 볼 수 있듯이 소변에서 당이 나와도 꼭 당뇨병이라고 단정할 수만은 없다.

모든 병이 마찬가지겠지만 속단은 위험을 초래할 수 있으므로 철저한 검사가 필요하다. 경증 당뇨라고 단정하여 함부로 약을 남용하면 저혈당증과 같은 증상이 올 수 있다.

저혈당증이 될 때까지 오게되면 심각한 문제에 부딪힌다. 흔히 볼 수 있는 예는 아니지만 당뇨병이라고 하더라도 소변에서 포도당이 증명되지 않는 경우가 있다는 것을 염두에 둔다.

　더욱이 당뇨병은 고혈압의 경우와 같이 정상인 사람과 환자를 명확히 구분할 수 있는 것이 아니어서 진단에 혼란을 격는 경우가 많다. 그러므로 조급한 진단을 피하고 일정한 시일을 두고 정기 검사를 반복하여 장기간에 걸쳐 검사를 받아야 한다.

　당질 부하 시험에서 판단할 수 없는 극히 경증인 당뇨병, 또는 당뇨병의 기미가 있는 경우에는 더욱 진단을 명확히 하기 위해서 부신피질 합성스테로이드제(劑)나 설퍼니요소제를 투여하고 혈당 검사를 한다.

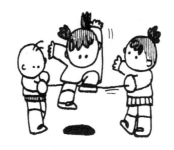

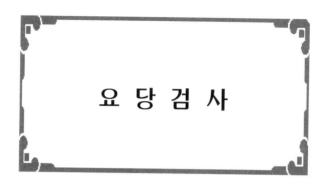

요 당 검 사

▣ 검사 시기

소변에 포도당이 보인다고 해서 특별히 냄새가 난다든가, 색깔이 이상한 것은 아니다. 소변을 받은 뒤에 탁하다거나 깨끗하다하여 그것만으로 판단해서도 안 된다.

이와는 상관없이 당뇨(糖尿) 검사를 해야 한다. 이 검사에 있어서 무엇보다 중요한 것은 검사 시간이다. 먼저 당뇨병의 유무를판단하기 위하여 검사를 받으려면 식사를 충분히 하든가 아니면단것을 먹은 후 1~2시간 뒤에 소변 검사를 한다.

이것은 경증의 당뇨병일 때 식전에 소변에서 당분이 나오지않고 식후에 나오는 경우가 가끔 있기 때문이다. 무자각의 당뇨병, 즉 조기 발견이 어려운 당뇨병에서는 이와 같은 일이 많다.

만약 공복 상태에서 검사를 받으면 상당기간 의사는 당뇨를발견할 수 없다. 실제로 입원 환자 중에 항상 아침 식전에(공복에) 소변 검사를 하여 당뇨병이 전혀 나타나지 않다가 어느 날우연히 식후에 검사하여 당뇨병이 발견된 사례가 있다.

최근에는 병원에서 1일 '독크'라고 하여 아침 공복 중에 검사하고 있어서 다른 진단을 하기가 일쑤인데 이럴 때는 정확한 당뇨를 발견해내기가 어렵다.

소변의 체취 시간도 목적에 따라 다르므로 언제 소변을 검사해야 하는지 일정한 시간을 확실하게 의사와 상의해야 한다. 시간을 정확하게 지키지 않으면 잘못된 진단 결과를 얻을 수 있다.

소변에서 당이 나올 때 자신만의 생각으로, 이것은 과식에서 오는 것이라고 생각하다가 공복에 검사를 해서 당이 나오지 않자 당뇨병이 아니라고 판단하는 것은 위험한 일이다.

이것은 당뇨병 여부를 검사하는 일이긴 하나 제시간을 놓치는 결과에서 잘못된 진단이므로 의사의 지시에 따라 정확한 검사를 받도록 한다.

기억해 두어야 할 것은 진단 시에는 반드시 1~2시간 전에 음식을 먹거나 당분을 섭취한 후 검사를 받아야 한다. 중요한 것은 공복 상태에서 검사하는 것은 정확하지 않다.

■ 검사 횟수

요당 검사는 어떻게 해야 하며 얼마나 자주 해야 하는 것인가? 물론 각 개인에 따라 다르게 나타나지만 대개는 하루 1번 하는 사람에서 많게는 하루 5~6번까지 해야 하는 사람의 경우도 있다.

식이 요법이나 혹은 식이 요법과 내복약만으로 이 당뇨병 조절이 되는 환자라면 하루 1회로 식후 2시간만에 하는 것으로도 충분하다. 다만 이때 측정 시간만은 약간씩 달라져야 한다. 예를 들어 첫날은 아침 식사 후 2시간만에, 그 다음날은 점심 식사 후 2시간만에, 셋째 날은 저녁 식사 후 2시간만에 하는 것이 좋다. 이때 검사 결과는 때에 관계없이 당분이 나오지 않아야 한다.

대신에 음성이 아닐 때는 요당 검사를 더 빈번하게 해야 하며 이 경우의 환자는 의사의 지시에 따라야 한다. 만약 다른 병이 생겼을 때는(감기나 기관지염) 하루 4~5번씩 소변 검사를 더 자주 한다. 또 인슐린을 사용하고 있다면 하루에 2~3회 검사를 받아야 한다.

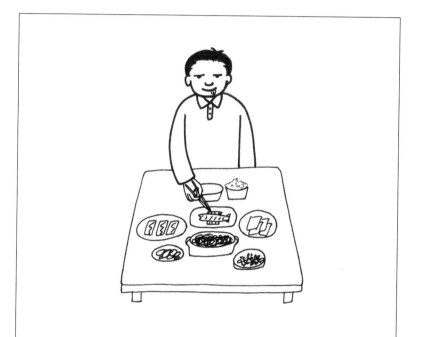

▲당뇨병 여부를 검사할 때에는 반드시 한두 시간 전에 음식을 먹거나 당분을 섭취한 후에 검사를 받아야 한다. 공복 상태에서 검사하는 것은 정확하지 않으므로 이 점에 유의해야 한다.

당뇨병 환자는 식후 1시간 30분이나 2시간 사이에 일단 소변을 보아서 방광을 비운 다음 15~30분 사이에 다시 소변 검사를 해야만 한다. 방광 안에는 당분이 많이 함유되어 있는 소변과 당분이 전혀 없는 소변이 함께 섞여있다는 사실을 명심한다.

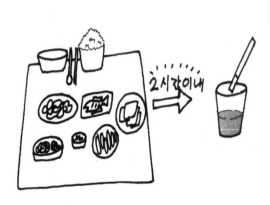

▲요당 검사는 가능한 한 식후 2시간 이내에 실시하는 것이 좋다. 만약 요당 검사를 했으면 혈당도 검사하여 건강 유무를 체크하는 것이 바람직하다.

　대부분의 환자들은 식후 즉시 혈당이 일시적으로 높아지기 때문에 식사 후 1시간 30분 이내에 소변 검사를 하는 것은 전혀 의미가 없다. 또 하루 2~3회의 소변 검사만 가지고서는 의사나 환자가 주사해야 할 인슐린 용량을 정확하게 결정할 수가 없다.

　인슐린 양을 조절하기 위해서는 하루에 4~5회 검사를 하여야 하며 검사 시기는 하루 3번의 식사 후 2시간만에 하는 것이 보통이다.

　그러나 의사에 따라서 인슐린 용량은 다르게 결정되어 지며, 가장 적당하다고 판단되는 시간에 검사할 수도 있다. 특별한 병이 새로 발견되지 않는 한 인슐린 용량을 바꾸기 전에 의사는 적어도 위에서 설명한 검사를 5일 동안 계속 실행한다.

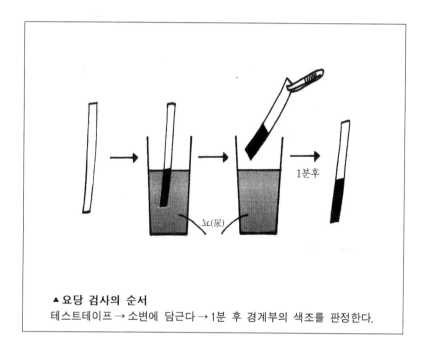

▲요당 검사의 순서
테스트테이프 → 소변에 담근다 → 1분 후 경계부의 색조를 판정한다.

아침 식사 전에 실시한 시험은 그 전날 투여했던 인슐린이 아직 그 효과를 나타내고 있는지의 여부를 알려 준다. 방광을 비운 후 20분 뒤에 새롭게 고여있는 소변에서는 당분 없이 나타난다.

이 소변은 중복배설뇨(double void urine-먼저 만들어진 소변은 배설하고 그 시간에 만들어진 새로운 소변)로서 혈액 내에 당분이 어느 정도 있는지를 정확하게 반영한다. 저녁 식사 후의 시험은 아침에 투여한 인슐린이 가장 강하게 작용하고 있을 때 그 효과를 보여 준다.

다른 시간에서의 검사는 모두 하루에 걸쳐 인슐린 효과를 나타내고 있으며 대부분의 경우 하루 1회씩만 아침 전에 주사하나 하루 2회 주사를 해야 하는 경우도 있다.

당분이 지속적으로 많으면 가외(加外)로 소변 검사를 해야 한

다. 우선 아침에 일어나서 처음 소변 검사를 할 때는 방광이 가
득 찼을 경우가 좋다.

　이 결과로 취침 동안 방광에 저장된 소변에는 당분이 있는지
없는지를 알 수 있고, 따라서 인슐린이 취침하고 있을 때 제대로
효과를 나타내고 있는지에 대한 여부도 알 수 있다.

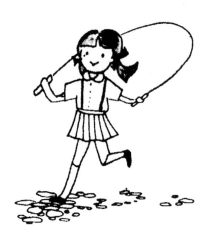

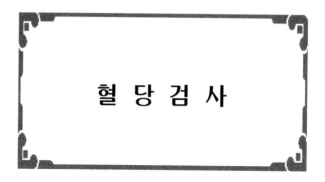

혈 당 검 사

검사 시기

당뇨병은 요당(尿糖) 외에 혈당 검사 중 포도당 부하 시험과 더불어 진단된다. 혈당 검사와 병행해야 하는 것은 신성 당뇨나 위장 수술 후에 나타나는 식후 고혈당증과 구별하기 위한 것이다.

당뇨가 아니면서도 요당이 나올 수가 있고, 오히려 혈당이 낮으면서도 나올 수가 있으므로 반드시 혈당을 검사하여 당뇨병에서 꼭 나타나는 고혈당증인 것을 발견해야 당뇨병이라고 진단할 수 있다.

이 혈당 검사는 이른 아침 공복 때에 일정량의 당질을 취하게 한 뒤 일정한 간격의 시간을 두고 혈액을 뽑아 혈당값(血糖價)을 측정하는 당부하 시험(糖負荷試驗)을 행해야 한다.

검사를 받기 3일 전까지는 식사를 정상적으로 해야 한다. 단식 상태에서 갑자기 반응 시험을 하면 정상인에게도 당뇨병과 같은 혈당치가 나온다.

그리고 검사 전날 저녁 식사는 평소처럼 오후 5시부터 8시 사이에 먹는 것이 바람직하다. 저녁 식사를 너무 빨리 먹었다든가 아니면 먹지 않고 검사를 하면 정확할 수 없다.

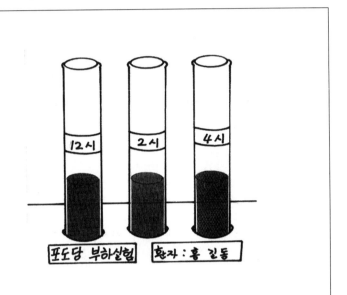

▲당뇨병 검사는 요당 검사와 혈당 검사를 같이 해야 하는데 혈당 검사 중에는 포도당 부하 시험을 병행해야 한다. 이 혈당 검사는 이른 아침 공복 때에 일정량의 당질을 먹게 한 뒤 일정한 간격의 시간을 두고 피를 뽑아 혈당치를 측정하는 당부하 시험을 말한다.

검사 받는 날 물을 마시는 것은 상관없으나 음식물, 약, 담배 같은 것은 절대 금해야 한다. 먼저 채혈(採血)과 채뇨(採尿)를 하고 난 후에 포도당과 시험식을 취한다. 포도당 반응 시험이나 시험식 반응 시험은 발전되어진 검사 방법을 이용한다.

섭취 시간은 포도당이 5분, 식사가 15분 이내가 좋다. 마시거나 먹은 후의 시간을 측정하여 30분마다 채혈, 채뇨를 한다. 3시간이 될 때까지 30분 간격으로 측정한 후 안정을 취하고, 활동해서는 안되며, 담배를 비롯하여 간식이나 식사는 하지 말아야 한다.

🔲 검사 방법

　혈당의 검사 방법도 옛날과 비교하여 많이 달라졌다. 다양한 여러 가지 방법 중에 쉬운 것으로는 귀뿌리에서 혈액 한 방울을 뽑아내어 1분 후에 그것의 혈당치를 측정해 보는 방법이다.

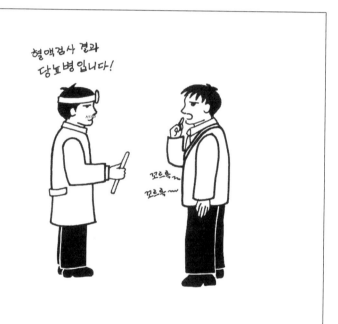

　▲포도당 반응 시험이나 시험식 반응 시험은 발전되어진 검사 방법을 이용한다. 검사를 받기 3일 전까지는 식사를 정상적으로 해야 한다. 단식 상태에서 갑자기 반응 시험을 받으면 정상인에게서도 당뇨병과 같은 혈당치가 나온다.

　이 방법은 대단히 간편한 방법인 만큼 신중을 기하지 않으면 안 된다. 당뇨 검사 이상으로 주의해야 하므로 의사에게 교육을 받지 않거나 숙달되지 않으면 곤란하다.

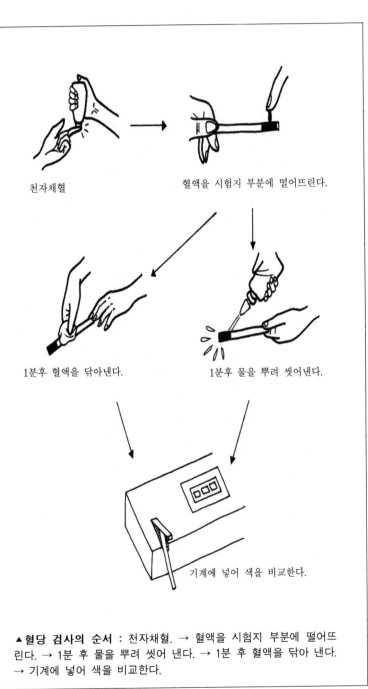

천자채혈

혈액을 시험지 부분에 떨어뜨린다.

1분후 혈액을 닦아낸다.

1분후 물을 뿌려 씻어낸다.

기계에 넣어 색을 비교한다.

▲**혈당 검사의 순서 : 천자채혈. →** 혈액을 시험지 부분에 떨어뜨 린다. → 1분 후 물을 뿌려 씻어 낸다. → 1분 후 혈액을 닦아 낸다. → 기계에 넣어 색을 비교한다.

혈당은 항상 정상 범위 내에서 아침 식사 전 검사는 방광을 비우고 15~30분 후에 다시 한 번 소변을 보아 검사를 한다. 이 와 같은 방법으로 아침 식사 전 혈당이 정상 수치보다 훨씬 높아지면 그만큼 당뇨병의 가능성에 비례한다.

당부하법에 있어서 포도당 섭취는 대개 50g과 100g이 있다. 병원에 따라서, 담당 의사의 결정에 의해 다르지만 근래에 와서는 그 중간인 75g을 택하는 의사도 있다. 보통 이 포도당을 50g이나 100g 물에 섞어 마신 후 안정 상태에 있어야 한다.

만약 위수술을 했다면 100g의 포도당을 섭취하기는 어려우므로 양을 그 반으로 줄인다. 그러나 복통, 구토, 설사 등의 위험성이 있으므로 가능한 한 음료로는 포도당 50g에 해당하는 것이 좋고, 어린이는 표준 체중 1.75g/1kg가 무난하다.

비타민C를 먹는 사람이 포도당 검사를 할 경우 정확하고 현명한 판단이 필요하다. 비타민C는 대부분 소변으로 배출되면서 당뇨에 대한 시험지 반응을 억제시키는 역할을 한다.

이것은 비타민C가 당뇨병에 효과를 준다든가, 당뇨를 나오지 않게 한다든가 하는 것과는 상관없이 소변 중의 포도당과 시험지와의 반응을 방해하는 것에 불과하다.

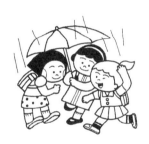

케톤체 검사

인슐린 주사를 하지 않는 당뇨병 환자는 소변 내에 케톤체 검사를 할 필요는 없으나 인슐린 치료를 받는 환자는 요당 검사 이외에 케톤체 검사도 받아야 한다.

인슐린 치료를 받는 환자의 경우 크리니테스트나 혹은 디아틱스 검사 결과에서 당분이 2% 이상이면 케톤체 검사를 한다. 만약 이 검사 결과가 양성이면 4시간 후에 다시 한 번 더 검사를 실시해야 한다. 두 번째 검사에서도 전과 같이 양성으로 결과가 나오면 의사의 지시대로 따라야 한다.

이와 같은 상태가 계속되면 '케톤산혈증', 즉 당뇨병성 혼수로 곧 이어지게 되므로 소변 내에 케톤체 및 많은 당분이 있는 것을 결코 소홀하게 생각해서는 안 된다. 이 케톤체 검사는 케토스틱스, 케토다이아스틱스, 아세테스트정을 이용하여 간단히 알 수도 있다.

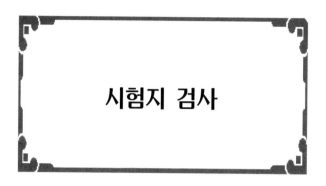

시험지 검사

현대인들은 불편한 병원 출입과 시간의 제약성 때문에 일일이 병원에 갈 수 없는 상황이 많다. 그래서 근래에는 요당 검사를 간단하게 가정에서 자기 스스로 검사하게 되는데 대부분의 사람들이 검사는 하면서 식사 방법에 대해서는 신경을 별로 쓰지 않는다는 것이 문제이다.

소변 검사는 물론 기본적인 지식을 가지고 행하지 않으면 안된다. 따라서 처음으로 소변 검사를 할 때는 주의가 반드시 필요하다. 일단 의사와 상담해서 단 한 번으로 끝나는 검사라면 혼자할 필요까지는 없다.

스스로 진단하는 방법 중에 아주 간편하면서도 쉽게 검사할 수 있는 것이 시험지법(試驗紙法)이다. 이것은 시약을 종이에 침투시켜 건조시킨 것으로 흔히 약국에서 구입할 수 있는데 여기에다가 소변(尿)을 담그었다 빼낸 종이의 색깔 변화를 지켜보는 방법이다. 정확히 1분 후에 변화를 보는데 꺼낸 종이의 색상이 검은 빛깔에 가까울수록 당이 짙게 나온다.

소변의 분량과 비중 측정에도 상당히 신경을 써야 한다. 매일 하루 동안 받아둔 소변의 분량을 측정하는 동시에 비중을 측정하면 일일 배설량이 나온다. 이것을 지난날의 배설량과 비교해 본다.

처음 당뇨병으로 진단된 경우 대개 소변 검사를 까다롭게 느낀다. 그러나 이 방법은 결코 번거로운 것이 아니며 일단 손에 익숙 하기만 하면 아주 간단하여 정기적으로 검사하는 것이 부담되지 않는다.

약국에서 구입한 시험지가 햇볕에 바래져 있거나 물에 젖어 있으면 이것은 사용하기에 좋지 않다. 봉합된 용기가 오래 되었는지, 구입 전에 용도 기한 일자가 지나지는 않았는지, 빛에 노출되지는 않았는지, 뚜껑은 잘 닫혀 있는지를 꼼꼼히 살펴보고 사용해야 한다. 제조일이 1년 이상 지났다면 정확하지 않으므로 반드시 확인한다.

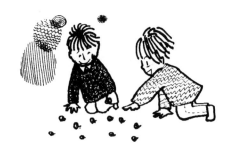

제 6 장

당뇨병과 임신

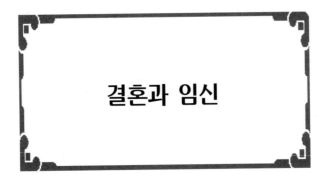

결혼과 임신

당뇨병과 결혼

당뇨병 환자도 결혼할 수 있다. 생활에는 특별나게 지장을 주지 않는다. 다만 결혼 전에 당뇨병 유전에 대한 상담을 받는 것이 좋다.

결혼할 사람은 둘다 당뇨병 환자에 대한 지식을 갖고 있어야 하므로 배우자가 당뇨병에 대하여 잘 알지 못하면 사전에 충분한 지식을 갖도록 해야 한다.

선진국에서는 공포심을 떨쳐버리기 위해서라도 당뇨병 환자들끼리 결혼하는 것이 좋다고 하는데 이것은 서로의 이해가 깊은 만큼 치료에도 효율성을 가질 수 있기 때문이다.

당뇨병과 임신

불과 20~30년 전만 해도 불가능한 일이었지만 근래에는 당뇨병 환자도 임신을 쉽게 하고 있다. 이것은 당뇨병 자체가 나쁜 영향을 미치지 않으며 임부의 장기적인 경과가 대단히 좋아졌기 때문이다.

옛날의 경우 당뇨병 임부는 정상인보다 유산하는 사례가 많았을 뿐만 아니라 출산 후 유아의 사망률도 대단히 높았는데 이는 혈당 조절이 제대로 되지 않아서이다.

더구나 당뇨병 환자가 임신을 했을 경우에는 태아의 유산, 조산, 사산 등을 일으키는 수가 있어서 인슐린 주사약이 발견되기 전에는 결혼을 반대해 왔다.

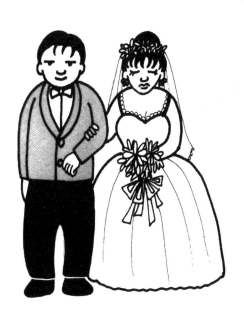

▲ 당뇨병 환자도 결혼을 할 수 있는가? 당뇨병 유전은 다른 병보다 심각하다. 그렇다고 걱정할 필요는 없다. 부부가 될 사람은 당뇨병에 대한 사전 지식을 갖고 대처하는 것이 바람직하다.

당뇨병의 소질이 있는 사람 대부분이 이상 임신이나 이상 분만을 가져올 우려가 있으며 임신 때문에 당뇨병을 일으킬 수도 있으므로 임신과 분만을 무사하게 넘기기 위해서는 의사의 긴밀한 협조와 연락이 필요하다.

요즘은 의학의 발달로 산부인과에서의 경험 사례가 풍부해지고 더불어 신생아의 간호법도 발달한데다 산모를 담당하는 의사와 유아를 담당하는 의사의 상호협조가 충분히 이루어지고 있기 때문에 안심하고 임신을 할 수는 있지만 그렇다고 가볍게 여겨서는 안 된다.

보통의 다른 임부보다 더 신경을 써야 하기 때문에 반드시 엄밀한 감독과 지시 사항을 따르도록 한다.

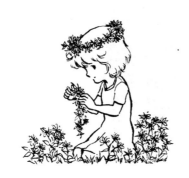

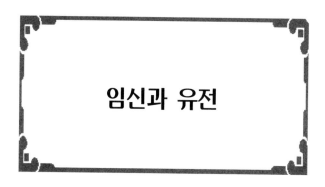

임신과 유전

▣ 유전과 확률

병을 가진 사람이라면 누구나 결혼에 대해 두려움을 가지고 있다. 결혼 후 임신을 생각해 본다면 여자는 더욱 더할 것이다. 산모들은 대부분 아이에게도 당뇨병이 유전되는 것에 대해 불안 감을 떨치지 못한다.

결혼 생활에 있어서 당뇨병을 치료하기 위해 중요한 것은 무 엇보다 인내심과 이해를 통한 서로의 노력이 필요하다. 당장에는 나타나지 않으나 후에 합병증이 생길 수도 있으며, 특히 임산부 가 당뇨병이면 아기가 사산되거나 불구로 태어날 확률이 높다.

태아의 약 30%가 성인이 되어서 발병되는 경우가 대부분인데 부부가 함께 당뇨병인 경우는 그 영향이 높을 수밖에 없다. 양쪽 부모의 유전성이 강한 경우 또는 눈이나 신장에 합병증이 있다 고 한다면 태아에게 미칠 영향을 미리 생각해서 각별한 주의를 요하여야 한다.

예방하면 조절은 가능하지만 현재 당뇨병의 완전한 치료는 불 가능하다. 당뇨병은 치명적(致命的)이라거나 불치병(不治病)은 아닐지라도 가볍게 생각해서는 안되므로 전문의와 상의하여 미리 대책을 세우는 것이 중요하다.

당뇨병은 유전성 소인(素因)에서 온다. 유발하는 요인으로는 비만이나 감염증, 그리고 정신적 고통, 내분비 질환 등이다. 특히, 임신일 때 발병률이 높은 까닭은 인슐린 작용을 약하게 하는 호르몬이 태반(胎盤)이나 부신(副腎)에서 많이 만들어지기 때문이다.

더욱이 거대아를 낳은 경우라든가, 유산을 자주 하는 산모는 그 확률이 더 높게 나타난다. 이것은 임신했을 때 하수체, 부신, 태반 그리고 난소와 같은 기관에서 분비되는 호르몬이 임신이 아닌 경우와는 큰 차이가 있기 때문이다.

이처럼 당뇨병은 서로 연관된 호르몬 분비와의 관련성이 깊은 것에 의해 임신 도중에 발병하는 수도 있다. 그러나 당뇨병과는 그 특성이 조금 다른 것으로 신뇨 세관을 통해서 일관성으로 나오는 당을 당뇨로 혼동하는 일도 가끔 있는데 임신에서 당뇨병의 소질이 보인다면 부하 시험을 통해 당뇨에 의한 당뇨인지, 아니면 콩팥 세뇨관에서 나오는 당뇨인가를 분명히 해야 한다.

▣ 유전과 영향

임신 중일 때 당뇨가 나오는 사람은 음성의 사람에 비해 임신, 분만에 이상이 많고 그 발병률 또한 정산인의 50% 가량 된다. 예를 들면 정상적인 임신에서 거대아를 출산하는 비율은 1%에 불과하나 임신 중 당뇨가 양성인 경우는 4.6%이다.

지금까지의 학설을 살펴보면 산모의 고혈당증에 자극되어 태아가 자신의 췌장으로부터 한꺼번에 많은 인슐린을 분비하게 되면 비대해진다.

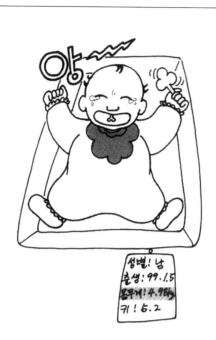

▲당뇨병의 유전성 소인은 거대아를 낳는 경우에 더욱 확률이 높아지고 유산을 자주하는 어머니에게도 그 확률이 높게 나타나고 있음을 알 수 있다. 당뇨병은 서로 연관된 호르몬 분비와의 관련성도 깊으므로 이 점에 유념해서 대처할 필요가 있다.

조사에 의하면 계속 비대한 것이 아니고 3~4세가 되면 정상아와 다름없는 체중과 신장이 되지만 한편 신생아에게는 초자막증이라는 병이 생기기도 한다.

기형은 산모의 당뇨병이 중증으로 인해 혈관 장애가 있거나 아시도시스라는 상태에 있는 산모에게서 출산되는 경우에 생기는데 합병증이 없고 조절이 잘 유지된다면 흔하지 않다.

산모의 태내에 있을 때는 과혈당 상태에 있기 때문에 태아의 췌장은 많은 인슐린을 분비한다. 이것은 자연회복이 되며 증상에 따라서 포도당 주사를 맞도록 한다.

　따라서 임신 중 자주 당뇨가 있는 사람은 임신 분만의 경과를
신중하게 관찰하여 당뇨병으로 진전할 수 있는 가능성을 미리
예방하여야 할 것은 물론 각별히 비만이 되지 않도록 꾸준한 주
의를 해야한다.

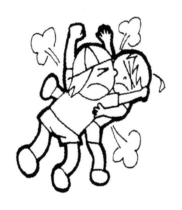

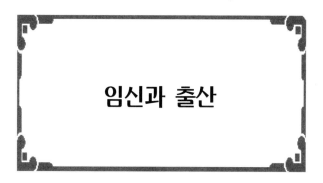

임신과 출산

▣ 임신 상태의 혈당

남편이 당뇨가 있는 상태에서 임신과 출산하게 되는 경우는 문제가 심각하지 않으나 당뇨병을 가지고 있는 여성에게는 그 영향이 직접적이므로 신경을 써야 한다.

그러나 오늘날에 이르러 의학 발전이 가져온 인슐린 요법으로 정상적인 혈당 조절을 한다면 그렇게 우려할 것은 아니다. 문제는 치료함에 있어서 그 효능이 잘 안 나타나는데 있으므로 무엇보다 치료가 되게끔 각별한 주의를 하지 않으면 안 된다.

극소수이지만 임산부의 1%로 정도는 혈당이 높다. 임신이 되면 '임산부 당뇨'라는 특이한 **당뇨** 증세가 나타나는 데 이것은 출산을 하고 나면 대부분의 당뇨가 사라진다 하여 '임산부 당뇨병'이라고도 한다.

그러나 출산 후 증상이 사라지면 다행이겠으나 경과 상태를 지켜보면 없어졌다가도 약 15년 지난 후 대부분 다시 재발할 수 있다. 그리고 임신 중에는 전에 아주 경미하게 있었던 당뇨가 악

화되는 경우도 있는데 이것은 태반에서 인슐린의 효과를 반감시
키는 어떤 작용이나 혹은 태반이 인슐린을 많이 소모했기 때문
에 일어나는 현상이다.

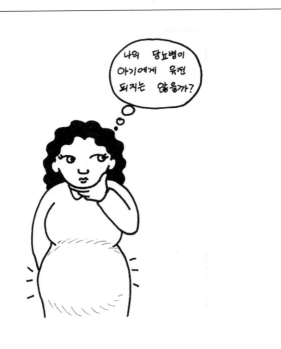

▲남편이 당뇨가 있는 상태에서 임신과 출산을 하는 경우는 문제가
심각하지 않으나 당뇨병을 가지고 있는 여성에게는 그 영향이 직접
적이므로 신경을 써야 한다. 특히 임신 중 당뇨가 있는 여성은 임신
분만의 경과를 신중하게 관찰하여 당뇨병으로 진전할 수 있는 가능
성을 미리 예방하도록 해야 한다.

🔳 임신 상태의 증상

임신 중에는 당뇨병의 증상이 일정하지 않다. 첫 3개월에서 중
반 또 후반기에 따라 조금씩 다르며, 분만 후에는 일시적으로 당

뇨가 없어지거나 아주 경미하게 나타나는 것이 보통이다.

임신 후 첫 3개월은 당뇨병이 약간 좋아지는 듯 하여 인슐린도 조금 덜 사용하게 되는데 이로 인해 서서히 저혈당증이 나타나는 경우도 있다. 저혈당증은 태아에게 어떤 해나 지장을 주지는 않는다.

임신 중반기의 당뇨병은 대개 더 심해져 조금 무관심해지면 당뇨병 산혈증으로까지 이어지기 때문에 경과를 지켜보면서 인슐린을 더 맞도록 한다. 당뇨병 산혈증이 생기면 태아가 위험해질 것은 두말 할 필요가 없다.

임신 후반에 접어들게 되면 혈당이 그다지 높지도 않는데 소변에서 당이 나오는 경우가 있다. 이것은 콩팥의 포도당 수치가 줄어드는 현상 때문이다.

그래서 이때는 소변의 당만을 보고서는 혈당이 높은지 낮은지를 잘 구별할 수 없을 때가 많아서 임신 중 당뇨병은 보통 사람보다 더 철저하게 진단을 받아야 하는 것이다.

분만이 가까워 오면 자궁에서 포도당이 많이 소모되어 적은 양의 인슐린을 필요로 한다. 그리고 출산하고 난 후로는 인슐린이 거의 필요 없을 정도에까지 이르게 되다가 약 5일이 경과하면 임신 전에 사용했던 인슐린만큼은 써야만 한다.

인슐린이 사용되기 전의 당뇨병 환자는 임신을 할 수가 없었을 뿐만 아니라 임신을 했다하더라도 사망률이 높은 경향이었다. 보통 사람들도 불임증은 있고, 또 보통 10 ~ 20%가 유산을 하며, 또 약 4% 정도는 기형아를 낳기도 하지만 근래에 이르러서는 당뇨병 때문에 임신을 못 하거나 건강한 아기를 못 가지는 일은 드물게 되었다.

단, 혈당 조절이 제대로 되지 않을 때 기형아나 사산아를 낳을 경우도 있고, 더군다나 태아의 무게가 많아질수록 임산부의 신체에 무리가 가게 되므로 이 때는 조산일지라도 인공 분만을 하는 것이 좋다.

█ 임신 상태의 치료

임신을 하게 되면 인슐린의 요구량은 증가되고 출산 후에는 다시 임신 전과 같이 떨어지게 된다. 인슐린의 균형을 맞추면서 체중이 증가하는 것과 잦은 저혈당증의 발생을 피해야 하기 때문에 임신한 당뇨병 환자의 인슐린 투여량은 정확하게 하도록 한다.

가장 위험한 것이 당뇨병성 혼수이므로 분만 직전까지도 임신 중에는 고혈당증이나 저혈당증이 되지 않도록 조절해야 한다. 당뇨 조절에 이상이 없을수록 안심할 수 있다.

태아의 성장에 따라 혈당치가 변경이 되어도 인슐린을 소량(小量)이나 다량(多量)으로 적절하게 조절할 수 있기 때문에 당뇨병의 치료 방법에서 인슐린보다 나은 것이 아직까지는 없다.

만약에 요법 변경이 어렵다면 단기간이라도 입원을 해서 인슐린으로 바꾸는 것이 좋다. 내복약 일부는 태반을 통하여 태아에게 전달되므로 태아의 영양을 고려한다면 내복약보다는 인슐린이 적절하다.

산모의 수유기에도 내복약은 적절하지 않는데, 그 영향이 유즙(乳汁)을 통해 태아에게 흘러들어 감으로써 이때에도 역시 인슐린을 투여하는 것이 좋다.

임신 초기에는 3주간 1회, 중기에는 2주간 1회, 말기에는 1주간에 1회로 규정하여 주사를 맞는 것이 안전하다. 통원 치료를 하면서 조반(朝飯) 전 혈당치가 100mm 이하, 식후 혈당치는 130mm 전후가 될 수 있도록 조절한다.

임신 중에도 물론 식이 요법이 대단히 중요하다. 임신 전보다는 300-400cal 가량 늘린다면 태아의 발육을 생각해 1일 100g 정도 증가시키는 것이 좋다. 비타민과 미네랄류의 공급은 일반 임산부와 같다.

젊은 여성의 당뇨병은 임신을 계기로 발병할 수가 있으므로 임신 중에는 자주 당뇨 검사를 한다. 임신 중에는 혈중 케톤 수치도 높아져서 소변에 검출되는데 특히 당분이 많이 나오는 소변에서 볼 수 있다.

소변에서 케톤이 검출되면 태아에게 위험이 가중되므로 의사에게 알리도록 한다. 만약 당뇨의 치료 없이 임신이 계속 되었을 때는 위험성을 손 쓸 수가 없다.

분만시 거대아의 출산이 의심되면 인공 유도(人工誘導)를 하고 진통이 없으면 제왕절개수술(帝王切開手術)을 하는 것이 안전하다.

당뇨병이 있다는 이유만으로 인공 유산을 희망하거나 또는 인공 유산(人工流産)을 권고 받는 사람이 있겠지만 정확한 치료와 관리가 제대로 되고 있다면 당뇨병일지라도 사고 없이 분만이 가능하다.

그러므로 당뇨병에 중증의 결핵이 합병된 경우, 중증의 헛구역질이 있을 때, 또는 증식성 망막증이나 신증을 합병하는 등을 제외하고는 인공 유산을 할 필요가 없다.

당뇨병은 만성적인 치료 기간이 긴 병이므로 환자와 의사가 서로 협조해야 할 의무가 있다. 무엇보다 임부는 임신 기간 동안 당뇨의 조절에 많은 신경을 쓰도록 한다.

또 당뇨병 임부의 임신 기간에는 감염성 질환의 발병이 정상

임부보다 훨씬 크므로 이상시에는 입원을 해서 치료를 받아야
한다.

　당뇨병 소질(素質)을 가지고 있는 산모로부터 출산된 아기는
정상적인 임부의 아기보다 문제점이 있는 것은 어쩔 수 없는 사
실이다.

　그러므로 소아과, 산부인과, 내과 모두의 협력된 체재 아래 치
료를 받되 당뇨병이 있는 사람 또는 임신 중에 당뇨병이 발견된
사람은 종합병원에서 치료받도록 한다.

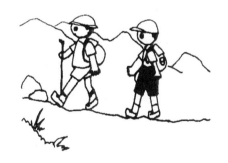

제 7 장

어린이 당뇨병 환자

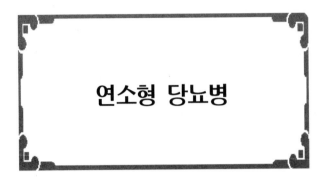

연소형 당뇨병

어린이 당뇨병 증세

연소형 당뇨병은 발생하는 양상이 아주 빠르게 나타난다. 지금까지 건강하던 어린이가 많은 양의 물을 마시게 되고, 소변의 양이 증가하며, 쉽게 피로해지고, 먹기는 잘 하나 체중이 줄어들고 수척해지며, 입술의 피부가 건조해서 거칠어진다.

그런 동안에 꾸벅꾸벅 졸기 시작하고 복통이나 심한 구토 증세가 나타난다. 이것이 당뇨병성 혼수의 시작이며 이렇게 되면 곧 의식이 흐려지고 숨을 크게 쉬며 위독한 상태에 빠진다.

연소형 당뇨병은 이와 같이 상당히 급격히 발병해서 곧 당뇨병성 혼수로 이어지게 됨으로써 생명이 위험해지는 것이 특징이므로 발병이 아닌가 의심되면 곧 되도록 큰 종합병원에 입원시켜야 한다.

연소형 당뇨병의 증세는 모두가 췌장에서 분비되는 인슐린이라는 호르몬의 분비가 멈추어 버리기 때문에 일어난다. 정맥내 점적(點滴)으로 수분이나 전해질을 공급하고 인슐린을 주사하면 대체로 24시간 이내에 완전히 건강을 회복한다.

연소형 당뇨병은 일단 발병하면 완치되기란 어렵다. 그러나 매일 1~2회 정도 인슐린의 주사를 계속하면 대체로 일상생활에 지장없이 훌륭하게 성장할 수 있다. 전문의에게 매달 1~2회의 지시를 받고, 주사는 가족이 놓거나 중학생 정도가 되면 자기 혼자서도 놓을 수 있지만 의사의 지시를 받도록 한다. 주사하는 인슐린의 양이 너무 많으면 저혈당증의 발작을 일으키고, 너무 적으면 당뇨병성 혼수에 빠질 수 있으므로 주의한다.

매일 1~2회 정도 소변에 검사지를 넣어 보고 요당의 함량을 조사해서 주사의 양을 조절해야 한다. 연소형 당뇨병이 발병하는 양상은 마치 자가 중독이나 뇌염의 증세와 비슷하다.

이와 같은 증세가 나타나서 의사에게 진찰을 받을 때에는 반드시 소변에 포도당이 나와 있는지의 여부를 조사해 보도록 한다. 부모의 가계(家系)에 당뇨병을 앓은 사람이 많을 경우 특히 부모가 당뇨병일 경우에는 어린이가 건강하더라도 전문의를 찾아가 정기적인 진단을 받도록 해야 한다.

■ 어린이 저혈당증 증세

대부분의 어린이 당뇨병 환자는 가끔 저혈당증 증세를 경험하게 된다. 성인의 경우보다 아이들에게 더 심하게 나타나서 본인의 고통은 말할 것도 없이 주변 사람을 놀라게 하고 당황하게 만든다.

흔히 갑자기 안색이 백지장처럼 창백해지고 주의력이 산만해지면서 그 상태에서 쓰러진다. 이러한 상황이 발생했을 때는 즉시 인슐린 주사를 해야 한다. 당뇨병 어린이에게 저혈당증 증세가 일어나면 대개 아래와 같은 상황이 일어날 수 있음을 알아두도록 하자.

● 감정의 변화

주로 남자아이들은 화를 잘 내고 행동이 과격해진다. 그와 반대로 여자아이들은 우는 경우가 많다. 특별한 이유 없이 흥분을 하거나 흔히 신경질적이 되는 것은 저혈당증으로 생기는 일시적인 감정의 변화라고 할 수가 있다.

● 안면 창백

땀이 안 날 경우도 있지만 저혈당증이 생길 때는 대개 온몸에 식은땀을 흘리게 되는데 이로 인해 피부가 차가워지고 전신이 싸늘해 진다.

● 오심과 복통

이때의 통증(痛症)은 상당히 오래 지속된다. 또한 경련을 일으켜 심한 고통을 받을 수도 있다. 구역질을 하게 되고, 아무 것도 먹으려 들지 않는다. 이럴 경우에는 빨리 당분을 먹여야 하는데 설탕이나 초콜릿 종류를 먹이면 회복될 수 있다.

● 두통

이때 보여지는 두통은 보통 머리가 아플 때 나타나는 증상과 크게 다르지 않다. 그러나 대부분의 어린이에게서 두통은 흔히 나타나는 현상이 아니므로 일단 이 증상이 보이면 그냥 쉽게 넘겨서는 안 된다.

한밤중에 일어나 열이 없는데도 불구하고 머리가 아프다고 한다면 부모는 일단 가벼운 저혈당증 증상이 있음을 의심해 보아야 한다.

◉ 주의력 감퇴

저혈당증이 나타나면 겉으로는 아무 이상이 없어 보이나 멍한 모습을 할 때가 있다. 이름을 부르거나 주의를 끌려고 해도 잘 깨우치지 못하는데 이 역시 저혈당증 때문에 생겨나는 것이라고 할 수 있다.

◉ 피로 및 전신 떨림

온몸이 나른해지고 손발 떨림의 증상이 갑자기 일어나는 점이 매우 중요하다.

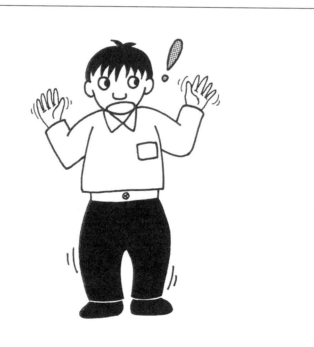

▲온몸이 나른해지고 손발이 떨리는 증상이 갑자기 일어나면 일단 당뇨병을 의심해 볼 필요가 있다. 특히 어린이 당뇨병의 경우 이와 같은 증세가 두드러짐으로 유의해야 한다.

◉ 기 타

의식이 몽롱하거나 나른하면서 졸음 상태의 증상이 나타났을 때는 그대로 두면 완전히 의식을 잃게 되며 심한 경우에는 경련을 일으키기도 한다.

이상의 것 중에 한 가지라도 어린이에게 증상으로 나타났다면 바로 당분을 먹이는 것이 좋다. 저혈당증은 주로 가벼운 현기증 및 오심에서부터 시작하여 심할 때는 위급한 상황으로까지 진행이 된다.

그러므로 이와 같은 지나친 혈당 강화를 예방하기 위해서는 어떤 방법을 써야 하는지를 알아두는 것이 좋다.

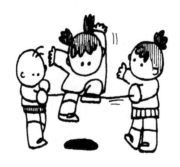

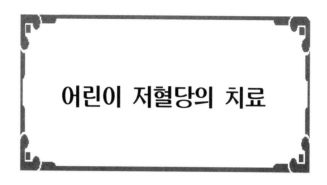

어린이 저혈당의 치료

◢▦ 치료시 주의할 점

　당뇨병이 있는 어린아이를 위해 항상 부모님이나 선생님은 예비적으로라도 사탕이나 과자류 등을 준비 해 두는 것이 현명하다. 그리고 그와 같은 아이에게는 항상 자신의 상태를 스스로 돌볼 수 있는 습관을 들일 필요가 있다.

　예를 들어 저혈당증이 있다고 생각되면 사탕이나 과자를 먹는다는 것을 알도록 하여 사전에 스스로 먹을 수 있게 한다. 대체로 사탕이나 과자를 먹은 후 15분 정도가 지나면 회복이 되는데 일단 회복이 되면 정상적인 활동을 하게 해도 된다. 사탕은 2~3개가 적합하다.

　저혈당증이 심하게 나타나 혼수 상태가 되면 경련을 일으키게 되면서 음식물도 섭취할 수 없게 된다. 이럴 때는 설탕물이나 꿀물 종류로 대치하는 것이 좋다.

　그럼에도 불구하고 여전히 정신차리지 못하고 혼수 상태(昏睡狀態)가 지속되면 30분 간격마다 계속해서 숟가락으로 당분이 들어 있는 음료수를 입에 떠 넣는다. 그리고 가능한 한 빨리 의사의 조치를 받도록 한다.

의사는 포도당 주사나 아니면 글루카곤(Glucagon)을 주사해서 혈당을 올려 준다. 아주 위급한 상태에 이르게 되면 의사들은 진한 50% 포도당액을 1mm/1kg씩 주사를 하는데 당뇨병을 가진 어린이의 부모들은 집에서나 학교 양호실에서나 이 포도당 주사를 예비해 놓는 것이 안전하다.

글루카곤은 자체에 당분이 들어 있지는 않지만 간에 비축되어 있는 당분을 혈류 중에 방출하게 함으로써 혈당을 높여주게 되어 있다.

급한 상황에 대비해서 사전에 의사의 지시를 받아 용량을 알아두었다가 위급할 때에는 글루카곤을 주사하도록 한다. 이렇게 해서 주사로서 회복이 된다면 당분의 음료수를 한두 차례 더 먹이도록 한다.

◉ 어린이 당뇨식

보통 당뇨가 있는 어린이는 부모님이 마련해준 도시락을 항상 가지고 다녀야만 한다. 그러나 어느 정도 자라서 식이 요법에 대하여 익히게 되면 나가서도 자신이 알아서 선택해 먹는 습관을 가지도록 해야 한다.

당뇨식이라고 하여 별로 특별한 것은 아니다. 당분 및 당질을 조금 적게 하고 야채, 고기 등의 영양이 되는 음식들을 골고루 함유하고 있으면 된다.

한편 식사 시간 및 식사량은 항상 일정해야 하고, 선생님은 어린이가 제때 음식을 먹는지를 유의하여 보살펴 주어야만 한다. 이때 단것을 지나치게 많이 먹지나 않는지, 식사를 거르지는 않는지 주의 깊게 보도록 한다.

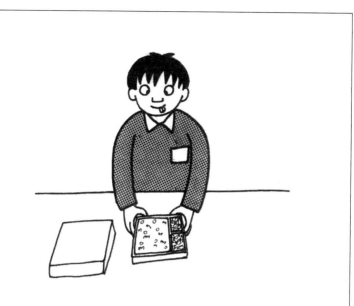

▲보통 당뇨가 있는 어린이는 부모님이 마련해 준 도시락을 항상 가지고 다니도록 한다. 당뇨식이라고 하여 별 특별한 것은 아니며 영양이 되는 음식을 골고루 섭취하는 것이 중요하다.

아이들과 어울려 놀다가 식사를 거르는 일이 생길 경우, 선생님이 어린이의 이 같은 행동을 보면 단단히 타일러 다시는 그렇지 않도록 주의를 준다.

불규칙적인 식생활이 지속되면 혈당치가 떨어져 고통이 따르기 때문이다. 근래에 와서는 무가당뇨 음료수라는 것이 시중에 많이 판매되고 있는데 아이를 위해서는 이런 음료수도 준비해 두는 것이 좋다.

일반적으로 여분의 음식이나 음료수는 운동을 할 때나 아니면 저혈당증의 위험을 피할 때만 허용이 된다. 당뇨병 어린이가 흔히 일으킬 수 있는 정신적 갈등을 잘 주시하고 보살피는 것도 중요하다.

아이들은 맛있는 것을 보면 시도 때도 없이 먹으려고 하는 경우도 있지만 반대로 아무리 음식을 먹이려고 애써도 먹으려 들지 않을 경우가 있다.

이럴 때 아이에 대한 지도가 필요한데 왜 먹어서는 안 되는지, 반대로 왜 먹어야 하는지를 충분히 이해시키고 주의시켜야 한다.

또 잘못하다가는 아이들에게 따돌림을 당하기 쉬우므로 학교에서도 당뇨병이 있는 아이가 왜 시간을 정해놓고 먹어야 하는지도 설득력 있게 잘 설명해 주어야 한다.

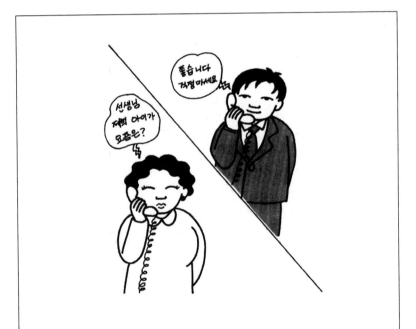

▲학부모는 아이의 건강을 위해서 학교 담임 선생님과 수시로 긴밀한 연락을 취할 필요가 있다. 만약 아이가 당뇨병일 때에는 학교 담임 선생님이나 양호 선생님께 사실대로 알리고 협조를 구하는 것이 좋다.

학부모는 아이를 위해서 담임 선생님과 자주 연락이 될 수 있도록 한다. 부모는 자신의 아이가 당뇨병이라고 하는 사실을 담임 선생님, 또는 양호 선생님이나 교장 선생님 등에 알려서 협조를 구하고, 집 전화번호나 병원 담당 의사의 연락처를 알려주어 만약의 경우에 대비하여야 한다.

이 외에도 학교 활동이라고 할 수 있는 체육, 수영, 소풍, 캠핑 등의 각종 운동이나 행사에 참여할 수 있도록 해 주어야 한다.

일단 당뇨병이 병발하면 일생 동안 당뇨를 갖고 살아야 하므로 학교에서나 가정에서 특별 취급하는 일은 아이에게 조금도 도움이 되지 않는다.

아이에게 당뇨병은 규칙만 잘 지키고 식이 요법과 운동만 적당히 실행한다면 정상인과 조금도 다를 것이 없다는 의식을 심어 주어 아이가 심리적으로 스트레스를 받지 않도록 한다.

사실 혈당 조절만 잘하면 전혀 활동 사항에 제한을 받을 필요가 없다. 혈당이 제대로 지켜지지 않았을 때 가장 쉽게 알아낼 수 있는 현상은 소변을 자주 그리고 많이 보게 되는 것이다.

의사가 당뇨병이 제대로 유지되고 있다고 하는 말은 환자가 혈당치를 항상 가능한 한 정상으로 관리할 수 있다는 말이다. 혈당치의 정상 유지가 바로 당뇨병의 치료의 일차 목표이다.

당뇨병이 있건 없건 혈당치는 식전·식후의 상태에 따라 항상 변한다. 단지 차이가 있다고 할 수 있는 것은 당뇨가 없는 정상인의 경우에는 인체 스스로가 혈당을 조절하는 능력이 있어서 언제나 혈당치가 일정한 수준을 유지하게 된다.

그러나 당뇨병 환자의 경우는 그 능력이 떨어져 있으므로 음식 조절과 더불어 인슐린 주사로 혈당을 정상 범위까지 유지시켜 주어야 한다.

당뇨병을 가지는 어린이들이 화장실에 지나치게 자주 갈 때에는 바로 부모에게 연락해서 조치를 취하는 것이 좋다. 이것은 혈당치가 너무 증가해서 식이 요법이나 인슐린 투여 용량을 의사가 다시 조절해 주어야 하기 때문이다.

이 외에 당뇨병이 제대로 조절이 되지 않을 때는 구토, 호흡 촉진, 복통 등이 있을 수 있다. 만약에 이와 같은 증상이 보이기 시작하면 그것이 나타났던 시간과 함께 증상을 메모해 두었다가 부모님이나 의사에게 알려주는 것이 현명하다.

단것을 좋아하는 어린이는 많은 유혹을 받게 된다. 더구나 친구들이 당뇨병이 걸린 아이에게 먹어서는 안 되는 과자나 설탕 같은 것을 나누어주어 음식물과 인슐린의 균형을 깨뜨림으로써 상당 기간 동안 균형을 잡는 데에 어려움을 겪은 예가 있다.

이런 경우를 막기 위해서라도 선생님은 같은 반 친구들에게 당뇨병에 대한 설명을 해주어 필요한 경우 친구들이 서로 도와주도록 한다.

어린이는 또래 친구들끼리 어울리기를 좋아한다. 이러한 어린이가 건강 이상으로 인해 만약 다른 어린이들과 분리되어 생활하게 된다거나 또는 특별한 아이로 취급당한다면 아이의 성장에 있어 큰 장애가 될 수 있다.

이 점에 있어서는 당뇨병도 예외가 될 수 없다. 그러므로 부모는 자녀들에게 보다 더 주의 깊은 애정과 식이 요법은 물론 운동과 더불어 치료에 관하여서는 신중을 기하는 것이 당연한 일이다.

어린이 당뇨병 환자의 건강을 위해서 부모는 우선 다음 3가지를 반드시 이해하여야만 한다.

① 당뇨병이 있는 어린이는 다른 어린이보다 물을 많이 마시

게 되며 자연히 화장실에도 자주 드나들게 된다.

② 수업 중이라도 필요하면 음식, 설탕, 음료수 등을 섭취하도록 해야만 한다.

③ 저혈당증 증상이 나타나지 않는지 세심한 관찰을 한다. 이 저혈당증은 즉시 치료하지 않으면 의식을 잃게 되는데 수업 도중에 이러한 증상이 가끔 올 수가 있으므로 사전에 미리 대비하도록 한다.

위의 사항에 있어서는 당연히 부모가 담당 의사와 상의하여 선생님에게도 양해를 받도록 해야 한다. 당뇨병이 있는 어린이는 보통 하루에 한두 차례 인슐린을 주사하는데, 일단 인슐린이 몸 안에 들어가면 그것이 다 소모될 때까지 혈당을 계속 낮추게 된다.

이와 같은 저혈당증은 식사하기 전에 가장 자주 발생한다. 우리가 섭취한 음식물에서 얻어지는 당분은 이러한 효과와 반대 작용을 하므로 당뇨병이 있는 어린이는 반드시 제시간에 정해진 양의 식사를 해야만 저혈당증의 위험을 막을 수가 있다.

따라서 규칙적인 식사 시간과 알맞은 식사 그리고 당분류의 준비는 잊지 않도록 한다. 당분의 중요성을 보여주는 사례가 TV 프로그램에서 방영된 적이 있다.

어느 화창한 여름날 일요일에 아버지는 모처럼 아들의 건강을 길러 줄 요량으로 부자가 함께 도봉산으로 등산을 갔다. 아들이 아버지를 따라 한참 산으로 오르는데 힘이 부쳤던지 자꾸 아버지에게 쉬었다 가자고 졸랐다.

그러나 아버지는 아들의 인내심을 길러 주려는 마음에 아들의 말을 무시하고 계속 올라갔다. 아들은 힘을 다해 뒤따랐으나 전신에 땀이 비오듯하더니 기운이 점차 빠져갔다.

더 이상 따라 가지 못하게 된 아이는 주저앉더니 그만 쓰러져 버렸다. 그런 줄도 모른 채 앞만 보고 한참 올라가던 아버지는 뒤를 보니 따라와야 할 아들이 보이지 않자 그제야 아들을 찾기 시작했다.

여러 번 아들의 이름을 큰소리로 불러 보았으나 여전히 응답이 들리지 않자 혹시 길을 잃었나 해서 내려갔다. 인적이 뜸한 호젓한 길이라 올라오는 사람도 없으니 누구에게도 물어 볼 수 없어 속이 타던 아버지는 마침내 오솔길과 나무 그늘 사이에 쓰러져 있는 아들을 발견했다.

얼른 보기에도 아들의 얼굴은 백짓장처럼 하얗고 아무리 보아도 아이의 상태가 이상했다. 흔들어 뺨을 때려도 응답이 없어서 어쩔 줄 몰라 하다 아들을 등에 업고 병원으로 가기 위해서 산 아래로 내달렸다.

산허리 중간쯤에서 만난 등산객이 무슨 급한 일로 그러는지 물었다. 아버지는 꼼짝도 하지 않는 아들을 보여주자 그 등산객이 아들의 얼굴을 한참 보면서 머리도 짚어 보고 숨소리도 확인하는 듯 하더니 윗주머니에서 종이에 싼 무엇을 하나 꺼내어주었다. 그것은 다름 아닌 초콜릿이었다.

급한 상황에 지푸라기라도 잡을 탓에 아버지는 그것을 아들의 입에 밀어 넣고 물을 먹였다. 그러자 아이는 약간 기색이 살아나는 듯 물을 받아 마시더니 조금 지난 뒤에 정신을 차려 눈을 떴다.

아버지는 아들이 당뇨병인줄은 몰랐을 뿐더러 저혈당증에 당분이 필요하다는 것도 전혀 알지 못했던 것이다. 하찮은 초콜릿 반 조각이 아들의 생명을 구한 셈이다.

산에서 종종 높은 곳을 오를 때에 당뇨병 환자가 지치면 저혈
당증이 되어 위급한 상황에 이르게 된다. 이를 알고 있었던 이
등산객은 마침 초콜릿을 가지고 있었던 것이다.

저혈당증은 땀을 흘릴 때도 나타나게 되는데 대표적인 경우
가 운동 이후이다. 운동을 하면 근육이 더 많은 혈당을 소비
하게 되며 그로 인해 혈당이 너무 내려가게 되면 저혈당증이
생기게 된다.

당뇨병이 있는 어린아이들은 운동에 대한 저혈당증 반응이 환
자에 따라 조금씩 다르게 보여지는데 운동 중에 저혈당증 증상
이 나타나는 경우가 있는가 하면 운동 직후 또는 운동을 끝낸
몇 시간 후에 나타난 경우도 있다.

이와 같은 현상은 어른에게서도 동일하게 적용되어 흔히 인
슐린을 적게 주사하도록 하지만 어린이의 경우는 주사량을 적
게 할 것이 아니라 운동 전에 미리 여분의 음식을 먹어 두는
것이 좋다.

축구 시합이나 소풍갈 때 또는 수영과 같이 운동 시간이 길어
질 때는 운동 중이더라도 음식을 먹도록 한다. 가장 좋은 음식은
빨리 몸 안에서 흡수될 수 있는 당분이나 약간 천천히 흡수되는
당분과 혼합된 것이 좋다. 빵이나 단 과자류, 오렌지 쥬스나 단
음료수 등이 좋다. 혹은 꿀이나 잼을 바른 샌드위치 같은 것도
무난하다.

당뇨병이 생기면 혈액 내에 당분 치료를 조절해 주는 체내 기
관이 손상되어 여러 합병증이 올 수 있으므로 당뇨병 어린이는
하루 2회 정도 인슐린을 맞아야 한다. 반면에 인슐린은 혈당을
떨어뜨리기도 하므로 반드시 의사와 상의해서 적절히 투여해야
만 한다.

어린이 케톤혈증

당뇨병이 있는 어린이에게서 가장 심각한 것은 케톤혈증이다. 이는 저혈당증과는 반대되는 것으로 혈액 안에 당분이 너무 많아 생성되는 병이다. 이 케톤혈증은 저혈당증보다는 훨씬 적게 나타나며 그 증상 또한 여러 시간에 걸쳐 서서히 나타나게 된다.

이 케톤혈증은 의학적인 세심한 주의와 치료를 필요로 하는데 가장 유의해야 할 점은 의심이 생겼을 경우 무조건 당분을 섭취하는 일을 잊어서는 안 된다.

대개의 경우 당분 섭취 15분 후에 상태가 개선되면 저혈당증이고 반대로 변화가 없으면 케톤혈증이다. 당뇨병이 있는 어린이가 구토를 시작하면 즉시 진단을 받도록 한다.

최근에 이르러 어린이 당뇨 환자가 예상 외로 많이 늘어나고 있다. 앞서 설명한 바와 같이 어린이 당뇨 환자가 크게 늘어나고 있는 현상은 식생활의 개선과 문화 생활의 변화에서 오는 것으로 추정된다. 그러므로 어린이 당뇨병의 경우에는 특히 부모님은 물론 주위 사람들이 다 같이 관심을 가지고 협력하지 않으면 안 된다.

제 8 장

당뇨병의 치료

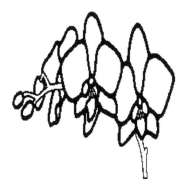

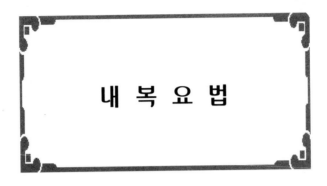

내 복 요 법

■ 내복약의 종류

내복 요법은 인슐린 요법보다 효과가 없고, 다소 효과가 있는 것이 있기는 하나 부작용이 있어서 사용하기가 어렵다. 그러나 최근에는 비교적 부작용이 적은 내복약이 개발되고 있어 치료에 새로운 빛을 던져 주고 있지만 이것도 아직까지는 절대적이라 할 수 없다.

시중에는 알약이나 아니면 캡슐로 된 약이 있는데 이를 경구혈당강하제라 한다. 이것은 입으로 섭취하여 혈당을 낮추게 하는 약이다.

1920년 인슐린 주사약이 발명되기 이전까지는 주로 이 경구혈당강하제가 많이 이용되었으나 부작용이 우려되어 근래에는 인슐린을 더 많이 사용하고 있다.

경구투약으로 현재 널리 사용되고 있는 내복약으로는 설퍼니요소제계(sulfonylurea)와 또 다른 하나는 비그아나이트제계(biguanide)의 두 가지가 있다. 이는 화학 물질의 하나이므로 이 약의 성질상, 투여할 때에는 의사의 지시를 받아 행해져야 한다.

대개 이런 약들은 체내에 장기간 머물게 되는데 이에 따라 부작용이 생길 수도 있을 뿐더러 특히, 신기능이 좋지 않은 당뇨병 환자들은 그 양이 축적되어 항상 저혈당증을 일으킬 위험이 있다. 이와 같은 약제들의 부작용이 심해지면 발진, 위장 장애, 간장 장애, 골수 장애 등으로 악화된다.

⚎ 설퍼니요소제

BZ55라고 하는 것은 설퍼니아미드제의 일종으로, 1955년 서독에서 혈당을 낮추는 치료약으로 발명되었다. 이 요소제는 특히 중년 이후에 발병한 당뇨병이나 비만형의 사람으로 그다지 중증이 아닌 경우에 그 효과가 컸다. 그러나 그 이후 이것도 부작용이 많이 발견되어 최근에는 거의 사용되지 않고 있다.

1956년에는 설퍼니요소제계 중의 하나인 돌부타이마이드(D860)가 개발되었는데 그 작용은 BZ55보다 조금 약하지만 부작용이 거의 없어 최근에는 전세계적으로 널리 사용되고 있다.

그 후 연구가 계속되어 클로르프로마이드, 아세트헥사마이드, 트라자마이드 등의 좋은 약제가 이어서 개발되었다. 이렇게 요소제(尿素制)가 끊임없이 개발되기는 하였지만 결코 인슐린보다는 효과가 낮지 않고, 또 모든 당뇨병에 효과가 그리 좋지 않았다.

설퍼니요소제 제품들은 부작용이 아주 적은 편인데 위장 장애, 식욕 부진, 피부의 발진, 가려움증 등이 있으며, 그 외 약간의 외부 작용이 나타난다.

부작용은 오히려 비그아나이트제계의 약물에서 더 많이 볼 수가 있다. 가장 흔하게 볼 수 있는 것이 구역질과 구토로서 특히 많은 양을 사용했을 때 잘 나타난다.

또 헛방귀가 자주 나오면서 배가 부르고, 설사를 하게 되는 수도 있으며 위장이 약한 환자들에게는 특히 증세가 심하다고 할 수가 있다. 이러한 증세는 약을 줄이거나 중단하게 되면 곧 소실된다.

부작용으로는 위장 장애에 더 많이 나타나는데 발진이나 유산혈증을 일으킬 수가 있으므로 이 약제는 단독으로 사용하기보다 인슐린류와 같은 약제와 병용하여 사용하면 그 효과가 크다.

▨ 비그아나이트제

젊은이의 당뇨병이나 비만형이 아닌 사람에게 좋으며 메르빈, 아베탈, 인슐로이드, 인슐로이드 M, 클레본 등이 있다. 근래에는 펜호르민, 메트호르민, 부호르민 등의 비그아나이트제계가 개발되었다. 이것들은 설퍼니요소제계와는 여러 가지 차이점이 있다.

이를테면 설퍼니요소제계는 정상적인 혈당을 정상 이하로 낮추지는 못하는데 반해 비그아나이트제계는 저혈당증을 일으키는 부작용은 없다.

그러나 다른 부작용은 설퍼니요소제계에 비하여 많은 편이며 양을 과도하게 복용하면 위가 나빠지거나 배가 불러지거나 설사를 하게 된다.

따라서 비그아나이트제는 설퍼니요소제계로도 잘 낫는다고 할 수 있는 당뇨병이나 인슐린 주사만으로는 치료되지 않는 당뇨병 혹은 과식 비만의 경향이 있는 당뇨병에 효과가 뚜렷하게 나타난다.

이 내복약을 복용할 때는 사용 초기 2주마다 검사를 받아서 그 효과 여부(效果與否)를 확인해 보아야 한다. 처음에는 효과가 있어 보이다가 점차 그 효력이 상실되는 경우가 있는데 이것을 '2차 무효'라고 한다.

▦ 내복약의 부작용

화학 약품으로 만들어진 약은 그에 따르는 부작용이 나타나는 경우가 많은데 이것은 화학 약품의 독성이라고 하는 것에 의해 환자가 고통을 호소하게 되는 것이다. 예를 들어 가장 일반적으로 아스피린은 진통 진정제로서는 그 효과가 좋으나 위가 약한 사람이 다량 복용하게 되면 오히려 통증을 가져온다.

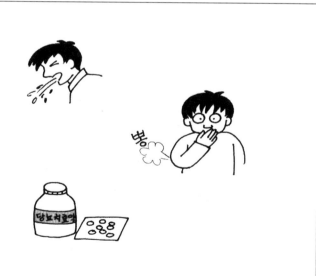

▲당뇨병 치료약 복용 후의 부작용은 구역질과 구토 등을 들 수 있다. 특히 약의 과다 복용 시에는 부작용의 우려가 높다. 헛방귀가 자주 나오거나 배가 부르면서 설사를 하는 경우도 있다.

또 클로르마이신은 장티푸스에서는 없어서는 안 될 항생제이
지만 이것을 과다 복용하면 재생불량성빈혈을 일으키게 된다.

비그아나이트제계는 유산혈증과 같은 부작용을 일으키는 경우
가 있는데 펜호르민을 쓰던 사람에게서 종종 나타난다. 이런 경
구투여약은 직업상 인슐린을 맞을 수 없거나 아니면 시력이 나
빠서 부득이 인슐린을 사용하지 못하는 사람을 위해 쓰이는 것
이 대부분이다.

한편 한방에서의 당뇨병 처방을 보면 황백(동백나무 뿌리),
인삼, 과일 껍질, 고구마 등에 혈당을 저하시키는 성분이 들
어 있다고 하여 한방 생약으로 이용되고 있다. 그러나 양약
이나 한방약, 또는 내복약 중 어떤 약을 사용하든지 간에 신
중을 기해야 한다.

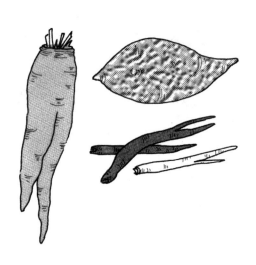

▲한방에서의 당뇨병 처방을 보면 황백(동백나무 뿌리), 인삼, 과일 껍
질, 고구마 등에 혈당을 저하시키는 성분이 들어있다고 하여 한방 생약
으로 이용되고 있다.

▣ 경구양약혈당제 화학표기명

화 학 명	상 품 명	1일 사용량	작용시간	투여법	배 설
클로프로파마이드	다이아비넥스	100 - 500 mg	36시간	1회	요(100%)
톨 부 타 마 이 드	라스티논	0.5 - 3.0 mg	6 - 8시간	분 복	요(100%)
아세토핵사마이드	다아메라	0.25 - 1.5 mg	12 - 18시간	1회나 분 복	요(60%)
톨 라 자 마 이 드	토리네이즈	0.25 - 1.0 mg	12 - 14시간	1회나 분 복	요(85%)
클리벤크라마이드	다오닐	1.25 - 2.0 mg	12 - 14시간	1회나 분 복	요(505) 담즙(50%)
글 리 피 짓	다이그린	5 - 40 mg	6시간 분복	분 복	요(88%)
글 리 퀴 톤	글루레놈	15 - 120 mg	6시간	분 복	담즙(95%)

　설퍼니요소제계와 비그아나이트제를 혼합하여 사용하면 효과가 크다. 그러나 인슐린과 경구약은 함께 사용하지 않는 것이 좋다. 같이 사용하면 복잡해져 하나만 쓸 때보다 그 효과가 적기 때문이다. 위의 표는 현재 사용되고 있는 경구양약혈당제 화학표기명이다.

　흔히 내인성(內因性)이라는 것은 항생제를 지나치게 남용하면 유발되어 나타나는 현상으로 항생제를 투여해도 더 이상 효능이 없는 것을 말한다.

　당뇨병에 있어 경구혈당강하제도 이와 비슷한 성질을 가지고 있어 오랜 기간 동안 약을 투여한 사람에게는 약이 잘 들지 않는다.

　효과를 얻지 못하는 경우를 대개 2가지로 분류한다. 하나는 감염이나 수술 등의 스트레스를 받는 경우로 일시적 현상에 의해

약을 투여해도 잘 낳지 않는 것이다. 이럴 때는 환자가 식이 요법을 게을리 하였거나 검사를 제대로 하지 않았거나 또는 약을 충분하게 쓰지 않았을 경우이다.

다른 하나는 환자들이 아침에 혈당이 내려가 있을 때 소변 검사를 한 후 좋다고 생각하여 지내다가 신경을 덜 쓰게 되는 경우에 효과가 나지 않는다.

내복약제도 오늘날에는 효과 시간이 길고 간편한 것이 개발되었지만 신장 기능이 약화되기 쉬운 노인에게는 그만큼 체내에 축적될 가능성도 많고 뜻하지 않은 위험을 초래하는 일도 있다. 그러므로 환자 임의대로 약의 용량을 조절하거나 종류를 바꾸는 일이 없도록 명심하여야 한다.

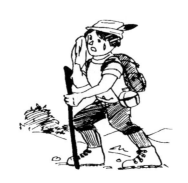

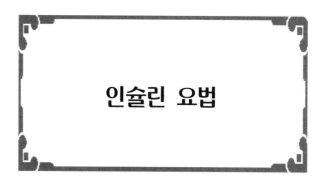

🔳 과거의 치료

당뇨병 환자들이 과거에는 어떻게 치료해 왔을까? 오래 전 영국의 의사들은 당뇨병 환자들의 진찰 기록에 '혼수'라는 단어만 보일 정도로 당시의 당뇨병 혼수 상태는 심각했다.

이것이 20세기 전의 일이었는데 이때는 이 당뇨병에 걸렸다하면 먹지 못해서 마치 뼈만 남은 유령의 모습처럼 되었다.

그래서 인슐린이 발견되기 전까지 당뇨병이 있었던 사람들은 단순히 살아남기 위해 거의 굶다시피 하여 몸을 지탱함으로써 많은 당뇨병 환자들이 아까운 생명을 잃었다.

이 인슐린이 만들어지기 전까지 사람들이 할 수 있었던 것은 식사량을 최대한 줄이거나 조금이라도 들어있는 당분을 없애기 위해서 고기를 씻고 또 씻는 것이 최선의 방법이었다.

특히 제1형 당뇨병인 연소형 당뇨병은 특히 어린이들에게 많이 나타나서 그들을 고통스럽게 했다. 그것은 전염병 감염에 의해 쉽게 걸렸는데 저항력이 약했던 어린이들은 거의 이겨내기가 어려웠고 이로 인한 당뇨성 산혈증과 당뇨병성 혼수는 가장 위험한 것이었다.

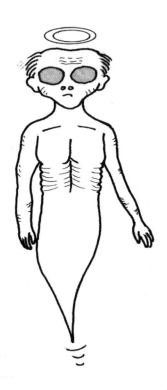

▲당뇨병 환자에게서 가장 무서운 것은 혼수 상태이다. 옛날에는 당뇨병에 걸리면 아무 것도 먹지 못해서 마치 뼈만 남은 유령의 모습처럼 되곤 하였는데 환자는 살기 위해 거의 굶다시피 하여 몸을 간신히 지탱하다가 결국 아까운 생명을 잃곤 하였다. 이는 인슐린이 발견되기 전의 일이다.

당뇨병은 일단 발병하면 낫기는 어려운 병이다. 그렇다고 아주 절망적이라고 할 수는 없다. 다만 감기가 떨어지는 것처럼 쉽게 낫지 않는다는 말이다.

치료에 있어서 이 병은 재발되기 쉬우므로 당뇨병의 증세가 사라지고, 소변 속의 포도당이 검출되지 않는다 하더라도 섭생(攝生)에 유의하지 않으면 안 된다.

의사의 지시에 의해서 정확한 섭생과 치료를 꾸준히 계속해야 한다. 지시된 일정한 섭생이 이루어지기만 하면 건강한 사람과 같은 생활을 할 수 있다.

올바른 치료 방법이란 근시안인 사람이 눈에 알맞은 안경을 쓰는 것과 같은 이치로 체내 인슐린 부족을 해소하고 혈당을 될 수 있는 한 정상 수치에 가깝도록 만드는 것이다. 이것을 정기적으로 검사 받고 체크하는 데에는 그 기준으로 다음의 다섯 가지를 살핀다.

---

① 당뇨병의 증세인 구갈이나 무기력이 없다.
② 식전의 소변에 포도당이 검출되지 않는다.
③ 아침 식사 전의 혈당치가 건강 상태이다.
④ 혈액 속의 콜레스테롤이 정상 범위 이내에 있다.
⑤ 지나치게 살이 찌지 않는다.

이상과 같은 상태를 체크하기 위해서는 2주에 1회, 또는 1개월에 1회 정도는 반드시 검진을 받아야 한다.

■ 인슐린 주사 시기

당장 위급한 상황에서는 우선 인슐린 주사를 맞아야만 한다. 특히 당뇨병성 혼수, 당뇨병성 키토우시스 외에도 소아성 당뇨병, 당뇨병으로 인한 감염증이나 외상, 임신, 분만 등의 경우에는 인슐린 주사가 필요하다.

꼭 인슐린 주사를 하지 않아도 될 경우에는 합병증 예방을 위해서라도 인슐린 주사를 해야할 때가 있다. 또 내복약을 투여해

보았으나 효과가 없을 때도 이 인슐린을 사용하게 된다.

소아 당뇨병이나 아니면 장년층의 중증 당뇨병에는 이 인슐린 주사를 일생 동안 맞을 경우도 있는데, 인슐린 주사를 맞아야만 하는 형의 당뇨병은 흔히 어린이나 청소년 시기에 일어난다. 이 들은 그들의 몸 자체 내에서 인슐린을 거의 만들어 내지 못하기 때문이다.

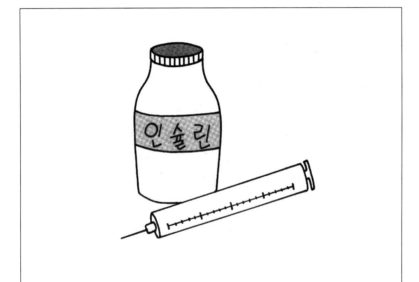

▲내복약을 투여해서 효과가 없을 경우에는 인슐린 주사를 맞아야 한다. 소아 당뇨병 환자나 중증의 장년층 당뇨병 환자 중에는 이 인 슐린 주사를 일생 동안 맞는 경우도 있다.

인슐린은 혈당을 수백억 개의 세포 속에 들어가게 하여 연료 로서 사용하는데는 반드시 필요한 호르몬이라고 할 수 있다. 한 편 혈당은 우리가 먹은 음식에서 생성되며 이는 체내 에너지원 의 주요 공급원이다.

오랜 시간에 걸쳐 혈당이 너무 증가하면 눈, 피부, 신장, 신경기능 등에 이상을 일으키고 이와는 반대로 또 너무 감소하면 실신, 현기, 오심, 신경 경련, 의식 상실 등의 증세를 나타낸다. 그러므로 무엇보다 혈당을 될 수 있는 한 정상 위치에 가깝도록 해야 한다.

인슐린은 혈당을 낮추고 음식은 혈당을 높여주는 역할을 한다. 그래서 우리가 먹은 음식과 인슐린이 서로 균형을 이루어야 혈당 조절이 잘 이루어지는 것이다.

혈당이 너무 자주 나타날 때나 혹은 혈당이 지속적으로 높을 때는 인슐린의 주사량을 재조절하거나 식사 습관을 조절해서 혈당을 정상 수준으로 맞추어야 한다.

일반적으로 혈당이 너무 많이 내려가면 저혈당증이 나타나는 경우가 있다. 이런 상태는 식사 직전으로 혈당을 다시 높이기 위하여 음식물을 섭취해 주어야 할 때이다.

또 운동 중이거나 운동 후 근육이 너무 많은 에너지를 소모했을 때에도 마찬가지이다. 그러므로 이 때는 식사 시간을 정확하게 지키는 동시에 가외(加外)로 다소 약간의 음식을 먹어 주도록 한다.

당뇨병이 없는 사람들은 자기 스스로 인슐린을 분비하는 능력이 있어 혈당 조절이 자연적으로 이루어지고 있으나 당뇨병 환자는 인슐린을 분비하는 작용이 약화되어 있으므로 부족한 만큼의 인슐린과 섭취하는 음식 사이의 조화를 스스로 알아서 적응해 나가야만 한다.

일단 인슐린을 너무 많이 투여하면 그것이 체내에서 다 쓰일 때까지 혈당을 낮추어 주는 작용이 계속 된다. 반면에 용량이 충분하지 못하면 혈당이 정상까지 내려가지 않는다.

그러므로 인슐린을 맞아야 하는 당뇨병 환자의 경우는 의사와 상의를 하여 자신에게 가장 알맞은 인슐린의 주사량을 결정해서 그 용량을 조절해야 된다.

◢ 인슐린의 종류

◉ 속효형 인슐린

벤로슐린, 액트라피드, 이스디린, 휴마린R 등은 반응이 빨리 나타나고 지속하는 시간이 짧다. 30분 후에는 효과가 나타나기 시작해서 대개 8시간 후까지 계속된다.

최대 효과를 얻을 수 있는 때는 3~5시간 후로 지속이 짧기 때문에 이 종류의 인슐린만을 사용할 때는 식전마다 주사가 필요하다. 당뇨병성 혼수나 고혈당증 또는 혈당을 효과도 보면서 빠르게 내릴 때에 이용하는 경우도 있다.

◉ 지속형 인슐린

아연, 울트라덴테, 프러타민 등은 반응할 때까지 시간이 걸리지만 효과는 오래 지속하여 지속형 인슐린이라고도 한다. 주사 후 3~5시간에 효과가 나타나기 시작해 서서히 약해지면서 36시간 후까지, 때로는 좀더 오래 계속된다.

최대 효과를 얻을 수 있는 때는 14~20시간 후로 지속 시간이 너무 길어서 평상시에는 오히려 불편하므로 최근에는 그다지 사용되지 않는다.

◉ 중간형 인슐린

렌테인슐린, 모노타드휴먼, 휴마린N, NPH인슐린 등은 속효형과 지속형의 중간형으로 1시간에서 1시간 30분 사이에 반응이 나타나기 시작한다. 8~12시간 후에 최대 효과에 이르고 갈수록 차츰 효과를 약화시키면서 24시간 후까지 지속한다.

그 외에 속효형과 중간형의 성질을 모두 가지고 있는 2상성 인슐린도 있다. 또한 이런 것을 혼합하거나 하루에 몇 번 주사하는 경우도 있다. 이렇게 해서 건강한 췌장의 인슐린 분비에 가능한 한 접근시킨다.

예를 들면 어떤 환자는 아침저녁으로 2회를 주사하고 있다. 모두 속효형과 중간형을 혼합시킨 인슐린이지만 아침과 저녁에서는 전체량도 혼합의 비율도 모두 다르다. 인슐린의 종류, 주사의 횟수, 시간, 양 등은 의사의 지시에 따른다.

보통은 하루 1~2회, 그러나 의존형 당뇨병의 초기는 증상이 안정할 때까지 하루 여러 번의 주사를 하는 경우도 있다. 또한 의존형의 일종으로 '브리틀형'이라고 불리는 것은 혈당치가 매우 불안정하여 하루 여러 번의 주사를 필요로 한다.

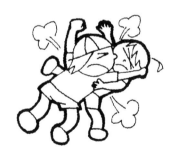

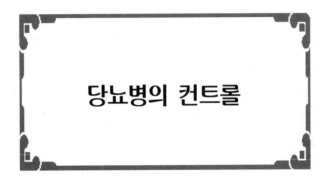

당뇨병의 컨트롤

▨ 컨트롤의 지표

대사 이상에는 두 가지가 있는데 선천성 대사 이상은 체내의 정상적인 기능을 지속하기 위해서 필요한 효소나 몸을 구성하고 있는 단백질 등의 유전으로 인해 이상이 나타나는 병이다. 갈락토제혈증, 페닐케톤뇨증, 그밖에도 수십 종류가 알려져 있다.

후천성 대사 이상은 당뇨병과 같이 당질이나 지방질, 그 밖의 여러 가지 물질의 대사에 이상이 생길 때와 지방질 대사 이상(肥滿病)이나 아미노산에만 발생하는 대사 이상(대부분 선천성인 것), 요산의 대사 이상(痛風) 등이 있다.

당뇨병은 인슐린 작용의 부족으로 야기되는 대사 이상으로 여기에 유전적인 배경의 소인에 여러 가지의 환경 인자가 작용하여 발병하는 것이다.

아직은 의료에 의해 완전히 치료될 가망성은 없기 때문에 이와 같은 이상 상태를 개선하기 위해서는 인슐린 작용의 부족을 유발하는 환경 인자를 피하도록 노력해야 한다.

그래도 불충분할 경우에 약제로서 인슐린을 보완하게 되는데 이러한 것을 '당뇨병의 컨트롤'이라 한다. 아래의 6가지가 당뇨병을 컨트롤할 수 있는 최저 한도의 지표이다.

① 당뇨병의 증상이 완전히 없어지는 것.

② 공복시의 혈당을 120mg/dl 이하, 60mg/dl 이상으로 유지시키는 것은 당질은 물론 단백질, 지방의 대사도 보여주고 있다.

③ 하루의 요량을 10g 이하로 한다. 요당이 이상하게 많은 일은 흔하지 않으나 치료제를 사용하고 있는 시기에 음성화가 되는 것도 위험하다.

특히 인슐린 사용은 10g 전후가 좋다. 또 하루 5회를 검사하는 소변 중에 적어도 아침 식사 후의 요당만은 양성으로 나타나는 것이 바람직하다.

반대로 공복시의 뇨(새벽 보는 소변)만은 어떠한 경우가 있더라도 음성으로 한다는 것을 최저한의 지표로 삼아야 한다.

④ 지방 대사가 정상적이도록 한다. 더불어 요당에 아세톤체도 없어야 하고, 혈청 콜레스테롤이나 중성 지방도 정상이 되도록 한다.

⑤ 표준 체중을 유지한다. 너무 비만하거나 너무 야윈 것도 좋지 않다.

⑥ 정상인과 다름없이 사회 생활을 할 수 있도록 한다. 소아의 경우는 정상적인 성장 발육이 계속 되어야 한다.

지금까지 당뇨병은 인슐린의 상대적 내지는 절대적 부족을 수반하는 당질 대사 장애라고 생각되어 혈당을 인슐린으로 낮추어 왔다. 즉, 다시 말하면 요당을 음성화시키는 것이 치료의 목표가 되었던 것이다.

　현재의 당뇨병은 다른 병과 같이 안정된 상태에서 영양에 주의하여 약제를 투여한다고 해서 낫는 것이 아니므로 일상생활 속에서 바른 방법으로 요양하는 것이 기본이 되어야 한다. 그것을 지키지 않으면 반드시 예후도 좋지 않다는 것을 명심한다.

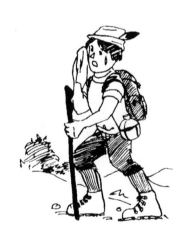

제 9 장

인슐린 주사

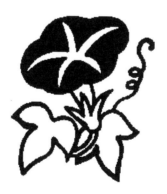

인슐린 주사기

◢ 주사기의 종류

인슐린 주사기는 여러 가지 종류가 있다. 유리제 주사기나 일회용 플라스틱 주사기를 비롯하여 용량에 따른 주사기로서는 1cc, 5cc, 10cc 같은 주사기가 사용되고 있다.

요즘은 대개 한 번 쓰고 버리는 1회용 플라스틱제 주사기가 흔히 쓰이고 있다. 인슐린 주사를 맞아야 하는 당뇨병 환자들은 반드시 알맞은 규격의 주사기를 사용해야 한다.

현재 우리 나라에서 구할 수 있는 1회용 인슐린 주사기는 두 가지 종류가 있는데 하나는 눈금이 1㎖를 40등분 한 것과 또 하나는 80등분한 것이다.

이것은 사용하는 인슐린이 1㎖당 40단위와 80단위의 두 가지 유형으로 되어 사용하기에 편리하도록 만들어진 것이다. 다음은 인슐린 주사에 즈음해서 준비해야 할 것들이다.

① 인슐린액.

② 인슐린 전용 플라스틱제의 디스포저블 주사기(단 1개 40단위용과 100단위용이 있음).

③ 살균, 소독솜, 소독용 알코올 솜을 일반적으로는 사용하지만 가능한 한 휴대나 보존에 편리한 '아이데스와브'를 이용한다. 70%의 이소프로파놀에 의해 우수한 살균 효력을 얻을 수 있는 1포씩의 알루미늄 팩 제품이다. 안쪽을 사용할 수 있음으로써 2번 닦을 수 있다. 환자가 자기 주사, 자기 채혈을 할 때에도 도움이 된다.

▣ 주사기의 보관 방법

주사기를 매일 끓인 물에 소독할 필요는 없겠으나 최소한 1주일에 1회 정도는 소독을 하도록 한다. 15분 정도의 열탕 소독이 좋으며 알코올 소독도 무방하다.

주사기의 끝부분과 주사침은 오염이 되지 않도록 소독용 알코올에 적셔서 보존하고 사용하기 전에는 2~3회 정도 주사침과 주사기의 내부를 씻어 낸 후 사용한다.

여행 때는 의료기 구점에서 인슐린 주사 전용의 일회용 주사기를 구입하여 사용하면 된다. 1회용 주사기는 약하고 소독할 수도 없는 데다 침도 그대로 꽂힌 채 한 번 사용하면 그만이지만 여행할 때에는 굳이 소독하지 않아도 되므로 편리하다.

주사 바늘은 21~22케이지이며 큰 주사침의 경우는 12~16케이지도 있다. 주사침은 여러 번 사용할 수 있으나 철저하게 소독하지 않으면 안 된다. 계속 쓰다보면 끝이 무디어져 숫돌에 갈아 사용하기도 한다.

매일 소독하기가 귀찮으므로 번갈아 가며 사용하는 것이 좋다. 소독 방법은 주사침을 우선 깨끗하게 닦고 용기에 물을 넣은 다음 끓여서 그 안에 주사침을 넣는다. 건져 놓은 주사침은 다른 병에다 알코올 솜에 싸서 잘 보관한다.

190

오늘날 외제 인슐린은 직사광선만 피하면 오래 보관하여 사용할 수 있다. 그러므로 인슐린 한 병을 쓸 때까지 보관만 잘하면 변질할 염려는 없다. 여행 중에도 인슐린을 휴대할 수는 있으나 기온이 섭씨 60℃ 이상의 장소에서는 변질하게 되므로 유의해야 한다.

반면에 국산 인슐린은 그 질이 다소 떨어지므로 반드시 냉장고나 4℃~10℃의 서늘한 곳에 보관해야 하고 절대 얼려서는 안된다.

▲주사기를 매일 끓인 물에 소독할 필요는 없겠으나 최소한 1주일에 1회 정도는 소독을 하도록 한다. 15분 정도의 열탕 소독이 좋으며 알코올 소독도 무방하다.

한편 보관 중인 인슐린 병은 냉장고(2℃~8℃) 내에서 보관해야 여러 달 두어도 아무 이상이 없다. 인슐린이 얼어서도 안되지만 찬 인슐린을 그대로 주사해서도 안 된다. 만약 찬 주사약을 그대로 주사할 경우에는 주사 맞은 자리가 움푹하게 패이기 때문이다.

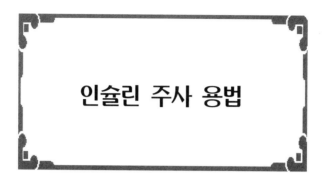

인슐린 주사 용법

▨ 주사량

당뇨병 치료약에 있어서 주사제로는 역시 인슐린밖에 없다. 음식 섭취로 인해 높아진 혈당치를 적정 수치로 낮추자면 역시 인슐린을 주사해야 된다.

가장 이상적인 치료는 일하고 음식을 섭취하는 낮 동안의 에너지를 이용하고 저장하는데 필요한 인슐린의 양을 충분하게 공급하는 동시에 인슐린에 따른 저혈당증 반응을 피할 정도의 양을 적당히 투여하는 일이다.

치료의 목표를 위해서는 혈당을 거의 정상에 가깝도록 유지하는 데에 중점을 두면서 하루에도 여러 번 인슐린 주사를 맞아야 한다.

그렇다고 주사약을 한꺼번에 초과해서 맞아서는 안되며, 반면에 저혈당증에 너무 신경을 쓴 나머지 인슐린을 기준량보다 약하게 투여해서 불안정한 치료를 해서도 안 된다. 혈당치가 수시로 변하기 때문에 그 때마다 의사의 지시를 따라 필요한 적정의 주사량을 사용한다.

● 인슐린 주사의 횟수

인슐린 비의존형 당뇨병 환자의 개인에 따른 경과를 관찰해 보면,

① 비만으로 건강할 때.

② 조금 비만하고 당뇨병이 시작되었을 때.

③ 분명히 당뇨병일 때.

라고 하는 시기가 있다. 각각에 인슐린 분비량이 달라서 ②의 무렵은 오히려 비교적으로 고인슐린 혈증이 되고, ③에서는 인슐린 분비가 결국 저하한다.

고인슐린 혈증을 나타내는 동안 좋은 치료에 대한 방법이 생겨서 쓸데없는 인슐린을 사용하지 않는 경우가 있다면 매우 다행스러운 일이다.

그러나 인슐린 비의존형 당뇨병이 되어 식사, 운동, 경구당뇨병약의 방법을 써보아도 비만이 되기보다 오히려 차츰 말라서 표준 체중의 5%~10%가 떨어지는 경우가 있다. 여기서 인슐린 주사가 필요해지는 것은 당뇨병에 수반하는 혈관 합병증을 막기 위해서 빼놓을 수 없기 때문이다. 불필요한 인슐린을 사용하지 않도록 주의한다.

예를 들어 30단위를 이용하는 경우에 아침 1회뿐인 주사로 끝내면 그 때 섭취한 식사에 대해서는 잘 듣지만 여분으로 과잉된 인슐린에 대해서는 고인슐린 혈증을 나타낸다.

이런 방법을 계속하고 있으면 오랫동안 위험을 낳는 경우도 생각할 수 있으므로 좀 번거롭더라도 아침, 점심, 저녁 3회에 나눠서 즉효형의 인슐린 30단위를 투여하면 필요한 때에 알맞은 양이 들고, 불필요한 때에는 정확한 인슐린의 혈중 농도가 낮추어지는 적절한 방법이 된다.

1일에 3~4회 주사하는 것은 환자 사이에서 귀찮은 일이지만 1
회의 주사가 편리하다고 해서 끝내야 하는 문제는 아니다. 현재
는 즉효형의 인슐린을 펜형이나 프레시·제트 등의 주사기로 간
편히 할 수 있다.

인슐린 양을 어느 정도 많이 사용하는 사람은 쓸데없는 고인
슐린 혈증 상태를 가능한 한 줄이기 위해서 자신에게 적당한 방
책을 생각해야 한다.

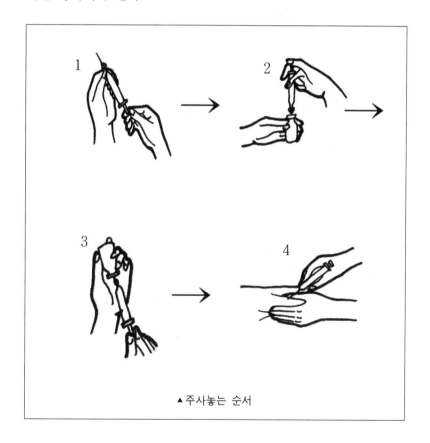

▲ 주사놓는 순서

인슐린 주사는 적어도 하루 1회는 해야 한다. 특히 인슐린제의
종류가 속효형, 지속형(지효형), 중간형의 어느 쪽인지 확인하면서

1㎖가 40단위와 100단위의 어느 쪽인지도 동시에 구분을 한다. 또 자신이 주사하는 인슐린의 단위 수와 시간도 반드시 지키도록 한다.

◾ 주사 부위

주사액의 다루는 법은 우선 주사액의 병을 두 손 사이에 끼고 비비듯이 천천히 돌려 액을 섞는다. 병을 흔들어 거품을 내면 안 되므로 특히 주의한다. 인슐린 주사는 매일 일정한 시간에 행하되 주사할 때는 눈금이 정확한 튜버클린 주사기를 사용하도록 한다.

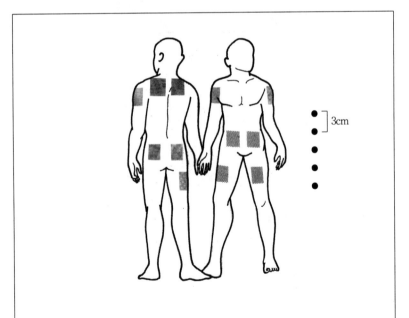

▲ **주사 부위** : 사선(斜線) 부분은 자신의 손으로 주사하기 쉬운 부위이다. 자신이 직접 주사하기 어려울 때는 점선 부분만이라도 매일 3cm쯤 주사 부위를 옮겨간다.

평균적으로 주사 바늘의 길이는 대개 1.2~1.3cm로 짧아서 피하주사(皮下注射)할 때 너무 깊이 들어가지 않도록 되어 있다. 주사침은 가늘수록 통증이 덜 하지만 잘못 찔러 넣으면 주사침을 종종 휘게 할 수 있다.

휘어지면 주사침과 주사기 사이를 연결하는 침 부위가 끊어져 살갗 속으로 파묻힐 위험성이 있으므로 여기서는 각별한 신경을 기울이지 않으면 안 된다.

주사를 놓은 부위로는 엉덩이가 가장 좋다. 여기는 살이 깊고 모세 혈관이 그리 많지 않기 때문이다. 다음은 대퇴부로 이 부분은 주사하기도 쉽고 살이 많아서 좋다.

그러나 인슐린 환자는 장기간 주사를 맞아야 함으로 아무리

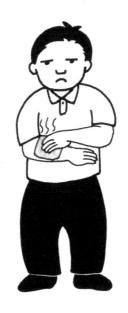

▲만약 주사 놓은 자리가 단단해져서 풀리지 않으면 뜨거운 물수건으로 마사지를 해주면 그냥 문지르는 것보다 훨씬 빨리 풀린다.

살이 많은 부위라고 하더라도 살갗이 단단해지면 인슐린이 잘 풀리지 않고 흡수가 느리게 된다. 따라서 주사를 한 곳에 오래도록 놓는 것은 피해야 한다.

주사를 놓는 곳은 엉덩이부터 시작하여 허벅지 위에서 아래까지, 어깨 부위나 뱃가죽도 좋다. 단, 시술 자리를 많이 활용하기 위해서는 가능한 한 장소를 아껴야 한다.

그러므로 위에서부터 아래로, 즉 계단식으로 점점이 내려오면서 투여하는데 어깨 아래 부위나 뱃가죽에도 마찬가지로 한다. 허벅지 다리는 무릎 위로 너무 가까이 가지 않는 것이 좋고, 피부가 너무 얇은 곳은 직각으로 침을 놓지 말고 약간 비스듬히 꽂는다.

만약 주사 놓은 자리가 단단해져서 풀리지 않으면 뜨거운 물수건으로 마사지를 해주면 그냥 문지르는 것보다는 훨씬 빨리 풀린다. 주사 부위 장소가 중복되지 않기 위해서는 사전에 도안을 그려 놓고 번호를 체크해 가면서 주사하도록 한다.

◢◣ 인슐린 주사시 단계

① 피부를 알코올 솜으로 닦아낸다.

② 손가락은 연필을 쥔 것처럼 주사기를 꼭 잡는다. 주사기가 옆으로 손바닥 위에 있으면 주사침이 충분히 깊숙하게 들어가지 않을 수 있다.

③ 다른 한 손으로는 소독된 피부를 집어 올린다.

④ 집어 올린 피부의 각도가 약 60도가 되도록 주사기를 잡는다. 이것은 오른 손에 주사기를 쥐고 왼쪽 다리에 찌를 때는 약간 윗쪽을 향하게 하면 편리하다.

⑤ 주사 바늘을 약간 찔렀을 때 만약 통증이 심하면 주사기를

다시 뽑고 조금 옆에서 다시 찔러본다. 약간 찔렀을 때 통증이 있는 것은 그곳에 작은 혈관이 있는 것이므로 이런 경우에 주사 약을 투여하면 멍들기가 쉽다.

⑥ 찌를 때 별로 통증이 없을 경우에는 한 번에 바늘 끝까지 찔러 넣는다.

⑦ 한 손은 피부를 집어 올리면서 주사기를 찌른 손의 엄지 손가락 끝으로는 주사기 피스톤을 약간 뺀다. 이때 만약 주사 기 끝에 혈액이 조금이라도 섞여 올라오면 주사 바늘이 혈관 에 들어간 것이므로 곧 주사기를 뽑아 내고, 다른 곳에 주사 하도록 한다.

이때 피스톤을 뽑는 힘은 아주 가벼워도 되며 만약 힘주어서 빼더라도 혈액이 올라오지 않으면 이것은 혈관에 꽂히지 않았다 는 것이므로 서서히 밀어 넣는다.

⑧ 주사 후 집어 올렸던 피부를 놓아서 제자리에 돌아가게 한 다. 한 번에 주사기를 뺀 뒤 알코올 솜으로 주사 부위를 꼭 눌러 주되 이때는 가능한 한 문지르지 말고 그대로 지그시 눌러 피가 나지 않도록 한다.

⑨ 만약 1회용 주사기를 사용했을 때는 그대로 버리면 찔릴 염려 가 있으므로 주사 바늘을 구부려 주사기를 찌그러뜨린 후 버린다.

⑩ 유리 주사기를 사용했을 때는 바늘을 꽂은 채 약 15~20번 피스톤질를 하여 주사기 속에 남아있는 인슐린을 모두 밖으로 빼도록 해야 한다.

▨ 인슐린을 주사기로 뽑아 옮기는 방법

① 손을 깨끗하게 씻고 손에 물기가 없도록 한다.

② 에틸알코올 솜으로 인슐린 고무병 마개 부위를 깨끗하게 하고 주사침도 닦는다.

③ 인슐린병을 6~7회 이상 여러 번 흔들어 혼탁액(混濁液)이 없도록 한다. 이때 지나치게 흔들면 주사병 안에 거품이 일어 주사기 안에 공기가 들어갈 위험이 있으므로 가능한 한 주사병 안에 공기방울이 생기지 않도록 한다.

깨끗한 인슐린이라면 침강물이 없다. 반대로 뿌옇게 보이지 않거나 침강물이 보이는 주사약은 버리도록 한다. 이것은 주사병 마개를 통하여 알코올의 혼입이나 세균 침입이 우려되기 때문이다.

④ 주사 바늘이 피부에 들어가는 부분에 손이 닿지 않도록 주의하며 주사기에 바늘을 꽂는다. 주사기의 피스톤을 넣었다 뺐다 하면서 주사기에 묻어있는 알코올을 증발시킨다.

⑤ 필요한 인슐린 용량만큼의 공기를 주사기에 넣는다.

⑥ 손으로 병을 꼭 잡은 후 침 끝을 수직으로 주사 바늘을 병 마개의 가운데에 찌른 다음 주사기 속의 공기를 병 속에 밀어 넣는다.

⑦ 바늘을 꽂은 채 인슐린 병을 거꾸로 들고 주사기에 공기가 섞여 들어가지 않도록 주의하면서 정확한 양의 인슐린을 주사기에 서서히 뽑아 올린다.

이때 주사 바늘의 끝이 인슐린의 수면 아래에 있는지를 확인한다. 만약 주사기 속에 공기방울이 생기면 주사기를 가볍게 손가락 끝으로 튕겨 공기방울이 위로 올라가다 다시 병 속으로 들어가도록 한다.

만일 잘 안 될 때에는 주사기 피스톤을 다시 밀어 올려 공기를 병 속으로 밀어 넣은 후 다시 인슐린을 주사기 안으로 뽑아 올리도록 한다.

◢◤ 혼합된 인슐린 사용 방법

두 종류의 액을 쓸 때 렌테계의 인슐린과 일반 인슐린을 사용
하는 경우에는 2개의 주사기에 따로 넣어 주사도 각기 따로 2대
를 맞는다. 같은 렌테계의 2종류를 사용할 경우에는 1개의 주사
기에 넣어서 섞는다.

NPH 인슐린과 일반 인슐린을 섞어 쓰는 경우에도 1개의 주사
기를 사용하면 되지만 반드시 일반 인슐린을 먼저 넣은 후에
NPH 인슐린을 넣는다.

때에 따라서는 두 가지 서로 다른 인슐린을 섞어서 사용하는
데 이때 각기 다른 인슐린을 주사기에 옮기는 방법은 앞서 설명
한 것과 같으나 다음 몇 가지를 더 주의하도록 한다.

① 한 가지는 탁한 인슐린이며, 또 하나는 맑은 인슐린으로 섞
어서 맞도록 한다.

② 주사기에 정확하게 뽑아 올린 인슐린과 같은 부피의 공기
를 각각의 인슐린병에 먼저 주입한다.

③ 주사기에는 반드시 맑은 인슐린부터 뽑는다. 한 주사기에
두 가지의 서로 다른 인슐린을 담을 때는 주사기 속의 인슐린이
병 속으로 들어갈 수도 있다.

이때 탁한 인슐린병 속에 맑은 인슐린이 섞이는 것은 그 양
이 적을 때는 문제가 되지 않으나 맑은 인슐린병 속에 혼탁한
인슐린이 섞여 들어가면 적은 양일지라도 맑은 인슐린이 혼탁
해진다.

④ 처음 빈 주사기에 맑은 인슐린을 옮길 경우 실수로 너무
많은 양을 뽑았을 때는 지나친 양을 다시 병 속으로 밀어 넣
어도 좋다.

그러나 맑은 인슐린을 주사기에 담은 후 탁한 인슐린을 실수로 너무 많이 뽑았을 때는 주사기 속의 인슐린 전부를 버리고 처음부터 다시 시작해야 한다.

⑤ 일단 정확한 양의 인슐린이 주사기에 옮겨지면 주사기를 병에서 뽑은 후 약간 여분의 공기를 더 주사기에 주입한다. 그리고 주사기를 상하로 서너 번 돌려 공기방울의 상하를 움직여 가면서 서로 다른 인슐린이 섞이도록 한다.

⑥ 인슐린이 일단 잘 섞이면 주사 바늘을 위로 들고 공기방울을 위로 보내어 공기를 주사기 밖으로 밀어낸 뒤 기포를 완전하게 없앤다. 이 때 주사할 인슐린의 정확한 용량을 측정하기 위해 피스톤을 조종하도록 한다.

⑦ 인슐린을 부위에 주사하는데 만약 혼탁해 있는 약물이면 미리 가볍게 흔들어서 균일하게 혼합시킨 뒤에 실시한다.

또 2종류의 인슐린을 혼합하여 주사를 할 경우 사용되는 일반 인슐린 주사액을 빨아들인 주사기를 프로타민아연 인슐린 병 속에 넣어 필요한 만큼의 양을 뽑는다.

주사는 피하주사로 하되 먼저 피부를 알코올로 소독하고 손가락으로 가볍게 집어 올린 뒤에 침을 눕혀서 꽂는다. 그리고 피스톤을 살짝 눌러서 혈액을 빨아들인 후 혈액이 비치지 않는 것을 확인한 다음에 천천히 주사액을 주입시킨다. 이때 주의할 점은 매일 같은 자리에 주사하지 말고 자주 주사 부위를 옮기는 것이다.

주사 바늘을 꼭 끼워 놓지 않으면 주사를 놓을 때 바늘이 빠져 인슐린이 샐 수가 있다. 이때는 주사를 다시 놓아야 하는데 주의할 것은 새어나간 분량을 적게 잡아야 한다.

새는 분량을 너무 많이 잡아서 다량의 인슐린을 주사하게 되면 저혈당증이 될 위험성이 높기 때문이다. 만약 주사기가 오래된 것이면 주사할 때 바늘이 부러질 수 있으므로 사용하지 않도록 한다.

만약 주사 중에 주사바늘이 부러지면 그 끝을 찢어내도록 하고 그렇지 못할 때는 바늘이 들어간 자리를 표시하고 즉시 의사에게로 가야 한다.

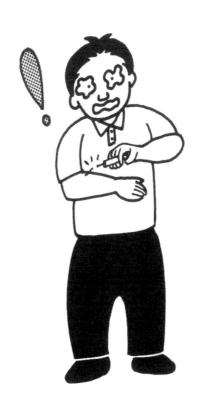

▲만약 주사기가 오래된 것이면 주사할 때 바늘이 부러질 수 있으므로 사용하지 않도록 한다. 만약 주사 중에 주사 바늘이 부러지면 그 끝을 찢어내도록 하고 그렇지 못할 때는 바늘이 들어간 자리를 표시해서 즉시 의사에게로 가야한다.

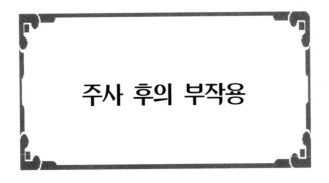

주사 후의 부작용

당 부작용을 막기 위해서는 우선 주사기와 주사침 끝이 깨끗하게 소독되어 있어야 하고 주사약의 변질 또한 없어야 한다. 이 같은 잘못이 아니라 하더라도 주사 맞은 자리가 뭉쳐져 있으면 약효가 퍼지지 않을 수 있다. 주사를 잘못 놓으면 부작용이 생기는 것은 당연한 일이므로 여러 가지 사항에 나타나는 부작용을 조심하지 않으면 안 된다.

◢ 피부 국소 반응

인슐린 주사 부위가 벌레에 쏘인 것 같이 흠집이 생길 수가 있는데 이것은 몇 주가 지나면 저절로 낫는다. 이는 산성 인슐린을 사용했을 때 자주 나타나는 증세이므로 이때는 중성 인슐린으로 바꾸는 것이 좋다. 이와 같은 부작용이 발생했을 때는 의사와 상의해서 사용하도록 한다.

치료 초기인 첫 주에 국소 알레르기가 나타날 수 있다. 이때는 주사를 맞은 부위가 가렵고 주사된 자리에 빨갛게 작은 몽우리가 생기는데 이것은 인슐린을 조금 얕게 주사했기 때문에 생기는 부작용이다. 이것은 몇 주일이 지나면 소실하게 되므로 주사

약을 바꿀 필요까지는 없다.

지방 위축(지방조직의 파괴)은 특히 여자에게 많이 나타나며 Lentesk Pzi와 같은 장시간 지속형 인슐린을 사용했거나 지나치게 차가운 인슐린을 사용했을 때 나타난다. 피부가 움푹 패여지는 것을 막기 위해서 인슐린 병을 실온에 보관해야 한다.

만약 피부가 움푹 패일 때는 그 부위에 더 이상 주사를 하지 말고, 몇 주 동안 그대로 두면 원상으로 회복된다.

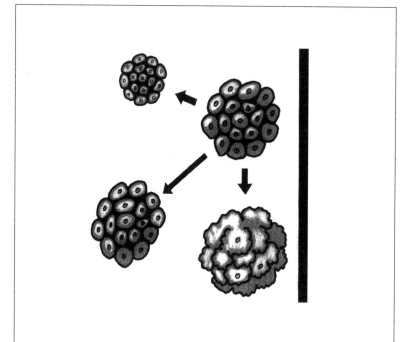

▲ **세포의 형태적 변화**
세포나 조직에 물질 대사 장애가 일어나면 위축(세포 축소), 변성(세포의 모양이나 구성상의 성질 변화), 회사 등의 변화가 있다.

지방 위축은 고도로 정제된 인슐린을 사용한 경우에는 드물게 나타나는데 이것으로 바꾸면 패인 부분도 훨씬 빨리 없어진다.

반면에 지방비대증 아이들에게 특히 잘 나타난다. 좁은 범위에서 인슐린을 계속 주사하면 주사 부위에 섬유성의 뭉치가 생긴다. 이처럼 같은 부위에 계속 주사하면 흡수 속도가 느려져 인슐린의 작용을 예측할 수 없게 한다.

주사 부위를 바꾸지 않다가 지방괴가 형성된 후에 주사 부위를 바꾸면 새로운 부위의 인슐린 흡수가 너무 빨라 당뇨병의 조절이 어려워지는데 이렇게 되면 생각하지 못했던 저혈당증이 생길 수도 있다. 일단 형성된 지방괴(脂肪壞)는 계속 그 부위에 주사하지만 않는다면 여러 달에 걸쳐 서서히 사라진다.

인슐린은 어디에 주사를 놓든 멍이 들 수가 있다. 정맥 혈관과 같이 멍들 확률이 높은 곳에는 절대 주사하지 않도록 한다.

■ 전신적인 반응

◉ 인슐린 알레르기 반응: 정신적인 부작용은 잘 나타나지 않지만 발진, 발열, 관절통 등이 나타날 수 있으며, 이때는 가능한 한 진단을 받는다.

◉ 인슐린 저항증 : 3일 동안 연속해 매일 200단위 이상의 인슐린을 주사해야 하는 것은 인슐린에 대한 체내 항체가 형성되었기 때문이다.

고도의 정제된 인슐린을 주사하면 이런 문제는 해소되나 심한 저혈당증이 생길 우려가 있으므로 반드시 병원에서만 주사하는 것이 좋다.

인슐린이 발명되어 당뇨병 치료에 많은 효과를 보았지만 그래도 당뇨병 환자에게는 불만이 남아 있다. 환자들은 여전히 새로운 발명을 기대하면서 한방은 물론 민간 요법에까지 눈을 돌리고 있다.

건강한 사람의 췌장은 혈당을 조절하기 위하여 인슐린을 생산하는데 비하여 인공적인 인슐린 주사로 영양소를 흡수하게 하는 것은 역시 무리가 있다.

자연적으로 체내에서 인슐린을 생산해 영양을 처리하는 쪽과 외부에서 인슐린을 주사로 영양 공급을 받아 체력을 유지하는 것은 큰 차이점이 있는 것이다.

건강한 사람은 아무리 먹어도 식후에 150mg 이상은 오르지 않는다. 이와 같은 사람에 비하여 미리 정해진 인슐린 양만으로 먹는 음식을 처리해야 하는 것은 활동사항에 제한이 된다. 여기에 문제가 있는 것이다.

체내에서 언제나 적정량의 인슐린을 생산해 체력을 유지하는 것과는 달리 혈당이 빨리 바뀌어져도 인슐린을 내보낼 수 없다면 정상 유지가 어려운 것이다. 그러므로 환자는 언제나 공들여 식단을 짜야 할 필요가 있는 것이다.

이는 혈당의 증가와 감소에 영향을 주기 때문이다. 문제는 환자가 언제나 적당한 혈당치를 유지해야 하는 것에서 어려움이 따르는 것이다. 근래에는 모니터 방법 등을 도입하여 목표 달성을 하는데 있어 편리를 주고 있다.

오늘날에는 좋은 인슐린 제재가 개발되어 보통 아침 식전 하루 1회 주사를 통해 대개 만족할 만한 효과를 얻을 수 있다. 주사량이 많거나 주사한 후 식사가 늦어지거나 굶게 되면 심한 공복감을 느낄 수 있는데 이때는 두통, 식은땀, 수족의 떨림, 현기증 등이 나타난다. 혈당이 지나치게 낮아졌기 때문이다.

인슐린을 맞는 사람은 이처럼 불시에 닥치는 저혈당증 상태에 항상 주의하지 않으면 안 된다. 저혈당증이 갑자기 심하게 일어나면 의식을 잃게 되므로 이러한 혼수 상태가 오지 않도록 의사의 지시에 따라 주사량을 평소 정확하게 맞아야 한다.

그래서 주사 후의 식사는 그만큼 중요한 것이다. 저혈당증 증세는 조금만 당분을 취하면 나을 수 있으므로 사탕이나 캐러멜, 엿 같은 것을 가까이 두고 먹도록 한다.

1921년 인슐린이 발견된 후 오늘에 이르도록 인슐린이 생명 연장에 한 몫을 했다는 것은 무시할 수 없는 사실이다. 이 인슐린 주사를 시작하면 계속해서 투여를 해야 하는데 이로 인해 환자 스스로가 주사하는 것이 상식화되어 있다.

인슐린 주사에는 여러 종류가 있으므로 약의 선택과 필요량에 있어서는 전문의의 지시에 따라 행해져야 함은 기본이다.

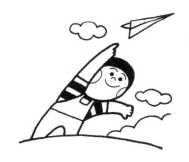

제10장

당뇨병과 비만증

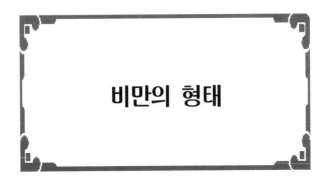

비만의 형태

⬛ 단순성 비만과 증후성 비만

비만은 당뇨병과 밀접한 연관성이 있다. 그것은 당뇨병이 발병하기 전에 뚱뚱해지는 일이 많기 때문이다. 일반적으로 몸이 뚱뚱해지면 인슐린의 필요량이 많아져서 당 대사가 나빠지는 것은 당연한 원리이다.

비만은 이른바 지방이 지나치게 많아 신진대사가 원활하지 못하게 되는 것이다. 이것은 체내의 지방분이 피하나 근육에 쌓이게 되면서 뚱뚱해지는데 그 원인에는 두 가지가 있다.

외인(外因)은 맛있는 음식을 과식하거나 운동 부족의 경우에 생기게 되고, 내인(內因)은 뇌하수체, 갑상성 부신 호르몬 등의 이상에서 생겨나는 것이다.

섭취한 음식물의 칼로리와 신체가 소비한 칼로리의 균형이 잡혀 있으면 체중은 대체적으로 변하지 않으나 섭취한 칼로리가 더 많을 경우 체중은 증가하여 비만이 된다.

비만을 크게 2가지형으로 나누어 생각해 볼 때 하나는 단순성 비만(單純性肥滿)이고, 다른 하나는 증후성 비만(症候性肥滿)이다.

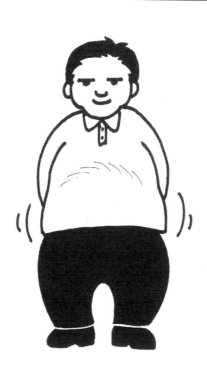

▲비만은 당뇨병과 밀접한 관계가 있다. 그것은 당뇨병이 발병하기 전에 뚱뚱해지는 일이 많기 때문이다.

단순성 비만이란 늘 음식을 많이 먹는 과식, 음식을 즐겨먹되 가려먹는 미식, 운동 부족에서 일으키는 비만 등을 일컫는다. 대부분은 과식에서 이루어진다고 해도 과언이 아니다.

그러므로 이것은 단순한 감식 요법만으로도 치료 효과를 볼 수 있다. 그러나 증후성 비만증은 지방 조직 그 자체의 신진 대사에 이상이 생겨 일어나므로 일반적인 감식 요법을 취해도 체중이 줄지 않는다.

비만증 가운데 이차성 비만증은 내분비 질환, 즉 갑상선의 기능 저하, 인슐린 분비 과다증, 부신피질 기능 항진증 등이 원인이다. 내분비에 의한 비만증은 비만증 전체에서 볼 때 5% 이하로 그렇게 많은 비율을 차지하지는 않으며 뇌의 시상 하부의 손상도 거의 없다.

▣ 남성형 비만과 여성형 비만

비만 중에서 주로 윗팔뚝(上腕)에 지방이 분포되어 있는 것을 남성형 비만이라고 부르고, 주로 하퇴부에 분포된 경우를 여성형 비만이라고 한다.

여성은 남성에 비해서 생리적으로 소모되는 칼로리가 적은데, 몸이 작기 때문에 하루에 소모되는 칼로리 또한 상당히 적은 것이 보통이다.

그러나 지방에 있어서는 여성보다 남성의 경우에 합병증이 많이 생기고 있다. 체간부의 지방 축적인 남성형 비만은 중심형 비만이라고도 한다.

반대로 여성형 비만은 말초성 비만이라고도 하는데 이것은 하반신 비만 축적을 말한다. 또 내장형 비만은 남성에게서 주로 많이 발견할 수 있고 피하지방형 비만은 주로 여성에게서 많이 볼 수 있다.

▣ 지방 세포의 양과 지방 세포의 크기

비만은 지방 세포의 수가 많은 것과 지방 세포가 크다고 하는 것이 원인으로 작용된다. 지방 세포의 수가 많다고 하는 것은 지방 조직에서 차지하는 지방 세포의 수가 많은 비만을 뜻한다.

내 과 적 질 환	• 순환기 계통 : 심장, 혈관질환, 동맥경화증, 고혈압, 신장 질환, 만성 신장염 • 내분비 계통 : 당뇨병, 통풍 • 호흡기 계통 : 폐포성 환기장애, 픽윅증후군 • 소화기 계통 : 지방간, 담낭질환, 췌장염 • 신경 계통 : 기면(嗜眠) 발작 • 골·관절 계통 : 변형성 관절염 • 기타 : 편도 비대, 불명 암, 자궁체부암
외 과 적 질 환	• 헤르니아 • 외과적 수술 때의 위험성
산 부 인 과 질 환	• 난소 기능 부진, 자궁 발육 부진, 월경 이상, 불임증 • 자궁체부암 • 임신 합병증, 출산시의 위험성, 산욕시 이상 • 질염, 외음부 질염
피 부 과 질 환	• 위성(僞性) 흑색 표피종 • 피부염, 절(癤), 옹(癰) • 다한증, 한진(汗疹) • 피부 소양증, 습진 • 선상흔(線狀痕)
기 타	• 육체적으로 장애가 있는 일을 하는데 있어서 남들보다 노력이 더 필요한데 행동이 둔함으로 여러 가지 사고가 발생하기 쉽다. • 피로하기 쉽다. • 배가 아프고 발에 장애가 있다. • 더울 때 불쾌지수가 상승한다.

이때는 지방 세포수가 일반 사람에 비하여 3~4배에 증가한다. 이런 비만은 흔히 소아(小兒)나 사춘기(思春期) 청소년에게 흔히 볼 수 있다.

지방 세포가 크다고 하는 것은 지방 세포의 수는 정상이나 그 각각이 대형화(大型化)되어 있는 것을 말한다. 이렇게 큰 지방에는 중성 지방이 많이 들어 있는데, 이 같은 비만은 특히 중년층 비만에서 볼 수 있다.

여성들에 있어서는 임신 기간동안 많이 발생하는데 이것은 지방성 비대형 비만(Hyperophic Obesity)을 보여주는 것이다. 이 지방성 비대형 비만은 주로 남성형 지방 분포(중심형 비만)와 연관이 있다. 이러한 비만은 내당성 장애, 고지혈증, 고혈압, 관상동맥, 심장 질환과 같은 대사성 합병증을 흔히 일으키게 된다.

세포수가 많은 것은 체지방과 평균 지방 세포 크기를 통해서 세포수의 증가를 알 수 있으나 이 지방 세포 크기는 부위마다 차이가 있기 때문에 이 지방 세포수를 정확하게 알기 위해서는 여러 부위의 평균 지방 세포 크기를 바탕으로 해야 된다. 일반 성인의 정상 지방 세포수의 상한치는 40~60억 개로 나타난다.

이 세포수는 생후 1년과 사춘기 대부분에 갑자기 증가하여 특히 20세를 전후로 나타나게 되거나, 혹은 성인 여성의 경우 임신 말기에도 나타나면서 뚱뚱해지게 된다. 지방 세포증식형 비만은 대개 초기나 중기 혹은 아동기, 중년기의 남성, 임신 말기에 자주 발생한다.

초기 발생 비만(early onset obcsity)은 비만이 시작하는 시기와 기간에 대한 예후와 치료를 위해 목표를 세우는 것이 상당히 중요하다. 물론 초기에 발생하므로 쉽게 발견하기 어려우나 이것은 일반적으로 소아 아니면 사춘기에 시작된다.

흔히 어릴 때 뚱뚱한 체격이나 사춘기의 뚱뚱한 체격은 간혹 성인이 되어서도 계속되는 경우가 있다. 이것을 두고 초기 비만이 시작되는 시기는 두 번 있다고 보는데 하나는 생후 1년으로 대개 지방 세포 크기가 거의 2배로 늘어나는 때이다. 이것은 이후에 반드시 비만의 원인을 만든다.

두 번째 시기는 4~11세 사이로 신장 연령에 비하여 체중이 정상 이상으로 증가되는 때이다. 이것을 의학 용어로서는 진행성 비만(progressive obesity)이라고 부르는데 이 시기는 지방 세포 수가 가장 왕성하게 증가되어 일생 동안 비만이 계속되는 경우이다.

반면 살이 찌면 호르몬의 이상이 아닌가 하고 흔히 생각하기 쉬우나 호르몬의 이상에 의해서 살찌는 일이 있기는 해도 아주 드문 일이고 대부분의 비만은 호르몬의 이상과는 상관이 없다.

나이가 들어감에 따라 생리적으로 소요되는 칼로리가 적어지고, 또 운동 부족으로 인해 하루에 소요되는 칼로리는 상당히 줄어든다.

그런데 먹는 것은 전보다 감소하지 않을 뿐만 아니라 오히려 미식(美食)을 하게 되는데 중년이 되면 비만이 늘어나는 것은 이 때문이다. 젊을 때와 같은 체중을 유지하기 위해서는 섭취량을 줄이지 않으면 안 된다.

한편 뚱뚱해지는 것은 칼로리를 너무 많이 섭취한 것으로 생각하여 칼로리를 줄이면 된다는 단순한 생각을 하기 쉬우나 이는 대단히 그릇된 사고이다.

　무조건 칼로리를 줄일 경우 건강을 해치거나 체중이 줄게 되더라도 그것이 몸의 지방분이 아니고 중요한 내장이나 근육의 중량을 줄게 할 수도 있다.

　그러므로 남성은 하루에 1,000cal, 여성은 하루에 900cal의 열량을 섭취하도록 한다. 체중 감소가 느린 경우에는 하루 700cal로 할 때도 있으나 하루 600cal 이하로 해서는 안 된다.

　식이 요법은 단백질이 함유된 식품은 많이 먹고, 유류는 보통으로(성인은 하루 60~80g), 당질 식품은 과감하게 줄이는 것이 원칙이다. 의사들은 어떤 칼로리의 경우라도 하루 60g 이상의 단백질은 취하도록 권장하고 있다.

　칼로리가 적고 단백질이 많은 식품이라고 하면 역시 동물성 단백질이 주가 된다. 감식할 때에는 따로 종합 비타민제를 복용하도록 한다.

　심장이나 신장에 특별히 장애가 있는 사람 외에는 일반적으로 물은 마시고 싶은 만큼 마셔도 좋다. 흔히 살이 찐 사람은 물을 많이 마시면 살이 찌는 것이 아닌가 하고 생각하는 사람이 있지만 이것은 근거가 없다.

　비만의 치료에 있어서 일단 살이 빠진 뒤에는 재발을 방지하기 위하여 운동 부족이 되지 않도록 하는 것이 중요하다. 그러나 중년 이상의 나이에는 심장의 이상 유무를 확인하지 않고 별안간 갑자기 과격한 운동을 시작하는 것은 위험하다.

　가능한 한 엘리베이터를 타지 말고 가까운 거리를 걸어 다니며 심한 운동보다 늘 가볍게 할 수 있는 것이 효과적이므로 산보, 리듬 체조, 줄넘기 등의 종류 중에서 한 가지를 꾸준히 하도록 한다.

　당뇨병, 고혈압 이외에도 심근경색, 통풍, 지방간, 담낭질환, 췌장염 등의 성인병은 비만할수록 증가한다. 그러므로 가벼운 비만이면 그 이상 살이 찌지 않게 조심하고, 심할 경우에는 체중을 줄이도록 노력한다.

특히 중년 이후의 비만증은 아무런 병의 자각 증세가 없어도 모르는 사이에 진행되고 있는 경우도 있으므로 반드시 치료에 앞서 내과의사의 진찰을 받도록 한다.

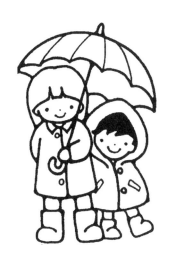

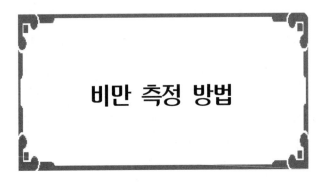

비만 측정 방법

표준 체중

비만증은 지방 조직이 과잉으로 증가된 상태이다. 보통 체중과 비교했을 때보다 10~20% 증가하면 비만 경향이 있다고 하며 20% 이상 증가되면 '비만증(肥滿症)'이라고 한다. 간혹 15% 이상을 비만증이라고 부르는 경우도 있다.

$$\{\,(\text{실제 체중} - \text{표준 체중}) \div \text{신장별 표준 체중}\,\} \times 100(\%)$$

이상과 같은 비만증 계산 방법이 이루어지기도 하지만 대체 무엇을 표준 체중인가 하는 것은 학문적으로는 여러 가지 이론이 있다.

흔히 쓰이는 것이 신장(cm)에서 100을 뺀 것을 표준 체중으로 보는 브로카 방법이나 이것은 가장 표준이라고 생각되는 체중에 비해서 조금 높은 수치(價)를 나타내고, 특히 신장이 클수록 그 차이가 크다. 그러므로 국가에서 지정한 신장 체중표를 기준으로 삼는 것이 무난하다.

비만이란 지방 조직의 증가로 발생하는 것이므로 스포츠맨이나 근육 노동자와 같은 근육 발달에 의한 체중 과잉(體重過剩)은 결코 비만증이라고 할 수 없다.

▣ 한국의 표준 신장과 체중표

남 자		여 자	남 자		여 자
체중(Kg)	신장(Cm)	체중(Kg)	체중(Kg)	신장(Cm)	체중(Kg)
72.0	180		56.7	163	54.8
71.1	179		55.8	162	53.9
70.2	178		54.9	161	53.1
69.3	177		53.1	160	51.3
68.4	176		53.1	159	51.3
67.5	175		52.5	158	50.5
66.6	174		51.3	157	49.6
65.7	173		50.4	156	48.7
64.8	172		49.5	155	47.8
63.9	171		48.6	154	47.0
63.0	170	60.9	47.7	153	46.0
62.1	169	60.0	46.6	152	45.2
61.2	168	59.2	45.9	151	44.4
60.3	167	58.3	45.0	150	43.5
59.4	166	57.4	44.1	149	42.6
58.5	165	56.9	43.2	148	41.9
57.6	164	55.7			

표준 체중인 당뇨병 환자에 비해서 5~14% 비만인 당뇨병 환자의 사망률은 2배, 15-24% 비만인 당뇨병 환자는 4배, 25% 이상은 10배라고 알려져 있다.

옛날부터 비만증은 당뇨병의 큰 원인으로 여겨져 왔다. 따라서 살이 찐 당뇨병 환자는 살을 빼는 것만으로도 당뇨병을 경감할 수 있으며, 환자의 75%가 체중의 감량만으로 당뇨병을 이겨낼 수 있는 능력이 거의 정상인과 같게 된다.

비만인에게 흔히 볼 수 있는 당 대사의 이상은 비만의 정도나 지속 기간, 연령 등과는 관계가 없으며 체중을 줄이기만 하면 90%가 회복될 수 있다. 그러나 비만인의 전체가 꼭 당뇨병에 걸린다고는 말할 수 없다.

성인형 당뇨병에는 비만일 경우가 많아서 식이 요법만 하여도 그 효과가 충분하고 또 실질적으로 그것이 효과가 가장 크다. 효과가 없을 경우에는 경구혈당강하제가 도움이 된다.

◼ 아이들의 표준 체중

아이들의 경우 브로카의 방법은 이용하지 않는다. 아이들에게서는 연령이란 요소를 반드시 고려해야 하기 때문이다. 그래서 연령과 성을 무시하고 직접 표준 체중을 신장으로 나누는 방법이 있다. 이 체질량 지수가 20이상이면 비만이다.

뚱뚱하기는 하나 건강 상태는 양호하고 특별히 어떤 병이 있는 까닭으로 살이 찌는 것이 아닌 경우의 단순성 비만은 태어날 때부터 뚱뚱해지기 쉬운 소질이 있는 사람이 과식을 하고 운동을 하지 않게 되면 그렇게 된다. 이와는 달리 병으로 인하여 뚱뚱해지는 경우를 병적 비만이라 한다.

단순성 비만이라도 상당히 뚱뚱해지는 경우가 있어서 뚱뚱한 정도로서 양자를 쉽게 구별할 수는 없다. 병적 비만은 비만 이외에 원인이 되는 병의 증세가 여러 가지 있는데 병적 비만을 일으키는 병에는 쿠싱증후군·갑상선 기능 저하증, 생식선 부전증 외에 뇌(視床下部)의 이상 등이다.

또 병을 판별하는 근본이 되는 증세들로는 현기증, 두통, 요통(腰痛), 배통(背痛), 월경 이상, 시력저하, 경련, 수족의 냉증, 빈혈, 정력 감퇴 등이 있다. 비만아의 경우에는 신장 발육 불량, 성 발육 지연, 수족의 기형, 지능 장애 등도 병적 비만의 요인이 된다.

병적 비만은 단순성 비만에 비해서 아주 드문 것이므로 이상과 같은 증세가 있으면 빨리 의사의 진찰을 받도록 한다. 대개는 1~2회, 경우에 따라서는 4~5회의 진단과 검사(요, 혈액, 뢴트겐선, 혈압, 눈 검사)에 의해서 결과가 내려진다.

단순성 비만일 경우에도 지나치게 뚱뚱하면 여러 가지 장애가 따르고, 중년이 지나면 당뇨병이나 고혈압 등의 성인병에 걸리기 쉽다.

갓난애는 피하 지방이 적고 야윈 형이다. 생후 며칠 동안에 체중이 5~10% 정도 감소하다가 10일 정도 지나면 태어날 때의 체중으로 되돌아간다. 그 후로는 체중이 점점 증가하여 3개월이면 날 때의 2배, 12개월이면 3배가 된다.

식욕이 왕성한 아기가 살찌는 정도가 지나쳐 생후 5~6개월경에 체중이 9~10kg나 되는 수가 흔히 있다. 이러한 경우 내버려두면 식욕이 떨어지다가 돌이 지나면 점점 여위어진다.

■ 한국 소아의 신장별 표준 체중

신 장 (cm)	평 균 체 중 (Kg)	
	남 자	여 자
158 ~ 160	48.2	51.3
156 ~ 158	45.8	49.9
154 ~ 156	44.0	48.6
152 ~ 154	41.8	46.8
150 ~ 152	40.2	45.0
148 ~ 150	38.2	42.6
146 ~ 148	36.9	39.8
144 ~ 146	35.5	37.1
142 ~ 144	34.1	34.7
140 ~ 138	33.0	33.0
138 ~ 140	31.5	31.0
136 ~ 138	30.3	30.0
134 ~ 136	29.1	28.7
132 ~ 134	28.2	27.7
130 ~ 132	27.1	26.7
128 ~ 130	26.0	25.5
126 ~ 128	25.0	24.6
124 ~ 126	24.1	23.6
122 ~ 124	23.3	22.9
120 ~ 122	22.3	21.8
118 ~ 120	21.5	20.9

(동아일보 자료 참고)

이것은 아기 자신이 식욕을 조절함으로써 지나치게 살이 찌는 것을 조절하고 있는 것으로 이러한 시기를 겪는 아기는 유아기에는 정상 체중을 회복하게 되어 그 뒤로는 정상적인 생활을 한다.

영양 상태가 잘못되었거나 어떤 병이 있으면 체중의 증가율이 갑자기 줄어들고 자꾸 야위어지는데 이런 아기의 경우에는 먼저 영양 상태를 검토해서 그 자체에 이상이 없으면 질환이 있을 우려가 크므로 즉시 소아과를 찾도록 한다.

그러나 몇몇은 유아기에는 정상이었다가 초등 학교에 들어가서 다시 뚱뚱해지는 경우가 있다. 이러한 비만 유아를 가진 부모들은 1년에 2~3회 정기적으로 신장·체중을 측정하여 비만증의 재발 여부를 지켜보도록 해야 한다.

유아기에서도 아주 드물게 쿠싱증후군에 의한 병적 비만이 보여지는 수가 있는데 이 경우에는 비만 이외에 안면이나 등에 털이 많다든지, 외음부에 음모가 난다거나 아기인데도 여드름이 나는 등의 이상이 따른다.

체중이 표준보다 40% 이상이면 소아과 의사의 진찰과 지도를 받는 것이 좋다. 20%를 조금 넘을 정도이면 그 아이의 최근 2년간 체중 증가를 살펴 보았을 때 같은 비율로 체중이 증가했을 경우에는 그다지 걱정할 필요는 없다.

이에 반해서 이를테면 2년 전에는 0%, 1년 전에는 10%였다면 그 아이는 차츰 살이 찌고 있다는 것이 되므로 앞으로는 30~40%나 체중이 늘어날 위험이 있다. 이러한 경우에는 의사의 지도를 받아 그 이상 살이 찌지 않게 미리 조심한다.

같은 연령의 비만아는 일반적으로 신장이 표준 이상인 경우가 많고 조숙하며 사춘기도 빨리 오는 경향이 있으나 그만큼 발육

222

상태가 일찍 멈춤으로써 10대 후반이 되면 신장도 다른 아이들과 같아진다.

한편 비만아가 고혈압의 진단을 받는 수도 가끔 있는데 160~170mmHg 정도의 높은 수치일 때는 고혈압의 우려가 많은 편이지만 150mmHg 정도일 경우에는 심장 전문의나 소아과 의사에게 정밀 검사를 받지 않고는 그 여부를 알 수 없다.

아이들의 비만이 단순성 비만이면 내버려두어도 건강상 해로울 것은 없다. 그러나 심리면과 생활 적응면에서 좋지 않는 영향을 주므로 될 수 있는 한 치료를 한다.

남자 비만아일 경우 외성기가 작다고 고민하는 일이 있는데 이것은 살이 찜으로써 하복부의 피하 지방이 두꺼워져 그 속에 음경이 매몰된 것에 원인이 있는 경우가 많으므로 걱정하지 않아도 된다.

● 비만아의 비만 관리 요령

- 식사를 거르지 않도록 하고 끼니마다 소식을 하도록 한다.
- 밥이나 반찬을 먹을 때마다 천천히 씹어 먹도록 한다.
- 식사가 끝나자마자 식탁에서 일어나게 한다.
- TV를 보거나 공부를 하면서 먹지 않도록 한다.
- 기름기 없는 살코기와 섬유질이 많은 야채와 과일을 충분히 섭취하도록 한다.
- 기름기 많은 음식과 간식은 피하고 튀긴 음식을 파는 식당에서 외식하지 않도록 한다.
- 고칼로리의 드레싱이나 소스를 적게 사용해서 요리를 하되, 버터나 다이어트용 마가린, 쇼트닝 대신 식물성 기름으로 요리하

고 계란은 흰자위만 사용한다.

• 생일 파티를 음식점에서 하지 않는다.

• 매일 먹은 음식의 종류와 양을 기록하고, 매일 하는 운동의 종류, 시간, 강도 등을 쓰도록 한다.

인체에서 소요되는 칼로리와 섭취하는 칼로리가 평형을 이루면 체중이 변하지 않는데, 소요되는 칼로리보다 많이 먹는 것을 과식이라고 한다.

과식(過食)이라는 것은 어디까지나 소요되는 칼로리와의 비교이므로 대식(大食)과는 다르다. 하루에 소요되는 칼로리는 사람에 따라서 많은 차이가 있으므로 대식이라도 소요되는 칼로리가 적은 사람은 소식(小食)이라고 생각하더라도 과식이 되어서 살이 찌는 경우가 있다.

가족에게 살이 찐 사람이 많을 경우 비만은 유전되는 것이라고 생각하기 쉬운데 비만은 그 가정의 식습관과 관계가 있는 것이다.

일반적으로 시간을 생각하지 않고 좋아하는 것을 원하는 만큼 먹이는 습관이 있는 가정에는 비만이 많다. 따라서 아이가 먹고자 하더라도 시간이나 양을 엄격하게 규제하는 것이 중요하다.

운동 부족으로 인해 소요되는 칼로리가 감소하는 것에 비해 섭취하는 칼로리가 전과 같으면 당연히 과식이 되어 살이 찐다. 갑작스럽게 운동을 그만두면 살이 찌는 일이 흔히 있는데 이것은 소요되는 칼로리는 적어졌는데도 섭취하는 칼로리는 지금까지와 같기 때문이다.

더구나 비만은 당뇨병 외에 고혈압, 심장병 같은 질환의 원인 요소가 되므로 평상시에 과식을 삼가고 적당한 운동으로서 정상적인 체중을 유지하는 것이 건강에 좋다.

이 점에 있어서는 비만인데다가 특히 당뇨병 가족력이 있는 사람은 조심해야 하며 반드시 정기 진단을 받아야만 한다.

연소형 당뇨병 환자들의 경우에는 거의 인슐린 치료가 필요하며, 경구혈당강하제를 오랫동안 사용하고 있으면 점차 효과가 적어지는데 이때도 인슐린 치료가 필요하다.

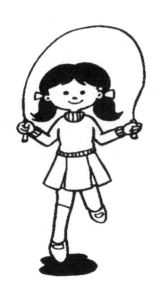

제11장

당뇨병과 영양

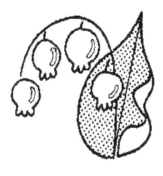

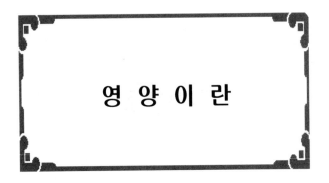

영 양 이 란

▦ 영양 재료

인체는 음식을 많이 먹으면 인슐린이 더 많이 필요해지고, 너무 적게 먹거나 운동을 많이 하면 혈당치가 낮아지게 된다. 이는 지나치게 넘쳐서도 병이 되고 모자라도 병이 생기는 이치와 같다. 그러므로 무엇보다 적정량의 음식 섭취가 필요하다. 실제로 당뇨병 치료에는 세 가지 요소가 작용을 하고 있다.

첫째는 환자 개개인에 대한 요인으로 치료 단계가 일정하지 않다. 둘째는 인슐린 주사나 경구혈당제 투여가 있어야 한다. 셋째는 식이 요법인데 이것이 알맞게 유지되어야만 건강을 지킬 수 있다.

이중에 어느 것 하나라도 적당하지 못하면 당뇨병 치료는 고사하고 건강은 더 악화된다. 물론 운동량의 조절에도 큰 영향을 미치게 된다. 즉, 인슐린량, 식사량, 운동량 및 몸의 상태가 혈당을 받쳐 주어야 한다.

가령 우리가 집을 지으려고 할 때 먼저 벽돌, 기와, 유리, 목재, 모래, 시멘트, 돌, 파이프, 판자 등의 건축 재료를 구한 후 대지

위에 건축하게 된다. 이 재료를 구할 때는 사전에 꼭 필요한 만큼만 구입하면 낭비를 없앨 수 있다.

사람의 몸도 이와 같다. 나를 유지하기 위해서는 올바른 재료라 할 영양제가 있어야 한다. 건축 작업이라 할 수 있는 영양제는 태어날 때부터 죽을 때까지 계속 필요하게 된다.

그러므로 튼튼한 집, 튼튼한 몸을 위해서는 올바른 재료를 사용해야 한다. 환자가 어떤 질병이나 손상에 의해서 회복되어 갈 때도 특히 이것은 필수적이다.

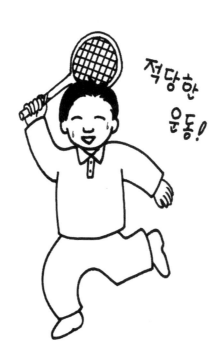

▲인체는 음식을 많이 먹으면 인슐린이 더 많이 필요해지고 너무 적게 먹거나 운동을 많이 하면 혈당치가 낮아지게 된다. 이는 지나치게 넘쳐서도 병이 되고, 모자라도 병이 생기는 원리와 같다.

그러면 사람의 인체 재료는 무엇인가? 그것은 단백질, 당질, 비타민, 광물질, 수분 같은 것이라고 말할 수 있다. 건강하고 튼튼해지려면 시기에 따라 적당하게 영양 재료가 잘 공급이 되어져야 한다.

영양이란 음식에서 나오는 것으로 이것을 열량이라고 부른다. 이러한 열량이 잘 공급됨으로써 건강한 체격을 유지할 수 있는데 그렇지 않다면 우리는 쉽게 피로감을 느끼고 쇠약해 지는 것은 물론 합병증도 일으키게 되는 것이다.

우리 몸의 열량은 대부분 당질(혹은 전분)과 지방에서 나온다. 그러나 인체의 모든 활동을 조절하기 위해서는 비타민이나 광물질 같은 요소도 역시 충분한 양이 필요로 요구되어진다.

비타민과 광물질은 거의 식물이나 식물성 식품에서 얻을 수가 있는데 바로 이런 이유 때문에 식물성 음식이 식사에 있어서 중요한 부분을 차지하는 것이다. 충분한 양의 광물질과 비타민을 충족하기 위하여 우리는 우리의 식품을 폭넓게 선택해야 할 필요성이 있다.

만일 우리가 살아 가는 동안 이 일을 꾸준하게 끈기있게 실행한다면 튼튼하고 건강한 몸을 유지하게 될 것이나 이와 반대로 충분한 양의 영양을 공급하지 못하면 건강은 고사하고 질병에 걸리거나 허약하게 될 것이다.

좋은 식사는 돈이 많아 좋고 나쁜 것보다는 어떻게 선택하여 적절한 요리를 하느냐에 달려 있다. 한마디로 칼로리 있는 식사를 균형있게 하는가 못하는가에 따라 결정되는 것이다.

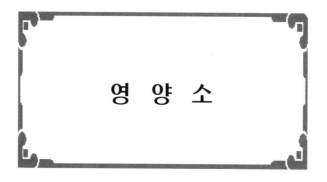

5대 영양소

단백질, 지방, 당질을 3대 영양소라고 부르는데 이것은 인체에 있어서 에너지원으로 없어서는 안 될 소중한 요소이다. 이세 가지가 소비되면 에너지원이 되는데 이것을 우리는 칼로리라 부른다.

그러나 이 3대 영양소가 체내에서 충분하게 활용되고 또한 이용되기 위해서는 비타민과 광물질(칼슘, 나트륨 등)이 필요하게 되는데 이들을 포함하여 5대 영양소라고 부른다. 비타민은 체내에서 영양소 이용을 보조하는 역할을 하고, 광물질은 효소를 보조하는 일을 담당하고 있다.

단백질은 쇠고기, 돼지고기, 닭고기, 오리고기, 생선 등의 육류와 계란, 치즈 등에 많이 함유되어 있는데 당질은 포도당이 되고, 단백질은 아미노산으로 분해되어 흡수되어 진다.

지질은 지방산으로 분해·흡수가 되는데 이 영양소가 사용될수 없는 상황이 되면 우리 몸의 지방 속에 저장이 된다. 이것은 육류에 있는 지방질, 식용유(기타 기름), 버터, 마가린, 마요네즈,

230

베이컨, 튀김 요리 등에 주로 들어 있다.

　이 지질은 당질이나 단백질 음식보다 같은 무게(g)에 대하여 두 배 이상(9cal)의 열량을 낸다. 당질(탄수화물)이 가장 많은 것은 주로 설탕, 과자, 잼 및 케이크 등을 꼽을 수 있다.

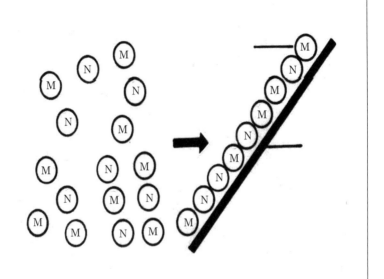

▲화학 반응을 촉진하는 촉매 : 음식물 중의 당질이나 지방질, 단백질 등은 그대로 영양분으로 되는 것이 아니고, 소화액 중의 효소 작용에 의하여 분해된 다음에 흡수된다. 이 성분이 몸의 조직을 구성하거나 에네르기의 산생(産生)에 이용될 때에도 여러 가지의 효소가 관계한다. 이와 같이 효소는 몸의 대사 작용의 중심을 이루는 촉매 역할을 하고 있다.

　전분질 음식으로는 밥, 빵, 감자, 고구마, 옥수수, 팥, 국수, 크래커, 마가린, 우유 등이 있다. 당질은 가장 흔하고 싼 식품으로 가장 많이 애용된다.

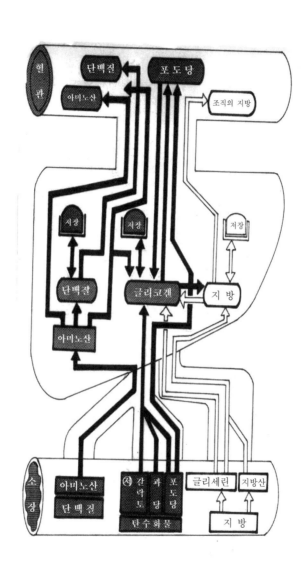

▲**영양소의 대사 과정** - 장에서 소화, 흡수된 포도당이나 과당, 갈락토제
등의 단당류는 간장으로 운반되고 거기서 분해되어 에네르기 원이 되거나
글리코겐으로 합성되어 비축된다. 글리코겐은 포도당과 같은 단순한 구조
의 당질이 결합된 화합물로 분해되면 포도당이 된다.

◾ 단백질

단백질은 몸의 구성 성분으로서 없어서는 안 될 영양소 중의 하나다. 동시에 에너지원으로서도 중요하며 당질과 똑같이 4cal/1g의 열량을 방출한다.

성인에 있어서는 단백질을 체중 1kg당 하루에 1g~1.5g을 섭취해야 할 필요가 있다. 그러나 신장의 영향이 미칠 때는 일정한 제한(체중 0.5~0.7g/1kg)이 있으므로 주의해야 한다. 단백질은 하루에 필요한 양을 끼니마다 나누어 섭취하는 것이 효과가 더 크다.

단백질은 위액(胃液)의 펩신이나 췌장의 트립신 등의 소화 효소에 의해서 펩톤이나 폴리펩티드 같은 점차 작은 것으로 분해되어 진다.

그리고 다시 장액(腸液)이나 췌액(膵液)인 아미노폴리펩티타제에 의해서 아미노산으로 되어 장관(腸管)을 통해 흡수되며, 문맥(門脈)을 지나 간장이나 다른 조직으로 보내어진다. 거기서 그 동물 특유의 체단백(體蛋白)으로 재형성되는 것이다.

이렇게 해서 만들어진 체단백은 당질이나 지방과는 달리 동물의 종류에 따라, 또 개인에 따라 차이가 있다. 따라서 만일 다른 동물 단백이 그대로 몸 안에 흡수되면 이종 단백(異種蛋白)으로서 항원항체반응(抗原抗體反應)이 일어난다. 내장 이식 때 볼 수 있는 거부 반응이 그 경우이다.

모든 생물이 살아가기 위해서는 에네르기가 필요한데, 이는 세포 단위로 보더라도 마찬가지이다. 예를 들어 단백질을 합성하는 경우에도 단백질 하나만으로 이루어지는 것이 아니라 에네르기가 있어야 한다.

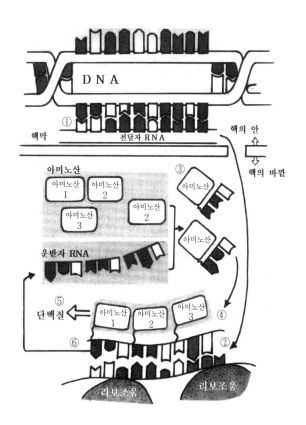

▲ 단백질 합성 과정

① 핵 속에서 DNA 중의 하나가 원형으로 되어 그 복제품(전달자 RNA)이 만들어진다.

② 전달자 RNA는 세포질 안의 리보조움 위에 있게 된다.

③ 한편 세포질 안에는 각각이 작은 것을 운반하는 RNA가 있어서 각기 종류에 따라 대응하는 특정한 아미노산과 결합한다. 아미노산의 종류에 따라 운반자 RNA의 양도 다르다.

④ 아미노산과 결합된 운반자 RNA는 그 모양에 따라서 전달자 RNA의 가장 적합한 장소에 존재하게 된다.

⑤ 운반자 RNA에 의해 운반되어 전달자 RNA가 규정하는 순서로 정렬된 아미노산은 서로 결합해서 독특한 단백질을 만든다.

⑥ 운반자 RNA는 아미노산으로부터 분리되어 다시 다른 아미노산을 운반하는 역할을 담당한다.

단백질은 그 분자 속에 질소를 포함하기 때문에 당질이나 지방질의 에네르기화의 경우와 달라지는데, 질소만 떨어지면 같이 크레브스회로에 들어가서 탄산 가스와 물로 분리된다.

질소가 떨어지는 경로는 탈아미노반응이라 불리는데, 결국 요소(尿素)가 되어서 소변으로 나오게 된다. 또한 크레브스회로는 구연산 회로, 트리카르본산(TCA) 회로 등으로 불려지며, 동·식물을 통해 이루어지는 영양 물질의 산화대사경로(酸化代謝經路)이다.

체내에 반입된 당질과 지방질 및 아미노산은 피루빈산 및 초산이 되어서 복잡한 화학 변화를 통해 완전한 탄산가스와 물이 된다.

이 때 피루빈산 1분자당 15의 ATP(아데노신 3인산)가 생겨 이것이 생체 외부의 에네르기가 된다. 이 에네르기를 발생하기 위해서 이루어지는 화학 반응이 '호흡(呼吸)'이다. 생체 내에서 이용되는 가장 중요한 에네르기 원은 포도당이다.

포도당은 분해되어 피루빈산(酸)이 되고 이것이 조효소(助酵素) A라고 하는 물질의 작용으로 구연산 사이클(크레브스 회로)에 들어가, 마지막에는 탄산 가스와 물로 분해되는데, 이 과정에서 에네르기를 발산하게 된다.

이렇게 해서 나오는 에네르기는 그 상태에서 즉시 사용되는 것이 아니라 ATP라는 물질에 에네르기가 저장되어 필요에 따라 쓰여진다.

포도당 1분자가 분해되면 36개의 ATP가 만들어지고, 이것은 필요에 따라 1개당 10cal의 에네르기를 발산함으로써 포도당이 원래 가지고 있던 에네르기의 60%가 이용된다.

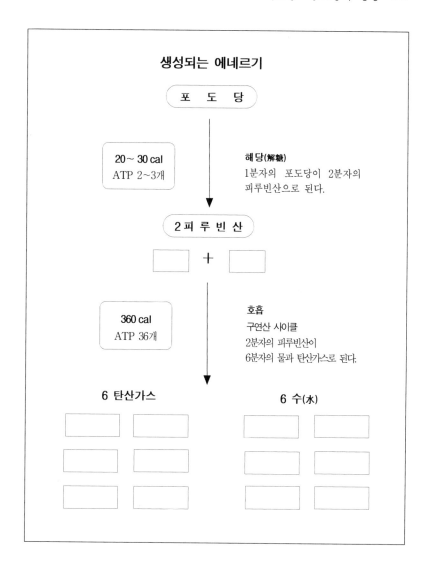

생성되는 에네르기

포 도 당

20~30 cal
ATP 2~3개

해당(解糖)
1분자의 포도당이 2분자의
피루빈산으로 된다.

2 피 루 빈 산

☐ + ☐

360 cal
ATP 36개

호흡
구연산 사이클
2분자의 피루빈산이
6분자의 물과 탄산가스로 된다.

6 탄산가스   6 수(水)

단백질은 육류나 어육, 우유, 달걀, 콩류에 많이 함유되어 있고
쌀이나 빵에도 소량이 들어 있다. 또 식품에 따라서 함유하고 있
는 단백질에는 차이가 있으므로 여러 가지 단백질 식품이 기울
지 않게 필요한 만큼 섭취하는 것이 중요하다.

예를 들어 하루에 먹는 단백질에 1/3은 동물성 단백질이

236

다. 다만 여기에는 지방의 이것이 포함되어 있으므로 동맥
경화를 방지하기 위해서라도 동물성 지방이 많이 함유되어
있는 육류, 장물, 황란, 치즈 등을 지나치게 섭취해서는 안
된다.

● 필수 아미노산

식물은 뿌리에서 흡수한 질소 비료에서 단백질을 만들 수 있
으나 동물은 필요량의 전부를 체내에서 합성하는 능력이 없기
때문에 입으로 먹는 식물에 의해서 섭취하지 않으면 안 된다.

단백질은 당질이나 지방과 달라서 탄소, 수소, 산소 이외에 반
드시 질소를 포함하고 있다. 더구나 질소의 양이 아주 많아서 평
균 16%나 된다. 단백질의 양을 계산할 때 식품 중의 질소의 양
을 측정한 후에 거기에 6.25배 해서 단백질의 양을 산출(算出)하
는 것도 이 때문이다.

단백질은 다수의 아미노산으로 되어 있고 그 분자량이 대단히
크다. 이 때문에 단백질의 대부분은 물에 흡수되기 어렵고 흡수
되어도 교질 상태(膠質狀態)가 된다.

아미노산은 20여종 있으나 그 중에서도 다음에 드는 8종의 아
미노산은 체내에서 합성되지 않으므로 반드시 외부로부터 음식
으로 취하지 않으면 안 된다. 그래서 이들을 필수 아미노산(불가
결 아미노산)이라 부르고 있다.

발린, 로이신, 이솔로이신, 트레오닌, 리신, 페닐알라닌, 메
티오닌, 트립토판 등의 8종류가 그것이다.

그러므로 똑같은 단백질이라고 하더라도 리신이 적은 빵을
먹을 때는 리신이 많이 들어있는 고기나 계란을 혼합해서
먹는 것이 좋으며 편식해서는 안 된다.

　필수 아미노산은 동물성 단백질이나 콩과 콩제품에 많이 포함되어 있고, 이것을 섭취하지 않으면 다른 아미노산을 잘 사용할 수 없다. 이처럼 단백질은 양(量)과 동시에 질(質)에 있어서도 중요하다.

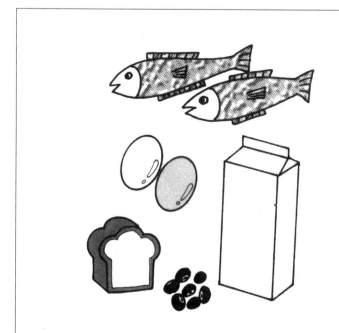

▲단백질은 육류나 어육, 달걀, 우유, 콩류에 많이 함유되어 있고 쌀이나 빵에도 소량이 들어 있다. 식물은 뿌리에서 흡수한 질소 비료에서 단백질을 만들 수 있으나 동물은 필요량의 전부를 체내에서 합성하는 능력이 없기 때문에 입으로 먹는 식물에서 섭취하지 않으면 안 된다.

　특히 당질이나 지방이 체내 단백질에서는 합성될 수 있으나 반대로 단백질이 체내 당질이나 지방에서는 합성될 수 없다. 따라서 단백질은 반드시 섭취해야 할 필요성이 있다. 각각의 식품에 대한 단백질의 함류량을 보면 먼저 콩과 콩제품에는 식물성 단백질이 약 20%나 있다.

　그리고 가공을 하면 단백질은 7.3%로 감소되는데 이것은 당질은 전적으로 사라지고, 소화 흡수가 좋아지기 때문에 성인의 단백질 공급에 없어서는 안 되는 것이다.

　두부 한 모나 두부비지 250g은 단백질의 약 18g에 해당하는 영양소를 가지고 있다. 두부는 영양가가 높은 단백질을 많이 함유하고 있는 식품으로 특히 콩에는 지방도 함유되어 있어 두부비지는 만복감(滿腹感)을 줌으로써 많이 소비된다.

　콩과 같이 수육에도 약 20%의 단백질을 함유하고 있다. 그 중에서도 소나 돼지에 비하여 말, 양, 닭고기는 지방이 적기 때문에 지방을 과식하지 않기 위한 목적으로는 알맞다.

　그러나 장물은 일반적으로 고기에 비하여 영양가는 높지만 지방이 너무 많거나 간장과 같이 당질(글리코겐)을 많이 포함하고 있으므로 가급적 사용을 피한다.

　어류의 단백질 함유량은 약 20%이고, 패류나 게, 오징어는 그보다 조금 적은 10~15%이다. 일반적으로 어육은 좋은 영양원이기는 하지만 게, 오징어, 새우 등은 콜레스테롤이 많고, 특히 게는 글리코겐을 많이 함유하고 있으므로 지나치게 먹거나 이어서 먹는 것은 삼가야 한다.

　달걀은 단백질을 10~15% 함유하고 있는데 반숙으로 만들어 먹으면 소화 흡수가 잘 된다. 우유는 알칼리성 단백질이며 이상적인 식품이므로 당뇨병에서는 반드시 하루 1회의 정해진 양을 먹어야 한다.

▣ 지방

　지방은 체내에서 연소를 하면 9cal/1g를 낸다. 당질이나 단백질과 비교해 볼 때 2배 이상의 효율이 좋은 열원이다. 지방에는 단순 지방(지방산과 알코올의 에스테르)과 복합 지방(유지방, 지방산과 질소를 포함하는 물질과의 화합물)이 있다.

단순 지방에는 중성 지방, 콜레스테롤, 에스테르가 있고, 복합 지방에는 인지질, 당지질 등의 종류가 있다. 음식물 속에 지방원으로서 제일 많은 것은 중성지방질(中性脂肪質)이다.

음식으로서 섭취되는 중성 지방은 소화액 속의 리파제, 담즙 속의 담즙산(膽汁酸) 등의 반응에 의해 장에서 흡수되는데 임파관을 거쳐 혈액 속에 들어가 간장에서 작용하여 리포이드프로테인이 된다. 이것이 온몸에 공급되어서 중요한 에네르기원이 되는 것이다.

콜레스테롤은 음식물 속에서도 얻어지지만 몸의 내부에서도 합성된다. 부신피질 호르몬이나 생식 호르몬은 콜레스테롤을 기초로 하는 화합물이다. 불필요한 콜레스테롤은 간장을 거쳐 담즙산으로 담즙 속에 배설된다.

식물 중에 있는 지방은 십이지장에 들어가면 췌장에서 분비되는 파제라고 하는 효소나 담즙에서 나오는 담즙산의 영향을 받아 흡수하기에 쉽도록 소장벽의 상피에서 중성 지방이 합성된다.

뇌의 조직은 포도당을 이용할 수가 없기 때문에 필요한 최저의 포도당을 유지하기 위해서는 체내의 단백질에서 포도당을 만들게 된다. 24시간을 단속하면 혈중의 포도당은 낮아지고 중성 지방 분해로 인해 유리 지방이 증가됨으로써 활동 에너지로 이용되어 진다.

그밖에 조직 활동에서는 유리 지방산에 의존하고 있는데 이것은 밤이나 취침 중에 있어서 심장 활동 에너지의 80%를 차지한다.

더구나 여분으로 남겨진 포도당은 초산(酢酸)에서 지방산과 단

백질로 3대 영양소는 지방 조직에서 글리세린과 결합해서 중성
지방으로 저장된다.

에너지원일 뿐만 아니라 지용성 비타민을 많이 함유하고 있는
지방은 비타민A나, 비타민D, 비타민E, 비타민K 등을 보급하기
위해서도 필요하다. 사람에게 없어서는 안 될 지방산을 필수 지
방산이라 한다.

■ 식품 중의 불포화 지방산

식 품 명	지방량 (g/100g)	지방산 (g/100g)		
		포 화	단불포화	다불포화
계 란	12	34	52	14
쇠 고 기	25	43	54	3
우 유	4	70	27	3
버 터	81	60	37	3
리 드	100	40	48	12
마 가 린	81	18	73	9
코 코 넛 류	100	92	6	2
올 리 브 류	100	9	86	5
땅 콩 기 름	100	19	50	31
콘 류	100	12	33	55
면 실 유	100	26	22	52
콩 기 름	100	14	29	57

이것은 식물류에 포함되어 있는데 식물류인 참기름이나 면실
유와 같은 중성 지방은 불포화 지방을 많이 포함하고 있으며 액
상으로 되어 있다.

이 필수 지방산은 동맥경화의 요인이라고 볼 수 있는 콜레스테롤의 작용을 약화시키는 작용도 한다. 그렇기 때문에 식물성 지방은 어느 정도 섭취해 주어야 하고 반대로 동물성 지방은 포화 지방산이 많이 함유되어 동맥경화의 요인이 되기 때문에 삼가도록 한다.

동맥경화는 지방대사의 상태에 있어서 특히 혈액 속의 콜레스테롤의 농도가 높아지면 동맥벽의 콜레스테롤 출입 조절(出入調節)에 이상을 일으키고 이에 따라 동맥벽에 지방이 고이게 되는 현상이다.

지방은 체내에서 중성 지방으로 저장되고, 분해되면 포화 지방산(飽和脂肪酸)과 불포화 지방산(不飽和脂肪酸)으로 된다. 포화지방산이라 불리는 팔미탄산, 스테아린산은 자연계에 많고 높은 온도에서는 고체이다. 반면에 올레인산, 리놀산, 리놀렌산은 불포화 지방산이라 불리고 높은 온도에서는 액체이다.

이 성질은 지방 그 자체의 특성에 크게 영향을 받으며 황란, 버터 등에는 포화 지방산이 많기 때문에 상온에서는 고체가 된다. 그러나 콩기름이나 참기름 같은 식물유(植物油)는 리놀산이 많아서 겨울에도 액체 상태이다.

그중 포화 지방산은 혈중에 콜레스테롤을 높여 불포화 지방산을 감소시킨다. 이 콜레스테롤은 동맥경화의 원인으로 되기 때문에 고혈압이나 심근경색, 협심증, 신장 장애 등이 있을 때에는 필히 감소시키지 않으면 안 된다.

포화 지방산은 대체적으로 수육, 버터, 황란 등에 많이 함유되어 있고, 식물류의 지방에는 불포화 지방산이 많이 함유되어 있다. 뿐만 아니라 어유(魚油)에는 불포화 지방산이 많으므로 수육의 기름과 개별로 생각하는 것이 좋다.

그러므로 조리시에는 식물류를 사용하는데 있어서 주의하고, 섭취하는 지방량에 있어서는 하루 총 칼로리에서 필요한 단백질이나 당질의 칼로리를 빼고 남은 칼로리를 지방산에 섭취하도록 한다.

● 지방량

지방은 특별히 억제할 필요는 없다. 물론 총 칼로리가 제한되어 있으므로 제한이 없다라는 뜻은 아니고 제한되어 있는 범위 내라는 뜻이다.

근래에는 고지방식(高脂肪食)이 쓰일 정도인데 이 경우 단백질은 대략 체중 1kg에 대하여 0.5g 정도이며, 당질은 80~100g 정도이다.

이러한 식사를 할 때에는 담당 의사의 지시에 따라야 한다. 또한 섭취하는 지방의 질에도 주의하여야 하며 되도록 식물성 기름을 먹는 것이 좋다.

서양인은 하루 100g(900cal)의 지방을 섭취하는데 비하여 한국인은 불과 20g(180cal)도 안 되는 정도의 양을 섭취하고 있다. 그러나 최근에는 식생활이 점차 서구화됨에 따라 지방 섭취량도 증가하는 경향이다.

당뇨병에서 지방 섭취는 하루에 20~25g가 적당하고 50g를 초과해서는 안 된다. 식물성 지방 기름에는 콩, 참깨, 유체, 땅콩, 올리브, 야자, 샐러드류 등이 있다. 그러나 이러한 것들은 비타민의 함유량이 적다는 단점을 가지고 있다.

동물성 지방에 있는 해트와 라드는 지방이 100%이면서 칼로리도 높으나 포화 지방산이 많기 때문에 당뇨병 식사로서는 금기시한다. 대신 버터나 마가린은 지방이 80%이므로 이것을 섭취하도록 한다.

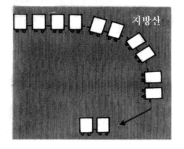

▲**지방질의 대사** : 글리세린과 분리된 지방산은 순서대로 탄소 2개씩 끝에서부터 떨어져 나간다.

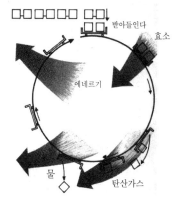

▲**크레브스 회로** : 지방산으로부터 떨어져 나와 2개씩 연결된 탄소는 크레브스 회로에 들어온다. 크레브스 회로에는 이것을 흡수하는 물질이 있어서 이것과 연결되어 회로를 한 번 돌아가는 동안에 2개였던 탄소가 분리되어 1개씩 탄산 가스로 방출된다. 이때에 에네르기가 만들어진다.

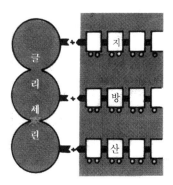

▲지방에서의 에네르기 발생

또 버터는 비타민A가 들어있으나 마가린에는 그것이 들어있지 않기 때문에 요즘에는 비타민A, 비타민D를 함유한 마가린이 시중에 많이 나오고 있다.

그밖에 지방 함유량을 살펴보면 고기에 있어서 지방이 많은 부분에는 20%, 보통은 6%이고 돼지는 기름기가 많은 부분이 40%, 보통이 6%, 소시지는 20%, 달걀 노른자는 30%, 어육은 일반적으로는 5% 이하이다.

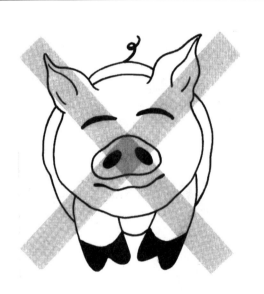

▲식물성 지방은 어느 정도 섭취해야 하지만 동물성 지방은 포화 지방산이 많이 포함되어 있으므로 동맥경화의 요인이 되기 때문에 가급적 삼가하도록 한다.

민물고기 중에서도 장어, 다랑어, 붕장어, 잉어 등에는 지방이 많은데 특히 장어는 30%나 들어 있다. 한편 조개, 게, 새우, 문어, 오징어, 해파리 등은 지방이 적게 함유된 것들이다.

그 중에서 장어, 게, 황란 같은 것은 맛이 좋아 먹다보면 지나치게 너무 많이 먹기 쉬운데 콜레스테롤이 많이 함유되어 있으므로 피하는 것이 좋다.

당 질

당질은 전분이나 설탕의 형태로 흡수된 후 장(腸) 안에서 분해되어 포도당으로 재흡수된다. 장에서 흡수된 포도당은 문맥(門脈)을 거쳐 간장에 보내지고, 거기서 글리코겐(糖原)으로 합성되어서 저장된다.

간장은 필요에 따라 글리코겐을 다시 포도당으로 분해하여 혈액 속에 방출함으로써 신체의 각 세포로 보내어 진다. 신체 속에서 다량의 포도당을 에네르기원으로 이용하는 것은 뇌와 근육이다.

특히 근육은 포도당이 소모되지 않도록 근세포 속에도 글리코겐의 형태로 당질을 저장하고 있다. 간장은 혈액 속에 포도당을 방출하기 때문에 혈액 속에는 일정한 농도의 포도당이 항상 존재하고 있다.

이것을 혈당(血糖)이라고 한다. 식사 직후에는 혈당이 일시적으로 많아지고 공복이 되면 줄어들지만, 대개는 일정한 양을 유지한다.

이처럼 혈당이 거의 일정하게 지속되고 있는 것은 췌장(膵臟)의 랑게르한스 섬이라는 조직에서 분비되는 인슐린, 글루카곤, 그리고 부신수질(副腎髓質)에서 분비되는 아드레날린 등의 호르몬이 균형을 이루고 있기 때문이다. 인슐린은 혈당치(血糖値)를 내리는 역할을 하고 아드레날린은 혈당을 높이는 역할을 한다.

당질은 4cal/1g의 열량을 낸다. 당질의 섭취를 갑자기 줄이면 '케토지스'를 조장하게 된다. 그 양은 하루 100g가 필요한데 실제 당질은 하루 150~300g의 범위 내에서 병상이나 하루 총 칼로리를 참고로 하여 정한다.

따라서 칼로리를 엄격히 제한하더라도 세 끼의 식사를 해야 할 필요가 있다. 미각(味覺)을 즐기는 사람은 식물 총 칼로리의 3/4을 당질로 보급할 만큼 많이 먹고 있다.

이것은 주식으로 지정되는 밥이나 빵 또는 면류 뿐만 아니라 설탕이나 주스류, 소맥분, 감자 등도 이 당질에 속하며 하루에 먹는 당질의 양은 이런 것들을 포함하여 계산한다.

● 당질량

일반적으로 하루 식사 이외의 당질은 대체적으로 50~60g이다. 이렇게 볼 때 하루 300g의 당질을 먹었다고 하면 이것만으로도 120cal가 되는 것이다.

예를 들어 당뇨병에는 혈당을 높여 급격하게 요당을 증가시키는 것보다 소화 흡수가 늦고 혈당의 상승도가 완만하면서 요당도 적은 것이 적당한 당질 식품이다.

이 때문에 쌀밥보다는 현미밥이나 보리밥이 좋고 흰 빵보다 검은 빵이 좋다고 하는 것이다. 구미에서는 대맥이나 오트밀에 당질 함류량이 적으면서 열량이 많기 때문에 많이 이용되고 있다.

당질은 우리가 섭취하고 있는 총 칼로리의 주력이라고 할 수가 있다. 식물의 당질은 포도당으로 분해되어 흡수된다. 그리고 여분의 당질은 글리코겐으로 간장이나 근육에 저장되지만 거기에는 한도가 있고 글리코겐으로 되지 못한 포도당은 지방산으로 합성된다. 당질을 분해하는 효소(아밀라아제와 아미노페크친)는 식물에 따라 다른데 예를 들면 맵쌀에는 아미노페크친만으로 분해가 이루어진다.

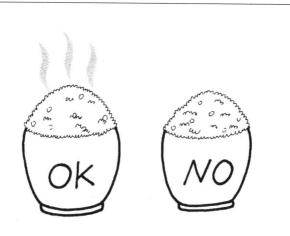

▲당질은 우리가 섭취하고 있는 총 칼로리의 주력이라고 할 수 있다. 당질은 분해하는 효소는 식물에 따라 다른데 예를 들면 멥쌀에는 아미노페크친만으로 분해된다. 또한 쌀밥은 물을 가미하여 만들어지기 때문에 흡수되기 쉬운 상태이지만 식으면 흡수가 잘 안 된다.

또 쌀밥은 물을 가미하여 만들어지기 때문에 흡수되기 쉬운 상태라 할 수 있지만 식으면 흡수가 잘 안 된다. 이처럼 밥이 찬 상태인 것과 따뜻한 상태는 그 흡수와 소화에 있어서 현저한 차이가 있다.

당질의 대사 이상으로서 가장 대표적인 것이 혈당치가 지속적으로 높고 혈액 속의 포도당이 소변 속에 과잉으로 방출되는 호르몬(糖尿) 작용의 당뇨병이다.

이에 따라 당질 및 지방의 대사에 이상이 생겨나게 되는 것이다. 혈액 속의 포도당은 정상적인 농도에서는 소변 속에 나오지 않아도 어느 정도 이상 증가하면 소변 속에 섞여 나와 당뇨를 일으키게 된다.

당뇨병이 병으로서 위험하다는 것은 다만 혈당치가 높다는 것뿐 아니라 당질의 대사 전체에 이상이 생기고, 해로운 대사 산물이 혈액 속에 늘어나게 되는 것이다.

또 소변의 양이 증가하여 체내의 수분이나 무기물의 대사에 이상이 생기면서 체액(體液)이 산성(酸性)으로 기울어지고 더불어 지방 대사에도 영향을 주어 혈액 속의 지방이 늘어나게 한다.

이와 같이 폭넓은 범위에 걸쳐 대사 장애를 초래하고, 그 결과로 신장에 일정한 병변을 일으킴으로써 신장의 기능이 나빠지거나 동맥경화가 더욱 심해진다.

이 외에도 피부나 피하 조직(皮下組織)에 지방의 침착(沈着)을 주체로 하는 세포의 덩어리가 나타나기 쉽고(黃色腫), 감염에 대한 저항력이 감퇴되는 등의 현상도 일어난다.

▦ 비타민

비타민은 칼로리는 없으나 체내에서 3대 영양소를 도와 대사를 원활하게 하는 중요한 역할을 하기 때문에 꼭 필요하다. 특히 부족하기 쉬운 것으로는 비타민A, 비타민B_1, 비타민B_2, 비타민C, 비타민D 등이다.

대체적으로 가공 식품을 피하고 날것을 과식하지 않는다면 비타민은 부족하지 않는데 식품을 가공할 경우 비타민이 파괴된다.

당뇨병에서는 합병증으로서 신경증이나 망막증이 있으면 주

사나 내복을 통해 부족한 비타민을 보충할 필요가 있다. 비타
민A를 주로 많이 함유하고 있는 것으로는 달걀, 수육, 우유,
된장 등이다.

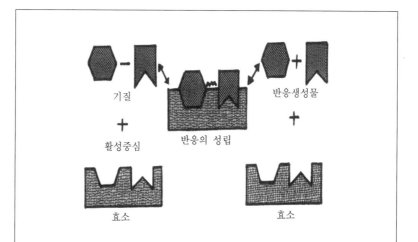

기질

＋

활성중심

반응의 성립

반응생성물

＋

효소   효소

▲촉매란 그 표면에 반응시키고 싶은 것을 흡수시켜서 거기에 빨리 반응
을 하는 물질이다. 몸 안의 촉매는 단백질로 되어 있어서 그 표면에 반
응을 일으키는 물질을 흡착시키는데 효소와 기질이 열쇠와 열쇠 구멍처
럼 맞지 않으면 반응은 발생하지 않는다. 이 효소의 활성 중심에는 비타
민류가 들어 있거나 아연, 철, 동 등의 광물질이 들어 있어서 효소의 작
용을 돕는 역할을 하고 있다.

비타민 C는 녹황 채소나 과일 등에 많다. 이러한 비타민 중 수
용성 비타민B$_1$, 비타민B$_6$, 비타민B$_{12}$, 비타민C는 물이나 열을 가
하게 되는 조리에서는 쉽게 상실되므로 가능한 한 열을 주지 않
는 것이 좋다.

비타민B$_1$, 비타민B$_2$, 비타민B$_6$, 비타민C, 니코틴산은 수용성이
기 때문에 편식만 하지 않는다면 부족되는 일은 없다. 그리고 지
용성 비타민A, 비타민D, 비타민E, 비타민K는 지나치게 섭취하지
않도록 한다.

250

▣ 주요 비타민

	명 칭	결 핍 증	함유하는 식품	비 고
지용성비타민	비 타 민 A	야맹증. 피부나 점막이 거칠어짐.	노른자, 버터, 호박, 칠성장어, 간장, 녹황 야채(카로틴)	· 홍당무, 호박에 많이 포함 된 색소(카로틴)는 프로비 타민 A라 하며 체내에서 바뀌어 비타민 A로 됨. · 흡수가 나쁘고 효과는 비 타민 A의 1/3.
	비 타 민 D	구루병(佝僂病) 임산부나 수유부는 골연화증이 됨.	간유, 노른자, 버터, 우유	· 체내의 데히드로스테롤, 버 섯의 에르고스테롤을 프로 비타민 D라하며 자외선에 의해 비타민 D가 됨. 햇볕을 많이 쬐지 못하는 곳에서 구루병이나 골연 화증이 많음.
	비 타 민 E	사람에게는 결핍증이 없음.	곡식의 배아, 노른자, 우유	
	비 타 민 K	결핍증은 없고 핼액응고 작용. 성인의 경우 드물게 나타난다.	녹황 야채, 해초, 토마토	· 신생아 출산 후, 출혈이 멈추지 않을 때 지혈 작 용이 있음.
수용성비타민	비타민B₁	각기(脚氣)병과 비슷한 증세. 식욕 부진, 피로, 수족 마비, 심장 비대.	현미, 보리, 콩, 우유, 돼지고기, 효모	· 탄수화물 대사에 필요. · 물에 녹기 쉽고 열에 약함.
	비타민B₂	구각염 발생. 어린애의 발육 부진.	우유, 동물의 간, 시금치, 생선, 간장	· 열에는 강하나 물에 쉽게 녹으 므로 조리에 주의가 필요함. (한국인에게 결핍되기 쉬움).
	비타민B₆	사람에게는 결핍증이 없음	어육(魚肉), 효모	· 단백질 대사에 중요.
	비타민B₁₂	악성 빈혈	동물성 식품	· 코발트 함유의 붉은 비타민.
	비 타 민 C	잇몸의 출혈, 심한 경우 괴혈병. 어린이 뼈의 발육부진과 대체로 외력에 대한 저항력 저하	과실(레몬, 오렌지, 귤류) 녹차(綠茶), 녹황 야채(토마토), 신선한 야채	· 과일이라도 사과나 배에는 그다지 많지 않음.
	니 코 틴 산	식욕 부진, 설사, 햇볕에 탄 피부에 염증, 펠라그라	동물의 간, 육류, 콩, 효모	· 필수 아미노산(트립토판)이 나 장내 세균에서도 합성됨.
	엽산(葉酸)	결핍증은 없고 증혈(增血) 작용	녹황 야채, 소맥 배아	· 핵산 대사에 관계됨

특히 다량의 비타민 A를 함유한 식품은 칼로리도 높고 콜레스테롤의 함유량도 많으므로 몸에 좋지 않다. 비타민은 각종 체내에서 영양소의 활동을 보조하는 역할을 하고 있으므로 이것이 결핍되면 야맹증, 각기, 빈혈, 피부염, 뼈의 이상 등을 불러온다. 그 중에서도 비타민A와 비타민D는 지방에 녹아 있기 때문에 지방 섭취가 적으면 부족하기 마련이다.

◢◤ 광물질

광물질은 무기질(無機質) 또는 회분(灰分)이라 하는데, 인체를 구성하는 원소 중 탄소, 수소, 산소, 질소 등 주로 유기물인 주성분을 제외한 다른 원소를 총칭하는 것으로서 인, 칼슘, 철, 요오드, 망간, 마그네슘, 나트륨, 칼륨, 염소, 코발트, 아연, 유황 등을 일컫는다.

칼슘, 인, 마그네슘 등은 뼈나 치아를 구성하는 성분이 되고 인, 칼슘, 철 등은 혈구나 근육 조직의 성분이 되며 요오드는 호르몬의 성분이 된다.

체내의 영양 물질은 세포의 엷은 막을 통해서 이동하는데, 그 이동은 체액과 세포내액(細胞內液)과의 농도 차이(삼투압)에 의해서 진행된다. 광물질은 체액 중의 수용성 염류(水溶性鹽類-電解質)로 체액의 농도를 지속하고 있다.

정상적인 혈액은 거의 중성(中性)을 나타내지만 몸 안에서 계속되는 신진 대사에 의해서 탄산이나 인산 또는 유산 등의 산류(酸類)가 만들어진다. 광물질은 이들 산성을 중화(中和)시킬 뿐만 아니라 알칼리성의 증가에 대해서도 중성을 유지하는 역할을 한다.

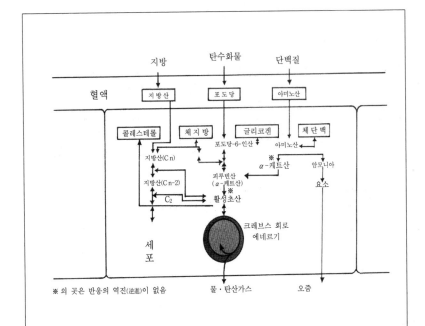

▲영양소 대사의 반응 - 아미노산은 단백질로 합성되어 케토산이 되고, 다시 분해되어 물과 탄산가스가 된다. 암모니아는 간장에서 요소(尿素)로 되어 소변을 방출한다. 당질과 단백질로부터는 글리코겐이 생산되며, 지방이나 콜레스테롤도 만들어진다.

아미노산은 단백질로 합성되어 인체를 이루는데 여분의 것은 우선 질소(암모니아)가 제거되어 케토산이 되고 다시 분해되어 물과 탄산가스로 바뀐다. 암모니아는 간장에서 요소로 되어 신장에서 소변으로 방출된다.

체내에서 물질이 변화해 가는 과정에는 일방 통행이 있고 반대 방향으로 나갈 수 있는 곳이 있다. 당질이나 지방질로부터 단백질은 만들어지지 않으며, 지방에서는 당질도 생성되지 않는다.

그러나 당질과 단백질로부터는 글리코겐(당질)이 생산되며 지방이나 콜레스테롤도 만들어진다. 단, 당이 세포 안으로 들어가는 것이 순조롭지 못하면 당뇨병을 얻게 된다.

나트륨, 칼륨, 마그네슘, 칼슘 등은 염산염, 황산염, 인산염으로서 매일 일정량이 소변이나 땀 또는 대변 등으로 나오게 되는데 영양을 유지하기 위해서는 배설한 광물질을 그만큼 섭취하여 보충하지 않으면 안 된다.

광물질의 역할은 체내의 효소를 보조해 나가는 일이다. 특히 한국인에게는 칼슘과 철분, 식염이 문제라고 할 수 있다. 더욱이 발육기의 아이는 몸의 여러 조직을 만들어 가기 때문에 광물질의 체내 축적을 충분히 할 필요가 있다.

뼈나 이와 연관이 깊은 칼슘과 혈액 중의 철분 이외에 체액에 없어서는 안 될 나트륨, 옥소, 인, 마그네슘 등은 각각 필요한 양은 많지 않을지라도 중요한 영양소이다. 당뇨병인 경우 특히 칼슘과 철분이 부족하기 쉽다.

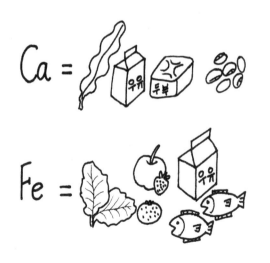

▲칼슘은 해초류, 소어(小魚), 우유, 두부, 띄운 콩 등에 많이 함유되어 있으며 철분은 채소, 과일, 우유, 어류, 소나 돼지의 간 등에 많이 들어 있다.

● 광물질의 작용

• 칼 슘 : 뼈는 칼슘의 인삼염이나 탄산염으로 되어 있으나 뼈, 치아도 일단 만들어지면 그 구성 원소가 그대로 있는 것이 아니라 항상 물질 변화를 해서 내부의 성분을 새롭게 바꾼다. 성인의 경우 하루에 0.7g의 칼슘을 섭취하지 않으면 뼈나 치아가 약해진다.

칼슘은 해초류, 소어(小魚), 우유, 두부, 띄운 콩 등에 많이 함유되어 있으며 이 같은 식물은 소량이라고 하더라도 자주 섭취할 필요가 있다.

특히 채소, 과일, 수육, 어육에 포함되어 있는 칼슘은 고혈압으로 이뇨제를 사용하고 있거나 설사, 구토가 있을 때는 특히 상실되기 쉬우므로 먹어 줄 필요가 있다.

• 철 분 : 철분은 소와 돼지의 간장, 쑥갓 등에 많이 함유되어 있으며 성인의 몸 안에 약 4.3g이 존재하고 있다. 그 반은 헤모글로빈의 성분으로써 이용된다. 따라서 철분이 부족하면 적혈구의 헤모글로빈을 만들 수 없게 되어 빈혈을 불러 일으키게 된다.

그러나 인체는 철분을 적절하게 사용할 수 있도록 되어 있어서 오래된 적혈구는 간장이나 비장에서 파괴되는데 그 때 철분만은 골수(骨髓)에 환원되어 새로운 적혈구의 성분이 된다. 그래서 출혈 등을 하지 않는 한 철분의 결핍은 일어나지 않는다.

• 요오드 : 몸 안에는 대략 50mg의 요오드가 존재하고, 그 10%는 갑상선에 함유되어 갑상선 호르몬의 성분이 된다. 따라서 요오드가 부족하면 갑상선 호르몬이 결핍되어 몸에 부종(浮腫)이 나타난다.

• 코발트·아연·망간 : 이들은 몸 안에 극히 적은 양으로 존

재하나 효소의 활동을 돕는데 중요하다.

• 불소 : 불소는 칼슘과 결합되어서 불화칼슘을 만들고 뼈나 치아를 단단하게 하는 역할을 한다. 치아의 에나멜질에는 불소가 0.01%쯤 포함되어 있다.

이것이 부족하면 충치가 많아지기 때문에 상수도에 불소를 포함시키기도 하는 것이다. 그러나 불소가 지나치게 많아도 반상치(斑狀齒)라는 반점이 있는 치아가 된다.

• 나트륨 : 주로 체액 중에 존재하여 침투압의 유지나 체액의 중성 유지를 보조하며 담즙(膽汁), 췌액(膵液), 장액(腸液) 등의 성분이 된다.

식염은 나트륨의 공급원으로서 중요한 것으로, 성인은 하루에 약 15g이 필요하다. 식염은 된장에 10%, 간장에는 17~18%가 들어있고 그 밖의 부식에 많이 함유되어 있다.

식염은 간장이나 부식에서 조금씩 섭취되고 있으며 그 양은 하루 평균 20g이다. 주의할 것은 신장에 장애가 있는 환자는 식염을 많이 먹지 않는 것이 좋다.

땀에는 다량의 염분이 포함되어 있기 때문에 땀을 많이 흘렸으면 염분으로 보충해 주어야 한다. 염분에 있어서는 소금이 대표적인데 고혈압, 동맥경화 특히 신장 기능이 저하되고 있을 경우에는 제한이 필요하다.

• 칼 륨 : 혈액과 근육 및 장기 등 모든 세포 속에 존재하고 체액의 중성 유지나 신경 흥분의 전달, 근육 활동 등에 작용하고 있다.

칼륨이 부족하면 세포의 기능을 저하시키고 발육 부진, 생식력 감퇴, 심장 기능의 저하, 소화관의 이완(弛緩)을 초래한다. 칼륨은 음식에 많이 포함되어 있기 때문에 부족될 염려는 없다.

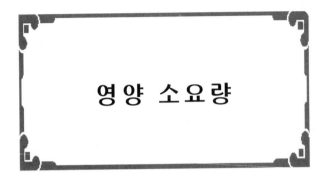

영양 소요량

▪ 열량과 칼로리

기초 대사란 식후 12~15시간이 경과한 아침의 공복시에 실내 온도가 20° C쯤 되는 곳에서 휴식을 취하고 있는 상태에서 소비되는 칼로리를 말한다. 이 기초 대사량(基礎代謝量)은 연령이나 성별, 체격 등에 따라 다르게 나타난다.

당뇨병에 있어서 노인의 기초 대사량은 저하되며 이는 사람의 생명 유지에 필요한 최저의 에네르기량을 의미하는데 몸의 체격에 따라 개인적인 차이가 있기 마련이다.

체격을 뚜렷하게 나타내는 체표면적(體表面積)으로 그 사람의 기초 대사량을 나누어 보면 같은 성별, 같은 연령의 경우에서는 그 값이 거의 일정하다.

이 단위 체표면적당 기초 대사량은 40세 이후에는 연령에 따라 점차 저하되어 간다. 건강하고 능률적으로 생활하기 위해서는 필요한 영양 섭취가 충족되어야 한다.

이를 위해 영양 소요량을 알아둘 필요가 있다. 이것은 생리적으로 정상적인 상태를 유지하기 위한 최소한의 에너지이다.

이 양은 이론적으로 계산한 소요량에 안전율을 가산한 것으로 계산하는 방법이 있다.

기초대사 × 에너지대사률 = 칼로리(cal)

일상 생활에 있어서의 칼로리는 그 사람의 기초 대사에 대한 '에너지대사률(생활 활동지수)'로서 계산한다. 또한 식사로 인한 소화 흡수를 하기 위해서나 흡수된 영양소를 체내에서 활용하기 위해서는 필요한 에너지가 있어야만 한다. 이와 같이 소화 흡수를 하기 위한 에너지 사용을 영양소의 특이작용(特異作用)이라고 부른다.

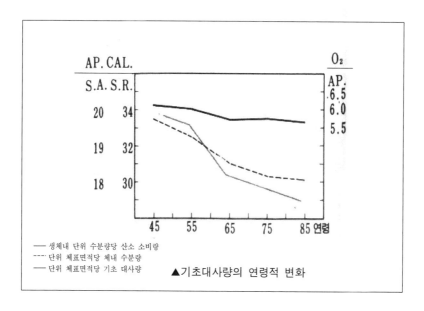

▲기초대사량의 연령적 변화

── 생체내 단위 수분량당 산소 소비량
···· 단위 체표면적당 체내 수분량
── 단위 체표면적당 기초 대사량

그 에너지는 소화 흡수하는 각 영양소에 따라서 각각 다른데 영양소 중에서도 단백질을 소화 흡수하는 것이 가장 많은 에너지를 사용하며, 이는 흡수한 칼로리의 약 30%를 사용하는 것이다.

우리 나라의 식생활에서 특이작용에 사용하는 총체적 에너지는 약 6~7%이고, 안전율을 고려하여 기초 대사의 1/10을 소요 칼로리에 가하면 하루의 소요 칼로리는 아래와 같다.

열량의 소요 칼로리

= { (기초대사 ÷ 기초대사) × (에너지 대사율 ÷ 기초대사) } ÷ 10

그러나 발육기에는 생활 활동 지수에 신체 발육 지수를 가산하여 계산하는 것이 필요하다. 임신부도 이와 같은 칼로리의 증가가 필요하며 평상시에 소요되는 칼로리를 2000cal라 한다면 임신을 했을 때에는 그 전반기에 1100cal로 5% 증가를, 후반기에는 2400cal로 20% 증가를, 수유기에는 하루 2800cal로 40% 증가를 소요량의 목표로 정한다.

실제로 이런 공식에 의하여 계산을 한다는 것은 매우 번거로울 뿐더러 현실에 소요되는 필요한 칼로리를 낸다는 것 또한 매우 어려운 일이다.

더군다나 영양 소요량에 대한 기준은 약 10여년 전에 의한 것이어서 최근에는 비만을 피하기 위해서 하루 총 칼로리를 억제하는 동시에 당질을 줄이고, 우유, 달걀, 고기, 생선 같은 양질의 동물성 단백질의 비중을 증가시키는데 중심을 둔다. 가급적이면 비타민이나 광물질을 풍부하게 함유한 채소를 섭취하도록 권장하고 있다.

◢◢ 총 칼로리

하루에 필요로 하는 식사의 총량을 열량으로 나타내는 것을 1일의 총 칼로리라고 한다. 각 사람의 총 칼로리는 연령, 성별, 노

동의 정도, 표준 체중, 당뇨병의 병상, 합병증의 유무 등을 고려
하여 결정하게 된다.

　당뇨병 환자의 경우 그 환자에 대해 잘 알고 있는 담당 의사
가 계산하여 정해주는 것이 바람직하다. 이렇게 하여 정해진 하
루의 총 칼로리도 항상 적당한가의 여부에 대해서는 몸의 건강
상태나 활동량의 증감을 감안하여 1주일에 1회의 체중을 측정하
면서 그것을 기준으로 판단한다.

■ 비만증 식이 요법의 칼로리 섭취량

비　　만　　정　　도	칼로리(cal)
몹시 비만하고 활동량이 적은 사람	800
비만증이 중 정도이고, 가벼운 노동이나 중 정도의 작업에 종사하는 사람	1,000 ~ 1,200
비만이 중 정도이고 중노동에 종사하는 사람	1,400 ~ 1,500

　모든 종류의 음식에 포함되어 있는 영양소와 칼로리는 일정
하지 않으므로 실제로 식이 요법을 하기 위해서는 식단을 짜
야 한다.

　식단이란 환자가 직접 먹을 수 있는 음식 차림표로 일일이
영양을 따져 계산을 하려면 전문가가 아니고서는 좀처럼 실
행하기가 어렵다.

　그러므로 전문 지식은 없이도 여러 가지 식품 중 어느 것을
얼마만큼 먹어야 하는지를 알아보기 쉽게 만든 표를 식품 교환
표라고 한다. 이것은 동일표 내에서 만들고 교환하는 경우는 상
관 없으나 다른 표 사이의 교환은 안 된다.

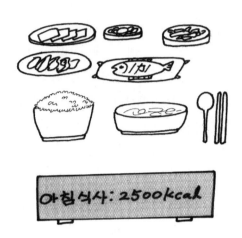

▲하루에 필요로 하는 식사의 총량을 열량으로 나타내는 것을 1일의 총 칼로리라고 하는데 이 총 칼로리는 사람과 연령에 따라 다르다. 당뇨병 환자의 경우 1일 총 칼로리량은 담당 의사와 상의하여 결정 하는 것이 바람직하다.

식이 요법을 실시해 나가는데 있어서 중요한 것은 식품 교환 표를 기억하는 것 또는 표준량을 외우는 것이 아니다. 5백 종류 에 이르는 식품의 1단위의 중량을 기억하는 것은 불가능하다. 그러므로 무엇보다 식품 교환표를 항상 보면서 가능한 한 측량하는 습관을 들이는 것이 중요하다.

계절적인 식품이나 드문 것은 1단위를 모르는 경우가 많다. 이런 것이 반복되면 식이요법을 혼동되게 하는 원인이 되기 때문에 식품 교환표는 부엌이나 식탁에 두도록 한다.

또한 일상에서 흔히 사용하는 식품은 그다지 많지 않으므로 메모해 두거나 저울을 사용하여 표준량을 정확히 지킬 수 있도록 한다. 특히 당뇨병 환자는 자신에게 가장 적절하다고 하는 총 칼로리를 항상 기억해 두는 것이 좋다.

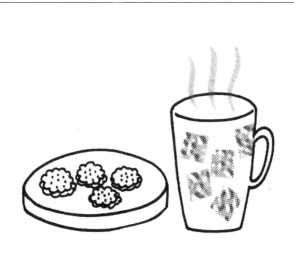

▲하루 총 칼로리에는 식사 이외에도 여러 가지 간식, 주스, 커피, 술 같은 것도 포함되어 있다. 입으로 들어가는 음식은 모두 총 칼로리에 포함시켜야 한다.

칼로리량으로 몸의 상태도 좋고 활동에도 지장이 없다면 좋지만 그렇지 않을 경우는 역시 담당 의사나 영양사에게 상의를 하여 칼로리의 증감을 의뢰한다.

다만 표준 체중을 기본으로 하기 때문에 뚱뚱한 비만자는 치료전의 식생활에서 보면 고통스러운 일도 수반된다. 그러나 표준 체중 기분으로 하여 살찐 사람이나 야윈 사람은 이것이 가장 적당한 칼로리임을 알아두어야 한다.

식이 요법은 가능한 체중에 가깝도록 하며 그것을 유지하는 것을 목적으로 한다. 하루 총 칼로리에는 식사 이외에도 여러 가지 간식, 주스, 커피, 술 같은 것도 포함되어 있다.

입으로 들어가는 음식 전부를 총 칼로리에 포함시키지 않으면 안 된다. 대부분 식사 이외에 사소하게 먹는 것은 고려하지 않는데 이것은 잘못된 것이다.

▦ 표준 체중 계산

치료에 있어서 필요로 하는 표준 체중이 있다. 이것은 그 사람의 신장이나 체격으로 보아서 가장 알맞은 체중을 의미하는 것이다. 현재 표준 체중을 기준으로 되어있는 것은 전국의 연령별과 신장 체중을 20~30대에 가장 알맞게 고려한 것이다.

사람의 근육이나 골격은 30세를 기준으로 멈추며 그 후의 체중 증가는 지방이 붙는 것이므로 표준 산출에 있어서는 20~30대가 선택되고 있는 것인데, 이것은 시대와 시기에 따라 변하기 때문에 확실한 표준 체중이 되지 않는다.

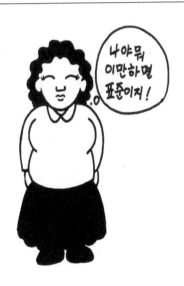

▲사람의 근육이나 골격은 30세에 멈추며 그 후의 체중 증가는 지방이 붙는 것이다. 따라서 표준 체중은 시기와 연령에 따라 다르다.

이러한 표준 체중표를 비교해 보면 똑같은 신장에 있어서도 체중과 연령에 따라 상당한 간격이 있음을 알 수 있다. 원래 표준 체중은 어디까지나 표준 체중이기 때문에 그 수치의 폭은 좁은 편이 좋다.

하루의 총 칼로리를 산출하는 방법은 브로카 방법으로 신장에서 100을 뺀 것을 표준 체중으로 이용한다. 그런데 이 산출 방법은 서양식이기 때문에 우리 나라에서는 합당하지 않다.

그래서 한국인의 경우 신장 155cm 미만은 100, 신장 155~175cm는 105, 그 이상은 100을 빼고 산출하는 것이 타당하다. 또 다른 방법으로는 가장 일반적으로 사용되고 있는 것이 카스라 방법인데 이것은 신장에서 100을 빼고 거기에 0.9를 곱한 것을 표준 체중으로 한다.

그러나 이 공식은 신장 165cm 이상인 사람에게는 잘 적용이 되지만 그 이하의 사람인 경우에는 맞지 않다. 그래서 신장 150cm 이상인 사람에게는 100을 뺀 것을 표준으로 정하고 있다.

표준 체중의 증감은 10% 이내를 기준으로 하여 10% 이상의 증가는 과중형(過重形-건강형)이라고 하고 20% 이상의 증가나 감소는 병적이라고 한다.

그리고 비만은 20% 이상의 체중을 지칭하는데 체중은 연령과 관계가 없이 20대의 표준 체중을 유지하는 것이 좋다. 당뇨병 치료에 사용하는 체중은 아래와 같이 산출한다.

표준 체중(Kg) = [신장(cm) − 100] × 0.9(Kg)

신장 160cm 이상의 경우 : [신장(cm) − 100] × 0.9(Kg)

신장 150cm ~ 160cm의 경우 : [신장(cm) − 150] × 0.4 + 50(Kg)

신장 150cm 미만의 경우 : 신장(cm) − 100

예를 들어보면 신장 160cm인 사람의 표준 체중은 54kg이고 59.4kg에서 48.6kg까지가 표준 범위라고 할 수 있다. 또 신장이 150cm인 사람의 표준 체중은 50kg가 된다. 따라서 신장이 160cm의 사람이 회사에 근무하고 있다면 그 사람의 하루 총 칼로리 계산은 다음과 같이 된다.

$$(160cm - 100) \times 0.9 = 54kg$$
$$54kg \times 30cal = 1,620cal$$

가벼운 작업임으로 체중당 30cal/1kg로 하여 1,620cal가 하루의 총 칼로리로서 적당하다고 할 수 있는 것이다. 그리고 당뇨병의 경우는 필요한 최저 칼로리가 처방되는데, 그것은 칼로리에 관한 섭취가 비만인 사람의 인슐린 수요보다 더 필요하기 때문이다.

■ 칼로리 계산 방법

이상과 같이 표준 체중이 계산되면 여기서 하루 필요한 칼로리(cal)를 계산하게 된다. 이 계산은 개인의 신체에 맞게 정해지는데 대략 직업에 따라 환산 방법이 다르다.

뚱뚱해서 표준 체중보다 무거운 계산이 나오는 경우에는 100~500cal를 감량시켜주면 1주일에 약 0.5~1kg 정도 체중 감량이 된다. 임산부 또는 젖먹이는 에너지 요구량이 증가됨으로 계산량에 300~500cal를 더해 주어야 하고, 임신 기간 중에는 대략 10kg이 증가되도록 한다.

원칙적으로 단백질은 체중 1kg당 1.0~1.5g, 당질은 적어도 1일 100g 이상, 나머지의 에너지는 지방으로 섭취한다. 3대 영양소의

▣ 하루의 총 칼로리 산출 방법

노 동 의 종 류	총 칼로리의 산출하는 방법
입원하였거나 누워있는 사람 즉, 무직, 주부	20 ~ 25칼로리 × 표준 체중 (kg) = 하루의 총 칼로리
경노동(샐러리맨)	20 ~ 30칼로리 × 표준 체중 (kg) = 하루의 총 칼로리
중노동(현장노동)	30 ~ 35칼로리 × 표준 체중 (kg) = 하루의 총 칼로리
중노동(농부, 토목, 석공)	35 ~ 40칼로리 × 표준 체중 (kg) = 하루의 총 칼로리

배분에 있어서는 탄수화물은 55~60%, 지방은 20~25%, 단백질은 15~20%로 한다.

예를 들어 하루에 필요한 열량이 1,800cal라면 당질 : 지방 : 단백질을 6 : 2 : 2로 섭취하도록 한다. 이에 대한 계산은,

탄수화물 1800 cal × 0.6 = 1080 cal

지　　방 1800 cal × 0.2 ＝　360 cal

단 백 질 1800 cal × 0.2 ＝　360 cal

으로 나타나는데 당질은 4cal/1g, 지방은 9cal/1g, 단백질은 9cal/1g의 열량을 내므로 이것을 중량으로 계산하면 당질은 270g, 지방은 40g, 단백질은 90g가 된다. 이것이 하루동안 섭취해야 할 열량 계산이다.

이 계산은 상태와 합병증 등의 여하에 따라 다소 달라질 수 있다. 이상의 계산을 중심으로 당뇨병 환자들은 적정한 체중을 유지하는 것에 주의해야 한다.

인슐린은 하루에 걸쳐서 천천히 작용하기 때문에 열량, 특히 당질의 공급도 여기에 맞도록 몇 회에 나눠서 실시할 필요가 있다. 보통은 하루의 지시 열량에 맞도록 하나 당질은 3회의 식사에 균등하게 배분해서 약 5시간 간격으로 먹도록 한다.

그래도 저혈당증이 일어나면 더욱 식사 횟수를 늘리고 1회의 양을 줄여서 저혈당증이 일어나는 시간대에 당질성 식품을 간식으로서 섭취하도록 의사로부터 지시를 받는다. 식욕 부진, 설사, 격렬한 운동 전 등에도 보식이 필요한 경우가 있다.

영양소를 분배할 때는 필요한 칼로리량이 결정된 다음, 그것이 어떠한 식품에 어떻게 섭취하면 좋을 것인가를 생각해 보아야 한다.

먼저 여러 가지 영양소의 균형이 맞게 분배되어 있는 식사여야 할 것이며 단백질, 지방, 당질, 비타민, 광물질 등을 하루 총 칼로리의 범위 내에서 적당하게 섭취하도록 한다.

처음에는 식사의 양에 대한 불만이 있을 것이나 식욕은 정신적으로 조절이 되므로 그보다는 조리에 더 신경을 써야만 한다.

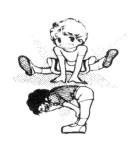

제12장

당뇨병과 식이 요법

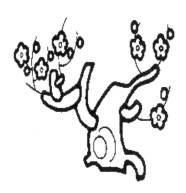

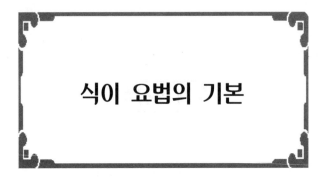

식이 요법의 기본

■ 식이 요법의 발생

당뇨병의 기본 치료 방법은 식이 요법이다. 당뇨병에 걸린 사람이면 누구나 지켜야 할 것 중에서 가장 중요한 문제로 실천하기에는 상당한 노력이 필요하다.

쌀밥을 주식으로 하는 나라에서 당뇨병 발생률과 혼수사(昏睡死)가 적다는 사실이 조사되었다. 이때부터 비반 요법(米飯療法)이 시행되었고 저칼로리식을 하거나 기아 요법이 유행되기도 하였다.

종래의 당뇨병은 혈당이 높아져 요당이 나오는 병이라고 해서 혈당을 내려 요당이 나오지 않게만 하면 낫는 것이라고 알고 있었다.

그래서 당질이 많은 식물을 요당이 나오지 않을 때까지 제한하였는데 때로는 전혀 당질이 들어있지 않는 식사를 하는 대신에 지방을 많이 섭취하도록 하였다.

그러나 이 같은 식사에도 불구하고 당뇨는 좋아지지 않고 오히려 더 악화되어 당뇨병성 혼수로 종종 사망하게 하기도 하였다.

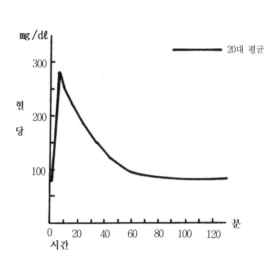

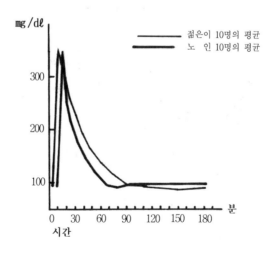

▲ 포도당 정맥내 부하 후의 혈당치 : 식후에는 혈당치가 증가하나
인슐린의 분비와 소비도 곧 높아져 혈당치를 저하시킨다. 노인은
이 인슐린의 반응성 증가가 젊은 사람보다 적고 혈당치의 저하가
둔해진다. 이런 변화는 보통의 당뇨병 환자에게서 볼 수 있는 상태
와 비슷하지만 반드시 동일한 것인지는 확실하지 않다.

그러다가 1920대 들어서면서 당뇨병은 췌장의 랑게르한스 섬에서 분비하는 인슐린이 원인이라는 사실을 발견한 이후부터 당뇨병 치료에 있어서 식이 요법과 그에 따른 식사의 방법, 사고 방식이 크게 달라짐에 따라서 그 내용도 다르게 되었다.

췌장의 랑게르한스 섬에서 분비되는 인슐린에는 근육 세포나 지방 조직이 혈당을 받아들이는 속도를 촉진시키는 작용이 있고, 혈당치(血糖値)를 일정 범위 내에 유지하게 하는 중요한 역할을 한다.

현재로서 식이 요법은 인슐린을 절약한다라는 의미에서 주로 행해지고 있다. 인슐린 주사나 경구투약을 한다하더라도 식이 요법만은 철저하게 지켜야 한다. 음식을 많이 먹게 되면 혈당을 정상으로 유지하기 위해서라도 인슐린이 필요하다.

때문에 당질을 제한한다고 해서 무조건 단백질이나 지방을 많이 섭취하는 것이 아니라 영양의 균형이 잡힌 식사로 그 사람에게 알맞은 하루의 총 칼로리를 판단하여서 제한하는 것이 중요한 것이다.

물론 여기서도 과식이나 편식은 삼가야 된다. 해방 후나 6·25 전후에 있어서 당뇨병 환자가 일시적으로 감소한 것은 하루에 섭취한 칼로리가 부족했던 것에 그 원인이 있다. 단백질과 지방은 거의 섭취할 수가 없었고 당질이 주로 되어 있었으므로 다만 그 양을 제한하는 것뿐이었다.

40대나 그 이후에 생기는 소위 성인 당뇨병 환자들의 경우에는 인슐린을 만드는 능력이 남아 있다. 보통 체격의 당뇨병 환자는 정상적인 인슐린 분량보다 약간 모자라고, 뚱뚱한 체격의 당뇨병 환자는 하루 약 70~80단위의 인슐린을 만든다.

이 정도의 인슐린을 가지고 있으면 음식을 마음대로 먹을 때
에는 불충분 하지만 식사를 적당히 제한하고 또 운동을 적당히
하면 혈당은 거의 정상으로 유지될 수 있다.

당뇨병이 되면 섭취한 식물을 몸의 영양소로서 충분히 이용
하지 못하게 된다. 그것은 그 영양분을 근육이나 지방 조직에
흡수하는데 필요로 하는 인슐린의 작용이 부족해지기 때문이
다. 인슐린 부족에 대한 대책은 무엇보다 헛된 인슐린을 아끼
는데 있다.

인슐린을 가장 필요로 하는 것은 식물이므로 이것을 먼저
컨트롤하지 않으면 안 된다. 그뿐만 아니라 과식은 비만을 초
래하는데 몸이 뚱뚱해지면 지방 조직에 여분의 영양물이 상용

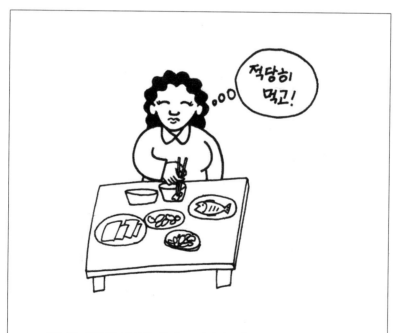

▲당뇨병 치료의 기본은 식이 요법이다. 인슐린 주사나 경구투약을
한다하더라도 식이 요법만은 철저하게 지켜야 한다.

되기 때문에 인슐린의 필요성이 증가하게 되고, 반면에 췌장의 기능을 저하하게 한다. 이것을 방지하기 위해서 식이 요법이 필요한 것이다.

음식은 우리 몸을 움직이는 연료로 기계에 비유하면 전기나 기름 역할을 한다고 할 수 있다. 당뇨병 환자가 식이 요법을 한다고 하는 것은 그 에너지를 적절히 공급한다는 뜻이다. 식이 요법이란 단순히 음식을 못 먹게 하는 것이 아니라 필요한 만큼의 칼로리를 먹도록 식생활을 바꾸는 것이다.

당뇨식은 사람들이 옷을 맞추듯이 그 사람의 키, 체중, 활동량(일), 다른 약의 사용 뿐 아니라 좋아하는 음식이나 싫어하는 것들을 다 고려하여 각자 개인에게 맞도록 하는 것이다.

■ 식이 요법의 요건

당뇨병이 없는 사람들도 체중 감량을 하거나 아니면 위가 나빠서 생긴 통풍에 식이 요법을 하고 있다. 당뇨병 환자가 하는 식이 요법도 기본적으로 본다면 이것과 조금도 다를 바 없다. 식이 요법에 있어서 가장 기본이 되는 것은 충분하고 적당한 영양의 음식을 유지하는 것이다.

성인형이라고 할 제2형의 당뇨병 환자는 인슐린이 충분한 것은 아니나 다소 모자라는 인슐린을 처리 가능할 만큼의 식사만 한다면 먹는 음식은 건강한 사람이나 다를바 없이 잘 활용될 수 있다.

연소형인 제1형의 당뇨나 응급이 아닌 경우에는 우선 식이 요법만으로 행해 보는 것이 바로 '기본 요법'이다. 이를 지키기 위해서는 4가지 요건이 있다.

① 당뇨병 환자의 음식은 취침할 때를 제외하고 하루에 여러 번에 거쳐 나누어 먹도록 한다. 나누어 먹는 것은 당이 나오지 못하게 하기 위해서이다.

만약에 하루에 먹을 음식을 한꺼번에 다 먹으면 인슐린은 부족하게 되고, 혈당은 증가하여 소변으로 당이 나오게 된다. 뿐만 아니라 혈당이 부족해져 저혈당증을 일으키기도 한다.

② 단백질, 당질 및 지질을 균형있게 고루 섭취해야 한다. 쌀밥과 같은 당질을 주로 한 음식은 신속히 변하여 포도당이 되지만, 단백질이나 지질은 에너지가 되려면 상당한 시간이 걸린다.

당질 중에서 설탕 같은 것은 혈당을 급격히 증가시키고 밥은 천천히 증가시키는 편이다. 당이 많으면 혈당이 넘쳐 소변으로 흘러나오게 된다.

③ 식사 중에는 몸에 필요한 모든 영양소가 고루 들어있어야 한다. 비타민, 광물질 등은 충분해야 한다.

④ 안정된 당조절을 위해서 매일 섭취하는 식사의 양은 거의 변화가 없도록 최대한으로 일정하게 한다. 물론 에너지가 소모될 경우에는 더 많이 먹도록 한다.

환자는 반드시 당뇨병 치료에 적합한 무엇을 얼마만큼 먹어야 되는가에 대한 이해가 있어야 한다. 식이 요법에서 총 칼로리의 양 결정, 당질의 양 결정, 영양소의 분배, 비타민과 무기질의 섭취 이 4가지 조건은 반드시 유념해야 한다.

식이 요법을 행하지 않고 약물만을 치료받은 사람 중에는 돌이킬 수 없는 위험에 처하게 되는 경우가 종종 있다. 그러므로 식이 요법을 충분히 했음에도 불구하고 효과가 없을 때에 비로소 약물 요법을 쓰도록 한다.

■ 식품 교환표

식사에 대해서는 다른 항목에서 언급하였으므로 그것을 바탕으로 하여 끼니마다 식사를 연구해야 한다. 중요한 일은 자기가 음식물의 양은 물론 각 식품의 칼로리도 짐작할 수 있도록 한다.

영양소에 대해서는 식품교환표(食品交換表)를 보고 식성에 맞는 것과 교환하거나 지시된 칼로리의 범위 내에서 무엇을 얼마만큼 먹으면 좋은지를 참고한다.

식사에 있어서 덮어놓고 영양을 보충하기 위해 칼로리가 높은 것을 계속 먹인다든지, 이 정도야 괜찮겠지 하고 환자를 동정하면 당뇨병의 조절이 무너지고 합병증을 일으키거나 당뇨병성 혼수를 초래하는 결과가 올 수도 있다.

식품 교환표를 사용하면 식품의 영양가를 일일이 계산하지 않는다 하더라도 식품 구성에 따른 식단(食單)을 간단히 만들 수 있다.

식품 교환표에는 여러 가지 식품이 영양소에 의하여 여섯 가지로 구분되어 기록되었으며 또한 일상의 식품량이 잘 제시되어 있고 한 단위를 80cal로 하여 모든 식품은 이 단위에 맞추어 적당량이 표시되어 있다.

더 나아가서 교환표에는 과자류, 알코올 음료, 기호 음료, 과일 통조림 등도 기록되어 있어 제한된 칼로리의 범위 안에서 충분히 식생활을 즐기는 동시에 안심하고 섭생(攝生)할 수 있다.

예를 들어 가벼운 일을 하고 있는 보통 체격을 가진 사람의 식사를 이 표를 기준으로 하여 생각해 볼 때, 여기에는 필요한 영양소를 배합한 1,200cal의 당뇨병 기초식과 교환표에 의해 세운 식단의 예가 있다.

의사로부터 하루의 식사량을 1,450cal로 지시 받은 사람의 경우에는 이 기초식에 3단위(240cal)를 가산하면 되는 것이다. 식사 때마다 밥을 반 공기씩 더하거나 고기, 생선, 야채 등을 식사 때마다 1단위씩 더해도 상관없다.

같은 표에 적힌 식품을 자유롭게 교환하여 변화있는 식사를 즐기는 동시에 가족과 같이 식사를 할 수 있을 뿐만 아니라 자기가 먹어야 할 양을 기억하고 있으면 외식 때에도 가감할 수가 있어서 편리하다.

식품 교환표는 사용하기 쉽고 여러 가지 음식의 습관이나 환경에 따라서 이용할 수가 있어 좋다. 외식 때도 응용할 수 있으며 올바른 식사 원칙을 이해하는 데도 도움을 주기 때문에 널리 사용되고 있다.

▪ 식이 요법에서의 유의 사항

• 칼로리를 줄이는 방법은 무엇보다 고기와 우유 섭취를 줄이고 채소와 과일을 많이 먹고 주로 각종 잡곡밥을 먹도록 한다.

살 빼는 약으로 체중을 줄이는 것은 몸 속에 들어있는 수분을 일시적으로 빼는 현상이므로 오히려 몸에 해를 준다. 그러므로 적당한 운동을 통해 노력하는 것이 필수이다.

• 뚱뚱한 사람은 보통 사람보다 지방 세포의 숫자가 많다. 이 세포는 살을 빼더라도 줄지 않고 조금만 더 먹어도 살이 찐다. 지방 세포의 증가는 지방질 음식과다로 생기는데 비만이 되면 지방질 세포는 인슐린에 대한 반응이 둔해지기 마련이다. 더불어 근육 조직들도 인슐린에 반응하지 않게 되어 그 결과 인슐린이 더 필요하게 되는 것이다.

276

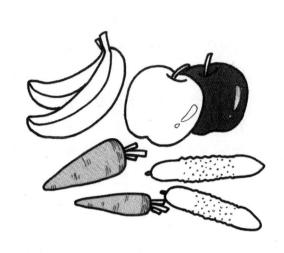

▲칼로리를 줄이는 방법은 우선 고기와 우유 섭취를 줄이고 채소와 과일을 많이 먹고 주로 각종 잡곡밥을 먹도록 한다. 뚱뚱한 사람은 보통 사람보다 지방 세포의 숫자가 많다. 이 세포는 살을 빼더라도 줄지 않고 조금만 더 먹어도 살이 찐다.

• 치커리는 60%의 인슐린을 보유하고 있다. 사람의 췌장에서 만들어지는 인슐린과 똑같은 인슐린을 만들어 내는 동물은 없다.

인슐린은 아미노산 사슬 2개로 된 단백질 호르몬인데 사람의 인슐린과 가장 유사한 것이 돼지의 인슐린이다. 마지막의 구성 아미노산이 사람의 것과 다른데 그 다른 정도가 클수록 사람에게 항체를 만들어준다.

항체가 생기게 되면 인슐린의 효과가 줄어든다. 그래서 인슐린 주사를 맞는 만큼 신경을 써서 식사에 유의하지 않으면 안 된다.

그러나 치커리는 천연 인슐린 덩어리로 사람에게 꼭 맞는 식품이다. 현재 시중에서 팔리고 있는 인슐린은 소와 돼지의 인슐린이다.

• 가능한 한 피해야 할 음식이 있다. 되도록 먹지 말아야 할 음식에는 케이크, 버터, 치즈, 아이스크림, 요구르트, 청량음료, 파이, 잼, 설탕, 술, 사탕, 과자류, 도너츠, 기름에 튀긴 음식, 디저트, 설렁탕, 삼겹살, 해삼, 홍합, 게, 불고기 등이 있다.

반면에 푸른 채소류, 해초류, 과일류, 씨눈과 같이 비타민이 풍부한 음식을 먹는다. 혈당 조절을 하는 섬유질 음식은 잡곡이나 채소, 과일에 많다.

• 식이 요법을 시작하여 6~7개월이면 상당히 좋아지나 마음이 게을러지면 다시 되돌아오는 것은 당연하다. 꾸준하게 실행하여 3년 정도가 지나면 당뇨병에서 벗어났다고 할 정도로 좋아질 수 있다.

당뇨병이 걸리면 대부분의 환자들은 정력 감퇴와 피로를 호소하는데 당뇨병에 걸린 사람의 체액은 산성의 경향을 나타내어 건강한 사람에게 비해 10년이나 빨리 혈관에 노화가 일어난다.

그러므로 당뇨병의 식(습관)은 당질만의 제한이 아니라 산독성을 방지하고 혈관 장애로부터 지키기 위한 이유도 있다. 이를 위해서는 동물성 지방 식품이나 동물성 고단백질 식품을 피하고, 전체적으로 알칼리성 식품이 되는 채소나 생즙 같은 것을 식단으로 많이 먹어 주는 것이 좋다.

특히 중요한 영양 성분은 식물성 단백질과 비타민A, 비타민B_2, 비타민B_6, 비타민C, 비타민F, 비타민P, 칼슘, 구연산, 엽록소 등이다.

비타민A, 비타민C, 비타민F, 비타민P, 칼슘, 구연산 등은 몸의 저항력을 길러주고 혈액을 약알칼리성으로 유지하여 주면서 혈관 노화를 억제하는 작용을 한다. 이것을 보충하는 요리로는 녹황색 야채의 볶음, 나물 무침, 야채 샐러드, 해초류의 무침 등이 있다.

더구나 생즙을 내서 1~2컵 마셔도 되는데 생즙을 마시는 법은 아침 기상 후 바로 마시거나 점심때 마셔 주면 효과가 더 좋다. 위장이 약한 당뇨병 환자, 간장병 환자, 신장이 약한 사람에게 이로우며 생즙은 더더욱 좋다고 할 수 있다.

• 식이 요법에서 뺄 수 없는 것이 섭취하는 칼로리를 줄이는 것이다. 지방질 사용을 확 줄이거나 가능한 한 금해야 하며 특히 몸이 뚱뚱한 사람의 경우에는 더욱 그렇다.

지방은 9cal/1g의 열량을 내는데 이는 단백질과 당질에서 내는 4cal/1g에 비하여 120%나 많은 에너지다. 이 많은 열량을 위해서 그만큼 인슐린이 상당히 필요로 함으로 이 인슐린을 조절하는 방법이 쓰이게 된다. 당뇨병은 식사 조절로 인슐린을 아끼는 것이 목적이다.

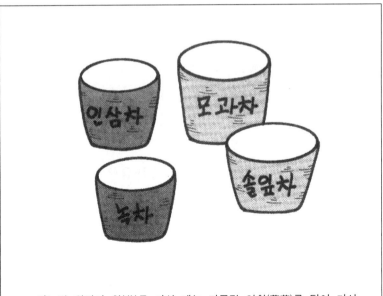

▲ 당뇨병 환자가 차(茶)를 마실 때는 가급적 약차(藥茶)를 달여 마시도록 한다. 커피를 가급적 삼가고, 홍차도 즐겨하지 않는 것이 좋다.

• 커피와 홍차는 마시지 않는 편이 좋지만 마시더라도 약차(藥茶)로 달여 먹는 정도라면 괜찮다. 차라하면 감잎차, 구기자차, 결명자차, 둥글레차, 설록차, 솔잎차, 진피차, 오랄피차, 율무차, 인동차, 생강차 등 헤아릴 수 없이 많다. 설탕 없이 가볍게 약용으로 마신다면 큰 문제는 없다.

특히 차에는 칼로리가 없어야 하지만 일반적으로 차의 성질에 따라 다소의 칼로리가 있기 마련이다. 감잎차 같은 것을 예로 든다면 비타민C가 많이 함유되어 있어서 당뇨병 환자에게 좋다.

커피나 홍차는 카페인이 함유되어 있어서 흥분 작용이 있고, 수면 부족이 되므로 지나치게 마시게 되면 역시 몸에 나쁘다. 특히 평소에 심장 장애를 갖고 있는 환자는 심장에 자극을 주기 때문에 먹지 않는 것이 좋다.

◉ 콜레스테롤 수치가 높은 음식을 삼가야 한다

■ 콜레스테롤 함유량

식 품 명	콜레스테롤 (mg/100g)	식 품 명	콜레스테롤 (mg / 100g)
빵	3.5	드 레 싱	175
케 이 크	68.5	마 요 네 즈	53
파 이	82	화 이 트 소 스	12
아 이 스 크 림	43~60	계 란	630
버 터	240~340	난 황	1,600~2,100
소·돼 지 기 름	70~83	어 육	384
치 즈	120	쇠 고 기	90~102
생 크 림	70	새 고 기(평 균)	80
우 유	11	패 류	135~217
탈 지 분 유	3	감	326

또한 단맛을 내기 위해서는 설탕 대신에 인공 조미료를 가지고 다니는 것이 한 방법이라고 할 수 있다. 차 역시 하루 총 칼로리를 염두에 두고 마시는 것이 현명하다.

• 콜레스테롤을 줄이는 방법

① 혈중 총 콜레스테롤치를 줄인다고 일컬어지는 다가불포화 지방산의 리놀산, 리놀렌산(필수 지방산으로 체내에서는 합성되지 않음)의 함유율이 높은 기름을 사용한다.

예) 식물류, 마가린 등.

② 포화 지방산의 다량 섭취는 혈중 총 콜레스테롤을 올리게 되므로 피한다.

예) 버터, 레드, 돼지 안심, 베이컨 등.

③ 고콜레스테롤 식품을 피한다.

예) 달걀 노른자, 생선알, 수육류나 그 내장 등.

④ 대두 및 그 제품과 어류를 중심으로 부식을 섭취한다.

• 술은 당뇨병이 잘 조절되어 있을 때나 합병증이 있어도 가벼울 때는 괜찮으나 합병증이 심할 때에는 금물이다. 일반적으로 청주나 맥주는 당질이 포함되어 있어 당뇨병에는 나쁘다고 한 반면 위스키나 브랜디 또는 소주는 상관이 없다고 해서 양주나 소주를 마시는 사람이 많다. 그러나 이것은 잘못된 생각이다.

이 당뇨병에 있어서는 알코올 음료의 당질이 문제가 아니라 칼로리가 문제된다. 알코올이 가진 에너지량은 1g당 7cal, 체내 환산으로는 5cal로 계산하는데 과음을 하면 하루 총 칼로리 범위 내에서 섭취하지 않으면 안 될 다른 음식물과의 섭취 균형이 무너지게 된다.

칼로리원이 되는 이상 술을 마셨을 때는 그만큼의 칼로리를 하루의 섭취 열량에서 조절하지 않으면 안 된다. 이것을 위해서는 쌀밥류의 섭취를 줄이는 것이 적당하다. 술을 마신 뒤에 식사도 평소와 같게 하면 과잉 열량이 되어서 비만을 일으키는 원인이 된다.

■ 술의 칼로리와 쌀밥의 양

종 류	양	이용칼로리	쌀 밥 의 량
청 주	18 CC	약 150cal	엉성한 공기
맥 주	1 병	약 200cal	가득한 공기
위 스 키	100 CC	약 160cal	엉성한 공기

가장 중요한 것은 술을 항상 마시는 사람, 또는 습관적으로 마시는 사람에게 일어나는 영양의 불균형에 의한 영양 장애이다. 또 알코올의 해독 작용은 섭취하는 영양소와 밀접한 관계가 있다. 알코올과 영양과의 관계를 더 자세히 살펴보면 아래와 같다.

• 단백질은 알코올에 의한 간기능 장애와 깊은 관계가 있다. 동물성 단백질의 섭취가 줄어들면 메티오닌이 부족해서 알코올에 의한 지방간(脂肪肝)의 발생을 더욱 촉진시킨다. 단백질의 부족은 알코올을 분해하는 효소의 생성을 줄어들게 하여 알코올의 분해 속도도 느리게 한다.

• 지방은 알코올에 의한 지방간의 발생에 있어서 단백질보다 영향을 많이 받는다. 지방을 많이 먹었다는 것은 알코올의 흡수를 느리게 하고 취한 기분을 덜 들게 하는 이점도 있지만 간장에 대해서는 좋지 않다. 지방의 적당한 양의 섭취는 영양상 필요한 일이다.

• 비타민에 있어서 알코올을 섭취할 경우 비타민B_1을 아끼게

된다. 그 이유는 알코올의 분해 과정에는 비타민B$_1$을 재료로 하는 효소(카르복실라아제)를 필요로 하지 않기 때문이다. 그러나 알코올은 장관(腸管)으로부터 비타민B$_1$의 흡수를 약화시킨다고 알려져 있다.

• 알코올을 분해하는 효소인 알코올디히드로게나제는 그 원료로서 아연이 필요한데 그 점으로 보아 알코올은 무기질과 관계가 있다. 알코올은 산성 식품이므로 혈액이 산성으로 변화되는 것을 방지하기 위해서도 무기질이 필요하다.

맥주 한 병은 쌀밥 한 공기 반과 같은 열량을 내므로 인해 하루 총 칼로리의 범위에서는 치우친 식사량을 만든다.

게다가 알코올을 마시면 자제력을 잃고 자칫 잘못하면 과음을 하게 되어 식욕이 늘어나게 되는데 그 결과 적정량을 쉽게 넘어서게 된다.

술은 당뇨병 환자에 있어서는 엄격하게 제한되어야 하며 특히 비만한 사람은 조심하지 않으면 안 된다. 맥주 1병, 위스키 더블 1잔 정도는 괜찮지만 이 양이라도 좋지 않는 경우가 있다.

알코올은 위장 점막에서 급속하게 흡수되어 혈액이나 조직 속에서 빨리 퍼져 나간다. 빈속일수록 흡수는 빨라지는데 공복 상태에서 한꺼번에 마시면 혈중 농도는 30분~1시간 사이에 극에 달한다.

알코올 농도가 높아도 흡수가 빨라지는데 이때 혈중 농도의 절정은 훨씬 더 높아져서 금방 취하게 된다. 안주를 먹으면서 천천히 마시면 혈중 농도가 절정에 이르는 시간도 늦어지고, 절정에 달하는 정도도 낮아진다.

알코올 농도가 20% 이상이면 위점막을 자극해서 위염을 일으키고, 계속하면 위궤양의 원인이 된다. 대체로 10% 정도가 적당하다. 그러므로 위스키나 소주 같은 것은 물에 타서 마시면 좋다. 주해(酒害)가 어느 정도 진행하고 있는지를 알 수 있는 마크로서 γ-GTP의 측정이 있다. 이 수치가 100을 넘으면 단주를 요구한다.

▣ 알코올의 혈중 농도와 취한 정도

알코올의 혈중 농도(%)	취 한 정 도
0.02	• 몸의 열이 느껴진다. • 들뜨는 기분이 든다.
0.03	• 말이 많아진다.
0.04	• 손이 약간 떨리고 움직임도 다소 둔해진다.
0.05	• 자기 판단이 둔해진다. • 충동적이 된다. • 성냥을 긋는 것도 서투르다.
0.10	• 비틀거린다. • 졸음이 온다.
0.20	• 걷는데 남의 도움이 필요하다.
0.30	• 혀가 말리게 된다.
0.40	• 깊은 마비 상태가 된다.

매일 밤술을 즐기는 사람이나 주연(酒宴)에 참석하는 일이 잦은 사람은 부식물(안주)을 충분히 취해서 하루의 영양 섭취에 균형을 유지해야 한다. 따라서 술을 마실 때에는 반드시 안주를 많이 먹도록 한다.

• 일반적인 상식으로도 담배는 몸에 해롭다. 그럼에도 불구하

고 당뇨병 환자가 담배를 피운다면 건강에 좋을 리가 없음은 당연한 것이다.

담배는 종류에 따라서 성분이 다르지만 공통적으로 반드시 함유되어 있는 성분은 니코틴이다. 궐련에는 중량의 1~2% 정도의 니코틴이 함유되어 있는 것이 보통으로, 1개피에 1g이라고 한다면 약 15mg의 니코틴이 포함되어 있다.

시거에는 1~3%이며 1개 5g이라 한다면 약 100mg, 파이프 담배에는 1.5~3mg의 니코틴이 섞여 있다. 그러므로 20개들이 담배 1갑에는 약 300mg의 니코틴이 들어 있는 셈이다.

건강한 사람이라 할지라도 담배를 많이 피우게 되면 폐암, 폐기종, 심장병 등이 생긴다. 특히 당뇨병 환자는 심장, 혈관 계통의 병이 잘 생기는데 담배를 피우면 그 위험이 두 배 이상이나 증가된다.

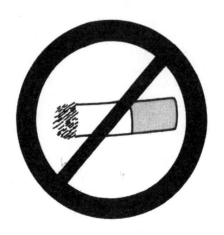

▲당뇨병 환자는 특히 담배를 삼가야 한다. 건강한 사람도 담배를 피우면 몸에 좋지 않다는 것은 상식이다. 당뇨병 환자가 담배를 피우면 각종 합병증을 유발할 위험이 몇 배나 높다. 담배는 혈관을 수축하므로 혈액 순환을 원활하지 못하게 한다.

뿐만 아니라 담배는 혈관을 수축하므로 혈관을 손상시키기 쉽고 혈액 순환을 원활하지 못하게 만든다. 이 결과 하지의 혈액 순환이 나쁘게 되고 합병증도 의외로 빨리 오는 것이다. 니코틴에는 약한 설사 작용도 있지만 소변의 생성에 있어서는 오히려 그 양이 감소한다.

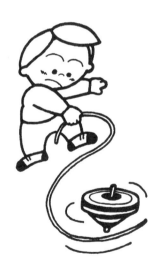

합병증 예방을 위한 식이 요법

◾ 합병증의 식이 요법

당뇨병 치료를 위한 식단으로 특별한 요리를 만들 필요는 없으나 영양이 치우치지 않게 하여 정해진 양을 먹도록 한다. 평균적인 식생활의 문제점은 우선 주식에 있어서 당질이 많고 부식이 단조로운 것에 있다.

그렇기 때문에 비타민B1의 결핍을 초래하기 쉽다. 또 동물성 단백질의 섭취도 적은데 동물성 단백질이라 하더라도 어류에 많고, 육류, 달걀, 우유에는 적으며, 전체적으로 식물성 단백질이 많은 것이 특징이다.

특히 알칼리성 단백질인 우유는 거의 섭취를 하지 않는다. 채소의 양에 있어서는 서양인보다 많이 먹고 있으나, 당근, 시금치, 레타스 등 영양가가 높은 유색 채소가 적은 편이다. 그래서 비타민이 부족하다.

더구나 비타민B1, 비타민C는 열에 대한 성질이 약함에도 불구하고 요리법의 대부분이 찜, 볶음, 튀김, 삶음, 끓임 등이 많아 거의 파괴되어 버린다.

이와 같이 우리의 식습관은 일반적으로 칼로리원이 주식에 편중되어 육류, 우유, 달걀 등 양질의 단백질 섭취가 부족하다는 점이 문제이다.

당뇨병에 걸리면 영양소의 이용이 제대로 되지 않아 여러 가지 질병이 병발되기 쉽고, 세균에 대한 저항력도 약해지기 때문에 감염증에도 쉽게 걸리게 된다.

당뇨병 그 자체의 변화인 눈의 망막증, 신증, 심근경색, 협심증, 뇌혈중, 다리의 괴저 등의 질병들은 동맥경화증을 기반으로 정상인보다 더 빨리, 그리고 훨씬 심하게 발병하게 된다. 그러므로 치료에 있어서는 무엇보다도 합병증의 예방이 가장 중요하다.

합병증을 수반하는 경우의 식이 요법도 원칙적으로는 당뇨병의 식이 요법과 별로 차이는 없지만 어느 정도 합병증이 진전되면 식사에도 역시 특별한 주의가 필요하게 된다.

• 세소혈관증 합병증의 식이 요법 : 당뇨병에 걸리면 모세관(毛細管)과 이에 가까운 혈관이 피해를 입게 되는데 그 중에서도 망막이나 신장 또는 신경 등은 특히 피해 당하기 쉽다.

이들 합병증 중에서 식이 요법에 특별한 주의가 필요한 것은 신장이 침범되었을 경우이다. 이 합병증이 진전되면 소변 가운데 단백질의 배설이 증가한다. 이런 경우의 식이 요법은 네프로제의 경우에 준하여 당질의 양을 많게 하고 염분은 제한해야 한다.

그러나 단백질의 양은 배설된 단백질의 양, 혈액 중의 단백질의 양, 요독증(尿毒症)의 유무와 관계가 있기 때문에 일정하게 할 수는 없다. 증세가 진행했을 때에는 입원 치료가 필요하다.

• 고혈압증 합병증의 식이 요법 : 고혈압증이 당뇨병에 수반되어 나타날 경우에는 염분과 수분을 제한한다. 염분은 하루에 5~10g을 기준으로 하며 수분 제한을 하는 것은 심장의 부담을 적

게 하기 위해서이다. 고혈압증을 합병한 사람은 비만형에서 많이 볼 수 있는데 표준 체중을 목표로 하여 칼로리를 엄격하게 정할 필요가 있다.

• 심장질환 합병증의 식이 요법 : 심장 질환 가운데서도 특히 관상동맥경화증(冠狀動脈硬化症)은 당뇨병에 의한 사망 원인 중 큰 비중을 차지하고 있다.

식염과 수분은 물론 칼로리의 엄격한 제한이 반드시 필요하다. 지방도 역시 줄여야 하는데 동물성 지방보다는 식물성 지방이 좋다고 알려져 있다.

그러므로 동맥경화증이 당뇨의 예후를 크게 좌우함에 따라 혈관의 변화를 될 수 있는 한 방지하는 길이 치료의 방법이라고 할 수 있다.

당뇨병이 더 악화되는 것을 막으려면 동맥경화증의 원인 요소를 감소시킨다. 그렇게 하기 위해서는 안저, 흉부의 X레이, 심전도 그리고 요 검사를 정기적으로 받아 위험 여부를 초기에 발견하고 그에 따른 치료를 행한다.

또 당뇨병의 치료가 불안전하면 혈관의 병변도 그만큼 쉽게 진행하여 폐렴, 신우염, 방광염, 피부 화농 등의 발병을 가져오는 병에도 걸리기 쉬우므로 혈관의 병변을 가능한 한 빨리 발견해야 한다.

특히 이때는 감기나 편도선(扁桃腺)을 일으키기 쉬우므로 유의해야 한다. 이것을 소홀히 하면 당뇨병의 컨트롤 또한 잘 되지 않아 건강에 위험을 줄 수 있다.

동맥경화증과 더불어 합병증이 있을 때에는 당뇨병의 식이 요법을 통해 병의 진행을 막을 수 있다. 이것은 과식과 동물성 지방 섭취를 삼가야 한다는 것이다.

또 가능한 한 식물성 지방을 사용하며 당분이 많은 과자나 주스 등을 피하고 필요한 단백질이나 비타민과 광물질을 섭취하도록 한다.

• 폐결핵 합병증의 식이 요법 : 현재 우리 나라에서는 폐결핵이 상당히 줄어들었다. 그러나 당뇨병의 결핵 합병률은 일반인보다도 2~3배가 높다.

즉, 칼로리를 제한하는 당뇨병에 비해서 결핵에서는 영양을 많이 섭취하지 않으면 안되기 때문이다. 그래서 이런 경우의 식사는 폐결핵에 중점을 두고 당뇨병의 치료는 인슐린 주사로 행해지고 있다.

당뇨병을 철저하게 치료하지 않으면 폐결핵은 결코 완치되지 않는다. 그런데 당뇨병과 폐결핵과는 상당히 다른 식이 요법이 실시되고 있다.

한편 최근에는 당뇨병을 치료하면 당뇨병 합병의 폐결핵도 일반적인 폐결핵과 같이 치유할 수 있는데 입원 치료가 원칙이다.

• 임신한 경우의 식이 요법 : 임신을 했을 때에는 흔히 당뇨의 배설을 볼 수 있다. 대부분의 경우는 신장으로부터 포도당이 나오기 쉬운 신성 당뇨지만, 일부는 임신을 계기로 당뇨병에 걸리는 수도 있다.

이렇게 되면 임신 이상을 비롯하여 여러 가지 장애가 일어나기 쉬우므로 검사를 받도록 한다. 치료는 주로 인슐린 주사를 이용하나 그 결과가 임신이나 출산에 큰 영향을 미치는 것이므로 전문의의 지시를 받는 것이 안전하다.

식사량은 초기에는 임신 전의 약 15%, 후반기에는 약 30% 가량 늘어난다. 동시에 비타민이나 광물질이 부족하지 않도록 해야 한다.

당뇨병식을 어떻게 맛있는 것으로 만드느냐를 생각하는 것을 그렇게 어렵다고 생각해서는 안 된다. 물론 지금까지의 식생활은 불균형을 이룬 비건강식이라고 생각한다면 맛있는 당뇨병식을 만드는 것이 어려운 것도 아니다. 오히려 반드시 지켜야만 할 식사라고 할 수 있다.

지난날 우리 식생활은 그저 많이 먹으면 된다는 관념 때문에 영양에 대하여는 무시해왔다. 그래서 아침 식사에서부터 저녁 식사에 이르기까지 생선이나 육식만 하면 된다라고 하는 경향이 많았다. 그로 인해 당연히 균형잡힌 영양은 취할 수 없었다.

그러나 이제는 좀더 영양에 대한 지식을 넓혀 식생활 개선에 관심을 가져야 할 필요성이 있다.

▨ 합병증의 예방책

합병증의 예방으로서는 당뇨병을 더 이상 악화시키지 않는 것이 최선의 방법이다. 감기에 걸려 폐렴이 되거나 하면 당뇨병의 컨트롤이 잘 안되므로 감기에 걸리지 않도록 조심한다.

가려움이나 종기 등을 방지하기 위해서는 몸을 청결히 해야 한다. 여자의 경우에는 흔히 음부에 가려움증이 일어나므로 배뇨 후에는 따뜻한 물로 충분히 씻어준다.

특히 당뇨병은 세균에 대한 저항력이 떨어지므로 조그만 상처라도 일찍 처리하지 않으면 안 된다. 충치 치료쯤이야 하고 가볍게 여기지 말아야 한다.

이를 뽑을 때는 화농(化膿)하거나 합병증이 일어날 수도 있으므로 치과의사에게는 당뇨병이 있다는 것을 확실히 말하고 치료를 받는다. 또 식후 양치질을 하고 이를 닦는 습관을 붙여야 한다.

설사가 여러 차례 계속되면 장기에서의 영양분 흡수가 방해 받기 때문에 저혈당증 증세가 일어나는 수도 있다. 식사의 양을 충분히 취할 수 없는 경우에는 인슐린이나 내복약의 분량을 조절할 필요가 있으므로 빨리 의사에게 문의하도록 한다.

외출할 때에는 반드시 환자 카드를 지참한다. 여기에는 성명, 연령, 인슐린이나 내복약의 종류와 분량, 시간, 다니는 병원명, 그리고 당뇨병 환자라는 사실 등이 기록되어 있어서 외출 중에 저혈당증 증세가 심하게 발생하더라도 어느 병원에서나 적절한 치료를 곧 받을 수 있다.

안경을 썼다 벗었다 하면 시력은 더욱 저하되고 나빠진다. 그러면 다시 시력 검사를 받아 새로운 렌즈를 바꾸어 끼워야 하는데 당뇨병도 이와 같은 것이다.

당뇨병의 완전 치유란 없다. 그래서 당뇨병의 치료는 병을 고치는 것이 아니라 병을 조절하는 것이라고 말한다. 간혹 어떤 사람은 나았다고 대답하는 이도 있으나 그것은 조절이 잘 되고 있는 것이다.

그러나 당뇨병에 있어서는 이렇다 할 심한 통증이 없어 자칫하면 소홀하기 쉽고 위험을 초래하게 된다. 꾸준히 치료함으로써 완전하다고 느껴지겠지만 치료를 게을리 하면 언제라도 재발할 가능성이 있음을 항상 명심해야 한다.

당뇨병의 식이 요법은 상당한 장기간에 걸쳐 행해진다. 또한 스스로도 실행할 수 있는 것이므로 각각 좋아하는 음식물, 경제력, 습관 등을 고려한 뒤 개별적으로 정해야 한다.

◼ 당뇨병의 간호

당뇨병이라고 검사 결과가 내려진 환자의 요양상 원칙은 우선 가족이나 의사에게만 맡기지 말고 환자 자신이 다음과 같은 3가지의 올바른 생활을 몸에 익히도록 한다.

① 지시된 내복약이나 인슐린의 양 또는 시간을 어기지 말고 정확히 복용 또는 주사한다.

② 의사의 지시에 따라 올바른 식이 요법을 몸에 익힌다.

③ 일상에서 적당한 운동을 한다.

특히 신장 장애나 혈관 장애 또는 심한 감염증의 합병 없이 당뇨병이 잘 조절되고 있으면 건강한 사람과 마찬가지로 사회 생활을 할 수 있으므로 적극적으로 실행해 가도록 한다.

체중의 변화에 따라 내복약이나 인슐린, 식사의 양을 변경할 필요가 있다. 1주일에 한 번은 정확하게 측정하여 기록한 다음 자기의 표준 체중을 기억했다가 그 무게에 가까운 상태가 지속 되도록 한다.

젊은 사람의 당뇨병에서는 증세의 변화에 따라 체중의 급격한 감소가 있으므로 주의한다. 평소 잘 유지되고 있는 경우에는 자각 증세가 거의 없으나 몸이 나른하다, 입이 마른다, 손발 끝이 마비된다, 신경통 같은 통증이 있다, 시력이 약해졌다, 머리의 통일이 잘 안 된다, 끈기가 없어졌다 하는 등의 증세가 나타나면 되도록 빨리 진찰을 받아야 한다.

제13장

당뇨병과 한방

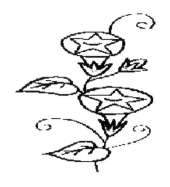

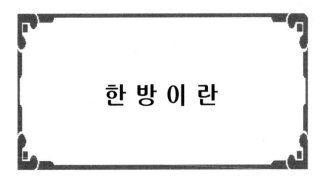

한방약과 민간약

한방약이나 민간약은 흔히 약초를 이용한 것이다. 그러나 실제로는 약이 되는 풀은 아니고 그런 종류의 풀이나 나무의 일부분을 달여서 복용할 수 있도록 한 것인데 이것은 미리 물로 깨끗이 씻어 햇볕에 말리거나 코르크층(外皮)을 벗겨서 쪄낸 것을 쓰는 까닭에 생약이라고도 한다.

한방약(漢藥)이란 중국에서 개발된 생약이다. 한약에는 후한(後漢) 시대에 거의 집대성된 실증(實證)을 중시 여기는 학파(學派)가 잘 쓰는 생약과, 금(金)·원(元) 시대에 사실보다는 공론(空論)을 중시 여기던 후세파(後世派)가 잘 쓰는 생약, 수(隨)·당(唐) 무렵에 나타나 신선(神仙)·도가(道家)·방중가(房中家) 사이에 쓰이던 생약의 세 갈래의 흐름이 있다. 오늘날에 효과가 좋다고 하는 중국산 한약의 대부분은 「상한(傷寒)」·「금궤(金匱)」의 저서에 수록된 것들이다.

서양 의학에서는 우선 원인을 밝혀낸 뒤 그로 말미암아 나타난 것을 증세라고 한다. 예를 들어 현대의 의학에서 튜버클린 반응을 살펴 볼 경우 거의 양성으로 나타나는데 만일 음성이라면 BCG 주사로써 양전(陽轉)시킨다.

다시 말해 거의 모든 사람이 결핵균에 감염되어 있고 감염되지 않은 사람에게는 인공적으로 감염시키고 있는 것이다. 그러나 실제 발병하는 사람은 그 가운데 극히 아주 작은 소수이다.

서양 의학에서는 폐결핵증이면 폐결핵균이 원인이라고 본다. 또 급성 신장염이면 용연균 독소(溶連菌毒素)로 인해 알레르기 기인 항체(起因抗體)가 생겨나서 병이 발병한다고 말한다.

즉, 폐결핵증이라 하면 그 치료법도 모두 동일하게 일률적으로 결핵균의 번식을 제한하는 화학 요법제를 사용하는 것이다.

화학 요법제, 항생 물질, 진정제, 부신피질 호르몬제 등 강한 신약이 잇달아 등장함에 따라 암 이외의 질병은 자취를 감추는 것이 아닌가 하고 여겨지던 시기도 있었다.

그러나 이러한 신약들은 약효가 강하면 강할수록 여러 가지 폐단을 발생시켰다. 특히 화학 요법제나 항생 물질에는 의외의 부작용으로 인해 구역질이나 약진(藥疹), 간장과 같은 기타 장기의 기능 저하, 조직의 이상화를 유발시켰다.

신약에만 의존할 경우 자가면역력(면역체 생산 능력)이 상대적으로 점차 쇠퇴함에 따라서 화학 요법제나 항생 물질을 계속적으로 사용하는 사이에 차츰 병원균이 내성을 지니게 되어 약효를 잃어가게 된다.

진정제 등은 일시적으로 신경을 억제하여 통증이나 우울함을 잠시 잊어버리거나 혈압을 낮추기는 하지만, 병의 상태 그 자체를 고치는 것은 아니므로 오히려 습관성이 된다.

이와 같은 사실이 증명됨에 따라 특히 몸소 겪었거나 목격한 사람은 한방 또는 생약에 의존하게 된다. 생약은 생체의 생리 작용을 회복시키는 방향으로 작용하여 그 자연치유력(自然治癒力)을 보여주는데, 증세에 대한 효과의 면으로 보아서는 부진한 듯하나 그만큼 부작용이란 거의 없다.

한방에서는 예컨대 결핵균임이 분명한 폐결핵증에 있어서도 반드시 원인이 결핵균에 의한 것이라고만 생각하지는 않는다.

따라서 증세를 어떤 유인(誘因)에 따라 일방적으로 생긴 것으로 보는 것이 아니라, 원인과 생체간에 어떤 일정한 작용이 이루어져 그 결과로 인해 발생하는 것이라고 본다. 즉, 어떤 증세의 발현(發現)에는 그 사람의 체질이 반, 혹은 그 이상 연관되어 있는 것으로 보는 것이다.

특히 한방에서는 '증'에 대응시켜 생약을 처방하기 때문에 '증'이 잘못되지 않는 한 약의 피해 따위는 일어나지 않는다. 한방약을 복용하는데 있어서 알아두어야 할 점이 몇 가지 있다.

첫째는, 한방약을 먹기 시작한 후에도 얼마간 몸의 상태가 오히려 나빠지고 증상이 악화하는 경우가 있다. 이것은 일시적인 현상으로 약에 의한 부작용은 아니다.

둘째는, 민간약과의 차이이다. 한방약과 민간약을 가끔 혼동하여 생각하는 수가 있는데 소위 건강 식품에는 민간약이 많기 때문에 한방도 그것의 한 종류라고 간주되는 경우가 있는 듯하다.

한방약과 민간약의 가장 큰 차이를 보면 한방약에서는 환자의 증상에 맞추어 몇 가지의 생약이 처방되어 지지만 민간약은 한 종류로 증상마다 쓰이는 약초가 정해져 있다. 한방의 처방은 동양 의학의 명확한 이론에 근거해서 이루어진 것이다.

셋째는, 당뇨병일 경우에 한방약을 이용할 때도 반드시 주치의의 지시에 따라야 한다. 그렇다고 식사 요법, 운동 요법, 혹은 인슐린이나 경구제 등의 약물 요법을 절대 중단해서는 안 된다.

◢ 음양 · 허실 · 한열

치료 방법을 결정하는 첫 단계는 환자의 체질과 증상의 분류를 실시하는 것이다. 음(陰)과 양(陽), 허(虛)와 실(實), 혹은 한(寒)과 열(熱)은 상대적 분류이기 때문에 그것들을 진부한 것으로 생각하는 것은 잘못이다.

'음'과 '양'에 대해서 말하자면 노인 여성의 경우 야윈 형이 '음'이고 건강한 상태의 아기가 '양'이다. '허'와 '실'에서는 '실증'은 근육질이고 '허증'은 마른 형이다.

마찬가지로 뚱뚱해도 단단하게 살이 찐 사람이 실증이고, 무르게 살이 찐 사람은 허증이다. 다른 관점에서 보자면 음양은 '시간적 경과'이고 허실은 '어느 시점'에 따라서 증상을 나누게 된다.

'한'과 '열'은 반드시 체온의 상승과 저하를 뜻하지는 않는다. '열'은 자각적으로 열감을 호소하고 타각적으로 안색이 붉은 기를 띠고 발한 경향에 있다. 발열이 있고 뜨거우나 오한이 들고 안색이 창백하면 '한'으로서 치료를 해야 할 필요가 있다.

또한 음양 · 허실 · 한열에 덧붙여서 '기 · 혈 · 수' 설(說)과도 같이 고려하며 치료에 이용하면 편리하다.

● 기(氣)

기 · 혈 · 수 중에서 '기'는 처음에 다루어지는 중요한 개념이다. 옛날 죽었는지의 여부를 확인 할 때는 죽을 것 같은 사람의 코끝에 솜을 갖다 대고 그것이 움직이는지 아닌지에 따라 판단을 내렸다.

▣ 만성증에 있어서 허실의 임상적 감별

	실 증	허 증
심 신 의 상 태	여유 있다.	여유 없다.
영 양 상 태	양호하다.	불량하다.
체 형	근육질, 투사형 단단하게 살이 찐다.	마른 형, 하수체질 무르게 살이 찐다.
활 동 성	적극적이고 지치지 않는다.	소극적이고 쉽게 지친다.
피 부	광택 혹은 윤기가 있다. 간장이 좋다.	거친 피부이며 건조경향이 있다. 간장이 불량하다.
근 육	탄력적이고 간장이 좋다. 발달이 양호하다.	탄력성이 없다. 발달 불량으로 얇다.
복 부	탄력적이다. 근육이 두껍다. 심와부박수음이 없다. 흉협고만이 나타나기 쉽다.	연약하거나 경직성이다. 근육이 얇다. 심와부박수음이 있다. (위하수에서 위액저류) 대동맥박동촉진
소 화 흡 수 등	식사를 빨리 하고 대식경향이 있으며 한끼 걸러도 별 상관이 없다. 냉한 음식을 먹어도 상관없다. 변비가 있으면 불쾌하다.	식사를 늦게 하고 소식경향이 있으며 공복시에 탄력감이 있다. 찬 음식을 먹으면 복통이나 설사를 일으킨다. 변비가 있어도 별 신경이 안 쓰인다. 연한 변이나 설사경향이 있다.
온 도 조 절 등	여름을 타지 않는다. 겨울에 강하다.	여름을 탄다. 겨울 추위에 약하다. (사지말초신경이 차가와 진다.)
소 리 · 기 타	세차다. 식은땀이 줄어든다.	약하다. 식은땀이 자꾸 생긴다. 식후의 권태감 · 졸음이나 구갈이 있다.
약 물 에 대 한 반 응	만황 · 대황이 유효하다. 인삼은 피가 머리로 쏠리게 한다.	마황 · 대황으로는 부작용이 생긴다. 인삼이 건강에 유효하다.

인체에 기가 순환하지 않게 되면 죽었다고 보는 것이다. '기'는 '혈'이나 '수'와 같이 형태를 볼 수 없어서 두뇌 속에서의 개념이라고 치부되기 쉽다.

그렇다고 해서 '기'라는 것이 진부하다고 생각하는 것은 잘못된 것이다. 그 자체를 그 자체답게 만드는 것이 바로 '기'인 것이다.

● 혈(血)

'혈'은 '기'와 달리 눈으로 볼 수 있다. 한곳에 머물러 있는 피를 어혈(瘀血)이라고 부른다. 울혈이나 당뇨병의 합병증에 많이 볼 수 있는 세소혈관장애 등이 어혈의 원인이 된다.

● 수(水)

'수'란 혈액 이외의 체액을 가리킨다. 체액 분포, 대사, 분비 등의 이상이 '수독(水毒)'이다. 진수음, 복부뇌명, 설사, 구토, 변비, 빈뇨, 다뇨, 다한, 무한, 천명 등은 모두 수독의 증상들이다. 구건은 '혈'의 고임에 의한 것이고 구갈은 '수'의 증이 있다고 진단할 수 있다.

한방에서는 보고 하는 것을 신(信)이라고 하고, 듣고 하는 것을 성(聖)이라고 하고, 물어서 하는 것을 공(工)이라고 하고, 맥을 짚고 하는 것을 교(巧)라고 한다.

한방적 진료의 수단은 망(望)·문(聞)·문(問)·절(切)의 4진에 의하는데 문진(聞診)은 환자의 소리 상태, 기침, 딸꾹질, 트림, 복부의 치명 등을 들음과 동시에 코로 냄새를 맡는 것을 포함하고, 문진(問診)은 현대 의학과 같으며, 절진(切診)은 맥이라든가 복부를 만져 보는 방법이다.

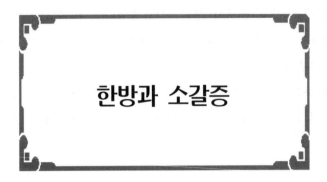

한방과 소갈증

🔲 소갈증이란

한방 진료에서는 당뇨병을 소갈(消渴)이라고 한다. 그것은 중국의 황제내경 소문 「음양별론편」에 보면 '이양결위지소(二陽結謂之消)'라는 글이 있다. 여기서 이양(二陽)라는 말은 한방의 기혈 통로인 12경락 중에 '수 양명 대장경'과 '족 양명 위경'의 두 경을 의미한다.

이 중에 수 양명 대장경은 진액(津液)을 주관하고 족 양명 위경은 혈액(血液)을 주관하는데 두 '경'의 진액과 혈액이 부족하면 조와 열이 성한다고 한다.

이렇게 되면 갈증이 생기는데 이를 소갈이라고 한다는 것이다. 또 소문 「기궐론편」에는 '대장 이열어위선식이수(大腸移熱漁胃善食而瘦)'라고 하였다. 즉, 이는 대장과 위의 열 때문에 소화기나 다른 내분비계에 탈이 생겨 먹기는 많이 먹으나 몸은 마른다는 뜻이다.

소갈(消渴)의 '소(消)'는 소모라는 의미이고 '갈(渴)'은 감소된다는 뜻이니 소갈은 내분비계에 이상이 생겨 체액이 감소하여 갈

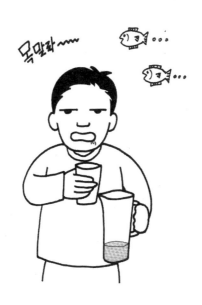

▲ 한방 진료에서는 당뇨병을 소갈(消渴)이라고 한다. 이 내용은 중국의 황제내경 소문 '음양별론편'에 나와 있다. 여기에서 소갈의 '소(消)'는 소모라는 의미이고 '갈(渴)'은 감소된다는 뜻이다. 따라서 소갈은 내분비계에 이상이 생겨 체액이 감소하여 갈증이 생겨나는 것을 의미한다.

증이 생겨나는 것으로 다음(多飮) 현상을 의미하는 것이다.

위와 같은 증상은 한마디로 비췌의 노증(勞症)으로 표현할 수가 있다. 소갈도 상소(上消), 중소(中消), 하소(下消)의 세 개의 계층으로 구분되고 있으나 이것을 모두 통틀어서는 중소(衆消)라 한다.

상소는 식이성 당뇨라고 해서 음식을 많이 취하는 것으로서 흉선 내부 이상에서 초래된 당뇨와 비슷한데 신경성 갈증도 여기에 포함된다. 중소는 인슐린 부족으로 생기는 것으로 서양 의학에서 말하는 당뇨병 증세와 같다. 하소(下消)는 부신피질 호르몬의 분비 이상에서 생기는 여러 가지 노쇠 현상과 쇠약증이며 요산요증과도 관련이 있다.

조사에서 보면 요산성 관절염(尿酸性關節炎)은 미식을 즐기는 식습관을 가진 사람들에게 많이 나타나고 있다. 알렉산더 대왕, 찰스 대왕, 헨리 18세, 루이 14세는 물론 뉴턴, 괴테, 프랭클린에 이르기까지 유명한 사람들이 이것에 시달린 것에서 유래하여 우스개 소리로 제왕병이라 하기도 하고 사치스러운 사람들이나 돈 많은 부자들에게서 나타나는 증상이라 하여 '부자병'이라고도 한다.

이것은 즉, 단백질을 지나치게 섭취하여 신진 대사 장애를 일으킴으로써 혈액 중에 요산이 생기는 것으로 심해지면 당뇨성 신염을 앓게 된다. 한방에서는 통풍의 본태(本態)인 단백질대사에 중점을 두어 간과 콩팥을 조절한다.

인체에 있어서 상초(上焦)는 가슴 윗부분을, 중초(中焦)는 배꼽 위 배 전체 부위를, 하초(下焦)는 방광이라 할 수 있는 신장 이하의 아래를 말한다.

소갈(消渴)은 서양 의학에서 말하는 당뇨병을 의미할 수 있으나 한방 의학에서는 엄격하게 볼 때 당뇨병이 곧 소갈이라고 하기에는 어렵다. 이것은 서양 의학에서 말하는 인슐린 이상보다 좀더 광범위한 증세를 나타내기 때문이다.

소갈증에서의 한방

한방에서의 소갈증은 당뇨병같이 목이 쉽게 말라 물을 자주 먹는 증세이다. 이렇게 되면 기력이 자연히 약해지는데 다음의 것들은 여기에 좋은 한방이다.

◉ 녹용환(鹿茸丸)

맥문동	80g	육종용	28g
녹 용	28g	산수유	28g
숙지황	28g	파고지	28g
황 기	28g	인삼각	28g
오미자	28g		

이 약을 가루로 만들어 벌꿀과 함께 크기가 오동나무 열매만 한 것을 하루 50알 정도 복용한다. 신허의 소갈병에 주로 많이 이용되고 주로 정력 강장제에도 쓰인다.

녹용 육종용, 오미자는 음양쌍보약이고 인삼, 황기는 보기보혈 약이다. 산수유, 현삼도는 자양강장제에 속한다. 이런 약제들이 융합되어 해열, 이뇨, 청열 효능을 나타낸다. 중년 이후의 당뇨병 환자에게 주로 이용된다.

◉ 인삼백호탕(人蔘白虎糖)

석 고	20g	인 삼	4g
경 미	20g	감 초	2.8g
지 모	8g		

인삼백호탕은 가미한 처방으로 원래 백호탕은 청열제이다. 그러 나 청열사화(淸熱瀉火)라고 하여 열을 내리고 화를 사한다라고 하는 데 효험이 있다. 석고와 지모를 중심으로 위를 보호하기 위해서 경 미와 감초를 배합시켰다. 지모, 경미, 감초를 합하면 효과가 크다.

그래서 구갈, 다음, 발한의 증상이 있을 때 투약될 뿐만 아 니라 여기에는 혈당강하작용이 들어 있어서 당뇨 치료에도

효과적이다. 특히 인삼은 염증을 수반한 감염증이나 기혈의
상태가 쇠약할 때 투여하게 되어 있다. 소아 당뇨나 노인 당
뇨에 효과가 있다.

● 청심연자음(淸心蓮子飮)

연 자	8g	차전자	2.8g
황 기	4g	맥문동	2.8g
적복령	4g	지골피	2.8g
황 금	2.8g	감 초	2.8g

일종의 기운을 주는데 보재(補材)라고 할 수가 있다. 보기건비
(補氣健脾)를 여기서 주제로 하고, 생진, 이수, 안신, 청혈을 합작
시킨 약제다. 원전에 보면 '口渴, 多飮, 手足灼熱感, 四肢弛緩, 排
尿困難, 濃縮尿'라고 되어 있다.

여기서 인삼, 맥문동, 연자, 감초는 생진의 역할을 하며, 복령은
체액을 다스려 준다. 또 복령, 차전자, 황기는 요를 희석하고 고
삼투압(鼓滲透壓)의 자극을 억제해 준다. 기음양허라고 생각될 때
에도 사용이 가능하다. 이를 동의보감에 있어서는 상소를 취한다
라고 되어 있다.

● 가감삼황탕(加減三黃湯)

황 연	6g	대 황	6g
황 금	6g		

삼황사심탕, 혹은 가감삼황탕라고 부르기도 한다. 황연과 소염
은 건위제라고 할 수 있다. 하혈, 식욕부진, 설사에 효과가 있다.

청열사화와 사(瀉)로 되어 있는 이 처방은 모두 위장의 치료와
관계가 있다.

특히 변비가 있을 때 많이 사용하며 삼황탕은 주로 상초, 중초
에 작용한다. 청열제이므로 기허가 있으면 보중익기탕, 혈허·음
허가 있으면 사물탕, 육미지황탕, 맥문동탕을 병합하여 사용하는
경우가 많다.

◉ 인삼산(人蔘散)

활 석	70g	한수석	15g
감 초	15g	인 삼	10g

중소에 해당하는 약재로 인삼과 감초는 기를 보해주고, 비위를
강화하는 것으로는 보약이다. 한수석은 모두 미네랄 성분을 가지
고 있다. 다시 말해 이뇨(利尿), 구갈을 주로 멈추게 하는 역할을
한다. 이런 성분이 합쳐져 원기를 돕고 위를 보호해 준다. 주로
구갈증을 치료하고 중소의 당뇨를 치료한다.

◉ 인삼복령산(人蔘茯笭散)

백복령	5g	진 피	3g
창 출	4g	건 강	2g
인 삼	4g	지 실	2g

하초에 이상이 있을 때 많이 사용하는 처방이다. 주로 단백뇨
가 많이 나오는데 이용된다. 이기이수의 처방을 적절히 이용한
약제라고 할 수가 있다. 인삼은 보기건비 작용을 하면서 비거를
제거시킨다.

백복령 창출도 이수지사 효능을 가지면서 건비 작용과 함께 보기 작용을 한다. 그러므로 이 처방은 비위기허로 복부가 팽만하고, 복통이 있는 등의 기체에 주로 사용된다.

▣ 당뇨병에서의 한방

● 활혈윤조생진음(活血潤燥生津飮)

천문동	4g	당 귀	4g
맥문동	4g	숙지황	4g
오미자	4g	천화분	4g
과루인	4g	감 초	4g
마자인	4g		

하소의 당뇨병으로 신장 기능 장애로 인해 단백뇨가 나오거나 심한 정력 감퇴가 있을 때 처방한다. 특히, 빈혈기가 있는 당뇨병에 아주 좋은 효과를 보이며 구갈을 없애고 다음(多飮)을 예방한다.

● 옥천음(玉泉飮)

천화분	8.g	오미자	8.g
맥문동	8.g	감 초	8.g
생지황	8.g	찹 쌀	2순갈

보통 당뇨병에 흔히 쓴다.

● 방풍통성산(防風通聖散) : 몸 전체가 부드러우면서 살이 찐

사람을 지칭한다. 배가 마치 북처럼 튀어나온 타입이다. 어깨가 뻐근하고 숨이 차며 변비 등이 수반되는 당뇨병에 쓰인다. 이것은 신진 대사 기능을 조절하기도 한다.

◉ **생진탕(生津湯)** : 팔미환을 쓰고 싶으나 위장이 약하여 쓰지 못하는 환자의 경우로 구갈이나 가슴앓이, 트림이 있는 경우 또는 혈색이 나쁘고 깨끗하지 못하며 고조(枯燥)한 당뇨병에 쓰인다. 처방 중 지황은 호르몬 대사에 관여하고, 지모와 인삼은 췌장에 관여하고 혈당에 강한 작용을 한다.

◉ **인삼탕가난초(人蔘湯加蘭草)** : 전신이 쇠약하여 입안에 엷은 침이 뭉쳐있는 듯하고 주로 식욕이 없는 당뇨병에 사용된다. 혈당의 강하 작용(降下作用)이 있으며 난초는 당질 대사에 관여한다.

◉ **십전대보탕가난초(十全大補湯加蘭草)**

인 삼	4g	백복령	4g
자감초	4g	가자약	4g
청 궁	4g	황 기	4g
육 계	4g	난 초	6g
백 출	4g	생 강	3쪽
숙지황	4g	대 조	2알
당 귀	4g		

전신이 쇠약해져서 식욕이 없고, 맥이나 배도 탄력이 없는 당뇨병에 쓰인다. 처방 중의 인삼은 혈당의 강하 작용이 있으며 지

황은 호르몬 대사에 관여하고, 난초는 당질 대사에 효력이 있다.

◉ 팔미환(八味丸)

인 삼	5g	숙지황	5g
감 초	5g	당 귀	5g
천 궁	5g	백봉령	5g
백 출	5g	가자약	5g

  사군자탕 약재인 인삼, 백출, 백복령, 감초는 기를 보하고 사물탕 약재인 당귀, 자약, 천궁, 숙지황은 혈을 보한다. 음향기혈은 서로 밀접한 관계를 가지는데 피가 많이 부족하면 음허가 되고, 음허가 되면 내열이 생겨서 가슴이 답답해지며 갈증이 나타난다.

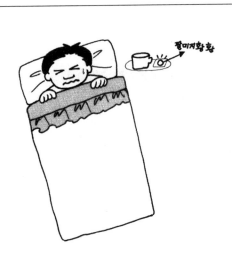

▲피가 부족하면 기(氣)도 함께 부족하게 되는데 이 기와 허가 함께 허해지면 영과 위가 조화를 이루지 못함으로써 오한이나 열이 날 때도 있다. 이런 때 팔미환으로 처방하면 기와 혈을 함께 보하여 음양의 균형을 바로 잡는다.

피가 모자랄 때는 기(氣)도 함께 부족하게 되는데 이 기와 허가 함께 허해지면 영과 위가 조화를 이루지 못하게 됨으로써 오한이나 열이 날 때도 있다. 이런 때 이 처방을 사용하면 기와 혈을 함께 보하여 음양의 균형을 바로 잡는다.

당뇨병에 보편적으로 많이 사용되는 약방이다. 구갈, 다뇨, 피로, 권태감 등이 나타나는 경우에 주로 쓰인다. 복용을 해보면 제하(臍下)의 단전(丹田)에 힘이 없는 제하불인의 경우와 반대로 제하구급이라고 하는 두 가지 복중(腹中)을 나타낸다.

이 약제에는 신진 대사나 호르몬 대사의 불균형을 조절하는 생약이 8종류로 이루어져 있는데 옛날 중국의 한나라 무제의 당뇨병을 치료 하였다하여 오늘날에도 많이 사용하고 있는 방이다. 위장이 약한 사람에게도 사용할 수 있으며 당뇨병에 주로 사용된다.

◾ 당뇨병에 대한 한방의 실례

한 사례로 70세의 노인이 병원에서 당뇨병으로 진단된 것은 8년여가 되었는데 소갈증에 걸렸다. 심해지면 인슐린 주사를 맞고 그렇지 않으면 그럭저럭 넘어가곤 하였는데 보름이 지나면서 더 심해져 탈진 상태(脫盡狀態)가 되었다.

활변(滑便)으로 인해 하루 5~6번, 소변은 헤아릴 수 없이 화장실에 들락거리게 되더니 이제는 그만 기력 없어 깔아져 있는 상태였다.

목이 타고 갈증이 심해지자 하루 마신 음수량이 대략 10ℓ (1말) 이상이나 되었다. 혈태(血態)는 없었으나 입안이 건조되어 있었고 맥박은 희미했다. 또 복부는 전체적으로 긴장미가 없는 상태였고 제하(臍下)라고 할 수 있는 하복부는 연약하기 이를 데 없었다.

310

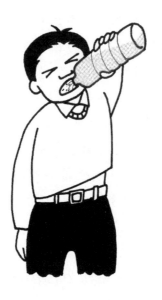

▲당뇨병 환자는 특히 목이 말라 물을 자주 먹는 증세가 있다. 이를 한방에서는 소갈증이라고 한다. 당뇨병 환자의 소갈 증세가 확실하면 팔미환을 십첩 투여하면 효과를 볼 수 있다.

그뿐만 아니라 사지가 피로하고 노곤하여 정신이 희미하기까지 했다. 당뇨 즉, 소갈 증세가 확실해서 팔미환 십첩(十帖)을 투여했다. 다음은 이 노인을 치료할 때의 진료 기록이다.

'男子消渴, 小便反多, 以飮一斗, 腎氣丸主之' 치료(주: 신기환은 팔미환)하는데 ······

1994. 9. 30 : 십첩을 투여하였던 바 대변 횟수는 2회로 줄어들었고 구갈증도 반감되었다. 십첩을 더 요구해서 투여하였다.

1994. 10. 15 : 대변 횟수도 2회 정도로 줄어들고 구갈, 다뇨도 거의 정상화되었다.

1994. 10. 10 : 대변 횟수 2회, 구갈은 전혀 없어졌으며 오전은

괜찮으나 오후는 여전히 피로하다고 했다.

　1994. 10. 15 : 조금만 걸어도 발등이 부었는데 이제는 그와 같은 증세는 완전히 사라졌고, 대변은 1회, 소변은 하루 3~4회의 정상으로 돌아갔다.

　1994. 10. 20 : 시력도 완전히 회복되고 정신도 많이 회복되었다. 회복력이 많이 강해졌다.

　1994. 11. 1 : 아무런 증세가 없고 완쾌된 듯 하다고 기뻐하였다.

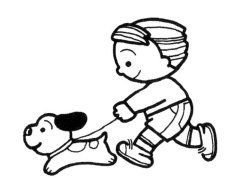

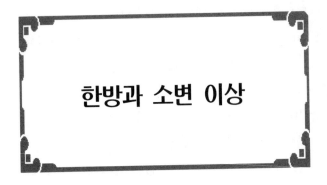

한방과 소변 이상

소변 이상이란

한방에서는 당뇨병을 소변의 이상에 의해서 발견한다. 하루를 기준으로 건강한 남자 성인의 소변량은 어림잡아 약 1500㎖의 전후로 보는데 여자는 남자보다는 조금 적다.

물론 물이나 술 그리고 음료 같은 것을 대량으로 마셨을 때와 같은 계절이나 날씨에 따라서도 다소의 차이가 생길 수 있다.

성인들이 정상적으로 보는 하루 소변 횟수는 평균 5~7회 정도이다. 물론 어떤 상황에 있어 무안하다거나 흔히 시험 또는 남 앞에 서서 당황했을 때는 화장실에 더 자주 가게 된다.

건강한 사람의 소변은 얼른 보기에 투명하나 용기에 담았을 때는 약간 노란색을 띠는 듯하다. 노란색의 농담(濃淡)은 양과 관계가 있어 양이 많으면 투명에 가깝고, 적으면 노랗게 보인다. 이른 아침에 일어났을 때 노란 것은 밤의 방광에 고여있던 양이 적기 때문이다.

그리고 비타민(B₂)제를 섭취하거나 이 주사를 맞았을 때도 노란색이 짙어진다. 이 외에 붉은색 계통의 짙은 색료가 함유된 식품을 먹었을 때 역시 소변색이 노랗게 되는 수가 있다.

사람에 따라 고기나 채소의 과식으로 생각하는 수도 있으나 이것은 소변 속의 산성과 알칼리성의 변화에 의한 것이므로 그리 염려할 일은 아니다. 오히려 이와 같은 경우는 건강한 사람의 소변 상태라고 할 수 있다.

우선 소변의 양이 많아지는 경우를 두고 볼 때 제일 먼저 생각할 수 있는 것이 당뇨병이다. 당뇨병의 3대 원인은 다음(多飮), 다뇨(多尿), 다갈(多渴)이다. 이 중에서 다뇨에 속하는 것을 당뇨라 한다.

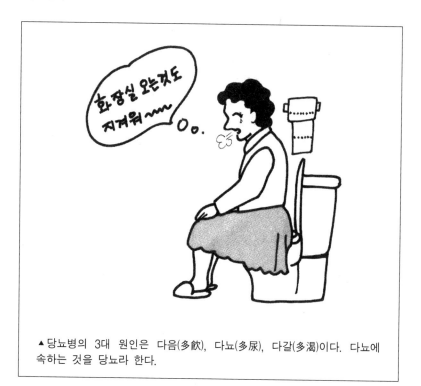

▲ 당뇨병의 3대 원인은 다음(多飮), 다뇨(多尿), 다갈(多渴)이다. 다뇨에 속하는 것을 당뇨라 한다.

여기에 걸린 사람은 심각한 경우 하루에 2,000㎖∼10,000㎖가량 소변을 보는데 이렇게 되면 자연히 몸은 솜에 물이 스며들어 젖은 것처럼 쳐지게 된다. 이때는 정확한 검진을 받아 보아야 할 필요가 있다.

특히 노인들이 밤에 소변을 여러 차례 본다고 하면 이것은 '전립선 비대증'일 가능성이 많다. '전립선 암'일 때도 주로 소변을 많이 보는 수가 있다.

그러나 갈증이 많고 특별히 몸의 어느 부위에 통증을 느낄 수가 없을 때는 당뇨병일 가능성이 많지만 이와는 반대로 소변이 적게 나오거나 나오지 않을 경우도 있다.

한방에서는 소변 이상을 '수독(水毒)'이라는 병명으로 진단한다. 그래서 처방에 이수제(利水制)를 사용하는데 이는 양방에서 사용하는 이뇨제(利尿制)와는 약간의 차이를 가지고 있다.

이수제는 소변이 많으면 억제를 하고, 적으면 나올 수 있게 하는 효능을 가지고 있는 반면에 양방의 이뇨제는 나오게 할 수만 있다. 다음은 한방에서 소변이 많이 나올 때 사용되는 것들이다.

▰ 소변 이상에서의 한방

소변의 양이 많거나 반대로 소변이 시원스럽게 나오지 않을 때가 있다. 이것은 당뇨병에서도 종종 있는 일인데 신염, 위축신, 신결석, 당뇨병, 전립선 비대 등에 나타난다.

◉ 팔미환(八味丸)

건지황	16g	복 령	8g
산 약	8g	목단피	6g
산수유	8g	계 지	2g
택 사	8g	포부자	2g

밤에 소변을 많이 보는 노인에게 사용된다. 일반적으로 피로, 권태감이 강하며 손발이 차거나 아니면 화끈거리는 사람은 물론, 특히 밤에 소변을 많이 보는 노인에게 쓰인다. 구갈, 다뇨, 요붕증에 사용된다.

◉ 백호가인삼탕(白虎加人參湯)

석 고	32g	인 삼	6g
경 미	18g	감 초	4g
지 모	12g		

구갈이 있고 다뇨의 경우에 사용한다. 전형적인 당뇨병 처방이라고 할 수 있다.

◉ 육미환(六味丸)

숙지황	16g	택 사	6g
산 약	8g	복 령	6g
산수유	8g	목단피	6g

위축신, 당뇨병, 전립선 비대로 밤에 다뇨를 하는 경향이 있고, 소변을 자주 보게 될 때에 사용한다. 일반적으로 피로·권태감이 있고 아울러 수족이 냉한 사람에게 유용한 처방이다.

◉ 저령탕(猪笭湯) : 소변이 잦으면서도 시원스럽게 잘 나오지 않고 배뇨시 통증이 있을 때 사용한다. 그렇지 않을 경우는 배량(倍量)을 쓴다.

◉ **오령산(五苓散)** : 흔히 목이 마르고, 소변이 잘 나오지 않을 때 사용된다.

◉ **용담사간탕(龍膽瀉肝湯)** : 방광의 요도 주변에 염증이 있을 때 사용된다.

◉ **대황목단피탕(大黃牧丹皮湯)** : 방광의 요도나 그 주변에 이상이 있거나 변비 경향이 있을 때 이용된다.

◉ **도핵승기탕(桃核承氣湯)** : 외음부 부위에 강한 타박을 입고 요폐(尿閉) 증세를 일으킬 때 좋은 효과를 본다.

◉ **계지복령환(桂枝茯苓丸)** : 하복부에서 요도에 걸쳐 통증이 있으며, 경증(輕症)인 변비와 혈뇨(血尿)에 이용된다. 또한 변비에 있어서 대황목단피탕과 도핵승기탕과 같이 3방을 합방함으로써 사용한다.

◉ **사물탕(四物湯)** : 혈뇨가 계속되어 빈혈 경향이 있을 때에 저령탕과 합방하여 사용된다.

◉ **궁귀교애탕(弓貴膠艾湯)** : 혈뇨가 계속되고, 몸이 약한 여성에게 좋다.

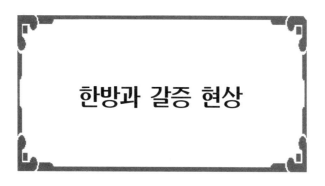

한방과 갈증 현상

▣ 갈증 현상이란

흔히 심한 운동 후나 더워서 땀을 많이 흘렸을 때, 혹은 짠것을 먹었을 때나 알코올을 마시고 난 후에 느끼는 갈증으로 인해 물을 찾게 된다.

그러나 이와는 달리 병 때문에 수분의 불균형이 일어나면서 신체 일부에 물이 고임으로 인해(부종, 복수) 갈증이 나타나는 경우가 있는데 이것이 문제이다.

이것은 당뇨병은 물론 위염이나 위 십이지장 등의 위장에 이상이 생겼을 경우에도 발생할 수 있다. 그런데 한방에서는 갈증을 병의 징후라고 생각하여 이 갈증이 중요한 요소의 하나로 간주한다. 그러나 목이 마른 것과 입이 마르다고 하는 것은 차이가 있다.

구갈(口渴)은 목이 말라서 물을 찾게 되는 것인데 이것은 대부분이 실증(實證)에서 생겨난다. 그러나 꼭 실증만 있는 것이 아니라 때로는 허증(虛證)에도 있다.

입이 마르다고 하는 것을 구건(口乾)이라 하는데 이것은 입안

에 침의 분비가 적어지는 현상으로 물을 먹고 싶은 것이 아니고
다만 입안의 갈증을 가시게 하고 싶다는 느낌이 드는 경우이다.

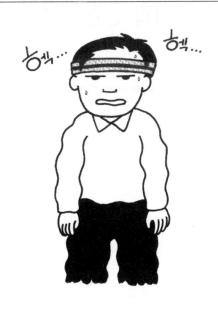

▲심한 운동을 하거나 더워서 땀을 많이 흘렸을 때, 혹은 짠것을
먹었을 때나 알코올을 마시고 난 후에 느끼는 갈증으로 물을 찾게
되는데 이와는 반대로 병 때문에 수분의 불균형이 일어나면서 신체
의 일부에 물이 고임으로 인해 갈증이 나타나는 경우가 문제이다.
당뇨병이 그 대표적인 경우이다.

　이러한 상태는 허증이지 실증은 아니다. 구건은 체력이 약한
허증(虛症)인 사람에게 많이 나타나는데 때로는 어혈(瘀血)로 생
기는 수도 있다.
　대개 보아서 실증은 냉수(冷水)를 좋아하고, 허증은 온수(溫水)
를 좋아하는 경향이 있다. 다음은 한방에서 갈증이 날 때 쓰이는
약들이다.

▣ 갈증 현상에서의 한방

◉ 백호탕(白虎糖)

석 고	32g	지 모	12g
경 미	18g	감 초	4g

전체적으로 원기(元氣)가 부족한 사람에게 사용된다. 이것은 혀가 마르고 백태(白苔)가 있으며 물을 자주 찾게 된다. 맥박이 크고 원기가 있는 구갈 환자에게 쓰인다. 열성병에도 종종 사용될 기회가 있다.

◉ 오령산(五苓散)

제 령	60g	택 사	10g
복 령	60g	계 지	4g
백 출	60g		

구갈이 심해서 물을 먹으면 곧 토하게 된다. 이와 같은 경우에는 요량이 감소되며 열이 있어도 땀이 나지 않는 것이 보통이다. 이것은 유아나 숙취한 사람에게 자주 나타날 뿐만 아니라 부종이 있을 때에도 좋다.

◉ 인진오령산(茵蔯五苓散) : 구갈과 요량 감소가 있는 황달 증세에 쓰인다.

◉ 인진호탕(茵蔯蒿湯)

인진호	12g	산치자	3g
대 황	4g		

구갈과 요량 감소 증상이 있고, 황달이 있거나 변비나 상복부가 팽만한 사람에게 이용된다.

● **저령탕(猪苓湯)** : 구갈이 심하고 소변이 잦으면서도 한 번 소변을 볼 때 양이 적으며 배뇨시에 통증을 느끼는 증상에 사용된다.

● **팔미환(八味丸)**
구갈, 다뇨에 주로 쓰고 당뇨병이나 요붕증에도 사용된다.

● **소시호탕(小柴胡湯) 및 대시호탕(大柴胡湯)**

시 호	12g	반 하	12g
반 하	12g	생 강	8g
황 금	6g	황 금	6g
인 삼	6g	작 약	6g
대 조	6g	지 실	6g
감 초	6g	대 조	6g
생 강	6g	대 황	4g
시 호	12g		

시호제를 사용하는 것은 구갈 증상 때문이다. 이 경우는 구갈은 그리 심하지 않으나 흉협고만도 나타난다. 입이 텁텁하고 혀에는 백색 또는 황색이 끼어 있다. 이 경우는 입 안이 쓰다거나 끈끈한 증상이 나타난다.

● **자음항화탕(滋蔭降火湯)**
구건과 혀건이 나타나고 피부도 건조하다. 수액 분비가 적은 것에 좋다. 큰 병을 앓은 후나 산후에 주로 투여된다.

당 귀	8g	백 출	6g
자 약	8g	진 피	4g
숙지황	6g	황 백	2g
천문동	6g	지 모	2g
맥문동	6g	감 초	2g
생지황	6g		

● **진무탕(眞武湯)** : 구건이 심하며 체력이 약하여 식욕이 없는 사람에게 사용된다.

● **적감초탕(炙甘草湯)** : 구건이 있고, 혀가 마르며 빨개 지거나 피부가 건조한 경향이 있고, 변도 딱딱한 사람에게 쓰인다. 노인이나 산후 병후에 흔히 볼 수 있다.

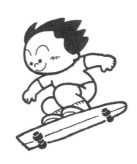

한방과 비만

▗▙ 신진대사

한방은 비만과 야윈 체격으로 분류된다. 비만에도 부교감신경 타입과, 교감신경 타입의 두 종류가 있다.

◉ 부교감신경(副交感神經)의 비만

지나치게 비대한 것을 부교감신경 타입이라고 하며 빈혈성 비만이라고도 한다. 이것은 낮에 일을 할 때도 교감신경의 활동이 원활하지 않음에 따라서 영양소의 이화 작용(異化作用)이 활발하게 이루어지지 않는다.

칼로리원으로서 섭취한 전분이나 지방이 칼로리원으로 사용되지 않고, 오히려 부교감신경의 발동에 의하여 전분은 지방이 되고 지방은 그대로 저장되어 축적되어 진다.

이러한 부교감 타입의 비만에 있어서 주로 남자는 술을 좋아하고 여성들은 과자를 좋아한다. 일반적으로 젊어서부터 운동에는 관심이 없으며 외출이나 활동하기를 좋아하지 않는다. 그래서 대부분 운동 부족으로 인해 비대해지기 쉬운 것이다.

중년이 지나면 성욕이 약해지고, 마시는 것이나 먹는 것에서 즐거움을 느낀다. 이런 타입의 과대 비만은 표준 체중보다 15% 이상, 심할 때는 25% 이상이나 무거워 진다.

아래턱이나 하복부의 피부가 쳐질수록 지방이 차고 체중이 무거운 것에 비해 근육의 발달은 나쁘고 느슨해져 힘이 없다. 교감신경의 활동도 약하기 때문에 아무리 강한 자극이 있어도 그것에 대한 반응은 둔하다.

대개 안색은 창백하고, 맥을 짚어보면 약하게 뛰기만 한다. 계단을 올라간다든가, 좀 빨리 걷든가 하면 가슴이 뛰고 헐떡거리게 된다.

너무 비대한 사람은 부교감신경 타입으로 소갈, 즉 당뇨에 걸리기 쉽고 교감신경의 활동이 충분히 강해지지 않아 일의 능률이 오르지 않는다.

● 교감신경(交感神經)의 비만

교감신경 타입의 지나친 비대는 다혈성 비만이라고도 하여 중년 남자에게 많은 타입으로 주로 정치가에게 많다. 이런 교감 타입의 비만은 얼굴이 불그스름하고 목에 저장지방이 많을 뿐만 아니라 근육과 뼈 조직이 잘 발달하여 성욕이 왕성하다.

혈액을 조사해 보면 혈색소(헤모글로빈)가 많고 이로 인해 코나 귀까지 뻘겋게 보인다. 체중을 조사하면 표준 체중보다 15~20% 정도 더 살쪄 있다.

이와 같은 사람이 비대해지는 원인은 과식으로 인한 영양 과잉으로 식욕이 당기는 대로 지나치게 먹기 때문이다. 이는 피로를 잘 못 느끼고 일하거나 기운이 솟고 있는 것 같지만 심장을 혹사하는 것이 된다.

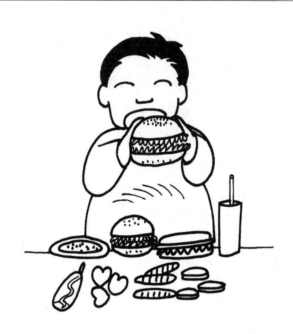

▲사람이 비대해지는 가장 큰 원인은 영양의 과다 섭취이다. 과식과 왕성한 식욕으로 인한 무분별한 칼로리의 과다 섭취는 자연히 비만을 부를 수밖에 없다.

이런 사람은 하루 아침에 거목이 쓰러지듯이 뇌출혈을 일으키거나 아니면 당뇨병에 걸리게 된다. 이를 피하기 위해서는 우선 식사를 줄이고 동시에 운동을 통해 체중도 감량해야 한다.

그러나 감식법(減食法)을 잘못하면 영양 실조가 되는 위험성이 도사리고 있다. 어느 질병에서나 그러하겠지만 한방에서의 당뇨병 치료는 당질 대사를 포함하여 전체의 신진 대사 이상을 목표로 삼고 있다.

양방에서는 당뇨 검사다 혈당 수치다 하여 인슐린 요법에 치중하고 있지만 한방 치료는 그와는 달리 신체(환자) 전반을 두고

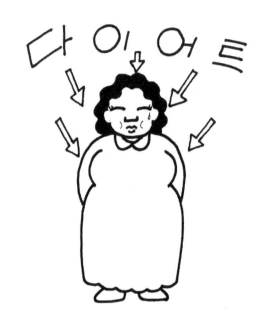

▲현대 의학에서는 아직 뚜렷하게 살을 빼는 약은 없으며 한방에서도 신진 대사의 질환을 조절하는 약방만을 사용하고 있을 뿐이다. 그러나 한약은 양약과는 달리 부작용이 적어 많이 이용된다.

신진 대사 이상을 고치는 일에 핵심을 두고 처방하도록 한다.

그러므로 혈당치가 같은 것은 별 문제가 될 것이 없다. 쉽게 말하면 다음, 다식, 다뇨에 중점을 맞추어 치료하게 된다. 다만 한방에서도 운동만은 양방과 같이 소갈증에도 필요하다고 말하고 있다.

현대 의학에서는 아직 뚜렷하게 살을 빼는 약은 없으며 한방에서도 신진 대사의 질환을 조절하는 약방만을 사용하고 있을 뿐이다.

그러나 한약은 양약과는 달리 부작용이 적어 많이 이용된다.

다음에 소개되는 것은 한약에서 비만에 쓰이는 약의 종류들이다. 그 효과와 더불어 하나씩 살펴보도록 하자.

▣ 비만에서의 한방

◉ 대시호탕가지황(大柴胡湯加地黃) 및 소시호가지황(小柴胡加地黃)

시호	12g	자약	6g
반하	12g	지실	6g
황금	6g	대조	6g
생강	8g	대황	4g

대시호탕(大柴胡湯)이라고도 하는데 체격, 영양, 안색, 모두가 좋은 비만증으로 미식이나 과식 때문에 군더더기의 살이 찐 것이다. 운동 부족 때문에 피하 지방이 침식되어 중년에 뚱뚱해진 체격의 소유자에게 처방하게 된다.

본방은 구갈, 다뇨, 변비가 있으며 복진하면 명치부(明治部)부터 양쪽 옆구리에 걸쳐 저항과 압통의 흉협고만 증상을 나타내게 된다. 어깨가 뻐근하고 숨이 차며 변비(便秘)가 있는 경우에 쓰인다.

이것을 오랫동안 복용하면 체내 및 혈액의 불순물(不純物)이 대소변이 되고 그 결과로 신진 대사의 이상이 조절되며 정신 상태도 개선이 된다.

이외에도 머리가 늘 무거우며 변비가 있는 사람에게 사용되며 생리 불순이나 폐경(閉經) 후부터 얼굴이 상기되는 여성에게는 도핵승기탕과 합방(合邦)을 한다.

이 방은 주로 간장 기능을 조절하는 시호제(柴胡劑)를 주약으로
한 약제(藥劑)이다. 여기에 호르몬 기능을 조절하는 지황을 감한
처방으로 몸 전체의 신진 대사 이상을 근원적으로 시정하는 약
효가 있다. 전신 상태를 개선하기 위하여 쓰이는데 중년에 살이
빠지게 되며 당은 나오지 않는다.

이 처방은 건실한 체격을 가진 타입의 당뇨병 환자에게 처방
하는 기회가 많다. 살이 지나치게 찐 정도의 타입으로 흉협고만
이 가벼운 경우는 소시호가지황을 사용한다. 대황을 가감하면 변
통이 조절이 된다. 증상에 따라 도핵승기탕, 또 계지와 복령환을
합병하여 사용한다.

● **대시호탕도합핵승기탕(大柴胡湯桃合核承氣湯) 및
대시호탕합계지복령환(大柴胡湯合桂枝茯苓丸)**

시호	12g	도핵	4g
반하	12g	계지	4g
생강	8g	감초	4g
황금	6g	망초	4g
자약	6g	대황	4g

영양 상태가 좋은 비만형으로 미식이나 술을 많이 먹어 살찐
사람들에게 사용한다. 이 타입은 하복부가 팽만하여 명치로부터
양쪽 겨드랑이에 저항과 압통이 있는 흉협고만의 복중(腹中)과
하복부(下腹部)에 저항과 압통을 느끼는 복중이 있다.

하복부의 복중에 따라 도핵승기탕이나 계지복령환을 합방하여
쓴다. 이 두 가지의 방법은 간과 콩팥의 기능을 조절하는 약방으
로 체내 및 혈액의 불순물을 대소변으로 배설하여 이를 정화한

다. 그 결과 혈액 중의 요산(당뇨) 이상을 정화시킴으로써 통풍을
치료할 수 있다.

◉ 대승기탕(大承氣湯)

후박	24g	지실	8g
망초(또는 유고)	12g	대황	1g

복부가 팽만하여 저항과 압통이 있고, 변비가 심한 환자에게
사용된다.

◉ 방풍통성산(防風通聖散)

활 석	10g	대 황	4g
청 궁	4g	석 고	4g
방 풍	4g	길 경	4g
당 귀	4g	황 금	4g
자 약	4g	백 출	4g
연 요	4g	산치자	4g
형 개	4g	박하엽	4g
마 황	4g	생 강	3g
망 초	4g	감 초	2g

약간 비만형으로 배꼽을 중심으로 살이 많이 찐 중년 타입의
통풍에 쓰인다. 특히 신체는 부드러운 느낌이 있으면서 배꼽을
중심으로 팽만해 있는, 이른바 배가 툭 튀어나온 사람에게 쓰이
는데 대개 어깨가 결리고 숨이 차는 경향과 변비가 있다.

이 타입은 어깨가 뻐근하고 숨이 답답하며 머리가 무겁다. 이 역

시 간과 콩팥의 기능을 조절하는 것으로 체내 및 혈액의 불순물을 대소변을 통하여 배설하고 이를 정화하는 약방으로 되어 있다.

◉ 방기황기탕(防己黃耆湯)

황기	9g	생강	6g
방기	8g	대조	6g
백출	6g	감초	4g

살결이 희고 뚱뚱하며 근육이 연약한 체질에 사용된다. 여름이면 땀을 많이 흘리고, 빈혈 기미가 있는 여성에게 주로 쓰인다.

◉ 가미소요산(加味逍遙散)

당 귀	60g	생 강	40g
자 약	60g	치 자	4g
복 령	60g	목단피	4g
백 출	60g	감 초	3g
시 호	60g	박하엽	2g

비만이지만 빈혈 기미가 있고 안색이 좋지 않으며 두통이나 불면 또는 어깨가 뻐근한 증상이 나타나고 월경 불순이 있는 여성에게 쓰인다.

◉ 오두탕(烏豆湯)

밀 봉	80g	황 기	6g
마 황	6g	자감초	6g
자 약	6g	오 두	2g

　발작시의 진통 요법으로서 통증이 심하고 굴신(屈身)이 자유스
럽지 못할 때 사용한다.

　◉ **월비가출탕(越婢加朮湯)** : 역시 발작시의 진통 요법으로서
열이 나며 오한이 있고, 목이 마르면서 땀이 나고 오히려 소변이
적게 나온다.

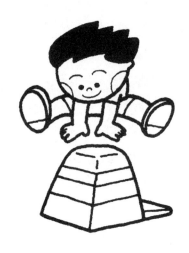

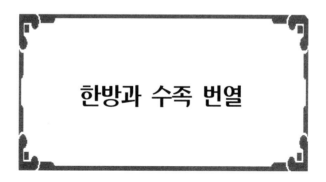

한방과 수족 번열

◾ 수족 번열이란

당뇨병 환자는 자각 증상으로 수족에 열이 많아 찬 것에 닿으면 기분이 좋을 수가 있다. 이같은 상태를 '수족 번열(手足煩熱)'이라고 한다.

◾ 수족 번열에서의 한방

◉ **팔미환(八味丸)** : 수족이 단다고 하는 것에 사용한다. 여름이면 발이 노곤하면서 달고 피로하기가 쉽다. 특히 허리 하부가 힘이 없고 무력할 때 사용하면 좋다.

◉ **황연해독탕(黃連解毒湯)**

황 금	5g	산치자	5g
황 백	5g	황 연	2g

추운 동절기인데도 발이 달아서 양말을 벗고 있는 사람에게 사용한다.

332

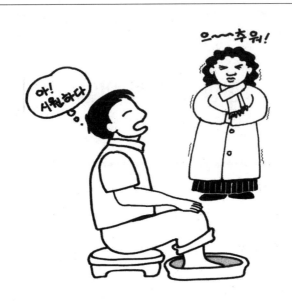

으~~추워!

아! 시원하다

▲당뇨환자의 특징은 손발에 열이 많아 찬 것에 닿으면 기분이 좋아질
수 있다는 점이다. 추운 겨울인데도 양말을 벗고 있는 사람도 이 부류
에 속한다. 이런 경우에는 황연해독탕을 이용하도록 한다.

◉ 소건중탕(小建中湯)

자 약	12g	생 강	6g
계 지	6g	대 조	6g
감 초	6g	교 이	40g

허약한 어린이에게 많이 사용하되 주로 여름에 발이 단다고
하는 어린이에게 이용된다.

◉ 십전대보탕(十全大補湯)

이것은 주로 허한 사람에게 많이 사용된다. 큰 병을 앓은 후,

산후에 발이 단다고 할 때, 빈혈이 있을 경우 외에도 약한 몸이
되었을 때 사용한다.

인　삼	5g	자 약	5g
백　출	5g	황 기	4g
복　령	5g	육 계	4g
당　귀	5g	생 강	4g
천　궁	5g	대 조	4g
숙지황	5g	감 초	3g

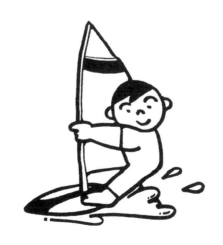

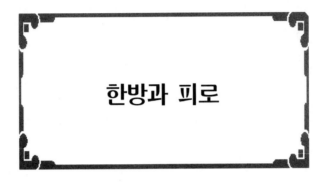

한방과 피로

◢ 피로의 증상

피로감은 몸이 물 속에 들어있는 것과 같이 노곤하다는 뜻이다. 몸이 쇠잔해지고 신경이 날카로워지면 피로는 한층 더 몰려오게 된다.

◢ 피로에서의 한방

◉ **계지가용골모려탕(桂枝加龍骨牡蠣糖)**

계 지	6g	생 강	6g
자 약	6g	용 골	6g
대 조	6g	감 초	4g

신경과민으로 흥분하기 쉬워서 피로할 때 사용된다. 맥은 크게 뛰기는 하나 배꼽 근처에 동계(動悸)가 심하고 하반신은 대체적으로 차다고 할 수 있다. 상반신의 가슴 위는 열을 느끼게 되는 수가 있다.

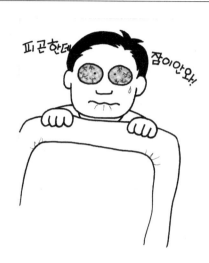

▲피로가 너무 심하여 잠을 못 이루는 사람이나 그와 반대로 너무 졸음이 많이 오는 사람에게는 산조인이 좋다.

◉ **소건중탕(小建中湯) 및 황기건중탕(黃耆建中湯)**

교 이	40g	자 약	12g
자 약	12g	계 지	6g
계 지	6g	대 조	6g
감 초	6g	감 초	6g
생 강	6g	생 강	6g
대 도	6g	황 기	4g
교 이	40g		

뱃가죽이 아주 엷으며 체력이 약한 사람에게 사용한다. 피로하여 힘이 없고, 피부가 꺼칠한 아이에게는 황기건중탕을 이용한다.

◉ 반하백출천마탕(半夏白朮天麻湯)

반 하	6g	창 출	4g
진 피	6g	천 마	4g
맥 각	6g	신 곡	3g
복 령	4g	백 출	3g
황 기	4g	황 백	2g
인 삼	4g	건 강	2g
택 사	4g		

위가 약하며 피로하고 두통, 목험(木枕), 구토 등이 있는 사람에게 사용된다. 식곤증에도 효과가 좋다.

◉ 보중익기탕(補中益氣湯)

황	8g	진 피	6g
인 삼	6g	시 호	2g
백 출	6g	승 마	2g
당 귀	6g	감 초	2g

수족에 힘이 없고, 입맛이 없으며 먹으면 식곤증이 있는 사람에게 이용된다. 결핵 환자가 위장이 약하면 이와 같은 증상을 볼 수 있는데 이때 사용하는 것도 좋다.

◉ 방기황기탕(防己黃耆糖)

황 기	9g	생 강	6g
방 기	8g	대 조	6g
백 출	6g	감 초	4g

　살색이 희고 몸이 뚱뚱한 사람으로 땀이 많이 나고, 근육이 부드러워 흔히 말하는 물렁살로 피로하기 쉬운 사람은 물론 부종이 있는 사람에게도 이용이 된다.

◉ **산조인(酸棗仁)**

　산조인·············· 9g　　　복　령·············· 4g
　지　모·············· 4g

　피로가 심하여 잠을 못 이루는 사람이나 그와 반대로 너무 졸음이 많이 오는 사람에게 이용된다.

◉ **십전대보탕(十全大補湯) :** 큰 병을 앓은 후 체력이 회복되지 않고 피로할 때 좋다.

◉ **육미원(六味元) 및 팔미원(八味元) :** 하반신이 무력하고 허리 아래가 노곤하며 머리가 아픈 데에 사용된다.

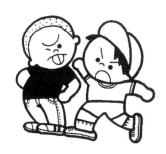

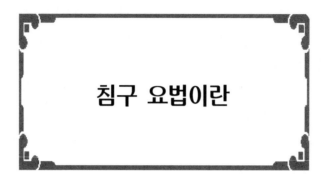

침구 요법이란

▣ 침구 요법의 유래

중국에서 내려져 오는 치료법으로 우리 나라에서는 신라 시대 부터 보급되었다. 황족을 치료하기 위해 일본에까지 전해졌던 사실로 보아 아주 오래 전부터 활용되어져 왔음을 알 수 있다.

침의 종류는 60여 종이 있으나 오늘날에 주로 쓰이고 있는 것은 1/6에 불과하다. 침의 학설은 보사법(補瀉法), 오행 침법(五行鍼法), 체질 침법(體質鍼法) 등으로 크게 발전하여 근래에 와서는 그 기술이 침을 이용해 마취(痲醉)하는 수술을 하기에까지 이르렀다.

● 경락과 경혈

침구 요법(鍼灸療法)에서는 기(氣)와 혈(血)의 활동을 중요시 여긴다. 기와 혈은 온 몸을 운행하면서 건강 유지를 도와 주고 있는데 그 경로를 '경락(經絡)'이라고 한다.

'경'은 종(縱)의 경로로 12줄이 있고 복배(腹背)의 정중선(正中線)을 더하여 14경이라고 한다. '낙'은 주로 경을 이어주는 횡(橫)의 경로이며 15줄이 있고 15락이라 불린다.

가상의 경우에 어떤 경의 기혈 에네르기가 지나치게 되면 낙이 넘치면서 균형을 유지한다. 이들 경로 위에는 병적 현상을 나타내는 특수한 부분이 있다. 그 병적 반응은 '경혈(經血)'을 통해 확인할 수 있고, 그 부위에 침을 놓거나 뜸을 뜸으로써 기혈의 불균형을 조절한다.

기혈의 상태는 허와 실로 개념을 규정한다. '허(虛)'라는 것은 공허(空虛), 허약(虛弱)을 의미하고, '실(實)'은 충실(充實), 실질(實質)을 의미한다.

기혈의 상태에는 주로 진맥(診脈)을 함으로써 어떤 경이 실(實)하고 어떤 경이 허(虛)한가를 판단하여 그 경외 통로를 주시한다. 따라서 변화가 보이는 경혈을 택하게 되는데 허하면 에네르기를 보(補)하고, 실하면 고여 있는 에네르기를 내보내어 사(瀉)시키는 방법을 택하도록 한다.

한방에서는 '1침, 2약, 3뜸'이라는 말이 있다. 그러므로 침은 한약과 함께 한방 요법(韓方療法)에서는 근본이라고 말할 수 있다.

당뇨병 침구의 자침혈은 주로 등허리(背中)의 폐유, 비유, 위유가 쓰이고, 허리 부위의 신유가 쓰이며, 복부에 이르러서는 천추, 맹유, 대거가 쓰인다. 그리고 손에는 내관, 수삼리, 다리는 족삼리, 삼음교 지기 같은 혈점이 주로 사용된다.

- 당뇨병에 취하는 침구 경혈
- 중완 – 배꼽과 명치의 사이
- 복애 – 양문의 오른편과 늑골의 들어간 곳
- 양문 – 중완의 우외측으로 4cm
- 췌점 –배꼽의 우상 2cm
- 간수 – 제 9흉추의 양외측으로 3cm
- 비유 – 제 11흉추의 양외측으로 3cm

· 삼초유 – 제 1요측 외측으로 3cm

· 족삼리

· 배유

이상의 혈에 1cm 안팎의 부위에 침을 놓는다.

· 상소빈용혈(上消頻用穴) : 폐유, 소상, 어제, 인중, 신문, 금진, 옥액, 은백

· 중소빈용혈(中消頻用穴) : 위유, 비유, 중완, 족삼리, 양릉천, 내정

· 하소빈용혈(下消頻用穴) : 신유, 관원, 복류, 중여유, 연곡, 용천, 행간

· 삼소통치빈용혈(三消通治頻用穴) : 비유, 위유, 신유, 중여유, 간유, 폐유, 삼초유, 백회, 은백, 연곡, 의사, 곡지, 상구, 삼음교, 양지, 신문, 행간, 태충, 관원, 승장, 수구, 금진, 옥액, 중완, 족삼리, 신주

· 빈용경외기혈(頻用 經外奇穴) : 금진, 옥액, 설주, 수족소지두혈(手足小指頭穴) 해천, 취천, 요안, 췌유, 신계혈, 요부팔점(腰部八點) 비열, 폐점, 갈점, 내분비점, 신점, 방광점, 위점

· 통풍치료혈(痛風治療穴) : 등 부위(背中) 근축, 간유, 삼초유, 신유, 복부는 중완, 기문, 맹유, 천축, 대거, 발 부위에 족삼리, 음릉천, 태충, 대돈, 은백, 태계, 축빈

▣ 침구 요법의 작용

외부에서 가해지는 힘에 의해 기혈의 운행을 조절하는 운동 중의 하나가 안마(按摩)이다. 이것은 경락 현상을 적용하는 것으로 서양식 마사지와는 다른 점을 가진다. 지압 요법(指壓療法)도

경혈을 이용하는 것으로 이와 비슷하다.

안마를 함에 있어서 스스로 몸을 움직여서 기혈을 조절하는 것이 도인(導引)이다. 이는 체조 요법의 하나이며 오늘날 일반적으로 행해지는 요술(療術)에는 여기에 속하는 것이 적지 않다.

이로 보아 침구는 모든 질병 현상을 경락의 변화로 파악하고, 이를 조화시켜 생명 연장을 이어 주는 것으로 이 점에서 동양 의학의 특징을 볼 수 있다.

침구는 일종의 자극 요법(刺戟療法)을 이용하여 경혈이라고 하는 특정한 자극점을 가지는데 그 특성이 있다. 신체에는 병적인 상태에서 정상적인 상태로 회복하려는 성향이 존재한다. 이 영향으로 우리 몸의 이완 작용과 긴장 작용은 서로 상반되는 작용을 하는 동시에 상호간에 교호 작용(交互作用)도 가지고 있다.

이것이 약과 침의 차이점이다. 약은 작용하는 한 방향으로만 효과가 보이나 침에는 양 방향으로 서로 작용할 가능성이 있는 것이다. 이처럼 정상적으로 작용하려는 성향을 돕는 것이 자극 요법의 특징이다.

침을 맞은 후에는 살찐 사람이 말라가고 마른 사람이 살찌거나, 우울하던 사람이 활발해지고, 불면증으로 고생하던 사람이 잘 자거나, 변비를 해소하거나 자칫하면 병에 걸리기 쉽던 체질이 건강해지는 등의 이른바 전조 작용이 나타난다.

예를 들어 편식, 피로, 흑서(黑暑), 흑한(黑寒), 방사과도(房事過度), 폭음, 폭식 등과 같이 전조 작용을 가로막는 요인이 보일 때는 그것부터 우선 고쳐야 한다. 이것이 이른바 섭생(攝生)이다. 한편, 침구를 이용해 보면 다음과 같은 효과를 볼 수 있다.

● **근육 이완 작용** : 근육이 지나치게 긴장하여 굳어 있을 때 침을 놓아 자극을 가하면 빨리 이완된다. 어깨 결림, 위경련 등이 좋은 예이다. 치료 후에는 근육이 아주 유연해지고 통증도 완전히 없어짐은 당연하다.

● **근육 긴장 작용** : 근육이 이완되었을 때 침을 놓으면 반대로 긴장되는 현상이 나타난다. 예를 들어 반신 불수로 인해 수족의 자유를 상실했을 경우 마비된 손가락 끝에 뜸을 뜨면 뜨거움에 환자는 자신도 모르게 손을 빼려고 한다. 그때 뜨거우면 손을 움직여도 된다고 말할 경우 뜸을 하지 않아도 손이 움직이는 예가 흔히 있다.

특발성(特發性) 안면 신경 마비에도 침의 효과를 볼 수 있으며 위(胃)의 경혈에 침을 놓은 뒤 X-선으로 위를 보면 위의 운동이 활발해지는 것을 확인할 수 있다.

● **방어 작용** : 침뿐만 아니라 외부에서 여러 가지 자극을 주었을 때 인체에는 방어 현상이 나타난다. 즉, 하수체, 부신 등의 호르몬계가 활동하기 시작하여 자극을 극복하기 위한 여러 가지 호르몬들이 분비되는 것이다.

이것이 적당히 작용하면 질병을 막아주고 알레르기를 방지하며 기운을 돋우는 효능이 나타나게 된다. 자극이란 적절히 가한다면 그 장소에 상관 없이 이러한 현상이 일어난다.

그러나 침구의 자극이 지나치면 오히려 부신이 피로하거나 방어 작용이 반대로 일어나 관절염이나 위궤양이 생기는 수도 있다. 그러므로 질환의 경과에 따라 쇠약해진 환자에게는 자극의 강도를 조절해 주도록 한다.

◉ 기타 작용 : 이 외에도 침구는 지나친 긴장에 따른 통증이나 기능 장애 등을 치료하는 데도 좋은 효과가 있다. 또한 저긴장(低緊張)에 의한 질환(변비·혈액 순환 장애 등)을 고치기도 한다.

특히 효험을 보는 경우는 근육이 단단하고 아플 때, 피로감이 들 때, 타박상 후에 둔통이 있을 때, 어깨나 허리가 결리고 쑤실 때, 급성 화농성 염증의 초기 증상일 때, 두통이나 머리가 무거울 때, 감기로 코가 막히거나 상기됐을 때, 관절통(오래된 염증으로 유착되지 않은)이 있을 때, 소화 기능 장애가 있을 때 등이다.

더구나 효과를 확실하게 볼 수 있는 것에는 월경 장애(생리통, 월경 과다 등), 내장의 경련에 따른 통증(담석증, 설사, 구토, 천식 등), 저혈압, 고혈압 등에 따르는 여러 가지 증세, 탈항(脫肛), 안면 신경 마비, 삼차 신경통, 여러 가지 신경통(특히 수술 후의 자율 신경의 실조 등), 불면증, 야뇨증, 여드름, 습진 등이 있다.

반면에 환자에 따라서는 침구 치료 후 일시적으로 흥분하여 잠들지 못하거나, 두통에 시달리거나, 통증이 더 심해지는 경우가 있기도 하다.

이처럼 즉시 이상 반응이 보이거나 쓰러질 정도로 예민한 사람에게는 적용하지 않는 것이 좋다. 이 밖에도 침구를 유난히 겁내는 사람이나 일정 기간이 지나도 시술에 효과가 없는 경우에는 시술하지 않는다.

침구술이 효과가 없는 예도 있기는 하나 그나마 부작용은 적은 편이다. 세균에 의한 감염증은 우선 의사에게 보이고 진단을 받도록 한다. 단, 세심한 주시와 조절이 수반되어야 함을 명심해야 한다.

■ 침구 요법의 의의

한방의 진단은 14경락과 12경맥을 바탕으로 막힌 부위를 뚫어 주면서 그 효과를 볼 수 있는 것으로 당뇨병 역시 막힌 곳을 뚫어주면 효과가 있다.

침구의 목적은 실조(失調)에 의한 영향으로 신체의 외부에 나타난 증세를 치료하는 것으로 적당한 간접 자극을 줌으로써 균형을 회복하려는데 있다.

근래에 이르러 기혈의 상태 측정은 전기적 측정(電氣的測定)으로도 가능하다. 그러나 당뇨병의 침구 요법에 있어서 현대 의학에서는 대개 부정적인 입장을 취한다.

침을 놓으면 감염을 일으킨다고 우려하고 있으나 오늘날은 과거의 침사와 같이 침 하나로 자침하는 것이 아니고 여러 개의 침을 철저하게 소독해서 놓을 뿐 아니라 일반 병원에서 상용하는 1회용 주사와 같이 한방에서도 1회용 침을 사용하고 있으므로 그 점에서는 심려하지 않아도 된다.

자침(刺鍼)을 한다고 해서 침을 놓은 부위에 상처를 낼 만큼 피부를 상하게 하지는 않는다. 현재 한방에서 주로 많이 사용되고 있는 세침(細針)은 인슐린을 놓는 주사침 구멍보다 훨씬 작은 상처를 낸다.

더구나 한방은 동양 의학을 통해 수천 년 동안 내려온 체험치료로서 한방을 바탕으로 하고 있는 침구 요법 또한 효과를 기대할 수 있는 것이다. 치료면에서의 침술 효과를 미루어 보면 그 오랜 역사와 치료 효과를 재인식하지 않을 수 없다.

제14장

당뇨병과 민간 요법

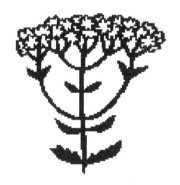

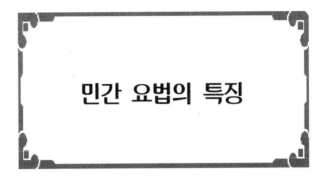

민간 요법의 특징

민간약

병에는 약이 최고라는 말이 있듯이 병에 걸리면 우선 누구든지 약을 찾는 것이 일반적이다. 그 약의 종류를 크게 나누면, 의사가 사용하는 화학약 및 항생 물질, 한의사가 사용하는 한방생약(漢方生藥), 또 의학을 모르는 사람들이 예로부터 전통적으로 써오던 민간약(民間藥)의 세 가지라 할 수 있다.

민간약도 대부분 달여서 마시는 것이 많아 흔히 달여 먹는 약이면 모두 한방약이라고 생각하기 쉽다. 그래서 양자를 혼동하여 민간약을 한방약으로 잘못 인식하기도 한다. 더구나 한방약과 민간약은 그 재료나 질에 있어서 같은 것이 종종 있기도 하다.

그러나 사용법은 다르다. 즉, 한방약은 한방 의학의 이론에서 비롯되어 일정한 법칙 아래 여러 종의 생약을 섞어 병의 증세에 따라 적용하는 것이지만, 민간약은 대증적(對症的)인 간이 치료(簡易治療)나 응급 수단을 목적으로 한 약초류가 대부분을 차지하고 있다.

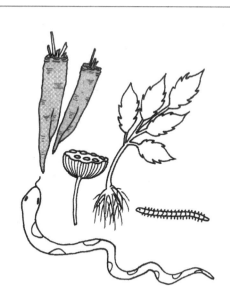

▲ 민간 요법과 한방 요법의 차이점은 무엇인가? 한방약은 복잡하게 배합한 처방인데 반하여 민간 요법은 조상들이 오랫동안 경험에서 얻은 단방약이다. 민간 요법상의 약은 주변에 흔히 흩어져 있는 동·식물, 광물 등을 이용하여 자연 치유 효과를 노린다.

우리의 민간 요법은 한방 요법과 맥을 같이 하고 있다. 한방약은 복잡하게 배합한 처방인데 반하여 민간 요법은 조상들이 오랫동안 경험에서 얻고 찾아낸 단방약이다.

민간약은 주변에 흔히 흩어져 있는 식물, 동물, 광물 같은 것을 복용하는 것으로서 비교적 구하기 쉬운 것이 특징적이다. 민간약은 한 가지 약제를 사용하는 것이 대부분이고 그렇지 않을 경우라도 2~3종의 약제를 섞어 사용할 정도로 간단하다. 한방약과 같이 증세에 따라서 복잡하게 배합하는 일은 거의 없다.

옛날부터 쓰여오던 시약(施藥)이나 치료의 방법이 생활에 근접해 있기 때문에 실행성이 강하다. 그래서 의사나 전문가들은 그다지 잘 이용하지 않은 반면 의학을 잘 알지 못하는 사람들이 많이 이용한 것으로 보아 경험에 근거하는 약이라 할 수 있다.

비록 경험에 근거한 민간의 약 또는 민간 요법이라 할지라도 경우에 따라서는 오늘날 과학에서 보면 믿을 수 없는 놀라운 효과를 보여주는 것들이 적지 않다.

◼ 당뇨병에서의 민간 요법

당뇨병은 혈액 속에 함유되어 있는 당분이 증가하여 근육이나 간장 내의 글리코겐을 저장시키는 역할을 하는 췌장 내에 호르몬 분비물(인슐린)이 부족해지는 현상이다.

즉, 소변량이 많아지고, 혈액 속에 당질이 증가하면서 췌장의 호르몬이 파괴된다. 이 때문에 당질이 혈액 내에 쌓이게 되면 입안이 마르거나 또는 당분을 찾게 된다.

특히 열량이 높은 음식물이 증세의 주요인이며 간장병, 동맥경화, 매독 등이 원인이 되는 수가 많다. 특히 이로 인해 살찐 사람이 많으며, 살이 계속해서 찌게 되면 열이 생기는 동시에 열 발산이 어렵게 된다. 이것이 한방에서 말하는 소갈이다.

즉, 갈증이 생기는 것으로 심하게 되면 신경통, 백내장을 일으켜 혼수 상태 또는 신체의 리듬을 잃게 된다. 민간 요법은 조상들이 살아오면서 행해온 체험의 기록이므로 경험 의학이라고 할 수 있다.

인간인 우리가 자연인이듯이 자연물이 우리의 생명을 구한다는 것은 어쩌면 당연한 일인지도 모른다. 여기에 효과를 보는 것은 당뇨병도 예외가 아니다.

당뇨병에 좋은 식품으로는 보리쌀, 현미, 율무쌀, 녹두, 무우잎,

배, 두릅 껍질, 호박, 솔잎, 무화과, 연잎, 마늘, 난초, 양배추, 나팔꽃 등이 있다.

◉ 누에똥

집에서 기르는 누에똥을 건조시킨 것인데 이것을 불에 볶아 노랗게 되면 가루로 만들어 하루 3번, 한 번씩 먹을 때마다 4~8g을 식후에 먹는다.

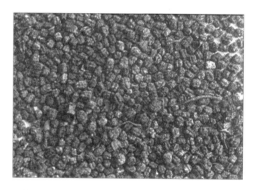

▲ 누에똥은 당뇨병에 사용함으로써 갈증을 줄이고, 기운이 나게 하며 활동량을 높여준다.

이 약은 맛이 달고 약간 매운 듯한데 약성(藥性)은 따뜻하다. 성분에는 비타민A나 비타민B 등이 증명되었으며 운동 신경 마비로 허리와 무릎 통증의 저림에 자주 쓰인다.

복통, 구토, 설사 등에도 쓰이는데 타박상의 경우 이것을 식초에 개어 환부에 붙이면 혈액 순환을 좋게 하면서 치료도 한다. 민간에서는 이 약을 당뇨병에 사용하여 갈증을 줄이고, 기운이 나게 하며 활동량을 높여준다.

이런 효능을 실험해 보았을 때에는 혈당치와 소변 속의 혈당치를 감소시키는 것으로 나타난다.

◉ 누에 번데기

시중에 나와 있는 누에 번데기는 이미 당뇨병 치료약의 대표적인 것으로 널리 알려져 있다. 이 번데기를 그늘에 말린 후 분말로 만들어 하루 3회, 작은 스푼으로 한 숟가락씩 먹는다. 또 번데기 7.5g에 물 두 되를 붓고 절반으로 줄어들 때까지 달여서 수시로 마신다.

◉ 난초 잎

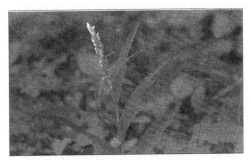

▲ 난초의 잎사귀를 달여서 마시면 효과가 있다.

난초의 잎사귀 60g을 물 1되로 달여서 차 대신 여러 날 마시면 효과가 있다.

◉ 나팔꽃 잎

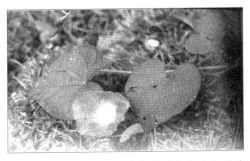

▲ 나팔꽃의 잎과 줄기를 달여 마시면 효과가 있다.

나팔꽃(메꽃)의 잎 60g과 줄기 20g을 물 3홉 정도로 달여서 하루 3회로 나누어 마시면 효과가 있다.

◉ 닭의장풀과 참댓잎

이 두 가지 풀을 한 번에 각각 20g씩 넣은 뒤 물을 붓고 1시간동안 달여 그 물을 공복에 마신다. 또는 닭의장풀을 생즙 내어 여기에 참댓잎 10g을 넣고 달여 복용하기도 한다. 이와 같이 하루 3회 지속적으로 복용하면 당뇨에 효과가 좋다.

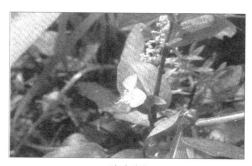

닭의장풀

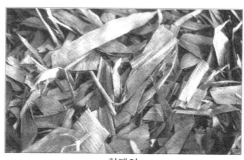

참댓잎

▲이 두 가지 풀을 한 번에 달여 지속적으로 복용하면 당뇨에 효과가 좋다.

닭의장풀은 달개비라고도 하는데 우리 나라 각지의 습지(濕地)에서 많이 자란다. 한방에서 이 약을 주제로 하여 다른 것을 배합(配合)시켜 당뇨병 환자에게 먹여본 바 좋은 반응을 얻었다.

이것만으로 완치는 되지 않지만 소변 속의 혈당이 감소되거나 혈액 반응이 우수해진다고 하는 것은 임상적으로 확실히 밝혀진 바 있다. 이밖에도 이것이 이뇨 작용(利尿作用)과 해열 작용(解熱作用)에 좋다.

참댓잎은 한약의 하나로서 맛이 달다. 당뇨병 환자 가운데에서 번열증(煩熱症)이 있고, 찬물을 많이 찾으며, 비교적 소변량이 적고, 색이 붉은 환자에게서 좋은 효과를 볼 수 있다.

문헌에 보면 생진액(生津液)은 췌장 안에서 인슐린 분비를 증가시켜 혈당치나 소변 속의 당 성분을 감소시킴으로써 체력을 건강하게 만든다.

특히 번열(煩熱)과 번조(煩燥), 구갈(口渴)이 심하며 혈압이 올라가고 소변의 양이 적을 때 효과가 있다. 또한 해열이나 혈압 강하 작용과 더불어 정신 안정에도 도움을 주는 약제이다.

● **결명자와 두릅나무**

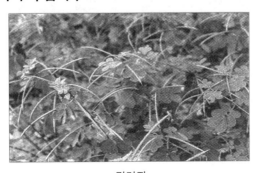

결명자

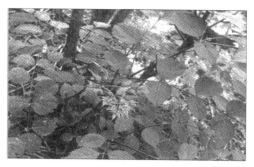

두릅나무

▲결명자와 두릅나무 뿌리를 달여 장복하면 효과가 있다.

결명자 20g과 두릅나무 뿌리 50g을 달여 하루 3회로 나누어 먹는다. 심한 겨울에는 약 1개월 이상 장복을 한다.

◉ 하눌타리 뿌리와 칡뿌리

민가나 밭둑에 야생하는 하눌타리 뿌리와 칡뿌리를 같은 용량으로 만들어 1회에 8g씩, 하루 3회 장기 복용하면 당뇨에 효과가 크다.

이 하눌타리 뿌리는 약명으로 '천화분(天花粉)'이라고 하는데 약성으로는 당뇨병에 갈증을 멈추게 하고 기운을 소생시키는 작용을 한다.

특히 번열증을 일으키면서 갈증으로 인해 하룻밤에도 물을 한 말씩 먹기도 하지만, 몸은 나날이 수척해져서 쇠약해지는 증상에 좋은 효과를 얻을 수가 있다. 당뇨병이 아니더라도 입안이 마르고, 번열이 있으면서 갈증을 일으킬 때 긴요한 치료제가 된다.

칡뿌리는 번열 증상(煩熱症狀)을 치료하고 갈증을 해소시켜 준다. 생즙을 내어서 마시면 알코올의 해독 작용은 물론 당뇨병도 잘 다스린다.

354

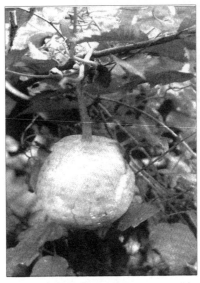

▲하눌타리 뿌리는 당뇨병에 갈증을 멈추게 하고 기운을 소생시키는 작용을 한다.

하눌타리 뿌리

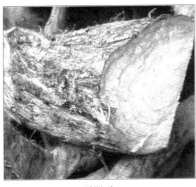

▲당뇨병은 물론 알코올의 해독 작용도 한다.

칡뿌리

　이런 효능은 소화 기능의 열을 내려주므로 자연스럽게 갈증을 풀어준다. 칡뿌리를 달인 물을 동물에 실험하였더니 처음 1~2시간에는 혈당이 올라갔으나 곧바로 내려갔다.

고혈당증에도 신속하게 내려가 정상 수치로 회복이 되었다. 그러나 알코올을 넣고 칡뿌리를 달였을 때에는 당 대사와는 무관하게 나타난다.

◉ 갈대 뿌리

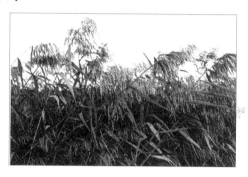

▲ 갈대 뿌리를 달이거나 생즙을 내어서 마신다.

이 갈대 뿌리를 달이거나 생즙을 내어서 1회분에 15~30g씩, 15~20회 이상 마신다.

◉ 산마 뿌리

1회분에 5~8g을 달여서 하루 3회 먹는데 장복하는 동시에 그 찌꺼기도 함께 먹으면 좋다.

◉ 해당화 뿌리

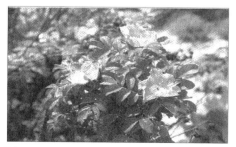

▲ 해당화 뿌리를 달여서 수시로 마시면 효과가 크다.

바닷가에나 있는 해당화 뿌리를 캐서 달인 후 그 물을 1개월 이상 차처럼 수시로 마시면 효과가 크다.

◉ 뽕나무 껍질

뽕나무과에 속하는 갈잎으로 넓은 잎을 가진 키 큰 나무이다. 그 키는 무려 3~4m나 되고 잎은 엇갈리게 나며 끝은 뾰족한 달걀 모양이고 가는 톱니가 있다.

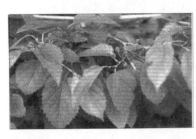

뽕나무 가지

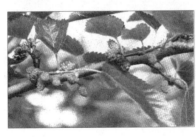

뽕나무 열매

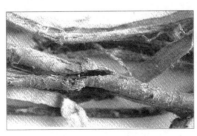

뽕나무 껍질

▲뽕나무는 껍질, 가지, 열매 중 무엇하나 버릴 것 없이 약으로 사용된다. 특히 뽕나무 껍질을 삶아 마시면 당뇨에 효과가 있다.

암수 한 그루로 4월에 잎과 엷은 황록색의 단성화가 이삭 모양으로 잎 겨드랑이에 핀다. 그 열매는 '오디'라고 하는데 검은 자주빛으로 달콤하다. 잎은 뽕잎이라고 하여 누에의 먹이가 된다.

이 뽕의 성향은 차고, 맛은 달며, 독이 없는 것이 특징이다. 뽕나무는 껍질, 가지, 열매 중 무엇하나 버릴 것 없이 약으로 사용된다. 이 뽕나무 껍질 7.5g을 노랗게 볶아 삶은 물을 차 마시듯하면 갈증을 멎게 하고 당뇨에 효과가 있다.

● 녹두

콩과에 속하는 한해살이의 재배풀이다. 녹두는 주로 밭에 심는데 모양은 흡사 팥과 같다. 잎은 한 꼭지에 세 개씩 나고 여름에는 노란 꽃이 핀다. 녹두는 성질이 차며 맛은 달다. 독은 전혀 없으며 백 가지 독을 푼다고 한다.

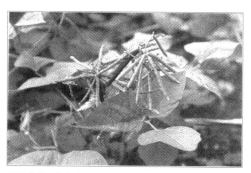

▲녹두는 계절적인 질병과 약 중독을 치료할 수 있고 삶아서 마시면 당뇨에도 효과가 있다.

이 녹두는 소종하수, 해동지창, 강장에 좋다. 또 눈을 맑게 하고 마음을 평정시키며 계절적인 질병과 약 중독도 치료할 수가 있는 동시에 먹거리로도 유익하고 약효로도 통용된다.

삼복 더위에 소, 말 등의 가축들이 늘어지거나 열병이 났을 때

종종 생녹두를 찧어서 냉수에 먹이면 낫는다. 녹두를 삶아서 마
시면 당뇨에도 효과가 있다.

◉ 두유

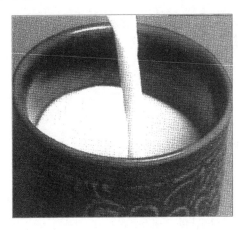

▲콩을 살짝 익혀서
갈아 만들어진 두유
를 마시면 좋다.

검정콩, 땅콩 등을 말려 가루로 만들어 매일 식후에 한 숟가락
씩 먹으면 좋다. 또 콩을 살짝 익혀서 갈아 만들어진 두유를 마
시면 좋다.

콩으로 만든 두유는 말할 것 없고, 콩기름, 콩비지, 청국장 등
콩으로 만든 것이라면 무엇이든지 좋다. 시중에는 두유 음료가
나와 있다.

◉ 배아식

배아(胚芽)라고 하면 얼른 현미를 생각할 수 있다. 현미도 좋은
것이 사실이나 배아란 싹이 난 곡식의 눈을 뜻하는데 쌀 이외에
콩, 팥, 보리, 밀, 수수, 조, 율무 등의 싹을 틔워 이것으로 밥을
지어 먹으면 좋다. 이를 잡곡밥이라 하는데 당뇨병 환자에게는
두말할 것 없이 보약이다.

◉ 시금치

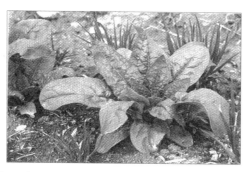

▲시금치 뿌리를 말린 것과 계내금을 함께 오래 복용하면 갈증과 당뇨에 효과가 있다.

당뇨병으로 갈증이 심할 때 시금치 뿌리를 말린 것과 계내금 (鷄內金-닭의 소화기 속에 있는 노랗고 얇은 막)을 깨끗이 씻어 약간 볶아 노랗게 된 분량을 똑같이 나눈 뒤 가루로 만들어 오래 복 용하면 갈증과 당뇨에 효과가 있다.

◉ 웅담

웅담이 당뇨에 효력이 좋다는 연구 결과가 있었다. 동물 실험에 서 쥐에게 주사한 결과 '랑게르한스 섬'의 세포 기능이 활발해져서 인슐린의 합성이나 분비를 촉진시키게 되었다고 알려져 있다.

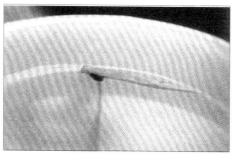

▲당뇨병 환자의 혈당을 유지하는 양에 웅담을 사용하면 치료약 으로 호평을 받는다.

한편, 당뇨병에 걸린 쥐에게 웅담을 주사하면 어떻게 되는지를 실험해 보았다. 쥐의 당뇨병을 악화시키려면 '아로키산'이라는 것을 투여하여 '랑게르한스 섬'의 인슐린 분비 세포에 장애를 주면 되는데, 1주일 전부터 웅담을 0.2mg씩 매일 주사한 쥐에게는 이 '아로키산'을 투여하여도 그 세포에 장애를 줄 수 없었다.

이 세포를 파괴하는 '아로키산'을 투여하여도 웅담이 회복시키는 것이다. 다시 말해 웅담은 인슐린을 분비하는 세포를 활성화시킬 뿐만 아니라 혈당치를 유지시켜 주는 기능도 있다.

웅담의 간장에 있는 인슐린아제(인슐린을 분해 작용하는 효소)의 활성을 약화시키기 위하여 혈액 속에 인슐린이 장시간 머물면서 작용하는 것이다.

이는 부족한 인슐린을 보충해 주는데 당뇨병 환자의 혈당을 유지하는 양에 웅담을 사용해도 거의 부작용 없는 치료약으로 호평을 받는다. 근래에는 담석증의 치료에도 사용되고 있으나 담석증의 경우는 당뇨병의 경우보다 2~3배를 투여하고 있다.

이상과 같이 인슐린에서 효력을 보지 못한 사람이 자연 요법으로 효과를 크게 얻었다고 하는 사례가 실제로 있었다. 오늘날 합성 의약이 우리에게 극심한 피해를 주는 시점에서 민간 요법은 되짚어 볼 필요성이 있다.

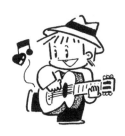

제15장

당뇨병과 운동 요법

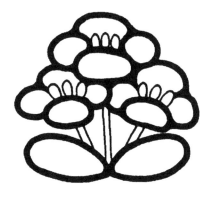

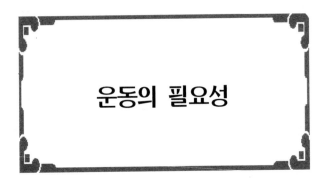

운동의 효과

옛날부터 약을 먹이는 것보다 음식(영양)을 취하는 것이 건강에 좋고, 먹는 것보다는 걷는 것이 좋다고 했다. 원래 인간의 몸은 활동을 해야 자기 기능을 잘 발휘할 수 있으므로 운동을 하지 않는 인체는 오래갈 수가 없는 것이 당연하다.

옛날 조상들의 생계의 수단은 바로 운동이었다. 노동으로 신체를 단련시키는 동시에 운동이 되었던 것이다. 사람의 몸은 아무것도 하지 않고 가만히 있어도 1일에 약 1200cal의 에너지를 기초 대사로서 소비하고 있다.

사람의 몸은 가만히 있으면 늙기 마련이다. 이 늙음을 조금이라도 억제하기 위해서는 운동밖에 없다. 약해져 가는 세포에 운동을 함으로서 활력을 주는 것이다.

여기서 말하는 운동이란 스포츠를 말하는 것이 아니고 근육을 움직이는 것을 통틀어 의미한다. 세탁이나 청소, 목욕, 산책, 줄넘기 등 모두가 운동이다.

특히 운동 후에 공복감을 느끼는 것은 운동에 의해 에너지원인 포도당이 한꺼번에 많이 소비되어 혈당이 저하되었기 때문이다. 혈당이 내려가기 시작하면 지방 조직이 분해되어 에너지로서 이용되어 진다.

그 때 혈액 중에 증가한 유리 지방산이 뇌의 공복 중추를 자극한다. 운동 요법의 목적 중 하나는 이처럼 에너지를 많이 소모해서 비만을 방지하거나 해소하려는 데에 의도하고 있다.

예를 들면 10분간의 수영을 했을 경우에는 약 1단위당 80cal의 에너지를 소비한다. 다시 말해, 반 공기의 밥과 10분간의 수영은 열량으로서 거의 같다.

먹을 때의 1단위는 많은 양이 아니지만 그것을 운동으로 소비하려고 하면 상당히 힘든 것임을 알 수 있다. 한편, 운동 후 공복감을 강하게 느낀다고 해서 식사량을 멋대로 늘려서는 안 된다.

갑자기 심한 운동을 하거나 공복시에 목욕이나 운동을 하면 저혈당증 증세가 나타나는 수가 있으므로 주의하고 체중을 1주일에 1회 재어 줄어들 경우에는 의사의 지시를 받도록 한다.

미국의 운동 전문의인 K. H. 쿠퍼 박사는 장수 비결은 팔, 다리, 복부 벽의 힘에 달린 것이 아니라 심장과 혈관이 얼마나 견디느냐에 달려 있다고 했다.

운동은 심장과 혈관을 튼튼하게 한다. 과식과 운동 부족에 따르는 비만은 심장과 혈관의 기능 저하 때문에 야기되는 것이고 이것이 곧 당뇨병에 영향을 미치므로 먹는 음식에 주의를 하고 운동을 해서 몸에 저장된 염분과 지방 에너지를 소모시켜야 한다.

운동은 혈액의 흐름을 왕성하게 하여 신진 대사는 물론 스트레스도 해소시킨다. 특히 당뇨병 환자는 달리기부터 걷기, 맨손체조, 수영, 조깅, 자전거 타기 등 가능한 한 자기 몸에 알맞은 운동은 무엇이든지 해야 할 필요성이 있다. 더구나 당뇨병에 있어서의 운동은 다음과 같은 효과가 작용한다.

- 식사 후 30분 동안 걷기를 하면 혈당이 내려간다.
- 몸을 움직여 줌으로써 인슐린의 작용을 촉진시켜 준다.
- 비만을 막고 표준 체중을 유지시켜 준다.
- 심장을 튼튼하게 해주고 기분도 상쾌하게 한다.
- 호흡기와 심폐 기능을 강화시켜 준다.
- 몸의 활력과 신진 대사를 활성화시켜 준다.
- 혈액은 물론 말초 신경까지 순환을 촉진시켜 준다.
- 정신적, 육체적 스트레스를 해소시켜 준다.
- 운동은 학습 능력과 기억력을 높여 준다.

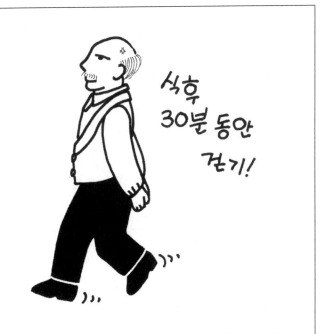

▲식사 후 30분 동안 걷기를 하면 혈당이 내려간다. 당뇨병 환자는 꼭 식사 후 30분 정도씩 걷도록 한다.

운동이란 세포가 에너지를 격렬하게 소모시키는 것이다. 근육 등의 세포는 에너지원인 포도당을 많이 이용해야 한다. 인슐린의 도움을 받지 않더라도 포도당을 세포 내에 끌어오게 되는데 이것이 인슐린을 절약하게 한다.

인슐린의 기능 저하에서 오는 당뇨병의 치료 방법으로서는 아주 적당하다. 더구나 그 효과는 운동하고 있는 동안 뿐만 아니라 이틀이나 계속된다. 2일에 1번은 반드시 얼마간의 운동을 해야 한다.

한 가지 유념해야 할 것은 당뇨병을 치료하기 위해서는 일시적이 아니라 매일 규칙적으로 전신 운동을 해야 한다. 예를 들면 줄·퇴근 중에 한 정류장 앞에서 내려 걷는다든지의 방법을 정하여 자신이 계속하기 쉬운 방법을 선택하여 서서히 몸에 익혀 간다.

지방의 일종이라 할 수 있는 콜레스테롤은 동맥경화와 비만의 원인으로 알려져 있다. 동맥경화를 일으키는 안쪽 벽에는 '아테롬'이라고 하는 콜레스테롤이 엉켜 붙어 있다.

몸은 소량의 지방인 경우에는 소화하여 연소시킴으로써 에너지를 생성하지만 다량의 경우에는 혈액 속에 장시간 고여 있어 전신을 순환하게 된다. 얼마만큼을 돌아다니느냐는 것은 체력에 따라 다르게 나타난다.

운동을 하면 몸을 움직임으로써 많은 지방을 소모시키는데 여기에 걸리는 시간은 체력에 따라 빠르고 늦은 결과가 나온다. 통계적으로 체력이 약한 사람은 오래 간다.

그러므로 식사를 하더라도 운동을 하는 편이 지방분이 적은 식사를 하고 운동하지 않는 것보다 낫다. 지방이 소모되는 노동이나 운동이야말로 건강과 장수의 원인이다.

이 외에도 간에 저장되었다가 배출되는 포도당의 이동이 원활해지면서 근육에 대한 인슐린 효과도 증대되어 당의 이용이 좋아질 뿐만 아니라 근육 자체도 튼튼해진다. 이때 혈액 속의 인슐린은 그리 증가하지 않으면서 당을 소비하는 것이다.

■ 1분간 소모되는 에너지량표

운 동 의 종 류	1분간의 소비 에너지량 (cal)		1단위 (cal)에 해당되는 시간 (분)	
	남	여	남	여
건 들 거 리 며 걷 는 걸 음	2.6	2.2	31	36
보 통 으 로 걷 는 걸 음	3.1	2.6	26	31
빠 른 걸 음	4.5	3.7	18	22
구 보	8.7	7.4	9	11
출 · 퇴 근 (버 스, 자 동 차)	2.1	3.3	38	47
출 · 퇴 근 (도 보)	11	0.9	44	89
자 전 거 (비 포 장 길)	4.0	3.3	18	24
층 계 오 르 기	6.0	3.3	38	16
층 계 내 려 오 기	4.5	5.0	13	22
청 소 (빗 질)	5.9	5.0	20	16
걸 레 질	2.6	2.2	13	36
목 욕	5.0	4.3	31	19
휴 식	1.8	1.5	16	53

당뇨병 환자가 오랫동안 운동을 하면 혈당이 점차 내려가게 된다. 예들 들어 어른이 스키를 한 시간 탈 경우 500cal를 소모시키는 것이다.

근육 운동 후 얼마동안은 에너지를 소모시켜 준다. 예를 들어 골프장을 한 바퀴 도는 시간 동안 36.6%는 걷는데 소모되고, 34.5%는 기다리는 것에 시간을 소모하며, 20.4%는 서 있는데 사용이 되며, 8.5%는 골프채를 휘두르는데 운동이 된다.

이 같은 사실을 미루어 볼 때 운동할 때 세포가 활발하게 작용하고, 노폐물을 빨리 몸밖으로 배출을 시키며, 인슐린 대신 근육이 당을 소모시키므로 당뇨병 환자에 있어서 운동은 반드시 필요한 것이다. 그러나 운동을 해서 피로해지면 운동을 중지하거나 줄인 다음 의사와 상의한다.

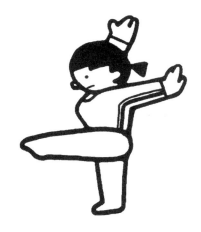

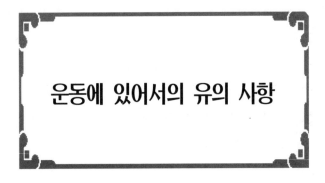

운동에 있어서의 유의 사항

기본 유의 사항

당뇨병 환자는 혈당의 균형을 잡기 위해서라도 반드시 적정한 운동을 필요로 한다. 물론 무리는 금물이다. 당뇨병 환자에게 어느 정도의 운동량이 필요한지는 일률적으로 결정할 수 없다.

같은 행동을 해도 나타나는 개인의 효과는 그 차이가 매우 크다. 대개는 담당 의사가 환자의 증상, 연령, 비만도, 합병증의 상황 등을 고려하여 지시를 내린다.

담당 의사는 운동 요법을 지도하는데 있어서 메디컬 체크를 게을리 해서는 안 된다. 특히 당뇨병 환자는 협심통 등의 통증이 약하거나 전혀 인식하지 못하는 사이에 협심증이나 심근경색 등의 허혈성심질환 발작을 쉽게 받기 때문이다.

운동할 때 주의 사항만 지킨다면 우리 몸은 자연 생리 리듬을 찾고 매일의 생활에 활력소(活力素)를 줄 뿐만 아니라 적당한 혈당 유지를 도와준다. 운동을 시작할 때는 기본적인 아래의 사항을 지키는 것이 좋다.

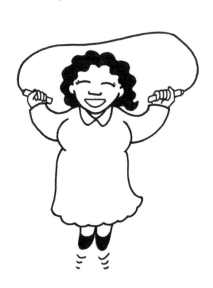

▲당뇨병 환자는 필수적으로 운동을 해야 한다. 이는 혈당의 균형을 잡기 위해서도 필요하다. 그러나 무리한 운동은 금물이다. 자신의 몸에 맞는 적당한 운동을 선택하여 날마다 규칙적으로 하는 것이 중요하다.

• 자신의 신체 상태를 잘 파악한다.
• 운동량은 점진적으로 늘여가되 무리를 하면 안 된다.
• 자신에게 가장 적절한 운동을 택하는 것이 좋다.
• 운동은 반드시 규칙적으로 한다.
• 자신의 페이스를 유지한다.

▦ 운동해서는 안 되는 경우

◉ 식후 30분은 운동을 피한다

식후는 소화를 위해 혈액이 내장에 집중되기 때문에 식후 30분은 안정을 유지할 필요가 있다. 운동 요법은 이 시간대를 지나서 매일 하는 것이 좋다.

단 인슐린 주사를 하고 있는 사람은 운동에 의한 저혈당증 방지를 위해 식후뿐만 아니라 식전의 1시간도 운동을 피해야 한다.

◉ 고혈당증 상태에서의 운동은 위험하다

고혈당증일 때는 혈액 중에 케톤체라고 하는 지방산의 불완전 연소로 인해 생기는 물질이 많아진다. 운동은 그 케톤체를 차츰 더 늘려서 당뇨병성 혼수를 부른다.

따라서 공복시에 300mg/dl의 혈당치가 있을 때는 심한 운동을 삼가해야 한다. 우선 식사 요법으로 혈당의 컨트롤을 올바르게 하고 나서 조금씩 운동을 더해 가도록 한다.

◉ 저혈당증 상태에서도 매우 위험하다

운동은 혈당을 점점 더 낮아지게 하여 가끔 혼수를 초래하는 원인이 된다. 인슐린 주사를 하고 있을 때 혹은 경구제를 복용하고 있을 때의 운동은 절대로 공복시에 해서는 안 된다.

조금만 운동할 경우 300 mg/dℓ 정도는 곧 내려가 버린다. 운동의 필요가 있을 때는 설탕 등을 섭취하면서 실시한다.

◢ 합병증에 대한 운동 요법

◉ 허혈성심질환

사전에 심전도 검사를 포함해서 여러 가지 방식을 사용하여 상세하게 체크를 받아 둔다. 극단적일 때는 운동 중에 심장이 파열해 버리는 경우조차 있기 때문이다. 심장혈관계의 작용은 시기와 시간에 따라서 변하므로 방심은 금물이다.

당뇨병에서는 통증에 대한 신경이 둔화되어 무통성심근허혈에 걸리기 쉬운데 통증을 느끼지 않으면 협심증이나 심근경색의 발견이 늦어져서 심부전에 빠질 위험성이 있으므로 주의한다.

특히 수영은 심장의 증상이 급변해도 감잡기가 어려운 데다가 응급 처치가 늦어지기 쉬우므로 심장합병증이 있는 사람에게는 바람직하지 않다.

또한 목욕도 좋은 운동이기는 하나 수압에 의해서 심장에 무리가 가해지기 때문에 심장에 합병증이 있는 사람은 충분한 주의를 기울여야 한다.

◉ 신 증

당뇨병성 신증이 나빠지면 인슐린의 파괴가 느려진다. 언제나 인슐린이 혈액 중에 남아있어 저혈당증을 초래할 위험이 있다. 운동으로 인해 그것이 재촉되므로 주의를 요하게 된다. 특히 혈당, 혈압, 체중 등을 확실히 체크한다.

◉ 망막증

무거운 것을 들거나 골프에서 힘을 주는 등의 행동은 안저출혈을 유발하는 요인이 된다. 과격한 운동을 할 경우 망막증은 더 심각해 진다. 저혈당증이나 급격한 혈당강하 또한 안저출혈로 이어진다.

당뇨병으로 인해 시력을 잃은 사람이 혼자서 외출할 때에는 그것에 대해 받는 스트레스에 신경을 써야 한다. 실명자가 단독 보행 시에는 혈압이 30~50이나 올라가는데 그것만으로도 스포츠를 하고 있는 것과 같은 강도의 스트레스가 가해지기 때문이다.

● 신경 장애

신경 장애의 증상은 얼얼감, 천자통, 대퇴부의 딱딱한 느낌, 대퇴부의 저림 등 다양하다. 이것들은 주무르거나 걷거나 따뜻하게 하는 등의 응급처치로 치료하는 것이 일반적이다. 보통으로 차게 하는 것은 증상을 악화시킨다.

걷는 종류의 운동에서는 가죽 신발로 단단히 조이고 있지는 않는가를 점검할 필요가 있다. 피부에 부드러운 신발은 발의 건강에 적절하다.

단 너무 가벼운 신발은 힘껏 밟은 느낌을 감지할 수 없어 넘어지기 쉽고, 샌들은 발끝을 어딘가에 부딪침으로써 큰 골절을 일으킬 수 있기 때문에 발끝의 보호를 잊어서는 안 된다.

운동은 자율 신경계가 받는 대표적 증상인 변비를 해소시켜 주기도 한다. 반면에 운동 중에는 자율 신경의 작용으로 인해 맥박이 늘어나게 되는데 특히 당뇨병에서는 이 신경계가 쓸모 없을뿐더러 운동량에 알맞은 맥박의 증가가 없으므로 기립성저혈압으로 갑작스런 사망을 불러일으키기도 한다.

안저 혈압은 전신 혈압의 반 정도이지만 일반 혈압이 80이하로 내려갔을 때 안저 혈압은 40이나 내려가 일어설 때 현기증을 느낀다. 이것에 대한 대책으로 스타킹을 이용해 하반신을 조이는 것이 좋다.

당뇨병에서 특징적인 것은 하반신이 저리고 자신이 서있는 위치를 깨닫지 못하는 것이다. 따라서 중심이 흔들리는 현상을 느끼게 된다.

● 비 만

비만을 해소하기 위해 감식하는 것은 인슐린 감수성을 약화시키기 때문에 좋지 않다. 일주일에 2회나 3회의 운동을 계속하면 인슐린의 감수성을 높일 수 있다. 만보계는 일정 표준으로서 사용하는 것으로 운동에 도움이 된다. 엘리베이터를 사용하지 않는 마음가짐도 한 방법이다.

비만자가 걸을 때는 무릎이나 발의 관절이 다치지 않도록 해야 한다. 수영이나 자전거를 타는 것도 살이 빠지는 데에 도움이 된다. 비만자가 운동하기 위해서는 다음의 항목을 지켜야 한다.

- 가벼운 운동부터 시작한다.
- 식후 1~2시간 후에 한다.
- 식사 요법을 정확히 지킨다.
- 준비 체조와 정리 체조를 게을리 하지 않는다.
- 고통을 느끼거나 피로가 느껴지면 어디에 문제가 있는가를 체크한다.
- 더울 때는 수분 보급을, 추울 때는 보온을 해준다.
- 알맞은 복장을 하고 발에는 부드러운 신발을 신는다.

운동을 하면 몸 안의 대사가 활발해지는 것은 물론, 특히 근육에 당의 이용이 원활해짐으로써 혈당을 내리게 된다. 근육이 당을 받아들이는 것을 항진이라 하는데 인슐린을 개입시키지 않는 포도당을 활성화시켜서 혈당강하작용을 자극시키고 인슐린의 간장 근조직에서의 감수성을 높임으로써 인슐린을 절약한다.

한편 간장에서는 당의 생성을 억제하고 근육의 당 이용을 제한하여 혈당치를 조정함으로써 말단의 혈류를 개선한다. 또한 근육 등 여러 조직에서 유리지방산 소모가 증가하여 고지혈증을 감소시킨다.

이 외에도 운동은 당뇨병의 합병증으로 오게되는 무서운 동맥경화를 줄이는 효과도 있다. 비만을 없애고 몸의 신진 대사를 원활하게 하기 위해서도 운동이 필요하다.

그러나 이와 같은 사실이 순조롭게 이루어지고 있어도 당뇨병이 어느 정도 진행되어진 경우에는 생리적인 인슐린의 부족에 처하게 된다.

이 생리적 인슐린을 보완하기 위해서는 약물 요법이 필요하게 되며 따라서 인슐린이나 경구혈당약제가 사용되는 것이다.

■ 체력 연대별의 각종 운동 강도에 대한 맥박수(매분)

운동 강도	(%)	100	80	60	40	20
	부하강도	최대강도	강 도	중 정 도		경 도
체력 세대	10 세대	193	166	140	113	87
	20 세대	186	161	136	110	85
	30 세대	179	155	131	108	84
	40 세대	172	150	127	105	82
	50 세대	165	144	123	102	81
	60 세대	158	138	119	99	80
	70 세대	151	133	115	96	78
자각 운동 강도		매우 힘들거나 더 이상 안 된다고 하는 느낌	상당히 힘들지만 지속할 수 있는 느낌	조깅 정도의 느낌	조금 운동이 된다고 하는 느낌	가벼운 마음으로 하는 느낌

어떤 치료 방법을 실행하든지 간에 최종적으로는 인슐린이 효과를 나타내고 있다. 그래서 환자는 자가 생산한 인슐린을 식이

요법으로 알맞게 조절하거나, 경구혈당강하제로 자극하여 인슐린을 더 많이 만들도록 또는 덜 필요로 하도록 만든다.

그러나 운동은 체내의 신진 대사를 촉진시키고 포도당의 소비를 증가시키는 외에도 여러 가지 효과가 있으므로 가벼운 당뇨병에 있어서는 적극적인 운동이 아주 좋다.

단, 매일 규칙적이게 하는 것을 원칙으로 하며 대신에 과다한 운동은 피해야 한다. 더구나 혈에 관계된 합병증이 있는 경우에는 심장의 상태를 고려하여 검사하는 것이 좋으며, 특히 관상동맥 경화증이 있을 경우에는 운동량을 조절해야 한다.

격렬한 운동이라면 같은 에너지를 소비하는데 걸리는 시간은 적지만 운동하는 데에 익숙하지 않은 사람이나 고령자는 격렬한 운동을 하지 않는 것이 좋다.

운동을 하고 있을 때는 1분간의 맥박수가 100~110 정도의 맥박이 적당한데 반하여 120 이상이면 그 운동은 지나치게 격렬하다고 보아야 한다.

■ 시간당 칼로리 소비량표

활동	시간당 칼로리소비량	활동	시간당 칼로리소비량
누워서 휴식	60	자전거 타기	270
앉아서 휴식	72	골프, 수영	300
대화 중	84	계단 내려가기	312
자동차 운전	168	정원 가꾸기	336
승마, 배구	210	테니스	480
보통 걸음	216		

오늘날의 우리는 가까운 거리도 자동차를 타고, 계단은 엘리베이터로, 집안 빨래는 세탁기가 대신하므로 운동이 부족할 수 밖에 없다.

적당한 운동은 우리 몸의 근육과 관절을 유연하게 만들어 주고 심장의 기능을 강화시킬 뿐만 아니라 혈당도 내려 준다. 또 신경을 이완시켜 긴장과 불안감을 안정시킴으로써 정신건강에도 큰 도움을 준다. 운동은 치료의 지름길이라고 할 수 있다.

당뇨병 치료에는 크게 나누어서 식이 요법과 운동 요법이 있다. 특히 운동은 당뇨병 치료의 핵심이라고 할 수 있다. 운동이라고 하여도 한 달에 한 번 정도 하는 골프나 테니스 같은 운동으로는 효과를 별로 기대할 수 없다.

운동은 거르지 않고 꾸준히 하는 것이 의미가 있는데 걷는 운동은 매일 계속되는 운동이므로 당뇨병 치료에 가장 적절하다.

위험한 합병증이 없는 사람이 운동할 경우는 하루 1만 보가 기본이다. 물론 그 사람의 연령이나 체력이 고려되어져야 함은 당연하다. 일반 사람들은 하루에 보통 3,000~5,000보를 걷는다.

걷는 속도나 그 사람의 체중 등에 따라서 다르지만 1만보 걸어서 소비되는 에너지는 200~300cal에 이른다. 따라서 의식적으로 실행하지 않으면 좀처럼 1만보의 운동량에 맞추지 못한다.

출·퇴근, 조석의 산책, 계단의 오르내림 등 주변에 운동의 기회는 얼마든지 있다.

운동은 오래 계속되는 것이어야 한다. 자신에게 가능한 한 적절한 양을 매일 생활의 스케줄에 넣어서 실행하도록 한다. 과로할 것 같은 운동의 종류는 피하되 부담이 되지 않는 정도의 것을 선택하는 것도 유념한다.

제16장

걷기 운동이 당뇨병 치료의 묘약이다

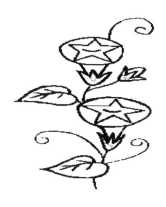

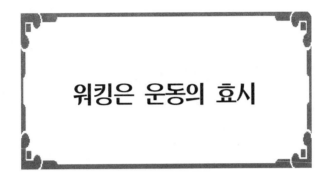

황금 구두 운동

걷기 운동은 일생 동안 누구나 쉽게 할 수가 있다. 젊어서는 기초 체력을 형성하는데 도움이 되고, 중·장년이 되어서는 건강과 컨디션의 유지는 물론 당뇨병에도 꼭 필요한 운동이다.

육체적인 면 뿐만 아니라 정신적인 면에도 좋으며, 특히 때에 따라 무리한 충격으로 무릎 장애를 일으킬 위험이 높은 조깅보다 안전하다.

걷기 운동은 가장 쉽고 누구나 언제든지 할 수 있는 운동이요, 경비가 들지 않는다. 이 말은 독일의 당뇨병 환자들의 모임에서 나온 '황금구 운동'의 문구에서 비롯된 것인데 이 단체에서는 매일 1시간씩 걷기 운동을 하였다.

매일 걷는 시간을 수첩에 기록하여 3백 시간이 되면 '황금 구두' 뺏지를 달아 주었다. 이것을 달기 위해 많은 환자들이 참가하였고 이로 인해 독일에서는 당뇨병 환자가 줄어들었다.

이와 유사한 운동은 독일 뿐만 아니라 여러 나라 사람들이 펼치고 있을 정도로 당뇨병 치료에 이로우며 동시에 자신의 건강에도 좋은 것이다.

산책은 걷기를 즐기는 것이다. 근처를 어슬렁거리면서 걷는 산책도 있고, 쇼윈도를 쇼핑하는 걷기도 있으며, 고적이나 명소를 찾아 걸을 수도 있다.

이와 같은 산책의 효과는 당뇨병 환자에게 정신적인 면의 취미도 함께 얻어지게 한다. 당뇨병에 걸려 있는 사람은 여러 가지 감염에 약하므로 상처를 입는 스키, 축구, 정구, 권투 같은 운동은 적절하지 않다.

사람의 엔진은 심장과 폐장이다. 걷는 운동을 하면 여기가 튼튼해진다. 폐는 공기를 받아들이는 곳으로 먼저 몸의 여러 부위에 이것을 보내면 에너지를 만들어 내게 되면서 노폐물을 버리게 된다.

우리가 호흡하는 공기는 산소가 21%, 질소는 79%, 나머지는 소량의 탄산가스이다. 우리가 걷고있는 동안 호흡에 의해 공기가 우리 몸에 드나들고 있는데 만일 공기가 적으면 에너지를 충분히 만들지 못한다.

평소 많이 걷는 사람은 가슴의 근육이 강해서 공기를 오래 받아들일 수 있고 동시에 노폐물을 많이 내뱉게 된다. 걷기 운동의 가장 큰 영향은 혈액의 공급량이 증가하면서 혈류가 불어나 조직 내에 수많은 모세 혈관이 생기는 것이다.

이렇게 혈관이 생겨남에 따라서 혈관이 강해지고 지구력이 증가된다. 조직의 구석구석까지 산소가 충족되고, 노폐물이 효율적으로 제거되어 골격근의 피로도 감소된다.

그 외에도 당뇨병 환자는 심장병, 결핵, 암, 간경화, 뇌졸중 등의 여러 가지 질병을 일으킬 수 있는 소질이 있으므로 하루 빨리 이 당뇨에서 탈출하지 않으면 안 된다. 걷기 운동으로 혈당을 조절하여 이런 합병증을 막을 수도 있는데 혈당을 낮출 때는 걷는 것이 최고라 할 수 있다.

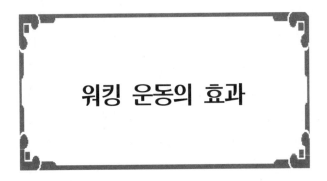

워킹 운동의 효과

■ 혈액 순환

혈관의 상태가 좋아지면 혈압의 흐름도 역시 좋아지는데 혈압은 보통 120~80mhg이다. 즉, 혈관의 최고와 최저 압력으로 120mhg란 심장이 혈액을 방출하는 동맥에 주어진 압력이요, 80mhg는 심장이 움츠러 들었을 때의 압력이다. 물론 이것은 안정되어 있을 경우이다.

평소 운동을 하는 사람은 탄력성이 있으므로 혈압 수치가 내려갈 수도 있지만 체력이 약한 사람은 혈압 수치가 높아지며 대체로 운동을 하거나 흥분을 하게 되면 혈압이 올라가게 되어 있다.

걸을 때의 충격은 뇌의 혈액 순환을 좋아지게 하는데 이것은 혈압이 낮아지게 하여 콜레스테롤의 증가를 막아주는 것은 물론 심근경색과 뇌경색을 예방하고 폐의 기능을 높이는 데에 큰 역할을 담당한다.

혈관이 증가하면 자연히 이곳이 넓어져 혈액이 부드럽게 순환하는 동시에 혈압은 내려가게 된다. 이것은 동맥에 부착되어 있는 콜레스테롤을 제거하여 심장병을 막아주고 설사 발작이 일어 난다고 하더라도 혈액 공급이 원활해서 회복이 빠르다.

미국의 운동학자 K. H. 쿠퍼 박사의 설명에 의하면 버스 운전 기사는 계속 걸어다니는 안내양에 비해 약 2배나 심장병에 많이 걸린다는 통계가 나온 적이 있다.

우리 나라에서도 우체국 직원의 건강 진단을 실시하였더니 배 달부에 비해 실내 사무실 직원에게 심장병이 걸린 비율이 높다 는 결과가 나왔다.

이처럼 다리 운동 여하에 따라 심장병의 발병률도 다르다. 따 라서 걷는 사람보다 걷지 않는 사람이 심장병에 걸릴 확률이 높 다는 것을 알 수 있다.

■ 근육 강화

걷기는 어느 운동보다도 많은 근육을 사용하게 되는데 다리의 근육만이 아니라 배의 근육, 둔부의 근육도 사용하는 것이다. 한 걸음 다리를 내딛는 것은 다리의 근육 반복 운동을 하는 것과 마찬가지이며 다리의 근육을 강화하는데 도움이 된다.

특히 제 2의 심장이라고도 하는 다리는 걸음으로써 근육이 수 축 신장을 되풀이하여 다리에 고이기 쉬운 혈액을 심장으로 환 류(還流)시킨다.

이로 인해 신체적 긴장은 자연히 풀어지게 되는 것이다. 당뇨 에 걸리면 자연히 섹스 능력도 약해지게 되는데 많이 걸을수록 근육이 단단해진다.

이렇게 되면 점차 근육이 튼튼해지는 동시에 힘이 유연해져서 성능력도 향상되는 것이다. 이 같이 허리 근육을 단련하는 것은 요통 방지를 하는데 있어서는 가장 좋다.

근래에 와서 높은 건물이 많이 생기면서 건물에 들어서면 엘리베이터를 찾게 될 정도로 엘리베이터가 없는 곳이 없다. 걷는 것도 평지보다는 언덕길과 계단을 이용하여 훈련하는 것이 효과적이다.

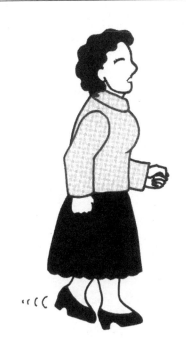

▲대개 사람들은 5분이나 10분 정도 바쁜 걸음으로 걸을 수가 있는데 매일 10분간의 속보가 좋다. 걷는 속도가 빨라지면 보행의 효과가 2배로 늘어난다. 속도를 올리기 위해서는 팔 흔들기가 중요한데 팔을 편 상태에서 흔드는 방법과 구부려서 흔드는 방법의 두 가지가 있다.

우리가 불과 10여 계단만 오르내리는 것도 근육 활력에 놀랄만큼 많은 도움을 준다. 올라가는 경우에는 신체의 중심을 밑에서 위로 이동하는 것이기 때문에 다리의 근육을 사용하게 되므로 상당한 운동량이 필요하다.

반면에 계단을 내려가는 것에는 평형 감각도 필요하기 때문에 산에 올라가는 것보다는 내려가는 것이 더 힘들다고 하는 것이다. 이것은 신체가 아래로 떨어지려는 기울기가 있기 때문에 이것을 억제하려고 전신의 근육이 상당한 힘을 필요로 하기 때문이다.

특히 팔과 엉덩이를 사용하여 몸을 꼿꼿이 세움으로써 평형감각(균형)을 유지하기 때문에 다음날 대퇴부가 단단해지고 아프게 되는 것이다.

● 등 산

근육 강화를 더욱 효과적으로 하는 것이 바로 등산이다. 등산은 걷는 운동에 있어서 가장 최상의 방법이다. 우리는 언제나 단조로운 작업을 되풀이하기 때문에 무의식적으로 같은 자세, 같은

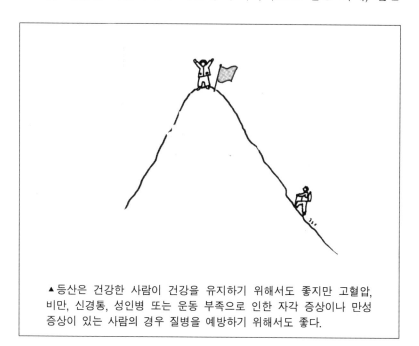

▲등산은 건강한 사람이 건강을 유지하기 위해서도 좋지만 고혈압, 비만, 신경통, 성인병 또는 운동 부족으로 인한 자각 증상이나 만성 증상이 있는 사람의 경우 질병을 예방하기 위해서도 좋다.

근육, 같은 신경만을 쓰면서 살아가고 있다. 그래서 잠자리에 들어 휴식을 취한다고 해도 피로가 완전히 가시지 않는 것이다.

그러나 과로나 슬픔, 또는 심리적인 스트레스에 쌓였을 때 여행이나 등산을 가면 풀려진다. 등산을 하면 상쾌한 바람, 푸른 하늘, 수목들의 빛깔, 지저귀는 새소리와 같은 자연에 의해 병은 어느새 낫게 되는 것이다.

등산은 건강한 사람이 건강을 유지하기 위해서도 좋지만 고혈압, 비만, 신경통, 성인병 또는 운동 부족으로 인한 자각 증상이나 만성 증상이 있는 사람의 경우 질병을 예방하기 위해서도 좋다. 체력의 쇠약을 의식하는 사람이라면 등산의 증강 효과를 기대할 수 있다.

특히 당뇨병 환자가 등산을 취미로 느낀다면 진정한 운동이 될 것이다. 당뇨병 환자가 등산을 즐기기 위해서는 코스라는 것이 중요한데 경치가 어떤가를 고려하는 것보다 부상이나 사고를 없애기 위한 난이도를 고려해야 할 필요성이 있다.

▣ 편평족 방지

발이 바깥쪽으로 휘고 안쪽으로 뒤틀려 있는 것을 외반편평족(外反扁平足)이라 한다. 이것은 내반족과는 전혀 반대의 형태를 하고 있다.

폴리오에 의한 것이 많고 경시해서는 안 된다. 선천성의 외반편평족은 흔하지 않으며 물건을 잡고 일어설 때나 겨우 걷기 시작할 때 발병하는 것은 발에 힘이 생기면 정상화되므로 우려할 필요가 없다.

갓난아기에서부터 아동에 걸쳐 발병하는 것은 발의 인대(靭帶)

나 근(筋)이 약해서 체중을 유지하기 어렵기 때문인데, 잠잘 때는 정상이지만 일어서면 이상 증세가 나타난다.

발의 통증이나 하퇴부의 통증이 없는 것은 발의 훈련에 의해 정상적으로 된다. 폴리오에 의한 것은 발의 고정 장구를 사용하는 것이지만 근건(筋腱)의 수술을 통해 좋은 결과를 가져올 수도 있다.

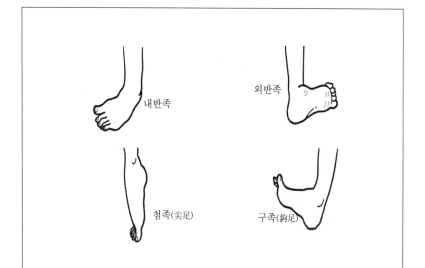

▲다리의 이상-내반족(內班足)은 발이 안쪽으로 굽고 발 전체가 바깥쪽으로 뒤틀리며 발바닥이 내상방(內上方)을 향한 것이다. 외반족(外班足)은 발이 바깥쪽으로 휘고 안쪽으로 뒤틀려 있는 것을 말한다. 첨족(尖足)은 발끝이 밑으로 쳐져서 위로 올라가지 않는 것을 말한다. 구족(鉤足)은 첨족과 반대로 발끝이 위로 휘어 발바닥 쪽으로는 굽힐 수가 없는 것을 말한다.

인대나 근이 나타날 경우는 모래나 부드러운 흙을 맨발로 밟아주면 저절로 좋아진다. 또한 어린이의 신발 밑창이 너무 단단하면 발에 악영향을 주게 되고 그것이 원인이 되어 고정된 편평족이 될 우려도 있으므로 주의한다.

• 선천성 외반편평족

아주 드문 것이기는 하나 특징적인 형상을 보여준다. 즉, 발의 전반은 발등 쪽으로 휘어져 있고, 후반은 뒤의 위쪽을 향해 휘어져 있어서 발이 마치 배의 밑바닥 모양으로 되어 있다.

젖먹이의 발은 장심 부분에 지방이 많아 볼록한 것인데 이는 편평족은 아니다. 걸어다니게 되면 차츰 사라지고 장심이 제대로 돌아오게 된다. 아킬레스건을 절단해서 발바닥 교정기(矯正器)로 거골과 종골을 교정해 줄 수 있는데 심한 저항이 수반되므로 치료하기가 어렵다.

• 정력학적 편평족

발의 인대가 약하기 때문에 섰을 때 발에 무게를 가하면, 인대가 이완되어 발을 지탱하지 못하고 발이 안쪽으로 기울어져 외반(外反)한다. 그러나 누워 있을 때는 변형이 없고 장심도 보인다(이완성 편평족).

유아의 발은 대부분 이러한 상태를 보이지만 걷는 동안에 인대가 강화되어 편평족의 상태를 벗어나게 된다. 그러나 소년기에 강화되지 못한 발에 대해 무리를 주게 되면 이완된 인대가 원상태로 돌아올 수 없고, 또한 발뼈의 위치가 변동을 일으켜 결국은 고정된 외반편평족이 된다(고정성 편평족).

오래 걸으면 발이 아프거나 쉽게 피로해지는 등의 증세는 보통 하루 푹 쉬고 나면 이튿날은 이상이 없어진다. 그러나 이런 증세가 반복되는 동안에 발등이나 복사뼈에 통증이 남아 밤에 발의 화끈거림이 지속되어 발의 변형이 나타나면 발의 통증뿐 아니라 하퇴의 바깥쪽에서 무릎에 걸쳐 통증이 일어나며 이것은 다시 대퇴부 통증이나 요통을 유발하게 된다.

변형성 관절증으로까지 진행된 것은 걷기 시작할 때 아프고,

조금 지나면 통증이 감소하였다가 다시 아프기 시작하는 등의 변동이 심한 통증이 생긴다.

이럴 경우 우선 근과 인대의 힘을 길러주도록 하는 것이 중요하다. 어린이는 바닥이 딱딱한 신발을 신기지 않도록 하며 바닥이 부드럽고 발가락을 여유 있게 움직이는데 지장이 없는 넉넉한 신발을 신긴다.

풀밭이나 잔디 또는 무른 땅이나 모래를 맨발로 밟게 하여 발을 훈련시키고 발에는 혈행이 순조롭도록 마사지와 온욕(溫浴)을 한다. 취침할 때에는 발을 높게 하여 발의 피로를 덜어 줌으로써 고정성 편평족이 되지 않도록 주의한다.

동통이 심한 경우에는 장심을 교정하기 위해 발바닥 삽판을 이용하며 그 밖의 발의 마사지와 발바닥 밑 부분에 대고 끌어당기는 교정 밴드를 이용한다.

• 외상성 편평족

복사뼈의 골절로 인하여 거골이 안쪽으로 아탈구(亞脫臼)했을 경우, 정복이 불충분하면 외반편평족위를 취하게 되는데 몸무게의 중량이 가중되면 거골이 안쪽으로 옮겨져 편평족이 된다. 또한 뒤꿈치에 생긴 골절의 경우에도 편평족이 되기 쉽다.

골절에 대해서는 편평족을 일으키지 않도록 정복 고정을 주의해서 하고, 고정 붕대 제거 후에도 발바닥 삽판을 사용하는 등 편평족 예방에 신경을 쓴다. 이미 편평족이 되어 동통이 심한 것은 관절 고정 수술이 요구된다.

• 마비성 편평족

대부분은 척수성 소아마비(폴리오)에서 발생하는 것으로서 전후 경골근의 마비가 원인이 된다. 또한 척수 손상이나 말초 신경(골신경)의 손상에 의해서도 야기된다. 건(腱) 이식수술을 해서 장심을 유지시키거나 교정화나 발바닥 삽판 등을 이용하여 치료를 한다.

이상과 같은 편평족도 걷기를 많이 하면 고쳐진다. 초등학생 중에 장심(掌心)이 없는 아이는 없다. 사람이 어머니의 뱃속에서 막 태어났을 때는 발바닥에 지방이 붙어 있어서 3살 정도가 되기까지는 누구나 편평족이기 일쑤이다.

이 지방이 제거되어 장심장이 옴폭하게 형성되는데 너무 걷지 않으면 이 지방이 발바닥에 붙어 있는 채로 굳어져 평발이 된다.

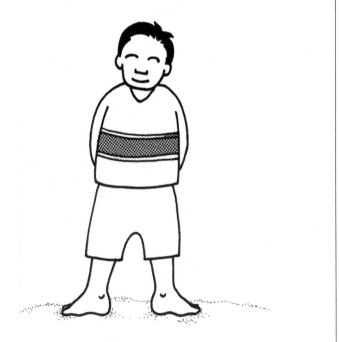

▲ 당뇨병 환자의 경우 특히 맨발로 걷는 것이 좋다. 맨발로 걸으면 장심이 단련되어 발바닥이 튼튼해지고 혈액 순환이 원활하게 된다. 그러므로 따뜻한 계절에는 집 주위나 정원을 맨발로 걷거나 바닷가의 모래 사장 위를 오랫동안 맨발로 걸어보는 것도 좋은 운동이다.

걷는 방법 중에서도 맨발로 걷는 것이 좋다. 맨발로 걸으면 장심이 단련되어 발바닥이 튼튼해지고, 혈액 순환이 원활하게 된다. 그러므로 따뜻한 계절에는 집 주위나 정원을 맨발로 걸어 보거나 바닷가의 모래 사장 위를 오랫동안 거니는 것은 아주 좋은 운동이다.

겨울철 눈 위를 걷는 것도 좋다. 쌓인 눈 위를 걷는 일은 모래 위를 걷는 역할과 비슷하다. 눈 위에 신발을 신고 걸으면 겨울 하이킹도 되고 눈 위를 오래 걸으면 에너지가 대단히 소비되어 운동 효과도 볼 수 있다.

▣ 기 타

이 외에도 노화 방지와 더불어 통풍, 류머티즘, 관절염, 부전(不全)증 방지, 장 신경증, 망막증, 혈성 심장병, 심근경색, 요통(변형성척추증, 추문판헤르니아, 척추분리증, 척추카리에스, 노인성 골조송증, 요통증) 등의 진행을 늦추거나 예방하는데도 많은 도움이 된다.

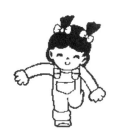

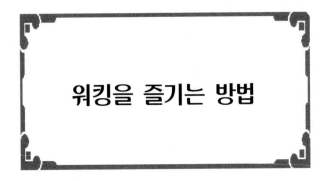

워킹 연구

걷는 것의 효과를 알았다고 한다면 하루 중 20분 정도로 걷는 일과를 만드는 것이 좋다. 이것은 걷는 시간을 기다릴 것이 아니라 적극적으로 걷는 기회를 자신이 만들어 내어 틈틈이 하도록 한다.

아침 식사 전에 약 1시간 정도 일정한 거리를 정해서 한바퀴 돌아오는 것도 좋다. 또는 점심 시간 후 짧은 시간에 건물 옥상에라도 올라간다. 이렇게 걷는 일에 관심을 가지고 습관이 되면 저절로 운동은 이루어지는 것이다. 걸을 때는 연구를 하면서 걷도록 하자.

◉ 이미지 훈련을 하면서 걷는다

스포츠 선수는 보다 이상적인 자세와 경기 장면을 그리는 이미지의 훈련을 하기 마련이다. 예를 들어 테니스의 리시브, 골프의 스윙, 야구의 피칭 등의 자세로 걸으면서 이미지의 훈련을 계속하면 언젠가 그대로 자세가 이루어진다.

◉ 다운 윗칭을 하면서 걷는다

평소에 전혀 신경을 쓰지 않았던 출근 시간의 거리도 시각을 바꾸어 걸어 보면 색다른 것을 발견할 수 있다. 예를 들어 자신의 눈으로 거리를 보고 거리의 움직임, 사회의 움직임을 주시하는 것이다.

◉ 외국어 공부를 하면서 걷는다

걸으면서 눈에 보이는 것은 무엇이든지 간에 다 영어나 일어로 해본다. 당장 하지 못하는 것은 나중에 조사해서 해 보는데 이것을 회사 출퇴근 시간에 매일 걸으면서 되풀이하면 실력도 자연히 늘게 된다.

◉ 복잡한 거리를 걷는다

다른 사람과는 부딪치지 않도록 빠른 속도로 걸어 보는 방법이다. 다만 이것에는 자신만의 페이스가 아니라 타인의 움직임을 고려하여 페이스와 방향을 바꾸지 않으면 안 되기 때문에 상당한 순발력과 능력이 요구되어 진다.

◉ 아이디어를 생각해 가면서 걷는다

무엇인가 걱정거리가 있을 때, 가만히 생각해도 묘안이 좀처럼 떠오르지 않을 경우가 있다. 그런 경우에 근처를 한 바퀴 돌면서 천천히 생각해 본다.

◉ 하루 1만보 정도는 걷도록 한다

걷는 습관을 몸에 익혀서 의식적으로 하루에 1만보 정도는 걷도록 한다. 경쾌하게 걸으면 1분에 100보, 1시간 40분에 1만 보를

목표로 한다. 또 맥박이 1분에 100~200 정도가 되도록 걸을 수
가 있으면 자연히 지구력은 몸에 붙게 된다.

◉ 이벤트와 모임에 참가하여 걷는다

혼자서 걷는 것보다는 여러 사람이 무리를 지어 하는 것이 즐
겁다. 이 모임의 체력 수준이 비슷하다라고 한다면 한층 더 자극
이 되어서 열심히 걷게 된다.

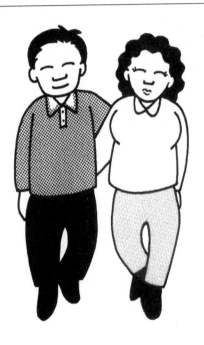

▲혼자서 걷는 것보다는 몇 사람이 무리를 지어 하는 것이 즐겁다. 이
무리의 체력 수준이 비슷하다면 보다 큰 자극이 되어서 열심히 걷게 된
다. 워킹 대회에 참가하는 것도 좋다. 유적 탐사 등의 특색 있는 이벤트
에 참가하여 걷기의 즐거움을 느끼는 것도 건강에 큰 도움이 된다.

또는 워킹 대회에 참가한다. 신문의 광고란을 자세하게 살

펴보면 단체와 카메라 하이킹, 유적 탐사 등의 특색이 있는 워킹 이벤트에 참가하여 걷기의 즐거움을 느끼는 것도 건강에 도움이 된다.

◉ 도보 관광도 좋다

관광 여행에서도 도시를 걸어다니는 것은 일반적으로 되어 있다. 도보 관광은 몇 시간이 보통이기 때문에 걷기에 적당하며 여행 중의 컨디션 유지에도 많은 도움이 된다.

◉ 하이킹에 의한 워킹도 좋다

하이킹에 의한 운동을 생각해 본다. 하이킹을 하면서 워킹을 하는 것은 가장 즐거운 운동이 될 수가 있다. 대부분 하이킹을 일종의 스트레스 해소로 생각하는 사람은 많은데 비하여 하이킹의 건강면을 인식하고 있는 사람은 그다지 많지 않다.

하이킹을 할 때 우선 의식적으로 달려 본다. 워킹 중에 1시간 정도 20보 걷고, 20보 달리고, 또 20보 걷는 식으로 걷기와 달리기를 번갈아 가며 워킹을 해본다.

이렇게 하면 심장도 단련되고, 이것에 익숙해지면 하이킹의 속도를 올릴 수가 있다. 조금의 노력을 더하여 엑스사이즈의 목표에 적합한 거리를 걸을 수 있도록 해 본다.

하이킹으로 걷는 거리는 평균 하루 5~7시간에, 8~15km 정도의 속도로서 상당히 느리다고 할 수 있다. 하루 15km의 하이킹을 몇 번 해보면 하루 30km를 걷는 일도 그다지 어렵지 않게 될 것이다.

◉ 골프 운동도 효과적인 워킹의 하나이다

골프에도 워킹법을 적용할 수가 있다. 18홀을 돌게 되면 약

6~7km를 걷게 된다. 단지 아무 생각없이 걸어서는 효과가 없다. 골프 시에도 빨리 걷는 방법을 익혀서 걷기의 효과를 최대한으로 살려야 한다.

코스가 급격히 내리막길과 오르막길이 되는 곳에서는 발끝에 힘을 주어 걷도록 한다. 이것은 발꿈치에 중심이 가면 불안정해지기 때문이다.

골프 코스에서 다리를 끌면서 걸으면 발목에 무리가 간다. 엄지발가락에 중심이 가도록 걸으면 발목에 부담도 적어지고 피로도 최소한으로 줄일 수가 있다.

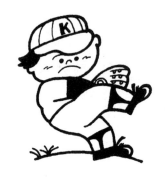

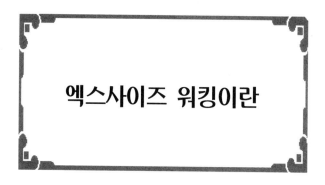

엑스사이즈 워킹이란

◼ 엑스사이즈 워킹

일종의 걷는 것을 스포츠로 생각한다. 이 운동은 걷는다고 하는 스포츠로서 훼트네스(Fitness)를 위해 과학적으로 고안된 워킹법이라고 할 수 있다. 걷는 방법에 따라서 조깅과 에어로빅 이상의 훼트네스 스포츠가 된다.

현재 이 운동이 미국에서 확산되어 유행하고 있으며 신체적 부담을 주지 않고 행해지는 건강법으로서 조깅을 능가할 정도의 인기를 갖고 있다. 또한 도시에 살고 있는 사람들을 위한 일종의 스포츠로 각광 받고 있다. 당뇨병 치료 운동에도 물론 최상이다.

과학적인 운동으로서 에어로빅 운동도 올바르게 걷는 법, 팔의 동작, 호흡법을 응용함으로써 걷기의 효용을 높이는 동시에 당뇨병에 좋다.

이 엑스사이즈 워킹은 아름답고 큰 동작으로 걷는 것이 중요시된다. 걷는 운동은 먼저 등을 쭉 펴고 팔에는 힘을 빼고 앞뒤를 자연스럽게 흔든다.

다리는 발끝을 바르게 앞으로 향해서 발뒤꿈치부터 땅에 닿도록 하고, 뒷발은 전체를 밀어내듯 차는 것이 올바른 걸음걸이라고 할 수 있다.

빨리 걷는 것만이 운동이 되는 것은 아니다. 아름답고 크게 걷는 것이 중요하므로 등을 쫙 펴고 팔을 흔들며 시원스럽게 걷는 것이 바로 이 엑스사이즈 워킹의 기본 형태라고 할 수 있다.

◢█ 엑스사이즈 워킹의 준비 운동

엑스사이즈 워킹을 실천하기 위한 일과 계획을 세울 때에는 자신의 워킹 목표와 자기의 건강 수준을 고려하여 계획을 세우도록 한다.

가벼운 스포츠에 참가할 수 있을 정도로 쾌적한 건강을 얻기 위해서인지, 아니면 체력을 개선하고 내구력을 높여 격렬한 스포츠에 참가할 수 있을 정도의 심폐 기능을 지니기 위한 것인가를 고려한다.

엑스사이즈로서의 워킹이라면 적어도 10분 이상 걷도록 해야 한다. 운동 강도가 낮은 경우에는 등에 땀이 가볍게 날 정도로 더욱 많이 걷도록 한다. 될 수 있는 한 15~20분 거리나 2km를 목표로 하는 것이 좋다.

◉ 스트레칭(Stretching)

준비 운동이라고 할 수가 있는 스트레칭은 반드시 하는 것이 좋다. 장거리를 걸을 때나 아니면 속보를 시험해 볼 때는 사전의 준비 운동이 반드시 필요하다.

이것을 하면 근육통이나 경련을 방지할 수 있는 것은 물론 피로 회복에도 좋다. 차안이나 업무 중 어디에서나 마음만 먹으면 쉽게 할 수 있는 스트레칭은 다리 근육의 상태를 잘 파악할 수가 있다.

다시 말해 근육의 컨디션을 조절하는 훈련이라고 할 수가 있는데 속보 시에는 유의해야 한다. 탄력이 붙어 통증이 날 때까지 하지 말고 엑스사이즈 워킹과 마찬가지로 자신의 페이스에 무리가 되지 않도록 느긋하게 한다.

◉ 스트레칭의 방법

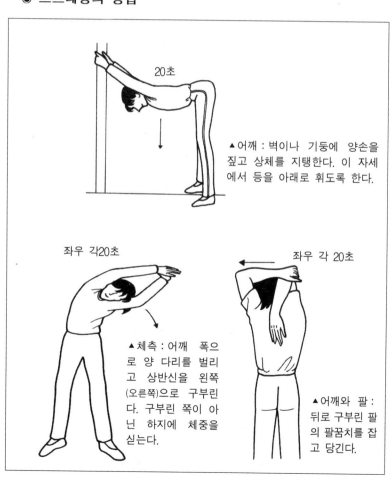

20초

▲어깨 : 벽이나 기둥에 양손을 짚고 상체를 지탱한다. 이 자세에서 등을 아래로 휘도록 한다.

좌우 각20초

▲체측 : 어깨 폭으로 양 다리를 벌리고 상반신을 왼쪽(오른쪽)으로 구부린다. 구부린 쪽이 아닌 하지에 체중을 싣는다.

좌우 각 20초

▲어깨와 팔 : 뒤로 구부린 팔의 팔꿈치를 잡고 당긴다.

398

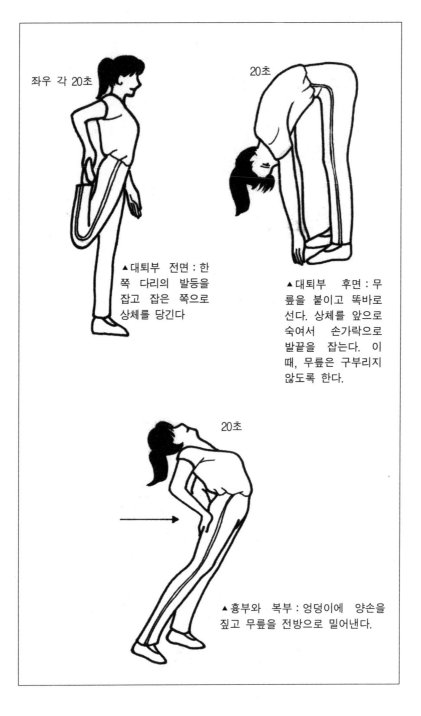

좌우 각 20초

20초

▲대퇴부 전면 : 한
쪽 다리의 발등을
잡고 잡은 쪽으로
상체를 당긴다

▲대퇴부 후면 : 무
릎을 붙이고 똑바로
선다. 상체를 앞으로
숙여서 손가락으로
발끝을 잡는다. 이
때, 무릎은 구부리지
않도록 한다.

20초

▲흉부와 복부 : 엉덩이에 양손을
짚고 무릎을 전방으로 밀어낸다.

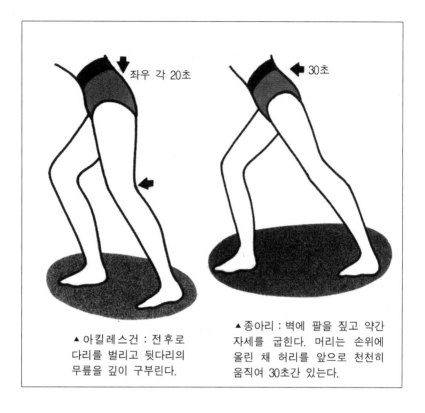

▲ 아킬레스건 : 전후로 다리를 벌리고 뒷다리의 무릎을 깊이 구부린다.

▲ 종아리 : 벽에 팔을 짚고 약간 자세를 굽힌다. 머리는 손위에 올린 채 허리를 앞으로 천천히 움직여 30초간 있는다.

◉ 스트레칭을 할 때 주의 사항

• 천천히 기분을 푸는 마음으로 한다.

• 반동이나 탄력을 주지 않고 천천히 편다.

• 최대한까지 펴지 않고 조금 바로 앞에서 멈추고 그 자세를 10~30초간 계속한다.

• 펴고 있는 부위에 의식을 집중한다.

• 숨을 멈추지 않고 이야기를 하면서도 자연스러운 호흡을 유지한다.

반드시 잊지 않고 실시하되 쉽다고 해서 가볍게 생각해서는 안 된다. 또, 자신의 페이스로 무리하지 않는다.

▣ 엑스사이즈 워킹을 위한 준비물

◉ 만보계를 준비하면 좋다

걸은 거리를 기록하는데 사용되는 것으로서 산보하는 사람 또는 당뇨병 환자들이 워킹을 운동으로 삼을 때 반드시 필요로 한다. 이것은 걸음 수를 기록하여 이 걸음걸이를 킬로미터 수치로 환산하는 것이다.

◉ 맥박계도 있으면 좋다

이것은 연습 중 걸으면서 끊임없이 맥박을 측정하여 맥박 수가 트레이닝 제한점에 달했는지의 여부, 범위 내에 있는지의 여부, 걸린 시간을 알아보는데 쓰인다.

◉ 가방도 필요하다

가방에는 어깨로 짊어지는 것과 벨트와 같이 허리에 차는 것이 있다. 등에 지는 가방은 무거울 경우 균형을 유지하기 위해 상체를 앞으로 숙이지 않으면 안 되므로 허리에 차는 형태가 좋다. 이것은 뒤로 당겨지는 일이 없기 때문에 자세를 똑바로 한 상태에서 걸을 수 있기 때문이다.

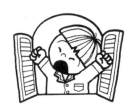

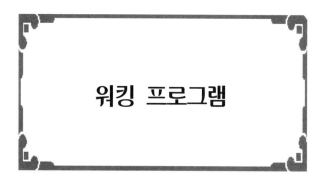

워킹 프로그램

■ 프로그램시 고려 사항

보행 프로그램을 실시할 때는 시간에 의한 것으로 할 것인지, 거리에 의한 것으로 할 것인지 미리 선택하여 실천하는 것이 좋다. 자신의 체력 수준은 12분 보행 테스트로 알아볼 수 있는데 이것에 의해 자신의 체력 수준에 적당한 운동 프로그램도 알 수 있다.

가능한 한 학교 운동장이나 거리 표시가 있는 조깅 코스 등의 장소로 거리를 정확하게 알 수 있는 곳을 선정해 놓고 걷는 것이 좋다.

단, 멍하니 걸어서는 정확한 체력 수준을 측정할 수가 없으므로 바른 자세로 걷는 것이 중요하다. 프로그램의 예로 다음 4가지 경우를 고려해 본다.

① 매일의 목표를 세운다.

매일 또는 하루 간격으로 최저 20분간을 목표로 해서 에어로빅 워킹을 하도록 한다. 구체적으로 도보 통근, 식사 후 또는 새벽의 산보 등에서 4~5km는 걷도록 하는 것이 당뇨병 환자에게 운동으로서 도움이 된다.

　② 주간 프로그램을 세울 때는 2주에 걸친 프로그램을 세우도록 하는 것이 좋다.

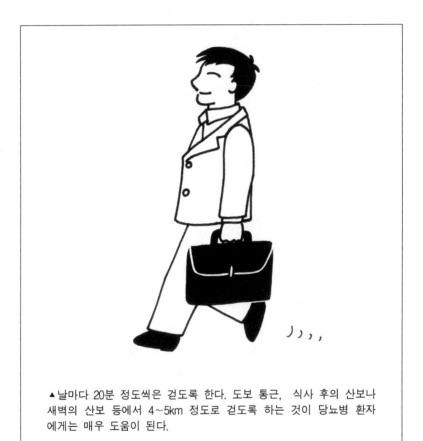

　▲날마다 20분 정도씩은 걷도록 한다. 도보 통근, 식사 후의 산보나 새벽의 산보 등에서 4~5km 정도로 걷도록 하는 것이 당뇨병 환자에게는 매우 도움이 된다.

　초보자의 경우 1주에서 2주간은 하루에 2.4km를 목표로 하여 걷고, 3주 째부터는 더욱 거리를 늘리도록 한다.

　③ 계절의 워킹 목표를 세우는 것도 좋은 방책이다.

　여름 휴가나 겨울 휴가 등을 이용해 워킹을 하는 것이 좋다. 예컨대 여름 휴가 때에는 일주일 동안 도보 여행을 하면 좋다.

약 50~60km를 걷는 일도 불가능하지는 않다. 매일, 매주, 매월의 워킹에서 목표에 부족한 분량을 이 기회에 보충하는 것이다.

▣ 프로그램을 세우는 예

1일	최저 20분을 워킹 목표로 한다.
1주	• 2주에 걸친 프로그램을 세운다. • 1주일 째는 하루에 2.4km 목표로 한다. • 3주일 째부터 더욱 늘린다. • 점점 더 늘려간다.
1개월	• 1개월 걷는 총 거리의 목표를 지향하거나 얼마만큼 도달했는지를 체크한다. • 2~3개월 익숙해지면 거리를 더욱 늘린다.
1년	• 여름 휴가, 황금 연휴 등을 이용하여 도보 여행을 한다.

◢▉ 심박수 측정

심박수를 측정하여 자신의 운동 강도를 알아서 걷기 운동을 하는 것이 좋다. 심박수는 손목과 귀 앞의 동맥에서 측정할 수가 있으며 재빠르게 그 위치에 손가락을 댈 수 있도록 평소부터 유의하고 알아두는 것이 좋다.

걷고 있을 때 심박수를 측정하는 것은 몹시 어렵기 때문에 그 때는 전용 측정기를 사용한다. 측정은 바로 운동 직후 15초 동안 하는 것이 보통이다.

심박수는 4배로 하여 1분간의 수치를 추정하는 것인데 멈추면 바로 심박수가 떨어지기 시작하기 때문에 초침이 달린 시계를 준비해 두는 것이 좋다. 최대 심박수의 측정 방법은 다음과 같다.

220-연령 = 최대 심박수

▣ 연령별 심박수 증강의 표준

연 령	최대 심박수 (도수/분)	증강 목표 범위 (도수/분)
20 세	200	140 - 170
25 세	195	137 - 166
30 세	190	133 - 157
35 세	185	130 - 157
40 세	180	126 - 153
45 세	175	123 - 149
50 세	170	119 - 145
55 세	165	116 - 140
60 세	160	112 - 136
65 세	155	109 - 132
70 세	150	105 - 128

걷는 시간이 길어질수록 심박수는 저하된다. 심박수가 저하된다고 하는 것은 그만큼 심폐 기능에 여유가 생긴 것을 나타낸다. 걷는 것이 생활의 일부가 되면 그것이야말로 엑스사이즈 워킹에 가까워지는 일이라고 할 수 있다.

◢ 신체 리듬

사람의 신체는 24시간 단위의 리듬이 있는데 이 신체의 리듬을 고려하여 걷는 것이 좋다. 신체의 리듬은 음식물, 음료수, 약 등에 의해 좌우된다. 리듬에 따라 신체의 기능도 활발해지므로 이 걷는 것에 있어서도 신체의 리듬을 조절하는 것이 중요하다.

사람의 몸은 이른 아침에는 활동이 둔하나 오후가 되면 걷는 것으로 인해 체온이 높아져서 신체의 기능이 비교적 활성화된다.

예를 들어 오전 9시에 출근을 한다면 이 시간까지 신체를 활성화시키기 위해서는 새벽 7시쯤 일어나 걸으면 좋다. 새벽에 걷는 것을 통해 체온이 높아져서 신체의 기능이 활성화되는 것이다.

오후 늦은 시간이면 신체가 가장 따뜻한 상태가 되어 걷는 페이스도 조금 빠른 정도의 속도라면 쉽게 할 수가 있을 것이다. 이 시간의 걸음은 정신적인 스트레스를 제거하는데 있어서 효과적이다.

한편 야간에 걸어 보면 야간에는 취침 전 5분 정도 가볍게 걷는 것이 효과적이라고 할 수가 있다. 이 시간에는 근육의 피로를 풀게 됨으로써 쉽사리 잠들 수가 있다.

◢ 워킹을 위한 어드바이스

• 굽이 높은 신발보다는 런닝슈즈와 같이 발바닥이 탄력 있고, 부드러우며, 끈으로 묶는 신발을 신도록 한다.

• 차를 타는 것보다 걷는 시간을 더 중요시한다.

• 걷는 시간이 충분하지를 못할 경우 나누어서 걷는다.

• 점심 시간을 적절하게 이용하는데 만약 60분의 휴식이 있다면 20~30분 걷고 난 후에 식사를 한다.

• 1주일에 적어도 3일은 20분 정도의 빠른 걸음으로 걷도록 한다.

• 배가 부른 만복(滿腹) 시보다는 배가 꺼진 공복(空腹) 시에 걷는 습관을 들인다. 식후에 걸을 때는 1시간 30분 가량 지난 후에 걷는다.

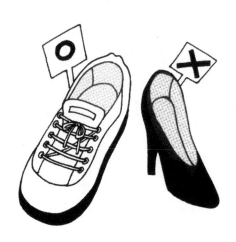

▲굽이 높은 신발보다는 발바닥이 탄력있고 부드러우며 끈으로 묶는 신발을 신고 걷는 것이 좋다. 배가 부른 만복시 보다는 배가 꺼진 공복시에 걷는 것이 좋다. 식후 1시간 30분 가량 지난 후에 걷도록 한다.

• 만보계를 허리에 차고 하루 1만보를 목표로 걷는다. 걷다가 도중에 멈추어서 맥박을 재는 습관을 들인다. 10초간을 재어서 6을 곱하면 1분간의 맥박 수를 알 수가 있다. 이 수치를 수첩에 메모하다보면 차츰 맥박 수가 줄어드는 것을 알 수가 있는데 이것은 심장이 강해진다는 증거이다.

• 걷는 습관을 몸에 익히게 되면 영양 균형에 주의한다.

• 개를 산책에 데리고 나가는 것과 보행 프로그램을 실시하는 것은 별개의 문제이다. 개의 페이스에 따라 걷다보면 중요한 걷기 페이스가 흐트러지기 때문이다.

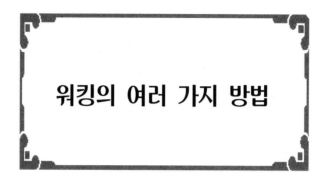

워킹의 여러 가지 방법

당뇨병 환자는 무조건 걸을 것이 아니라 걸으면서도 차츰 거리를 늘려 멀리 가는 방법이라든가, 일정한 거리를 두고 시간을 단축해 보는 연구도 곁들여서 걸음이 즐거울 수 있도록 해야 한다.

걷는 운동에도 발끝으로 걷기, 직선으로 걷기, 교차식 걷기, 변형 걷기와 같은 방법으로 걸으면서도 얼마든지 지치지 않고 재미를 붙일 수 있다.

▨ 속 보

적극적인 운동 방법 중의 하나인 속보(速步)는 시속 6~8km 이상의 속도로 걷는 것을 말한다. 이것은 급하게 걸어다닐 때의 다리 속도인데 이렇게 본다면 일상생활 속에서 우리들의 보행은 항상 빠른 걸음이 된다. 이것을 평상시의 운동을 위한 속보로 바꾸면 좋다.

지속적으로 이렇게 하기에는 힘들므로 10분간은 걷다가 10분간은 느린 걸음으로 하고 다시 10분간은 속보를 하는 방법이 적당하다. 요즘 같이 바쁜 사회에서는 출퇴근 시간에 전철과 버스에서 내려 한두 정거장 정도 걸어가도록 한다.

◉ 속보하는 방식

대개 사람들은 5분이나 10분 정도 바쁜 걸음을 할 수가 있는데 매일 10분간의 속보가 좋다. 가능하면 1주일에 30분에서 1시간 정도 속보를 해본다. 걷는 속도가 빨라지면 보행의 효과는 2배로 늘어난다.

속도를 올리기 위해서는 팔 흔들기가 무엇보다 중요한데 팔을 편 상태에서 흔드는 방법과 구부려서 흔드는 방법의 두 가지가 있다. 속도를 올리기 위해서는 팔을 구부린 상태가 좋다.

◉ 속보하는 순서

1. 걷기 전 가벼운 체조와 스트레칭으로 몸을 풀어준다.

2. 천천히 걷기 시작한다.

3. 걸으면서 차츰 페이스를 올린다. 이때 심박수를 측정한다.

심박수가 목표의 수치보다 내려가면 더욱 페이스를 올리도록 한다.

심박수가 목표의 수치보다 올라가면 반대로 페이스를 내리도록 한다.

4. 다시 걷기를 시작한다.

자신의 페이스를 파악했으면 목표까지 계속한다.

걷기가 끝날 무렵 서서히 페이스를 떨어뜨려 심박수를 회복시킨다. 갑자기 멈추게 되면 신체의 큰 스트레스가 되므로 주의한다.

5. 종료 후, 가벼운 스트레칭과 체조를 한다.

특히 당뇨병 환자는 혈당을 떨어뜨릴 수 있기 때문에 일정한 시간에 일정한 거리를 걷는 것이 제일 바람직하다. 매일 식후 30분 이후에 속보로 걷되 하루 중에서도 오전과 오후 2번 걷는 것이 좋다.

걷는 것도 어슬렁어슬렁 걷는 것이 아니라 약간 빠른 걸음으로 걷는 것이 운동이 된다. 걷기 운동은 1회 20분, 1분간에 80미터, 1분간에 120보 정도는 걸어야 하고 운동이 끝날 즈음에는 몸에 땀이 살짝 배어 있어야 적당하다.

◢ 습관 변형

걷는 것을 습관화하여 운동으로 바꾸어 본다. 어슬렁거리면서 걷는 것은 가장 느긋하고 편안한 걸음걸이라고 할 수가 있다. 이처럼 어슬렁거리면서 걷는 것도 오랫동안 돌아다닌다고 하면 그 효과는 무시할 수 없다.

이때의 걸음걸이를 발뒤꿈치에서 발끝으로의 회전 보행과 보폭을 넓혀서 걷는 법 등을 이용하여 걸어 보면 좋다. 그렇게 하면 빨리 걷게 되어 일상의 보행을 시원하게 바꿀 수가 있게 되는데 팔 흔드는 동작을 크게 하면 더 좋다.

어슬렁어슬렁 걷던 것을 적극적인 보행 방법으로 바꾸어 포장 안 된 도로, 시골길, 공원길, 숲길과 같은 곳을 다녀본다.

산길을 오르든지 계단을 오르든지 간에 경사진 비탈길을 오르는 일은 가장 심한 보행 운동이라고 할 수 있다. 이 비탈길을 오르는 것은 심장을 강하게 하는데 오르막이 가장 낮은 곳에서 가장 높은 곳까지 10분간 계속적으로 오르는 비탈길이 있으면 좋다. 더구나 언덕 혹은 산 같은 곳은 더 효과적이다.

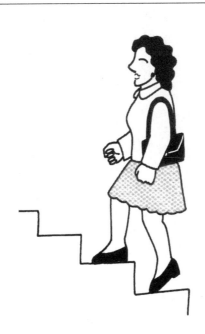

▲산길을 오르든지 계단을 오르든지 간에 경사진 비탈길을 오르는
일은 가장 심한 보행 운동이라고 할 수 있다. 비탈길을 오르는 것
은 심장을 강하게 하는데 오르막이 가장 낮은 곳에서 가장 높은 곳
까지 10분간 계속적으로 오를 수 있는 비탈길이 있으면 좋다.

◉ 언덕길을 적절하게 걷는 요령

언덕길을 오를 때는 발뒤꿈치부터 먼저 닿도록 한다. 언덕길과 계
단을 오를 때 장딴지와 무릎을 다치는 사람이 의외로 많다. 이러한
사람들은 발끝만 사용하고 발뒤꿈치를 붙이지 않고 걷는 경향이 있
다. 언덕길을 오를 때는 먼저 발뒤꿈치부터 닿도록 하여야만 한다.

이 언덕길을 다리로만 오르는 것은 결코 좋은 걸음걸이라 할
수가 없다. 발바닥만으로 신체의 균형을 유지하려고 하기 때문에
피로도 빨리 온다. 언덕을 오를 때는 상체를 적당하게 기울여 오
르는 것이 좋은 방법이다.

▣ 언덕길을 걷는 유형

언덕길을 적절히 걷고 있는 사람	언덕길을 적절히 걷지 않는 사람
언덕을 오를 때는	
· 발꿈치부터 붙여서 걷는다. · 상체를 적당히 기울여 걷는다.	· 발뒤꿈치를 붙이지 않고 발끝만 사용하여 걷는다. · 다리로만 걷는다.
· 다치거나 아픈 경우가 적다.	· 종아리와 아킬레스건을 다치기 쉽다. · 피로가 빨리 온다.
· 언덕길을 쉽게 오를 수 있다.	· 언덕길을 오르는 것이 힘들다.

내리막길에서 상체를 똑바로 한다. 이 내리막길에서는 상체를 뒤로 쏠리지 않고 똑바로 상체를 세우고 걸어야 한다. 내리막길에서도 오르막길과 마찬가지로 발뒤꿈치를 먼저 지면에 닿게 한다.

◉ 계단을 이용할 때의 요령

계단을 이용하려고 마음을 먹었다면 단순하게 오르내리기만 하는 것이 아니라 발목과 무릎에 탄력성을 기르는 효과를 목적으로 이 계단을 적절하게 이용할 수 있도록 해야 한다.

예를 들어 한 계단씩 달리면서 올라간다거나 계단 끝을 밟고 발끝으로만 올라간다거나 두 계단씩 올라가는 등의 연구를 해보는 것도 좋다.

반면에 계단을 내려갈 때는 천천히 내려간다. 천천히 내려갈수록 그만큼 다리의 근육은 단련된다. 여유가 있으면 두 계단씩 내려가려는 등의 여러 가지 연구를 해보는 것도 좋다.

 계단을 내려갈 때의 요령은 될 수 있는 한 허리, 무릎, 발목의 탄력성을 적절하게 이용할 수 있도록 한발 끝을 사용하여 부드 럽게 다리를 옮긴다.

 다리를 단련하여 좋은 점을 열거해 보면 운동 부족 해소, 노화 방지, 장수, 뇌활동 촉진, 다리·허리 강화, 혈압 저하, 심장병 방 지, 요통 방지, 당뇨병 치료, 비만 방지, 혈액 순환 원활, 호흡 조 절 등을 들 수 있다.

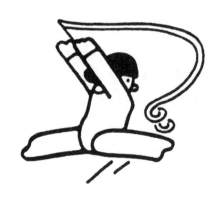

제17장

걷기 운동과
다리 건강

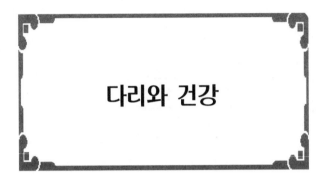

다리와 건강

◢ 다리의 표정

　사람마다 얼굴에 여러 가지 표정이 있듯이 다리에도 여러 각도로 다른 표정이 있다. 이 표정에 따라 현재 자신의 건강 여하를 짐작할 수 있다.

　여기서는 쭉 뻗은 다리나 가늘고 탄력이 있는 다리 등과 같이 결코 외형상 예쁜 다리를 의미하는 것은 아니다. 가장 일반적인 다리의 표정은 다리의 크기 변화라고 할 수가 있는데 이 다리 크기는 하루 중에 아침과 저녁 사이에 약 20%나 차이 난다.

　여기에는 신체의 피로가 크게 영향을 미친다. 다리가 커졌다고 하는 사실은 신체의 피로가 그만큼 크게 작용하는 것을 의미한다.

　다리가 피로해지면 다리의 정맥 혈류가 나빠진다. 정맥의 혈류가 나빠지면 다리가 커질 뿐만 아니라 장애와 더불어 좋지 않은 증상이 일어나게 된다. 그러므로 다리의 피로는 다음날까지 남아 있지 않도록 해야 한다.

　노화는 다리에서부터 시작되는데 일반적으로 다리의 노화는 40대부터 시작되어 이때부터 확실한 쇠약 증세를 느끼게 된다.

그러다 55세 정도가 되면 급격하게 약화 상태를 느낄 수 있는데 여성의 경우는 40세가 지나면 다리의 힘이 쇠약해지는 것을 자각할 수 있을 정도이다.

우리는 다리에 그다지 신경을 쓰지 않는데 40세가 지나면 특히 다리를 돌보아야 한다. 젊어서 계속되는 무리한 운동이나 신체를 단련하고 난 후의 피로는 쉽사리 가시지 않으므로 과로 상태가 중년기 이후까지 오래 지속되지 않도록 하는 것이 무엇보다 중요하다.

과로를 예방하는 것이 다리의 건강을 지키는 일이다. 피로는 하룻밤 푹 자고 나면 원상태로 회복되어지기 마련이다. 그러나 그것이 풀리지 않고 계속 축적되어지면 병을 유발시키는 원인이 된다.

노화 연령은 젊었을 때 다리를 단련했느냐에 따라 개인의 차가 생기므로 젊어서는 어느 정도 다리를 사용함으로써 단련시키고 중년 이후부터는 신경을 써서 관리하도록 한다.

다리를 적당히 단련하지 않고 그대로 두면 뱀 다리가 된다. 뱀 다리라고 하는 것은 가는 다리라고 하는데 흔히 책상물림 다리라고도 한다. 이것은 옛날 글 읽던 선비들이 책상 앞에만 앉아 있다보니 다리가 단련이 되지 않아서 다리의 힘을 쓰지 못한 것에서 비롯된 말이다.

▩ 다리의 노화 방지

다리의 노화를 방지하기 위해서는 끊임없이 움직여야 하고 단련을 시켜 다리 운동 부족이 생겨나지 않도록 해야 한다.

그러나 단련을 한다고 해서 너무 지나치게 해서도 안 된다. 지나치게 하는 것은 근육을 굳게 하여 오히려 노화를 촉진시키는 결과를 만든다.

노화를 방지하는 다리 운동도 소중하지만 발에 맞는 구두를 택하고 고르는 것도 신경을 써야 할 부분이다. 근래에 와서는 패션과 유행을 중요시하다보니 예쁘고 개성 있는 구두만을 고집하는 사람들이 많아졌다.

이처럼 다리의 건강에 대해서는 생각지 않고 구두를 고르거나 발에 맞지 않는 신발을 신고 멋 부리는 사람들이 많다. 여성의 경우 하이힐은 다리에 좋지 않으므로 될 수 있는 한 피하도록 한다.

그것은 다리를 피로하게 할뿐만 아니라 전신의 근육을 피로하게 만들고 나아가서는 자율 신경의 실조증(失調症)을 유발시키는 우려가 있다.

그러므로 구두는 유행하는 모양(패션)도 중요하지만 자신의 발에 맞는 구두를 신는 것이 더 우선되어져야 한다. 좋은 구두는 발에 활력을 주고 전신에 좋은 작용을 하지만, 발에 맞지 않는 구두를 신고 있으면 붓거나 발목이 피로해지기 쉽고, 심할 경우 무릎과 발목에 장애를 일으키기도 한다.

또 꽉 끼는 구두를 신으면 발에 울혈(鬱血)이 생겨 전신에 혈액 순환이 나빠진다. 발의 이상은 몸 전신에 영향을 주는 만큼 발의 건강에도 신경을 소홀히 해서는 안 된다.

▩ 발의 건강

발은 인체에서 가장 하단부에 위치해 혈액 순환과도 관련이 깊은 부분이다. 대부분의 당뇨병 환자들은 특별히 발에 대하여 신경을 쓰지 않으면 안 된다.

여러 가지 합병증이 이곳에서 비롯된다고 할 정도로 발은 당뇨병 환자에 있어서는 가장 약한 곳으로 알려져 있다. 여기서 동맥경화증이 촉진되는 되는 곳은 가장 아래에 있는 발끝인데 중년기 이후에 혈관 장애가 잘 생기는 것은 여기에서 혈액 순환이 나빠지기 때문이다.

당뇨 조절이 잘 안 되는 경우는 균에 대한 저항력이 가장 약하게 된다. 균이 침범하거나 물리적으로 다치면 조직의 일부가 죽게 되는데 이 역시 혈액 순환이 나빠졌기 때문이다.

발톱이 살을 파고드는 내향성의 발톱, 티눈, 물 티눈, 무좀, 잘 안 맞는 신발 등이 원인이 되어 균이 들어가게 됨으로써 급속히 확산된다.

혈액 순환이 잘 안되고 균의 저항이 약하기 때문에 나타나는 현상이므로 약을 써도 잘 낫지 않는다. 따라서 당뇨병 환자는 발의 위생에 신경을 써서 보호해야 한다.

◉ 발의 관리

발을 미리 관리하여 보호하는데 있어서는 먼저 발에 상처가 생기지 않도록 하고 발에 맞는 신을 신도록 한다. 발의 피부 관리를 위해서는 로숀같은 것을 발라주거나 따뜻한 물에 발을 담그어 혈액 순환을 촉진시켜 주는 것이 좋다. 단, 발가락 사이가 물러지지 않도록 조심한다.

피부가 너무 건조할 경우에도 로숀을 발라 윤기 있게 한다. 발톱 손질 또한 깨끗이 해서 위생을 지켜야 한다. 소독약으로 세균에 감염될 위험이 있는 곳은 가끔 닦아주고 균이 들어간 곳에는 연고를 바른다.

발은 여러 원인에 의해서 다칠 수가 있다. 뜨거운 온돌방, 난로, 전기가열 패드, 뜨거운 물, 뜨거운 모래 사장 위를 걷는 뜸질로 인해 발이 데일 수 있고 심한 추위에 노출되어 동상에 걸릴 수도 있다.

또 신발이 맞지 않을 때 눌리거나 끼여서 상처가 생길 수 있고, 이 외에도 화학 물질이라고 할 수 있는 알코올이나 요도징크 등의 지나치게 강한 소독약에 의해서도 상할 수 있다.

● 발의 치료

다치거나 염증이 있는 발은 쉬게 하되 발을 몸보다 더 높여서 놓을 필요는 없으나 푹신한 베개 또는 받침대 위에 올려놓으면 좋다.

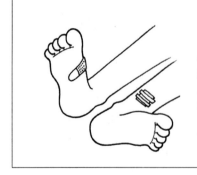

▲발을 다쳤을 때에는 발을 충분히 쉬게 하는 것이 좋다. 항생제 연고를 지나치게 남용하는 것은 좋지 않다. 그렇다고 아픈 발을 신경쓰지 않고 내버려두는 것은 더욱 좋지 않다. 세밀히 관찰하여 아프지 않도록 해야 한다.

환부 부위를 자극성 없는 세척제와 가벼운 살균제를 사용하여 자주 깨끗하게 소독해 주는 것이 필요하다. 비누를 사용한 후에는 반드시 말리고 그 환부를 닦아주어야 한다.

항생제 연고를 지나치게 남용하는 것은 좋지 않다. 반면에 아프지 않다고 전혀 신경을 쓰지 않는 것 또한 나쁜 버릇이다. 신경증으로 환부가 감각을 잃어버리면 염증은 통증이 없더라도 점점 확산되어 가므로 자주 관찰하는 것이 중요하다.

무좀은 흔한 병으로서 곰팡이 균에 의해서 감염이 된다. 피부의 손상이 있으면서 습진처럼 염증과 삼출액(滲出液)이 생기기도 한다. 특히 발에 땀이 많고 바람이 잘 안 통하면 감염이 크게 번진다.

다른 2차 감염을 불러일으키기 쉬우므로 당뇨병 환자에게는 큰 적이라고 할 수 있다. 무좀에 걸리면 무좀 치료 연고를 사용하여 바로 치료해야 한다.

젖은 구두나 운동화에는 곰팡이가 많으므로 신지 않도록 하고, 목욕탕에 가면 될 수 있는 한 깨끗한 샌달 등을 이용하여 바닥에 맨발이 닿지 않도록 하는 것이 좋다. 바닥에는 여러 사람이 남긴 발의 무좀균이 남아 있을 수 있기 때문이다.

또 항상 파우더 등을 사용해 무좀 부위를 깨끗이 건조시킨다. 발의 혈액 순환을 잘되게 하려면 매일 산보를 하고 운동을 한다. 발을 자주 마사지해 주는게 겨울에는 특히 더 필요하다.

발의 병균 감염이 심할 경우에는 하루 5분 정도 누워서 발을 들어올린다. 오랫동안 서있는 것과 다리를 꼬고 앉는 것을 피하고 신발은 헐렁하게 신는 편이 좋다.

이처럼 사전에 조금만 주의를 한다면 충분히 예방할 수 있음에도 불구하고 발 때문에 고생하는 사람이 많다. 당뇨성안 발병으로 입원하는 환자 역시 위에서 설명한 것을 지킨다면 충분히 예방할 수가 있다.

신발은 발에 맞는 것을 택하되 가죽 바닥과 같이 단단한 것보다는 고무 바닥으로 된 것이 가벼워서 좋다. 걸을 때 신발은 발뒤꿈치가 충분히 땅에 닿는 것이 좋으므로 여성의 하이힐 같이 발바닥이 땅에 닿지 않는 것은 알맞지 않다.

■ 신발의 선택

• 가벼운 것이 첫째 조건이 된다. 사람은 원래 맨발로 걸었기 때문에 신발을 신지 않고 걷는 것이 이상적이다.

• 미끄러지지 않는 것이 좋다. 표면이 미끌미끌한 곳을 걷는 경우는 신발 바닥 밑의 무늬가 작고 땅에 닿는 면적이 작은 것일수록 미끄러지지가 않는다.

신발 바닥의 무늬가 크거나 무늬가 없는 것은 미끄러지기가 쉽다. 또 바닥의 평면 면적이 너무 작거나 가장자리가 너무 부드러운 것도 피한다.

• 단단한 바윗돌 위를 걸어도 머리가 울리지 않는 것이어야 한다. 자갈 위나 울퉁불퉁한 곳을 걷다 보면 머리까지 충격을 느끼는 수가 있는데 이때는 발뒤꿈치 부분에 쿠션이 있으면 이 같은 전달을 막을 수 있다.

• 신발이 작아서 발가락이 닿거나 눌려 있으면 좋지 않다. 압박감이 없어야만 한다. 또 신발 바닥의 굽은 위치가 발가락이 갈라지는 곳과 일치하고, 신발 바닥의 발끝 부분이 조금 위로 올라간 것이 좋다.

◉ 하이힐 선택 방법

걸음걸이에는 구두도 중요한 하나의 포인트다.

• 가장 피로를 적게 느끼는 하이힐의 높이는 3cm다. 워킹 연습을 할 때는 7Cm 정도가 좋다.

• 걸어 보아서 신의 감촉을 살펴 본다.

• 발가락과 뒤꿈치가 편한지를 체크한다.

• 주름이 생겼는지를 체크한다.

• 구두의 모양새가 삐뚤지는 않았는지를 살펴 본다.

• 힐이 떠 있지 않는지를 자세하게 본다.

• 장심이 딱 맞는 느낌이 드는지를 확인한다.

• 발과 발끝, 뒤꿈치가 끼지는 않는지를 체크한다. 발등과 발끝, 뒤꿈치가 너무 헐렁하지 않는지 살펴 본다.

• 신발을 가지런히 놓고 어느 한쪽이 기울지 않은지 살펴 본다.

▞ 다리와 비만

비만도 다리에는 큰 장애라 할 수 있다. 비만을 흔히 심장의 적이라고 하는데 다리에 있어서도 예외는 아니다. 왜냐면 비만 상태인 사람은 신체를 움직이는 것이 둔하기 때문에 운동 부족이 되고 나아가서는 다리를 사용할 기회도 줄어들기 때문이다. 무엇보다 운동 부족을 해소하기 위해서는 걷는 것이 중요하다.

옛날 사람들은 교통이 불편하였으므로 걷기를 일상화하였다. 그것에 비하면 현대인은 교통의 편리나 엘리베이터와 같은 문명의 발달로 인해 지나치게 걷지 않고 있다.

이것은 곧 다리 운동 부족이 되고 건강을 해치는 원인이 된다. 아무리 편리한 문명 사회가 도래했다 하더라도 걷는 운동 없이는 자연히 건강을 지킬 수 없다.

걸을 때는 특별한 복장보다 활동적인 것을 입는다. 여름과 같이 기온이 높은 계절에는 땀을 많이 흘리기 때문에 그 나름대로의 상황을 고려하고, 갈아입을 옷은 따로 준비하여 가방에 넣고 걷는다든지, 회사의 옷장에다 넣어두는 것도 한 방편이다.

사람에게 있어서 걷는다라고 하는 것은 식사나 수면과 마찬가지로 자연적인 행위다. 걷는 것을 통해 다리와 허리는 튼튼해지고 혈액 순환도 원활하게 함으로써 몸을 건강하게 만든다.

그러므로 일상생활에 있어서도 승용차에 의존할 것이 아니라 가능한 한 걸어가는 것이 몸에 이롭다. 외부에 나가서도 엘리베이터와 에스컬레이터보다는 계단을 이용하여 오르내리도록 한다.

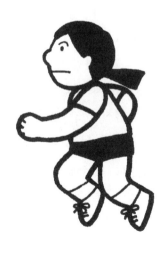

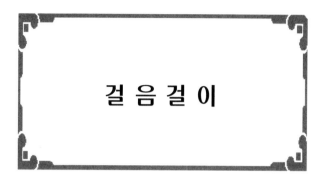

기본 자세

사람의 걸음걸이는 사람에 따라 다르다. 남자다운 걸음걸이, 어깨로 자르듯이 하고 걷는 걸음걸이, 고상한 걸음걸이 등 사람마다 각양각색이다. 특히 운동 부족인 사람의 전형적인 걸음걸이는 다음 5가지로 살펴 볼 수 있다.

• 옆으로 흔들며 걷는 걸음걸이로 몸을 좌우로 흔들면서 육중하게 걷는다.

• 앞뒤로 흔드는 걸음걸이로 신체 상하의 활동성이 크고 머리, 어깨, 허리 등이 움직일 때마다 상하로 박자를 맞추듯이 걷는다.

• 안짱 다리와 같은 걸음걸이로 보폭이 좁다.

• 뛰는 듯한 걸음걸이로 뒷다리가 뛰어오르듯 하면서 앞으로 내딛는다.

• 무기력한 걸음걸이로 발 전체를 지면에 닿게 함으로써 기운이 없어 보인다.

이와는 달리 거리를 걷다 보면 패션 모델처럼 등을 쭉 펴고 시원스럽게 걷고 있는 사람을 자주 볼 수가 있다. 그다지 미인이 아닌데도 불구하고 돋보일 정도의 기품과 여성다운 동작을 느끼게 되는 경우도 있다.

이러한 사람은 바른 걸음걸이의 기본을 몸에 익히고 있는 사람이다. 아름답게 걷는다고 하는 것은 다리를 움직여 걷는 것만으로 충분하지 않다.

매일 생각날 때마다 몇 분간이라도 기본 자세를 취해 보는 마음가짐을 갖도록 해야한다. 다음은 기본 자세의 요건들이다.

· 바른 기본 자세가 습관이 되도록 노력을 한다.

몸의 어떤 부분도 통증이 없고 피로를 느끼지 않는 사람은 평소부터 바른 자세로 걷고 있는 사람이다. 등이 구부정한 사람이라면 어깨가 뻐근한 느낌이 들고, O자 다리인 사람은 다리 전체가 긴장되어 쉽게 피로해진다.

· 양 무릎이 딱 붙어 있는가를 살펴야 한다.

O자 다리인 사람은 무릎을 굽혀서 약간 허리를 낮추도록 하는 것이 좋다. 될 수 있는 대로 떨어지지 않도록 하여 무릎을 펴도록 한다. 더불어 팔자로 걷지 않는지도 살핀다.

· 배가 나오지는 않았나 살펴야 한다.

아랫배가 나온 사람은 아랫배를 밀어낸다. 배에 힘을 주었다 빼었다 하는 것만으로도 복부 운동의 역할을 한다.

· 등이 굽지 않았는가에 관심을 가진다.

등이 굽어 있으면 아름답게 보이지 않는 것이 당연하다. 바로 섰을 때는 귀, 어깨, 허리, 무릎의 중심, 발의 복사뼈가 일직선으로 되어 있어야 한다.

위와 같이 기본 자세를 취하는 것만으로도 무릎 굽어짐과 엉덩이 근육을 긴장시키는 효과가 있음을 알 수 있다. 걸을 때는 바른 자세를 유지해야 한다. 자세를 꼿꼿이 곧게 세워 균형을 유지하면서 힘주지 않고 걷는 것이 바른 걸음걸이의 기본이다.

구체적으로 보면 발끝이 똑바로 앞을 향하고, 곧게 섰을 때 발바닥은 평행하게 서있는 상태를 두고 말한다. 이때 눈과 머리는 앞을 향하고 어깨의 힘은 빼며 엉덩이의 근육은 긴장시킨다.

또 걸을 때는 자연스러워야 한다. 다리는 5~10cm 간격으로 앞으로 나아가고, 팔은 어깨를 정점으로 하여 추처럼 그대로 내려놓는다.

이렇게 하면 흐르는 듯한 걸음걸이가 된다. 호흡도 다리와 팔의 움직임에 맞추어 들이마시는 숨과 내쉬는 숨이 다리와 팔의 동작에 동조하는 것이 중요하다.

천천히 걸을 때는 호흡은 처음 스텝에서처럼 천천히, 부드럽게 들이마시고, 다음 스텝에서 내쉬도록 해야 한다. 이 속도가 빨라지면 처음 두 걸음에 들이마시고, 다음 두 걸음에 내쉬는 식으로 자신의 호흡 리듬을 파악한다.

▞ 바른 걸음걸이

- 복부를 긴장시켜 자세를 바르게 한다.
- 무릎은 펴서 보폭을 넓힌다.
- 피로하지 않을 정도의 속도로 걷는다.
- 발에 맞는 구두를 선택한다.
- 상하 좌우의 움직임을 적게 한다.
- 똑바로 걷는다.
- 발바닥의 아치를 살려서 걷는다.
- 손을 흔들며 걷는다.
- 좌우 대칭으로 걷는다.

• 심장과 폐로 걷는다.

기본 자세를 익혔으면 워킹을 시작한다. 심호흡으로 들어 올려진 몸이 비스듬히 앞으로 끌어 당겨지듯이 걷는다. 즉, 몸 전체로 워킹을 하는 것이다.

허리를 정점으로 해서 다리를 내민다. 걸음을 걸을 때는 무릎 아래의 다리만이 아니라, 넓적다리로도 걷는다. 이것은 허리를 정점으로 다리를 내밀도록 하는 것이다.

왼쪽 다리를 내밀면 허리도 왼쪽으로, 또 오른쪽 다리를 내밀면 허리도 오른쪽으로 움직이도록 하는 것이 좋다. 허리를 중심으로 하여 다리가 나가게 되면 그만큼 다리가 길어 보이고, 또 폭이 넓어진다. 이 동작을 계속하면 다리를 가늘게 하는 효과는 물론 쉐잎엎 효과도 기대할 수 있다.

◢ 아름다운 걸음걸이

아름다운 걸음걸이는 기본 자세를 염두에 두고 체크하면서 걸어본다. 아무리 다리의 이동이 부드러워서 바른 걸음걸이가 되었다고 하더라도 몸 전체의 균형이 흐트러지게 되면 아무 소용이 없으므로 종종 상반신 자세와의 균형도 체크해 본다.

팔은 어깨부터 힘을 빼고 발을 땅에 붙일 때는 다리의 위치는 어떠한지, 몸을 흔들지는 않는지를 살펴야 한다. 발바닥을 땅에 놓는 것은 정확하게 해야 하는데 발바닥 전체를 거의 동시에 지면 위에 닿도록 한다.

한편, 하이힐의 경우에는 발뒤꿈치만 아니라 발등 쪽에서 내밀도록 하는 것이 좋다. 반드시 발등이 진행 방향으로 향하도록 하는 것은 아주 중요하다.

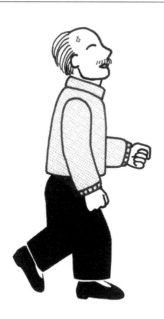

▲아름답고 보기 좋은 걸음걸이란 패션 모델의 걸음걸이를 말하지 않는다. 아름답고 품위 있는 걸음걸이는 고개를 들고 눈앞을 똑바로 보는 자세로 시원스럽고 힘차게 앞으로 걷는 자세라고 할 수 있다.

하이힐을 신었을 때 발뒤꿈치가 삐끗하거나 발끝이 탁탁한 사람은 발등이 펴지지 않는다는 증거이다. 발등이 자연스럽고, 진행 방향으로 자연스럽게 중심을 이동시킬 수 있으면 이 이동의 흐름을 되풀이하여 몸에 익히도록 한다.

자신이 걷는 리듬을 파악하는데 있어서 다리의 놓는 속도는 팔의 흔들림으로 시작을 한다. 또한 이 팔의 흔들림은 호흡의 리듬을 타는 것이 좋다.

그것은 자신의 호흡 리듬과 다리, 팔의 운동 리듬이 일치해야 하는 것이다. 리듬이 흐트러지면 긴장이 풀어져 리듬있게 걷지 못한다.

보폭은 가능한 한 넓게 잡는 것이 좋다. 상체와 허리의 로테이션을 적절히 이용하여 보폭을 넓게 하는 걸음걸이는 걷는 자세가 높고, 팔의 흔들림과 다리의 움직임이 주로 자유로워야 한다.

남자처럼 걷거나 잘못된 자세를 교정하려면 다리의 보폭을 될 수 있는 대로 줄이는 것이 중요하다. 아름다운 걸음걸이의 여부는 다리의 보폭과 발끝 방향에 의하여 결정된다.

◉ **아름답게 보이는 걸음걸이**

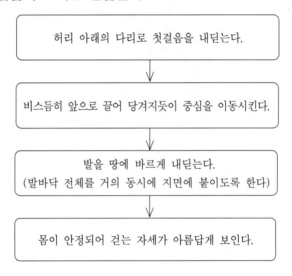

다음은 아름다운 걸음걸이를 위한 구체적 요건들이다.

◉ **발을 디딜 때**

1. 발뒤꿈치가 가장 먼저 지면에 닿으므로 발뒤꿈치의 착지를 바르게 해야 한다.

2. 허벅다리의 굵기와 체중에 따라서 서있을 때 양발의 간격에 차이가 있으나 이상적인 간격은 5cm이다. 이 이상 간격이 넓으

면 오리가 뒤뚱거리는 것같이 몸을 흔들면서 걷는 모습이 된다. 간격이 좁을수록 걸을 때 효율은 높아진다.

▲발뒤꿈치의 착지를 바르게 하면,

• 걸을 때 효율이 좋아진다.
• 몸을 흔들면서 걷는 일이 없다.
• 적정한 착지 각도가 자연스럽게 유지된다.
• 이상적인 걸음걸이가 된다.

▲발뒤꿈치의 착지가 바르지 않으면,

• 몸을 똑바로 움직일 수 없다.
• 발뒤꿈치에서부터 착지하지 않고 발바닥을 붙이게 되어 속도가 느리다.
• 걸으면 곧 피곤해진다.
• 다리의 근육이 충분히 발달하지 않는다.

3. 발뒤꿈치의 접지 각도는 40도가 적당하다. 그때 발등과 정강이는 90도로 넓히고, 장심쪽이 외측보다도 약간 올라가 있으면 더 좋다.

4. 발바닥을 털썩 놓으면서 걸으면 속도가 느려져 다리의 근육이 충분하게 발달하지 못하게 된다. 걸으면 곧 피곤해지는 사람은 모두 이와 같은 걸음걸이를 하고 있기 때문이다.

◉ 발바닥

1. 엄지발가락의 부리 부분을 벌려서 균형을 취한다.

발은 앞으로 향하고 걷기 때문에 서있는 장소에서 한쪽 발을 앞으로 내딛어 발뒤꿈치를 지면에 붙이게 되어 있다. 그대로 동작을 멈추면 뒷발은 발가락을 벌려서 3초 이상 균형을 유지한다.

2. 발뒤꿈치로 착지를 하고 발끝으로 옮기는 연습을 한다.

앞발을 발뒤꿈치에서부터 착지하고 발끝으로 옮겨지는 동작이 이루어지는 동안 뒷발은 앞발을 통과한다. 이 회전을 천천히 하여 다리가 자연스럽고 부드럽게 나아갈 때까지 연습을 한다.

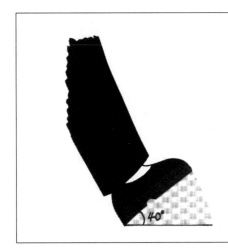

▲걷기 운동에서 발을 내딛을 때의 자세는 바르게 해야 한다. 발뒤꿈치가 가장 먼저 지면에 닿으므로 발뒤꿈치의 착지를 바르게 한다. 발뒤꿈치의 접지 각도는 40도가 적당하다.

3. 팔은 자연스럽게 늘어뜨린 채 다리의 회전이 바른지를 살핀다.

엄지발가락의 부리 부분으로 지면을 누를 때 똑바로 누르지 않으면 발이 나가지 않게 되므로 주의해야 한다.

또 발바닥을 회전시킬 때나 발뒤꿈치로 착지할 때도 다리를 쭉 펴는 것에 신경을 쓴다. 무엇보다 발바닥의 움직임을 리드미컬하게 하는 것이 가장 중요하다.

● **팔 동작**

1. 팔은 어깨에서부터 힘을 빼고 자연스럽게 흔들도록 한다. 팔꿈치는 약간 굽히는 정도가 좋다.

2. 팔꿈치에서부터 굽혀 흔들거나 크게 흔들면 팔의 동작만 커

지게 된다. 시속 1.5~4km의 보행 속도의 경우에 앞쪽으로는 3
0~45도로 팔을 흔들고 뒤쪽으로는 이것보다 약간 작게 한다. 걷
는 속도가 빨라지면 흔드는 각도는 자연스럽게 커지게 되는데
팔을 크게 흔들면 어깨 근육도 강화하게 된다.

3. 가벼운 경보를 할 때는 팔을 90도로 구부리고 손은 가볍게
주먹을 쥔다. 굽힌 팔은 겨드랑이를 비비듯이 앞뒤로 흔들게 되
는 경우 외에 앞으로 흔들 때에는 팔의 높이까지, 뒤로 흔들 때
는 팔꿈치가 어깨 높이까지 오도록 하는 것이 중요하다.

◉ 보 폭

1. 보폭을 늘인다.

이것은 걷는 속도를 올리는 것과 연결되는데 일정한 보폭으로
걷는데 익숙하다면 보폭을 늘이는 연습을 한다.

2. 허리를 낮추고 다리를 죽 편다.

보폭을 늘이는 것은 허리를 낮추고 평상시의 보폭보다 7~8cm
넓게 다리를 뻗으며 앞으로 향하는 것도 하나의 방법이다. 허리
를 낮추어도 등을 펴고 있으면 중심이 높기 때문에 다리를 크게
펼 수 있다.

3. 보폭을 넓히면 약 20% 정도는 속도를 올릴 수 있다.

보폭이 넓어지면 자연히 속도가 올라가는데 이를 위한 준비
운동으로서 다리를 펴는 스트레칭을 하면 근육과 힘줄을 강하게
하는데 도움이 된다.

◢▊ 응용된 걸음걸이

◉ 대퇴부를 위한 걸음걸이

바르게 걸으면 다리는 아름다워진다. 넓적다리와 종아리를 가

늘게 하려면 조금 속도를 올려서 약간 땀이 몸에 날 정도로 리드미컬하게 걷는 것이 좋다. 대략 1분에 80미터의 속도로 걷는다.

많이 걸으면 다리가 굵어진다고 염려하는데 걱정할 필요가 없다. 그러나 넓적다리를 가늘게 하려고 매일 하이힐을 신고 장시간 걷는 연습을 하는 것은 오히려 역효과가 난다.

특히 발끝에 힘이 들어가 있으면 종아리에 쓸데없는 근육이 붙게 된다. 연습은 하루 10~15분 정도의 시간으로 족하다. 출퇴근 시간을 이용하여 걷기 가능한 거리는 워킹을 하려는 마음가짐을 갖도록 한다.

● 발목을 위한 걸음걸이

출퇴근과 통학 등으로 매일 전철에서 흔들리고 있다면 이런 상황을 활용해 보는 것이 좋다. 손잡이를 한 손에 가볍게 잡고

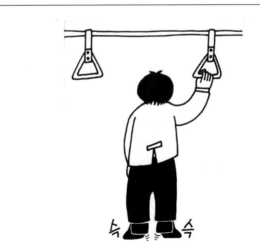

▲출퇴근과 통학 등으로 매일 전철에서 흔들리고 있다면 이것을 활용해 보는 것이 좋다. 손잡이를 한 손에 가볍게 잡고 등을 곧게 펴는 동시에 기본 자세를 취하면서 발뒤꿈치를 약간 뜨게 한다. 이것을 하루에 3~5분이라도 계속하도록 한다.

등을 곧게 펴는 동시에 기본 자세를 취하면서 발꿈치를 약간 뜨게 한다. 이것을 하루에 3~5분이라도 계속한다.

걸을 때는 발을 펴고 발등부터 내민다는 것은 앞에서 언급하였다. 이때 발끝은 밖으로, 중심은 몸의 한가운데 있어야 한다는 것을 잊지 않도록 한다. 발목을 구부렸다 폈다 하는 굴신 운동을 하면 발등이 펴지고, 발목이 가늘어지는 효과가 있다. 매일 이 굴신 운동을 20~30회 정도 해본다.

◉ X자 다리, O자 다리를 위한 걸음걸이

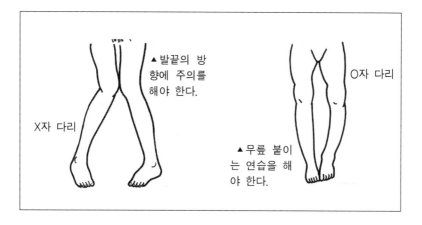

• X자 다리

만 2세 이후에 생리적 X자 다리가 나타나는 것은 자연 교정을 보완할만한 치료를 하면 대부분은 쉽게 치유되지만, 3세 이후에 나타나는 것은 수술을 통해 교정해야 하는 경우도 있다.

X자 다리는 발끝의 방향에 주의를 한다. 발꿈치를 붙이고 주먹 하나가 들어갈 정도로 발끝을 벌려 이 위치를 유지하면서 라인 위로 걸어가도록 한다.

• O자 다리

반듯하게 누워 발을 나란히 했을 때 발의 복사뼈가 서로 맞닿아도 무릎이 떨어지는 경우를 말한다. 태어나서 만 2세까지는 생리적으로 O자 다리이지만, 만 3세가 지나서도 O자 다리일 경우에는 문제가 된다.

대부분은 구루병에 의한 것으로 갓난아기일 때에 발병해서 뼈의 변형을 가져오는 경우와 10대가 되어 발병한 만발성구루병에 의해 뼈가 굽어지는 경우가 있다. 어느 경우나 뼈가 뒤틀려진 형으로 휘게 된다.

구루병에 걸린 어린아이나 영양 상태가 좋지 않아 뼈가 연약한 갓난아기는 근의 긴장으로 뼈가 굽어 O각이 된다. 또 설사나 질환으로 영양 상태가 나쁘고 뼈의 발육이 늦어진 어린아이를 너무 일찍부터 서게 하거나 어른의 무릎 위에서 뛰게 함으로써 약한 무릎에 무리가 되는 힘을 주어 휘는 경우도 있다.

그밖에 갓난아이일 때 나타난 만곡(彎曲)을 아무런 처치도 하지 않고 방치하거나, 힘든 일을 시키거나, 마라톤이나 도약 등의 무리한 운동을 시키면 미발육의 뼈에 지나친 부담을 주어 O각이 되는 수도 있다.

이럴 경우 뼈의 이상을 확인하고 휘어 있는 정도를 검사해서 빨리 치료하도록 한다. 구루병과 폴리오에 의한 경우는 X각의 경우와 비슷하다.

아동기에 발생한 구루병은 입원해서 기계 교정을 받아야 되는데, 이렇게 해도 소용이 없으면 수술을 받아야 한다. 뼈가 아직 연약한 아이에게 걸음마를 강제로 시켜 다리가 휘었을 때는 우선 영양에 주의하고 이유(離乳) 전이면 이유식을 서둘러야 한다.

O자 다리는 무릎 붙이는 연습을 해야 한다. 무리하게 무릎

을 붙이려 하면 발목에서부터 종아리에 걸쳐 그 부분에 특히 힘이 가중되어 피로해지므로 다리가 떨리면 곧 그만 두는 것이 좋다. 걸을 때는 뒷무릎을 앞무릎에 겹치는 것이 요령이라고 할 수가 있다.

O자 다리, X자 다리를 교정하려면 선 위를 걷는 연습을 하는 것이 가장 이상적이다. 연습을 할 때는 양 무릎의 양쪽이 가볍게 닿는 듯한 느낌으로 똑바로 걷는 것이 중요하다.

■ 고쳐야 할 걸음걸이

나쁜 자세는 걸음걸이를 더욱 안 좋게 한다. 예를 들어 고양이 같이 굽어진 등을 그대로 내버려두면 신체 전반에 영향을 미치게 된다. 몸이 곧게 서 있지 않으면, 등뼈, 다리, 허리뼈에 악 영향을 미치게 된다.

또 척추를 부자연스럽게 흔드는 상태가 되어 조금만 걸어도 고개와 등이 피곤해진다. 따라서 바른 자세를 유지하기 위해 나쁜 자세는 고치도록 노력해야 한다. 다음은 고쳐야할 나쁜 걸음걸이의 자세이다.

• 팔자 걸음과 안짱 걸음을 고친다. 팔자 걸음이 되기 쉬운 사람은 대체로 비만인 상태의 사람이다. 이러한 사람은 보폭을 넓혀 걷는 연습과 더불어 발뒤꿈치로 걷는 연습을 하는 것이 좋다.

안짱 걸음인 사람은 발끝의 방향에 지나칠 만큼 주의해야만 한다. 발뒤꿈치로 지면을 밟을 때 발끝을 똑바로 향하게 하여 밟도록 한다.

• 탁탁 발자국 소리가 들리는 듯한 걸음걸이는 좋지 않다. 이러한 걸음걸이는 발바닥을 회전시키는 연습, 자세를 바르게 하는

연습으로 고치도록 노력해야 한다. 이럴 때는 다시 처음의 기본
자세로 되돌아가서 고치는 것이 좋다.

• 흔드는 걸음걸이는 몸을 상하로 움직여서 걷는 모습이다. 즉,
춤추듯이 걷는 형태라고 할 수가 있다. 이러한 걸음걸이 자세는
몸이 상하로 흔들릴 뿐, 앞으로 나가려 해도 그다지 나가지지가
않는다.

만약 자신의 걸음걸이가 이런 걸음걸이라고 생각되면 걷는 속
도를 되도록 천천히 하고 발바닥의 회전에 주의를 집중시킨다.
이렇게 하면 속도도 나고 다리와 허리가 앞으로 나오게 된다.

• 질질 끄는 걸음걸이, 비비는 걸음걸이는 다리를 쳐든 위치가
낮기 때문에 생기는 걸음걸이이다. 이것을 고치려면 다리를 높게
올리듯 걷는 것이 중요하다. 또 넓적다리를 높이 올리는 운동을
하는 것도 좋다.

▲ 질질 끄는 걸음걸이의 결점

• 다리가 잘 걸린다.
• 걸려 넘어지는 일이 잦다.
• 부딪히는 경우가 많다.
• 움푹한 요철 길에서 잘 구른다.
• 지면을 비비면서 걷는 듯한 느낌이 든다.

• 마사지 걸음걸이를 해본다. 이것은 나쁜 버릇이라고 하기보
다는 걸으면서 다리의 피로 회복을 주는 걸음걸이라고 할 수가
있다.

다리가 피곤할 경우 발뒤꿈치가 지면을 닿을 때에 그대로 5~6
cm 다리를 끌고 또 다리를 올리는 방법이다. 이때 다른 한쪽의
발뒤꿈치는 지면에 닿아 있다. 무릎을 굽히는 이 방법은 피로 회

복에 가장 좋고 상당한 거리를 걸을 수 있다.

소위, 게걸음과 안짱다리 걸음걸이는 낭비적인 걸음걸이라고 할 수가 있다. 앞을 향해서 걸어갈 때는 좌우로의 힘의 소비가 비교적 적고, 앞으로의 중심 이동과 뒤쪽으로의 킥이 일직선상으로 되는 것이 중요하다.

아름답고 보기 좋다라고 하는 걸음걸이는 패션 모델의 걸음걸이를 말하는 것은 아니다. 아름다운 걸음걸이란 고개를 들고 앞을 똑바로 보는 자세로 시원스럽고 힘차게 앞으로 걷는 자세라고 할 수가 있다.

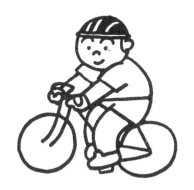

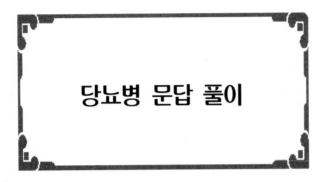

당뇨병 문답 풀이

당뇨병에 관한 Q & A

> Q1. 잘 씹어서 먹는 것이 중요한 이유는?

부식의 맛을 강하게 하면 아무래도 주식을 많이 먹고 싶어져서 일정한 주식을 지키기가 어려워진다. 따라서 부식은 약한 맛으로 해서 식품이 가진 맛을 즐기도록 하면 좋다. 또한 잘 씹어서 먹는 것은 적은 양이라도 만복감을 얻을 수 있는 가장 효과적인 방법이라고 할 수 있다.

'입에 넣은 음식물은 한입 30회 씹어라'라는 말이 있다. 혈관 합병증의 예방이나 치료에도 약한 맛은 유효하다.

가정, 지역, 국가에 따라서 차이가 있겠지만 식습관은 식사 시간을 규칙적으로 할 것과 3회 이상 식사를 나눠서 섭취하되 천천히 잘 씹어서 먹도록 한다.

> Q2. 감기에 걸렸을 때 영양을 주기 위해 많이 먹는 편이 좋다고 하는데 어느 때보다 많이 먹는 편이 좋을까?

일반적으로는 그와 같이 말하지만 당뇨병 환자가 감기에 걸렸을 경우에는 오히려 좋지 않다. 만약 당뇨병 환자가 정해진 열량 이상으로 섭취했을 경우 당뇨병은 더 악화되고 감염증에 대한 저항력은 약화되어 감기가 더 심해질 가능성이 있다.

감기에 걸렸을 경우는 고명이 많이 들어간 죽이나 푹 익힌 우동, 달걀, 두부 등과 같이 소화가 잘 되는 것으로 정해진 열량을 지켜 섭취하도록 한다.

> Q3. 과식해서 정해진 열량 이상을 먹었을 경우 다음 날에 지나친 양을 줄이도록 하는 방법은 어떤지?

적정한 열량을 지켜서 균형잡힌 식사를 하는 것이 식이 요법의 기본이다. 정해진 열량보다 많이 섭취하는 것도 지나치게 적은 것도 당뇨병에 있어서는 좋지 않다.

칼로리가 과잉이 된 것은 부득이한 경우일지도 모르지만 다음 날의 식사는 적정한 양을 섭취하도록 한다. 하루 1일의 식사량을 중요시 하는데 유의한다.

> Q4. 당뇨병이 있는 사람이 쇼핑할 때 주의할 점은?

1. 반 조리 식품인 통조림이나 냉동 식품 및 조리 식품 중에서 양적 판단을 할 수 없는 것은 피하도록 한다.
2. 슈퍼마켓 등의 팩 포장 식품에는 반드시 중량이 기입되어 있으므로 참고한다.
3. 제철 식품은 신선한 맛과 색을 가질 뿐만 아니라 향도 좋으므로 제철 식품을 식단에 첨가하도록 한다.
4. 고기 등을 넉넉하게 샀을 때는 0.5단위나 1단위로 모아서 랩에 포장하여 냉동에 보관했다가 사용한다. 단, 냉동하더라도 신선도는 서서히 저하하므로 되도록 빨리 먹도록 한다.

> Q5. 외식 할 때의 주의점은?

1. 지시표에 맞춰서 영양의 균형에 맞게 섭취한다.
2. 가능한 한 정식을 선택한다.
3. 밥보다도 반찬 중심으로 선택한다.
4. 치우친 요리에는 보식을 생각한다.
5. '많다'라고 생각하면 '남기는 용기'를 준비한다.
6. 기름이 많은 요리는 주의한다.
7. 연회 요리는 자기 페이스로 한다.

> Q6. 소맥 배아유(비타민 E)는 지방 대사를 개선한다고 매일 먹고 있는데 당뇨병이 있는 사람이 건강 식품을 이용할 때에 주의해야 하는 것은?

비타민E는 확실히 지방 대사를 개선하는데 이것은 우리의 일상 식생활에도 포함되어 있다. 그러나 당뇨병이 있는 사람에게는 운동 요법 및 식이 요법에 의해 지방 대사의 개선을 하는 것이 바람직하다.

이런 건강 식품은 가격도 매우 비싸므로 약에 의존하지 않고 식이 요법을 올바르게 하면 오히려 사용할 필요성이 없다.

> Q7. 알코올을 마시고 싶으면 어떻게?

알코올류의 섭취는 원칙적으로 금지이다. 그러나 어쩔 수 없이 마시게 될 경우에는 담당 의사와 잘 상담해야 한다. 담당 의사로부터 일정 범위 내에서의 섭취가 인정되었을 경우에는 섭취 열량을 줄이지 않고 알코올을 가산하여 계산한다.

◉ 음주를 허가할 수 있는 조건

1. 혈당 조절이 장기간 양호하게 유지되고 있을 때.

2. 체중이 표준 혹은 그 이하로 유지되고 있을 때.

3. 당뇨병의 약물 요법, 특히 경구혈당강하제의 투여를 받고 있지 않을 때.

4. 당뇨병의 합병증이 없을 때.

5. 동맥경화성 병변을 갖고 있지 않을 때.

6. 간, 췌장의 질환이 없을 때.

7. 마신다하더라도 일정량으로 멈출 수 있을 때.

알코올과 함께 과자도 주의해야 하는 식품이다. 팥떡이나 영양갱 등의 과자에는 특히 당질이 많아 소량으로도 칼로리가 많은 것이 대부분이다.

이런 것은 시판된 과자가 아니라 가정에서 만든 저칼로리로 만든 간식을 즐기도록 한다. 커피 대신에 페퍼민트를 넣어도 좋고 과일을 잘라서 띄운 후르츠젤리, 후르츠 펀치 등 여러 가지 것으로 응용해서 먹는다.

> Q8. 담당 의사로부터 당뇨병성 신부전증이라고 하는 진단을 받고 식사 중의 단백질을 줄이도록 지시를 받았다. 단백질을 줄이는 식사는 어떻게 하면 좋을까?

당뇨병성 신부전증은 합병증 중에서 세소혈관장애에 속한다. 이것은 장기에 걸쳐서 혈당이 높은 것이 요인이 되어 신장의 세소혈관이 위협을 당함으로서 신기능이 약화된 병이다.

식사에서 섭취하는 영양소 중 단백질은 신장에서 대사가 이루어지기 때문에 신기능이 약화되면 단백질의 대사를 원활하게 할 수 없게 된다.

즉, 요소, 질소 등의 소위 독소가 혈액 중에 고여 버리는 것이다. 따라서 신장에 무리를 주지 않도록 단백질 섭취를 제한하지만 단백질은 인체에 필요한 영양소이기도 하다.

그러므로 담당 의사를 통해 필요한 양 또는 최저한의 단백질 섭취량을 지시 받는다. 예를 들면 1,500cal에 단백질은 40g으로 제한한다.

이와 같이 신증이 합병했을 경우에는 당질과 지질 그 자체에 의해 부족한 에너지를 보충한다. 신부전 식이 요법을 지시 받았을 경우에 인공 조미료는 필요 없다.

> Q9. 담당 의사에게 간장의 기능이 저하되고 있기 때문에 단백질이 많은 식품을 섭취하도록 지시 받았다. 어떻게 하면 좋을까?

간장은 많은 역할을 하고 있다. 신체 외부에서 들어오는 독성이나 신체 내부에서 생긴 불순한 유해 성분을 해독하고 배설하는 역할을 한다.

또 소화에 빼놓을 수 없는 담즙산, 담즙 색소, 콜레스테롤, 그 외 신체 기능에 필요한 것을 만들어서 십이지장 등에 보내주는 역할도 한다.

뿐만 아니라 혈액 순환 작용이나 체온 조절, 신체의 신진 대사에 필요한 당질, 단백질, 지질, 조혈에 관계가 있는 철분 등을 저장하는 역할을 하는 등 우리들의 신체에 있어서 매우 중요한 작용을 해주는 장기이다.

간장병 식사의 기본은 간장을 보호하고 회복을 촉진하기 위해 고단백, 고열량, 고비타민의 식사를 원칙으로 한다. 간장병에서 섭취해서는 금하는 것은 알코올이나 다량의 자극물을 제외하면 거의 없다.

당뇨병이 있는 사람이 간장병과 함께 합병증이 병발했을 경우에는 급성기를 제외하고 만성기에는 당뇨병을 중심으로 식이요법을 실시한다.

당뇨병 식이 요법의 적정한 열량을 지키는 것은 간장병에 있어서 영양량을 결핍시키는 것이 아니라 균형잡힌 영양을 취하는 의미에서 간장병의 식이 요법과 상반되는 것은 아니다. 간장병 중심의 고열량식을 하게 되면 인슐린 수요가 늘어나서 당질 대사 장애 외에 단백질 지질 장애를 일으키게 된다.

하루의 총 열량 중에서 단백질을 중심으로 하고 나머지는 당질과 지질로 배분하는 방법을 취한다. 그 외 간장병에서는 소화 흡수가 나쁜 식품이나 강한 자극성이 있는 향신료 등은 피하고 조미도 약한 맛으로 하도록 유의한다.

> **Q10. 현재 혈압은 높지 않지만 소금의 섭취 방법에 주의하라고 한다. 그것은 어떤 이유에서인가?**

당뇨병의 치료와는 직접적으로는 관계 없지만 염분(나트륨) 함유량이 많은 식품을 억제하는 것은 건강상 매우 중요한 점인데 염분(나트륨)의 과잉 섭취와 고혈압은 밀접한 관계가 있다.

나트륨의 섭취를 억제하는 것은 고혈압이 있는 사람에게 있어서 병의 진행을 막기 위해서 중요한 사항이지만 그 경향이 없는 사람이라도 지나치게 섭취하지 않도록 주의해야 한다.

짠 것, 맛이 강한 것을 섭취하면 식욕이 왕성해져서 쌀밥을 과식하면 당뇨병의 악화 원인도 파악하지 못하게 되므로 약한 맛에 익숙해지도록 습관들이는 것이 필요하다.

> Q11. 하루에 사용할 수 있는 설탕의 양이 적기 때문에 인공 조미료를 사용하고 싶은데 어떤지?

인공 조미료에 대해서는 사용하는 방법, 양 등에 주의하고 설탕, 꿀 등의 설탕류를 0.3단위 사용한 뒤라면 소량으로 사용해도 괜찮다.

예를 들면 요리에 설탕을 사용하고 커피나 홍차에는 소량을 쓰는 것, 또는 음식의 단맛을 보충하는 정도의 목적으로 이용하는 정도라면 좋다.

요리에도 설탕을 사용하지 않고 모두 인공 조미료로 단맛을 낼 경우 외식에 있어서도 단맛에 대해 둔감해져 버릴 뿐만 아니라 인공 조미료의 단맛에 질려 설탕의 사용량이 증가할 가능성도 커진다.

따라서 조미료의 사용법과 그 양에 대한 검토가 필요하다. 인공 조미료의 사용에 대해서는 담당 의사 또는 영양사에게 상담하는 것이 좋다.

> Q12. 우유를 마시면 곧 설사를 해 버린다. 우유 대신에 무엇을 섭취하면 좋을까?

우유를 데워서 마셔도 설사를 해 도저히 섭취할 수 없을 경우는 담당 의사 또는 영양사에게 상담한다. 기본적인 교환 식품으로는 요구르트나 두유를 섭취하는 것이 좋다. 그러나 그런 유제품을 전부 섭취할 수 없을 경우에는 영양량을 맞추어 다른 식품으로 섭취하도록 한다.

> Q13. 우유를 마시면 설사를 해 버리기 때문에 대신 두유를 마시려고 생각하고 있지만 두부 가게에서 사는 것과 슈퍼에서 팔고 있는 것과는 어떻게 다른지?

두유에는 크게 나눠서 3가지의 것이 있다.

첫째, 두부 가게에서 구할 수 있는 두유는 미조정 두유이다. 대두 및 그 제품관에 실려 있기 때문에 하나의 부식으로서 섭취하도록 한다.

둘째, 슈퍼 등에서 팔고 있는 팩들이 두유 외의 백색 두유는 조정 두유로 우유에 비해서 칼슘이 부족하기 때문에 주의하도록 한다.

셋째, 두유 음료이다. 두유에 후르츠나 커피 등의 맛을 내서 당질을 첨가한 것인데 주스와 마찬가지이므로 피하도록 한다.

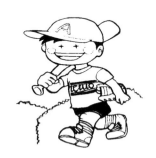

정신적 안정이 선결 문제이다

우선 병이라면 마찬가지겠으나 당뇨병에 있어서도 정신적인 문제가 큰 영향을 준다. 오랫동안 병을 가지고 살아야 하는 환자에게 있어서 이것은 심각한 타격이 아닐 수 없다.

그러므로 본인 자신은 물론이거니와 주변의 가족들 전체가 환자에게 정신적 안정이나 위로를 주는 것은 물론 격려를 아끼지 말아야 한다.

당뇨병은 완치될 수는 없으나 관리만 잘 하면 건강인과 조금도 다를 바 없이 생활할 수가 있기 때문에 극단적인 실망이나 낙담을 할 필요는 없다.

결혼도 할 수 있고 아기도 낳을 수 있다. 일생 동안 가지고 있는 병이기 때문에 잘못하면 소홀히 하기가 쉬우므로 항상 신경을 써야 한다.

처음에는 열심히 당뇨에 관하여 신중을 기하다가도 어느 시기에 가서는 자신이 당뇨병 환자라는 생각을 잊어버리고 식사도 운동도 게을리 하게 된다. 이로 인해 병이 더 악화되는 경향이 많다.

당뇨병의 만성 합병증은 아주 위험하다. 오늘날은 의학의 발달로 많이 나아졌지만 아직까지는 완전한 해방이 되었다고 할 수 없다.

수술로 완치할 수만 있다면 그렇게 하겠으나 당뇨병 자체가 갖고 있는 특수성 때문에 그렇지도 않다. 특히 눈의 합병증은 곤란한 문제로 지금도 남아 있다.

한편 레이저 치료의 개발, 초자체의 수술 등 여러 가지 발전으로 인해 시력을 잃는 사람들이 많이 감소했고, 또한 신장이 나빠진 사람들에게도 좋은 치료법이 생겼으며, 혈관 수술도 발전하여 발의 동맥경화증 치료에 많은 성공을 거두고 있다.

어떤 병에서든지 환자들의 낙담은 절대 금물이며 꾸준한 투쟁과 신념만이 좋은 효과를 가져다 줄 수 있다. 무엇보다 안정되고 평화로운 마음을 가지는 것이 중요하다.

분노와 공포는 정신적 안정에 좋지 않은 영향을 주게 되어 병을 악화시키기 때문이다. 자신 스스로가 안정감이나 유쾌한 마음을 갖도록 노력해야 하고 주변에서도 환자에게 분노나 우울증 같은 심리적 불안을 주는 것은 가능한 한 삼가도록 한다.

환자를 위해서는 영약식도 평소대로 하고 운동도 꾸준히 관심을 갖고 할 수 있도록 가족들이 보살펴 주는 것이 가장 소중한 일이다.

지나치게 고민하는 것은 좋지 않으며 늘 정신적 안정 속에 생활하면서 적극적인 활동으로 생활하는 것만이 건강한 몸을 유지할 수 있다.

부신피질 호르몬제와 같이 당뇨를 유발시킬 수 있는 약물은 의사의 지시 없이는 절대 사용하지 않는다. 또 감염성 질환이 생기면 가능한 한 속히 치료를 해야 하며 정신적·육체적 스트레스를 주지 않도록 주의한다.

이 외에도 임신을 했거나 다른 만성 질환이 있는 사람은 당뇨병이 발생할 수 있는 점에서 의사의 지시 사항에 늘 유의한다.

　태어날 때의 소인인 유전은 어쩔 수 없다. 그러나 발병 원인 중 환경 요인만 적절하게 피할 수 있다면 당뇨병이 일어나지 않을 수도 있거니와 또한 발병한다손 치더라도 발병 시기를 현저하게 지연시킬 수가 있다.

　당뇨병은 그 자체도 문제지만 그보다 대부분 사망하는 것은 합병증 때문이라는 사실을 항상 명심한다. 합병증의 예방은 두말할 것 없이 병을 조기에 발견하고 적절하게 치료하는 것이 최선이다. 그러므로 정기 검진은 무엇보다 중요하다.

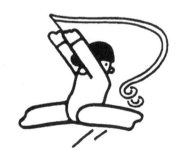

🍎 독자에 대한 어드바이스 ②

건강한 삶을 위한 양생 10조

▶ 소육다엽(少肉多葉)

수육을 덜 먹고 야채를 많이 먹는다. 동맥경화에 걸리지 않기 위해 푸른 어육은 주의한다. 식품의 재료는 하루 30종류를 목표로 한다.

▶ 소당다과(少糖多果)

간식에는 과자류를 삼가고 과일을 먹는다. 단, 과일도 과식일 경우에는 피하도록 한다. 같은 과자라면 동양 과자가 서양 것보다 식물 섬유가 많으므로 건강식의 일조가 된다.

▶ 소염다초(少鹽多酢)

염분을 억제하고 약한 맛에 익숙해진다. 식염 대신에 식초를 애용하는 것이 좋다. 특히 과실초를 조미에 사용하도록 한다.

▶ 소식다저(少食多咀)

과식은 비만의 원인이다. 잘 씹어서 먹으면 만복감을 가져오므로 가능하면 20번 씹는다. 씹는 자극은 뇌에도 좋은 영향을 주어 치매 방지에 도움이 된다.

▶ 소의다욕(少衣多浴)

두꺼운 옷은 행동을 둔하게 해서 부상을 일으키기 쉽고 또 불결해지기 쉽다. 자주 목욕을 해서 피부의 청결과 혈액 순환을 돕도록 한다.

▶ 소차다보(少車多步)

교통수단보다는 걷는 노력을 하도록 한다. 배근을 똑바로 펴고 발끝을 올려서 뒤꿈치부터 닿는 보행법이 이상적이다.

▶ 소번다면(少煩多眠)

지나간 일을 고민하지 않는다. '머리는 써도 마음을 앓지 말라'는 뜻은 그 결과로서 자연히 잘 알 수 있다.

▶ 소원다소(少怨多笑)

사람을 미워하는 것은 자기 자신에게 해로운 요소이다. 1소 1약, 1노 1노라고 분간한다. 웃음을 받아들이는 생활은 복근을 강화시켜서 건강에 유익이 된다.

▶ 소언다문(少言多聞)

떠드는 것보다 다른 사람의 말에 귀를 잘 기울인다.

▶ 소욕다시(少欲多施)

베푸는 기쁨을 알면 마음의 평안을 유지할 수 있다.

제18장

당뇨병 예방과
치료를 위한 식단표

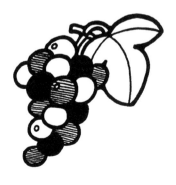

열량별 식단표

◇ 250-300 칼로리 식단 예(1)

식품의 종류	재료와 분량 (g)		교환의 종류와 단위						칼로리
			밥	고기	채소	지방	우유	과일	
토 스 트	식 빵 1½쪽	70	1.5						150
	버 터	2				0.3			5
	당 근	25			0.5				10
	양 파								
	마 요 네 즈	5				0.8			36
과 일	사 과 쥬 스 ½컵							1.5	50
	계		1.5		0.5	1.1		1.5	261

◇ 250-300 칼로리 식단 예(2)

식품의 종류	재료와 분량 (g)		교환의 종류와 단위						칼로리
			밥	고기	채소	지방	우유	과일	
밥	¼공기	50	0.7						75
고 기 국	고 기	80		2					100
	호 배 추	70			1				20
	조 미 료								
나 물	계 절 야 채				1				20
	참 기 름	2				0.4			18
	간 장								
사 과	중 ½개	100						1	50
	계		0.7	2	2	0.4		1	283

◇ 250-300 칼로리 식단 예(3)

식품의 종류	재료와 분량 (g)		교환의 종류와 단위						칼로리
			밥	고기	채소	지방	우유	과일	
식 빵	1/2쪽	18	0.5						50
고 기 볶 음	쇠 고 기	40		1					50
	야 채	35			0.5				10
	조 미 료								
과 일	사 과 중 1/2개	100						1	50
우 유	1봉	200							125
		계	0.5	1	0.5			1	285

◇ 250-300 칼로리 식단 예(4)

식품의 종류	재료와 분량 (g)		교환의 종류와 단위						칼로리
			밥	고기	채소	지방	우유	과일	
식 빵	1/2쪽	18	0.5						50
달 걀 후 라 이	달 걀 1개	50		1					75
	면 실 유	5				1			45
우 유	1봉	200					1		125
		계	0.5	1		1	1		295

◇ 250-300 칼로리 식단 예(5)

식품의 종류	재료와 분량 (g)		교환의 종류와 단위						칼로리
			밥	고기	채소	지방	우유	과일	
쌀 보 리 밥		½공기 105	1.5						150
미 역 국	미 역	15							3
	쇠 고 기	10		0.3					13
	기 름	2				0.4			18
두 부 조 림	두 부	40		0.5					38
	양 파	35			0.7	·			14
	양 념								
무 우 나 물	무 우	100							30
	면 실 유	3				0.6			27
		계	1.5	0.8	0.7	1			293

◇ 300-350 칼로리 식단 예(6)

식품의 종류	재료와 분량 (g)		교환의 종류와 단위						칼로리
			밥	고기	채소	지방	우유	과일	
쌀 보 리 밥		½공기 100	1.5						150
냉 이 토 장 국	냉 이	40			0.8				16
	된 장	10			0.7				13
멸 치 조 림	멸 치	10		0.7					33
	간 장								
	조 미 료								
파 래 무 침	파 래	30							8
	참 기 름	2				0.4			18
	조 미 료								
우 유		⅔봉 150					1		94
		계	1.5	0.7	1.5	0.4	1		332

◇ 300-350 칼로리 식단 예(7)

식품의 종류	재료와 분량 (g)		교환의 종류와 단위						칼로리
			밥	고기	채소	지방	우유	과일	
밥	²/₅공기	105	1.5						150
무우된장국	무 우	70			1				20
	된 장	15			1				20
장 조 림	쇠 고 기	40		1					50
	우 엉	25			1				20
미나리나물	미 나 리	70			1				20
	참 기 름	2				0.4			18
사 과	중 ¹/₂개	100						1	50
		계	1.5	1	4	0.4		1	348

◇ 300-350 칼로리 식단 예(8)

식품의 종류	재료와 분량 (g)		교환의 종류와 단위						칼로리
			밥	고기	채소	지방	우유	과일	
빵	1쪽	35	1						100
삶 은 달 걀	1개	50		1					75
버 터	1.5ts	6				1			45
우 유	1봉	200					1		125
		계	1	1		1	1		345

◇ 300-350 칼로리 식단 예(9)

식품의 종류	재료와 분량 (g)		교환의 종류와 단위						칼로리
			밥	고기	채소	지방	우유	과일	
쌀 보 리 밥	½공기	105	1.5						150
미 역 국	미 역	15							4
	기 름	1				0.2			9
	쇠고기국물								
삼 치 조 림	삼 치	50		1					75
파 강 회	파	60			1				20
	실 파 · 마 늘								
	고 추 가 루								
우 유	½봉	100					0.5		62
	계		1.5	1	1	0.2	0.5		315

◇ 300-350 칼로리 식단 예(10)

식품의 종류	재료와 분량 (g)		교환의 종류와 단위						칼로리
			밥	고기	채소	지방	우유	과일	
밥	½공기	105	1.5						150
된 장 찌 개	된 장	15			1				20
	쇠고기국물	20		0.5					25
	무 우	70			1				20
계 란 조 림	달 걀 1개	50		1					75
	간 장								
깻 잎 무 침	깻 잎	30			0.6				
	참 기 름	2				0.4			12
	양 념								18
김 치		35			0.5				10
	계		1.5	1.5	3.1	0.4			330

◇ 350-400 칼로리 식단 예(11)

식품의 종류	재료와 분량 (g)		교환의 종류와 단위						칼로리
			밥	고기	채소	지방	우유	과일	
쌀 보 리 밥	½공기	105	1.5						150
된 장 찌 개	된 장	15			1				20
	무 우	70			1				20
	쇠 고 기	20		0.5					25
조 기 구 이	조 기	150		1					50
깻 잎 무 침	깻 잎	25			0.5				10
	참 기 름	2				0.4			18
	양 념								
김 치		35							10
귤		100						1	50
		계	1.5	1.5	2.5	0.4		1	353

◇ 350-400 칼로리 식단 예(12)

식품의 종류	재료와 분량 (g)		교환의 종류와 단위						칼로리
			밥	고기	채소	지방	우유	과일	
비 빔 밥	밥 ½공기	150	1.5	1					150
	달 걀 1개	50							75
	콩 나 물	20			0.3				6
	도 라 지	20		0.5	0.3				6
	쇠 고 기	20							25
	기 름	5				1			45
	조 미 료								
무맑은장국	무 우	20		0.2	0.3				6
	멸 치	3							10
김 치		70			1				20
		4	계	1.5	1.7	1.9	1			343

◇ 350-400 칼로리 식단 예(13)

식품의 종류	재료와 분량 (g)		밥	고기	채소	지방	우유	과일	칼로리
			교환의 종류와 단위						
밥	¹/₂공기	105	1.5						150
완 자 탕	달 걀 1개	50		1					75
	쇠 고 기	40		1					50
	호파·마늘								
무 우 나 물	무우·파	70			1				20
	참 기 름	2				0.4			18
김 구 이	김 약간								
	면 실 유	2				0.4			18
우 유		100					0.5		63
		계	1.5	2	1	0.8	0.5		394

◇ 350-400 칼로리 식단 예(14)

식품의 종류	재료와 분량 (g)		밥	고기	채소	지방	우유	과일	칼로리
			교환의 종류와 단위						
밥	¹/₂공기	105	1.5						150
콩 나 물 국	콩 나 물	70			1				20
	참 기 름	2				0.4			18
	쇠고기국물								
계 란 부 침	달 걀 1개			1					75
	면 실 유	4				0.8			36
깻 잎 무 침	깻 잎	30			0.4				12
	참 기 름	2				0.4			18
	고 추 가 루								
우 유	¹/₂봉	100					0.5		63
		계	1.5	1	1.4	1.6	0.5		392

◇ 300-350 칼로리 식단 예(15)

식품의 종류	재료와 분량 (g)		밥	고기	채소	지방	우유	과일	칼로리
콩 나 물 밥	밥 ¹/₂공기	105	1.5						150
	콩 나 물	35			0.5				10
	쇠 고 기	40		1					50
조개토장국	조 갯 살	10		0.1					10
호 박 전	된 장	15			1				20
	호 박	70			1				20
어 리 굴 젓	면 실 유	3				0.6			27
	굴	80		1					50
	양 념								
사 과	중 ¹/₂개	100						1	50
	계		1.5	2.1	2.5	0.6		1	387

◇ 350-400 칼로리 식단 예(16)

식품의 종류	재료와 분량 (g)		밥	고기	채소	지방	우유	과일	칼로리
밥	¹/₂공기	105	1.5						150
달걀후라이	달 걀 1개	50		1					75
	면 실 유	5				1			45
우 유		100					0.5		63
김 치		70			1				20
무 우 나 물	무 우	70			1				20
	참 기 름	2				0.4			18
	계		1.5	1	2	1.4	0.5		391

◇ 350-400 칼로리 식단 예(17)

식품의 종류	재료와 분량 (g)		교환의 종류와 단위						칼로리
			밥	고기	채소	지방	우유	과일	
밥	½공기	105	1.5						150
무 우 국	무 우	70			1				20
	면 실 유	5				1			45
생 선 조 림	이 면 수	50		1					75
콩 나 물	콩 나 물	70			1				20
	참 기 름	2				0.4			18
바 나 나	중 ½개	30						1	50
		계	1.5	1	2	1.4		1	378

◇ 350-400 칼로리 식단 예(18)

식품의 종류	재료와 분량 (g)		교환의 종류와 단위						칼로리
			밥	고기	채소	지방	우유	과일	
밥	½공기	105	1.5					1	150
냉이토장국	냉 이	70			1				20
	된 장	15			1				20
불 고 기	쇠 고 기	80		2					100
	양 파	20			0.3				6
상 치 쌈	상 치	35			0.5				10
	고 추 장	10			1				20
	참 기 름	2				0.4			18
귤	1개	100							50
		계	1.5	2	3.8	0.4		1	394

◇ 350-400 칼로리 식단 예(19)

식품의 종류	재료와 분량 (g)		교환의 종류와 단위						칼로리
			밥	고기	채소	지방	우유	과일	
밥	¹/₂공기	105	1.5						150
두 부 국	두 부	40		0.5					38
	둥 근 파	25			0.5				10
	된 장	15			1				20
갈 치 구 이	갈 치	50		1					75
호 박 나 물	호 박	70			1				20
	참 기 름	1				0.2			9
땅 콩		10				1			45
		계	1.5	1.5	2.5	1.2			367

◇ 350-400 칼로리 식단 예(20)

식품의 종류	재료와 분량 (g)		교환의 종류와 단위						칼로리
			밥	고기	채소	지방	우유	과일	
쌀 보 리 밥	¹/₂공기	105	1.5						150
시 금 치 국	시 금 치	30			0.4				9
	된 장	15			1				20
물오징어볶음	물 오 징 어	100		2					100
김 구 이	김	2			1				20
	면 실 유	3							27
우 유	¹/₂봉	100					1		63
		계	1.5	2	2.4		1		389

◇ 350-400 칼로리 식단 예(21)

식품의 종류	재료와 분량 (g)		교환의 종류와 단위						칼로리
			밥	고기	채소	지방	우유	과일	
쌀 보 리 밥	½공기	105	1.5						150
가 지 나 물	가 지 ½컵	70			1				20
	양 념								
계란후라이	달 걀 1개	50		1					75
	면 실 유	2				0.4			18
우 유	½봉	100							63
생 선 구 이	갈 치	50							50
		계	1.5	1	1	0.4			376

◇ 350-400 칼로리 식단 예(22)

식품의 종류	재료와 분량 (g)		교환의 종류와 단위						칼로리
			밥	고기	채소	지방	우유	과일	
밥	½공기	105	1.5						150
근대토장국	근 대	70			1				20
	된 장	15			1				20
편육겨자채	쇠 고 기	40		1					50
	오 이	35			0.5				10
	겨 자								
호박꼬치나물	호 박 꼬 치	6			0.5				10
	참 기 름	2				0.4			18
사 과	중 1개	200						2	100
		계	1.5	1	3	0.4		2	378

◇ 350-400 칼로리 식단 예(23)

식품의 종류	재료와 분량 (g)		교환의 종류와 단위						칼로리
			밥	고기	채소	지방	우유	과일	
쌀 보 리 밥	¹/₂공기	105	1.5						150
아 우 국	아 욱	35			0.5				10
	된 장	10			0.3				14
생 선 조 림	고 등 어	50		1					75
	조 미 료								
콩나물무침	콩 나 물	35			0.5				10
	참 기 름	1				0.2			9
	조 미 료								
우 유									125
		계	1.5	1	1.3	0.2			393

◇ 350-400 칼로리 식단 예(24)

식품의 종류	재료와 분량 (g)		교환의 종류와 단위						칼로리
			밥	고기	채소	지방	우유	과일	
밥	¹/₂공기	105	1.5						150
고 기 구 이	쇠 고 기	40		0.5					50
	둥 근 파	25			0.5				10
	당 근								
콩 나 물	콩 나 물	70			1				20
	참 기 름	2				0.4			18
	조 미 료								
우 유	1봉	200					1		125
		계	1.5	0.5	1.5	0.4	1		373

◇ 400-450 칼로리 식단 예(25)

식품의 종류	재료와 분량 (g)		밥	고기	채소	지방	우유	과일	칼로리
밥	½공기	105	1.5						150
닭 곰 국	닭 고 기	40		1					50
	무 우	50			0.7				15
	파	10			0.3				3
	쇠 고 기	20		0.5					25
	당 면	10	0.3						33
콩 나 물	콩 나 물	70			1				20
	기 름	2				0.4			18
우 유	1봉	100							125
		계	1.8	1.5	2	0.4			439

◇ 400-450 칼로리 식단 예(26)

식품의 종류	재료와 분량 (g)		밥	고기	채소	지방	우유	과일	칼로리
밥	½공기	105	1.5						150
생 선 찌 개	생 선 민 어	50		1					75
	무 우	50			0.7				15
	냉 이	35			0.5				10
	고 추 장	10			1				20
야 채 볶 음	버 섯	40			0.6				12
	당 근	20			0.3				6
	양 파	20			0.3				6
	기 름	2				0.4			18
우 유	1봉	200						1	125
		계	1.5	1	3.4	0.4		1	437

◇ 400-450 칼로리 식단 예(27)

식품의 종류	재료와 분량 (g)		교환의 종류와 단위						칼로리
			밥	고기	채소	지방	우유	과일	
밥		¹/₂공기 105	1.5						150
배 추 국	배 추	70			1				20
	쇠 고 기	40		1					50
	된 장	15			1				20
	조 미 료								
시금치나물	시 금 치	70							20
	참 기 름	2				0.4			18
달 걀 부 침	달 걀 1개	50							75
	면 실 유	4				0.8			36
사 과	중 ¹/₂개							1	50
		계	1.5	1	2	1.2		1	439

◇ 400-450 칼로리 식단 예(28)

식품의 종류	재료와 분량 (g)		교환의 종류와 단위						칼로리
			밥	고기	채소	지방	우유	과일	
밥		¹/₂공기 105	1.5						150
배추토장국	배 추	70			1				20
	된 장	15			1				20
	두 부	20		0.3					19
	멸 치	5							17
육 찜	쇠 고 기	80		2					100
	당 근	20			0.3				6
사 라 다	오 이	30			0.4				8
	양 배 추	30			0.4				8
	당 근	10			0.1				3
	마 요 네 즈	7				1			45
사 과	중 ¹/₂개	100						1	50
		계	1.5	2.3	3.2	1		1	446

◇ 400-450 칼로리 식단 예(29)

식품의 종류	재료와 분량 (g)		밥	고기	채소	지방	우유	과일	칼로리
			교환의 종류와 단위						
밥	²/₃공기	140	2						200
무우맑은국	무 우 · 파	70			1				20
	마늘 · 간장								
계란후라이	달　걀　1개	50		1					75
	면　실　유	1				0.2			9
깻잎무침	깻　　잎	50			1				20
	조　미　료								
우　　유	1봉	200						1	125
		계	2	1	2	0.2		1	449

◇ 400-450 칼로리 식단 예(30)

식품의 종류	재료와 분량 (g)		밥	고기	채소	지방	우유	과일	칼로리
			교환의 종류와 단위						
밥	¹/₂공기	140	2						200
근대된장국	근　　대	70			1				20
	된　　장	15			1				20
전갱이찜	전　갱　이	70		1.4					105
달래무침	달　　래	40			0.6				12
	참　기　름	2				0.4			18
사　　과	중 ¹/₂개	100						1	50
		계	2	1.4	2.6	0.4		1	425

◇ 400-450 칼로리 식단 예(31)

식품의 종류	재료와 분량 (g)			교환의 종류와 단위						칼로리
				밥	고기	채소	지방	우유	과일	
밥		$^1/_2$공기	105	1.5						150
무우된장국	무 우		70			1				20
	된 장		15			1				20
	조 미 료									
불 고 기	쇠 고 기		80		2					100
	참 기 름		4					0.8		36
	조 미 료									
미나리나물	미 나 리		70			1				20
	참 기 름		2				0.4			18
사 과	중 $^1/_2$개		100						1	50
			계	1.5	2	3	0.4	0.8	1	414

◇ 400-450 칼로리 식단 예(32)

식품의 종류	재료와 분량 (g)			교환의 종류와 단위						칼로리
				밥	고기	채소	지방	우유	과일	
밥		$^2/_3$공기	140	2						200
파 맑 은 국	파		40			0.5				10
	양 념									
준 치 구 이	준 치		50		1					75
달래장아찌	달 래 $^1/_2$컵		40			0.5				10
	양 념									
	참 기 름		2				0.4			18
사 과	중 1개		200						2	100
			계	2	1	1	0.4		2	413

◇ 400~450 칼로리 식단 예(33)

식품의 종류	재료와 분량 (g)		교환의 종류와 단위						칼로리
			밥	고기	채소	지방	우유	과일	
밥	$^2/_3$공기	140	2						200
쇠고기국	쇠 고 기	40		1					50
	조 선 무 우	50			0.7				14
생선조림	이 면 수	80		1.6					80
호 박 나 물	호 박	70			1				20
	참 기 름	1				0.2			9
사 과	중 $^1/_2$개	100						1	50
		계	1.5	2.6	1.7	0.2		1	423

◇ 400~450 칼로리 식단 예(34)

식품의 종류	재료와 분량 (g)		교환의 종류와 단위						칼로리
			밥	고기	채소	지방	우유	과일	
밥	$^1/_2$공기	105	1.5						150
배 추 국	양 배 추	70			1				20
	쇠 고 기	20		0.5					25
쑥 갓 나 물	쑥 갓	70			1				20
	참 기 름	2				0.4			18
계 란 부 침	달 걀 1개	50		1					75
	면 실 유	5				1			45
우 유	$^1/_2$봉	100					0.5		63
		계	1.5	1.5	2	1.4	0.5		416

◇ 400-450 칼로리 식단 예(35)

식품의 종류	재료와 분량 (g)			교환의 종류와 단위						칼로리
				밥	고기	채소	지방	우유	과일	
밥		$^2/_3$공기	140	2						200
근대된장국	근	대	70			1				20
	된	장	15			1				20
	양	념								
민어구이	민	어	50		1					75
	양	념								
오이생채	오 이 중 $^1/_2$개		70			1				20
	참 기 름		2				0.4			18
	양	념								
복 숭 아		1개	200						2	50
			계	2	1	3	0.4		2	403

◇ 400-450 칼로리 식단 예(36)

식품의 종류	재료와 분량 (g)			교환의 종류와 단위						칼로리
				밥	고기	채소	지방	우유	과일	
밥		$^1/_2$공기	105	1.5						150
미역국	미	역	15			0.2				4
	쇠 고 기		10		0.3					13
	참 기 름		2				0.4			18
계란부침	달 갈 1개		50		1					75
	면 실 유		3				0.6			27
숙주나물	숙	주	70			1				20
	참 기 름		2				0.4			18
우 유		1봉	200					1		125
			계	1.5	1.3	1.2	1.4	1		450

◇ 400-450 칼로리 식단 예(37)

식품의 종류	재료와 분량 (g)			밥	고기	채소	지방	우유	과일	칼로리
				\[교환의 종류와 단위\]						
쌀 보 리 밥		$^2/_3$공기	140	2						200
동 태 매 운 탕	동	태	50		1					50
	두	부	50		0.6					45
	둥 근 파		25			0.5				19
	들 기 름		2				0.4			18
콩 나 물	콩 나 물		70			1				20
	참 기 름		2				0.4			18
김	김		2			1				20
	면 실 유		3				0.6			27
귤		1개	100						1	50
			계	2	1.6	2.5	1.4		1	458

◇ 400-450 칼로리 식단 예(38)

식품의 종류	재료와 분량 (g)			밥	고기	채소	지방	우유	과일	칼로리
				\[교환의 종류와 단위\]						
밥		$^1/_2$공기	105	1.5						150
무우맑은국	무 우	$^1/_2$컵	70			1				20
	양 념									
	쇠 고 기		20		0.5					25
계 란 말 이	달 걀	1개	50		1					75
	면 실 유		3				0.6			27
숙 주 나 물	숙 주	$^1/_2$컵	70			1				20
	조 미 료									
우 유		1봉	200					1		125
			계	1.5	1.5	2	0.6	1		442

◇ 400-450 칼로리 식단 예(39)

식품의 종류	재료와 분량 (g)		교환의 종류와 단위						칼로리
			밥	고기	채소	지방	우유	과일	
콩 나 물 밥	밥 ²/₃공기	140	2						200
	콩 나 물	40			0.6				12
	쇠 고 기	30		0.8					40
	양 념								
조개토장국	조 갯 살	20		0.3					15
	된 장	15			1				20
꽁 치 튀 김	꽁 치	50		1					75
김 치		50							14
사 과	중 ¹/₂개	100						1	50
	계		2	2.1	1.6			1	426

◇ 400-450 칼로리 식단 예(40)

식품의 종류	재료와 분량 (g)		교환의 종류와 단위						칼로리
			밥	고기	채소	지방	우유	과일	
밥	²/₃공기	140	2						200
배 추 무 침	배 추	40			0.6				12
	기 름	2				0.4			18
	양 념								
버 섯 볶 음	싸 리 버 섯	70			1				20
	쇠 고 기	20		0.5					25
	참 기 름	2				0.4			18
호 박 찌 개	호 박	40			0.6				12
	쇠 고 기	20		0.5					25
	된 장	15			0.4				20
	고추·양파	20			0.2				4
포 도	중 10알	80						1	50
	계		2	1	2.8	0.8		1	404

◇ 400-450 칼로리 식단 예(41)

식품의 종류	재료와 분량 (g)			밥	고기	채소	지방	우유	과일	칼로리
밥		²/₃공기	140	2						200
무 우 국	무	우	40			0.6				12
	쇠 고 기		20		0.5					25
간 볶 음	간		40		1					50
	둥 근 파		20			0.3				6
	기 름		2				0.4			18
호배추무침	호 배 추		70			1				20
	당 근		20			0.3				6
우 유		²/₃봉	150					0.8		100
			계	2	1.5	2.2	0.4	0.8		437

◇ 450-500 칼로리 식단 예(42)

식품의 종류	재료와 분량 (g)			밥	고기	채소	지방	우유	과일	칼로리
밥		²/₃공기	140	2						200
양배추토장국	양 배 추		70			1				20
	된 장		15			1				20
	조 미 료									
	쇠 고 기		20		0.5					25
계 란 부 침	달 걀	1개	50		1					75
	면 실 유		5				1			45
쑥 갓 나 물	쑥 갓		70			1				20
	참 기 름		2				0.4			18
	조 미 료									
오렌지쥬스		¹/₂분	100						1	50
			계	2	1.5	3	1.4		1	473

◇ 450-500 칼로리 식단 예(43)

식품의 종류	재료와 분량 (g)			교환의 종류와 단위						칼로리
				밥	고기	채소	지방	우유	과일	
콩 밥		²/₃공기	140	2						200
완 자 탕	쇠 고 기		50		1					50
	실 과		40						0.4	20
	달 걀	1개	50		1					75
	멸 치		5		0.3					15
장 조 림	감 자		50	0.3						34
	무 우		40			0.6				12
	기 름		2				0.4			18
	간 장									
우 유		1봉	200					1		125
			계	2.3	2.3	0.6	0.4	1		499

◇ 450-500 칼로리 식단 예(44)

식품의 종류	재료와 분량 (g)			교환의 종류와 단위						칼로리
				밥	고기	채소	지방	우유	과일	
밥		²/₃공기	140	2						200
냉 이 국	냉 이		50			1				20
	멸 치		7		0.4					20
	두 부		50		0.6					30
	된 장		15			1				20
우 엉 조 림	우 엉		50			2				40
	면 실 유		2				0.4			18
	조 미 료									
우 유		1봉	200					1		125
			계	2	1	4	0.4	1		473

◇ 450-500 칼로리 식단 예(45)

식품의 종류	재료와 분량 (g)			교환의 종류와 단위						칼로리
				밥	고기	채소	지방	우유	과일	
밥		$^2/_3$공기	140	2						200
쇠고기찌개	쇠 고 기		40		1					50
	무 우		30			0.4				8
	당 근		30			0.4				8
	양 파		20			0.4				8
	고 추 장		10			1				20
우 엉 조 림	우 엉		50			2				40
	면 실 유		2				0.4			18
우 유		1봉	200					1		125
			계	2	1	4.2	0.4	1		477

◇ 450-500 칼로리 식단 예(46)

식품의 종류	재료와 분량 (g)			교환의 종류와 단위						칼로리
				밥	고기	채소	지방	우유	과일	
밥		$^2/_3$공기	140	2						200
무우된장국	무 우		40			0.6				12
	된 장		15			1				20
쇠고기볶음	쇠 고 기		80		2					100
	참 기 름		3				0.6			27
미나리나물	미 나 리		70			1				20
	양 념									
사 과	중	1개	200						2	100
			계	2	2	2.6	0.6		2	479

◇ 450-500 칼로리 식단 예(47)

식품의 종류	재료와 분량 (g)		교환의 종류와 단위						칼로리
			밥	고기	채소	지방	우유	과일	
쌀 보 리 밥	$^2/_3$공기	140	2						200
김 치 찌 개	김 치	50			0.7				14
	돼 지 고 기	40		1					50
	두 부	40		0.5					38
편육겨자채	쇠 고 기	60		1.5					75
	오 이	30			0.3				6
	겨 자								
무 우 생 채	무 우	70			1				20
	참 기 름	2				0.4			18
우 유	$^1/_2$봉	100					1		63
		계	2	3	2	0.4	1		484

◇ 450-500 칼로리 식단 예(48)

식품의 종류	재료와 분량 (g)		교환의 종류와 단위						칼로리
			밥	고기	채소	지방	우유	과일	
쌀 보 리 밥	$^2/_3$공기	140	2						200
김 치 찌 개	김 치	50			0.7				14
	돼 지 고 기	80		2					100
	두 부	40		0.5					38
미 역 무 침	물 미 역	15			0.2				4
	고 추 장	5			0.5				10
	참 기 름	2				0.4			18
마늘장아찌		25			1				20
우 유	$^1/_2$봉	100					1		63
		계	2	2.5	2.4	0.4	1		467

◇ 450-500 칼로리 식단 예(49)

식품의 종류	재료와 분량 (g)		교환의 종류와 단위						칼로리
			밥	고기	채소	지방	우유	과일	
밥	²/₃공기	140	2						200
냉 이 국	냉 이	70			1				20
	된 장	15			1				20
	양 념								
계란후라이	달 걀 1개	50		1					75
	면 실 유	4				0.8			36
미나리나물	미 나 리	70			1				20
	참 기 름	1				0.2			9
어 포 무 침	대 구 포	10		0.5					24
	참 기 름	1				0.2			18
사 과	중 ¹/₂개	100						1	50
	계		2	1.5	3	1.2		1	472

◇ 450-500 칼로리 식단 예(50)

식품의 종류	재료와 분량 (g)		교환의 종류와 단위						칼로리
			밥	고기	채소	지방	우유	과일	
밥	²/₃공기	140	2						200
둥근파맑은국	둥 근 파	50			1				20
	양 념								
편 육	쇠 고 기	80		2					100
	양 념								
시 금 치 나물	시 금 치	70			1				20
	참 기 름	2				0.4			18
	조 미 료								
우 유	1봉	200					1		125
	계		2	2	2	0.4	1		483

◇ 450-500 칼로리 식단 예(51)

식품의 종류	재료와 분량 (g)		교환의 종류와 단위						칼로리
			밥	고기	채소	지방	우유	과일	
오무라이스	밥	¹/₂공기 140	1.5						150
	고 기	20		0.5					25
	달 걀	50		1					75
	감 자	25	0.2						17
	당 근	15			0.2				4
	둥 근 파	25			0.5				10
	버 터	10				1.7			75
조개맑은국	조 갯 살	10		0.1					5
	멸 치	5		0.3					17
	양 파	50			1				20
마늘장아찌		25			1				20
포 도 넥 타		80						1	50
		계	1.7	1.9	2.7	1.7		1	468

◇ 450-500 칼로리 식단 예(52)

식품의 종류	재료와 분량 (g)		교환의 종류와 단위						칼로리
			밥	고기	채소	지방	우유	과일	
밥		²/₃공기 140	2						200
콩 나 물 국	콩 나 물	40			0.3				12
병 어 전	병 어	50		1					75
	달 걀	10		0.2					11
	기 름	4				0.8			36
쑥 갓 나 물	쑥 갓	70			1				20
	참 기 름	1				0.2			9
	양 념								
버 섯 볶 음	고 기	40		1					50
	버 섯	70			1				20
	기 름	1				0.2			9
과 일	배	¹/₂개 100						1	50
		계	2	2.2	2.3	1.2		1	492

◇ 450-500 칼로리 식단 예(53)

식품의 종류	재료와 분량 (g)		밥	고기	채소	지방	우유	과일	칼로리
				교환의 종류와 단위					
밥	²/₃공기	140	2						200
양배추토장국	양 배 추	70			1				20
	된 장	15			1				20
고 기 전 골	쇠 고 기	40		1					50
	두 부	40		0.5					38
	버 섯	20			0.3				6
생 선 구 이	조 기	100		2					100
복 숭 아	1개	200						1	50
		계	2	3.5	2.3			1	484

◇ 450-500 칼로리 식단 예(54)

식품의 종류	재료와 분량 (g)		밥	고기	채소	지방	우유	과일	칼로리
				교환의 종류와 단위					
밥	¹/₂공기	105	1.5						150
콩 나 물 국		70			1				20
계 란 말 이	달 걀 1개	50		1					75
	쇠 고 기	10		0.3					13
	면 실 유	5				1			45
시 금 치 나 물	시 금 치	70			1				20
	참 기 름	2				0.4			18
우 유	1봉	200					1		125
		계	1.5	1.3	2	1.4	1		466

◇ 450-500 칼로리 식단 예(55)

식품의 종류	재료와 분량 (g)		밥	고기	채소	지방	우유	과일	칼로리
밥		½공기 105	1.5						150
고 기 구 이	쇠 고 기	100		2.5					125
	둥 근 파	15			0.3				6
시금치나물	시 금 치	70			1				20
	참 기 름	2				0.4			18
사 과		½개 100						1	50
우 유		1봉 200					1		125
		계	1.5	2.5	1.3	0.4	1	1	494

◇ 450-500 칼로리 식단 예(56)

식품의 종류	재료와 분량 (g)		밥	고기	채소	지방	우유	과일	칼로리
밥		½공기 105	1.5						150
미 역 국	미 역	15			0.2				4
	쇠 고 기	20		0.5					25
	참 기 름	2				0.4			18
계 란 말 이	달 걀 1개	50		1					75
	쇠 고 기	10		0.3					13
	면 실 유	5				1			45
쑥 갓 나 물	쑥 갓	70			1				20
	참 기 름	2				0.4			18
우 유		1봉 200					1		125
		계	1.5	1.8	1.2	1.8	1		493

480

◇ 500-550 칼로리 식단 예(57)

식품의 종류	재료와 분량 (g)		교환의 종류와 단위						칼로리
			밥	고기	채소	지방	우유	과일	
밥		$^2/_3$공기 140	2						200
양배추맑은국	양 배 추	70			1				20
	기 름	2				0.4			18
	조 미 료								
계 란 찜	달 걀 1개	50		1					75
	파								
	새 우 젖	10		0.2					10
쑥 갓 나 물	쑥 갓	70							20
사 과	중 $^1/_2$개	100						1	50
우 유	1봉	200					1		125
	계		2	1.2	2	0.4	1	1	518

◇ 500-550 칼로리 식단 예(58)

식품의 종류	재료와 분량 (g)		교환의 종류와 단위						칼로리
			밥	고기	채소	지방	우유	과일	
밥		1공기 210	3						300
햄 버 거	쇠 고 기	80		2					100
	달 걀 $^1/_2$개	25							38
	양 념								
고 사 리 국	고 사 리 $^1/_2$컵	70			1				20
	참 기 름	2				0.4			18
사 과	중 $^1/_2$개	100						1	50
	계		3	2	1	0.4		1	526

◇ 500-550 칼로리 식단 예(59)

식품의 종류	재료와 분량 (g)		교환의 종류와 단위						칼로리
			밥	고기	채소	지방	우유	과일	
밥	²/₃공기	140	2						200
미 역 국	미 역	15			0.2				4
	쇠 고 기	20		0.5					25
불 고 기	쇠 고 기	80		2					100
	둥 근 파	20			0.4				8
사 라 다	양 배 추	40			0.6				12
	오 이	20			0.3				6
	당 근	10			0.1				2
	달 걀 ¹/₅개	10		0.2					15
	마 요 네 즈	14				2			90
오 렌 지 쥬 스		100						1	50
		계	2	2.7	1.6	2		1	512

◇ 500-550 칼로리 식단 예(60)

식품의 종류	재료와 분량 (g)		교환의 종류와 단위						칼로리
			밥	고기	채소	지방	우유	과일	
밥	1공기	210	3						300
병 어 조 림	병 어	100		2					150
	양 념								
묵 무 침	묵 ¹/₂컵	40	0.5						50
	양 념								
배 추 통 김 치		70			1				20
		계	3.5	2	1				520

◇ 500-550 칼로리 식단 예(61)

식품의 종류	재료와 분량 (g)		교환의 종류와 단위						칼로리
			밥	고기	채소	지방	우유	과일	
밥	$^2/_3$공기	140	2						200
오징어찌개	오 징 어	50		1					50
	무 우	20			0.3				6
	둥 근 파	20			0.4				8
	된장·고추장	15			1				20
	당 면	10	0.4						40
시금치나물	시 금 치	70			1				20
	기 름	2				0.4			18
우 유	1봉	200					1		125
사 과	중 $^1/_2$개	100			1			1	50
		계	2.4	1	3.7	0.4	1	1	537

◇ 500-550 칼로리 식단 예(62)

식품의 종류	재료와 분량 (g)		교환의 종류와 단위						칼로리
			밥	고기	채소	지방	우유	과일	
밥	$^2/_3$공기	140	2						200
민어지지미	민 어	100		2					150
	고 추 장	20			2				40
	양 념								
시금치나물	시 금 치 $^1/_2$컵	70			1				20
	양 념								
우 유	1봉	200					1		125
		계	2	2	3		1		535

◇ 500-550 칼로리 식단 예(63)

식품의 종류	재료와 분량 (g)		밥	고기	채소	지방	우유	과일	칼로리
밥		1공기 210	3						300
애 탕	고 기	40		1					50
	달 걀 ½개				0.5				38
마늘장아찌		30			0.5				10
두 부 조 림	두 부	40		0.5					38
	면 실 유	2				0.4			18
	양 념								
취 나 물	취 나 물	70			1				20
	기 름	1				0.2			9
사 과	중 ½개	100						1	50
		계	3	2	1.5	0.6		1	533

◇ 500-550 칼로리 식단 예(64)

식품의 종류	재료와 분량 (g)		밥	고기	채소	지방	우유	과일	칼로리
밥		²/₃공기 140	2						200
미 역 국	미 역	15			0.2				4
	쇠 고 기	20		0.5					25
	참 기 름	2				0.4			18
계 란 찜	달 걀 1개	50		1					75
	쇠 고 기	10		0.3					13
도라지나물	도 라 지	50			1				20
	고 추 장	4			0.4				8
	참 기 름	2				0.4			18
우 유	1봉	100					1		125
		계	2	1.8	1.6	0.8	1		506

484

◇ 500-550 칼로리 식단 예(65)

식품의 종류	재료와 분량 (g)		밥	고기	채소	지방	우유	과일	칼로리
밥		²/₃공기 140	2						200
쇠고기맑은국	쇠 고 기	20		0.5					25
	조 선 무 우	70			1				20
생 선 구 이	갈 치	100		2					150
양배추생채	양 배 추	70			1				20
	참 기 름	2				0.4			18
우 유	¹/₂봉	100					0.5		63
사 과	중 ¹/₂개	100						1	50
		계	2	2.5	2	0.4	0.5	1	546

◇ 550-600 칼로리 식단 예(66)

식품의 종류	재료와 분량 (g)		밥	고기	채소	지방	우유	과일	칼로리
밥		1공기 210	3						300
미 역 국	미 역	15			0.4				4
	고 기	20		0.5					25
대 합 찜	대 합	50		1					50
	고 기	40		1					50
근 대 나 물	근 대	70			1				20
	참 기 름	2				0.4			18
	양 념								
상치겉절이	상치, 오이, 당근	70			1				20
	양 념								
과 일	토 마 토 1개	200						1	50
		계	3	2.5	2.4	0.4		1	537

◇ 550-600 칼로리 식단 예(67)

식품의 종류	재료와 분량 (g)		밥	고기	채소	지방	우유	과일	칼로리
밥		1공기 210	3						300
곰 탕	사 골			1					50
	파·양념								
야채샐러드	양배추·오이	40			0.6				12
	당 근				0.3				6
	마 요 네 즈	3				0.5			20
고사리나물	고 사 리	70			1				20
	참 기 름	1				0.2			9
생 선 조 림	갈 치	50		1.5					75
사 과	중 1/2개	100						1	50
		계	3	2.5	1.9	0.7		1	542

◇ 550-600 칼로리 식단 예(68)

식품의 종류	재료와 분량 (g)		밥	고기	채소	지방	우유	과일	칼로리
밥		2/3공기 140	2						200
냉이토장국	냉 이	50			1				20
	된 장	15			1				18
	조 갯 살			0.2					9
불 고 기	쇠 고 기	80		2	2				121
	둥 근 파	35			0.5				12
	참 기 름	2				0.4			18
사 라 다	양 배 추	30			0.4				8
	오 이	20			0.3				6
	마 요 네 즈	14				2			90
	당 근	10			0.1				3
귤	1알	100						1	50
		계	2	2.2	5.3	2.4		1	555

◇ 550-600 칼로리 식단 예(69)

식품의 종류	재료와 분량 (g)		밥	고기	채소	지방	우유	과일	칼로리
밥	²/₃공기	140	2						200
쇠고기맑은국	쇠 고 기	40		1					15
갈 치 구 이	갈 치	80		1.6					120
	양 념								
달 래 무 침	달 래	40			0.6				12
	참 기 름	1				0.2			9
쥬 스	오렌지쥬스	100						1	50
우 유	1봉	200					1		125
		계	2	2.6	0.6	0.2	1	1	566

◇ 550-600 칼로리 식단 예(70)

식품의 종류	재료와 분량 (g)		밥	고기	채소	지방	우유	과일	칼로리
밥	1공기	210	3						300
시금치토장국	시 금 치	70			1				20
	된 장	15			1				20
	조 갯 살	20		0.2					12
불 고 기	쇠 고 기	80		2					100
	둥 근 파	30			0.6				12
	참 기 름	2				0.4			18
사 라 다	양 배 추	20			0.3				6
	오 이	20			0.3				6
	당 근	30			0.6				12
	마 요 네 즈	14				2			90
		계	3	2.2	3.8	2.4			596

◇ 550-600 칼로리 식단 예(71)

식품의 종류	재료와 분량 (g)			교환의 종류와 단위						칼로리
				밥	고기	채소	지방	우유	과일	
밥		²/₃공기	140	2						200
열무된장국	열	무	70			1				20
	된	장	15			1				20
계 란 말 이	달 걀	1개	50		1					75
	기	름	2				0.4			18
간 볶 음	소	간	40		1					50
	부	추	20			0.2				20
	기	름	2				0.4			18
김 치			70			1				20
우 유			200					1		125
		계		2	2	2.2	1.8	1		566

◇ 550-600 칼로리 식단 예(72)

식품의 종류	재료와 분량 (g)			교환의 종류와 단위						칼로리
				밥	고기	채소	지방	우유	과일	
밥		²/₃공기	140	2						200
미 역 국	미	역	15			0.2				4
	쇠 고	기	20		0.5					25
	참 기	름	2				0.4			18
계 란 부 침	달 걀	1개	50		1					75
	면 실	유	5				1			45
시금치나물	시 금	치	70			1				20
	참 기	름	1				0.2			9
사 과	중	¹/₂개	100						1	50
우 유		1봉	200					1		125
		계		2	1.5	1.2	1.6	1	1	571

◇ 550-600 칼로리 식단 예(73)

식품의 종류	재료와 분량 (g)		밥	고기	채소	지방	우유	과일	칼로리
밥		²/₃공기 140	2						200
고 기 구 이	쇠 고 기	120		3					150
	양　　파	30			0.6				12
무 우 생 채	무　　우	70			1				20
	참 기 름	2				0.4			18
	고 추 가 루								
귤		1개 100						1	50
우　　유		1봉 200					1		125
		계	2	3	1.6	0.4	1	1	575

◇ 550-600 칼로리 식단 예(74)

식품의 종류	재료와 분량 (g)		밥	고기	채소	지방	우유	과일	칼로리
밥		²/₃공기 140	2						200
쇠고기계란탕	쇠 고 기	20		0.5					25
	달 걀 ¹/₂개	25		0.5					38
	둥 근 파	30			0.6				12
닭　　찜	닭 고 기	100		2					100
	무　　우	30			0.4				8
오 이 생 채	오　　이	70			1				20
	참 기 름	2				0.4			18
	고 추 가 루								
우　　유		1봉 200					1		125
사　　과	중 ¹/₂개	100						1	50
		계	2	3	2	0.4	1	1	596

◇ 550-600 칼로리 식단 예(75)

식품의 종류	재료와 분량 (g)		밥	고기	채소	지방	우유	과일	칼로리
			교환의 종류와 단위						
밥	1공기	210	3						300
쇠고기맑은국	쇠 고 기	40		1					50
	둥 근 파	30			0.6				12
	달 걀 1/2개	25		0.5					38
생 굴 무 침	굴	160		2					100
	상 치	10							
시금치나물	시 금 치	70			1				20
	참 기 름	2				0.4			18
귤	1개	100						1	50
		계	3	3.5	1.6	0.4		1	588

◇ 550-600 칼로리 식단 예(76)

식품의 종류	재료와 분량 (g)		밥	고기	채소	지방	우유	과일	칼로리
			교환의 종류와 단위						
밥	1공기	210	3						3000
배 추 국	배 추	40			0.6				12
	된 장	15			1				20
북 어 조 림	북 어	30		2					100
	양 념								
도라지오이생채	도 라 지	40							16
	오 이	20							6
우 유	1봉	200					1		125
		계	3	2	1.8		1		579

◇ 550-600 칼로리 식단 예(77)

식품의 종류	재료와 분량 (g)			밥	고기	채소	지방	우유	과일	칼로리
						교환의 종류와 단위				
밥		²/₃공기	140	2						200
된 장 국	된	장	15			1				20
	두	부	40		0.5					38
	파		10			0.2				4
쇠고기난자찌개	쇠 고 기		80		2					100
	양	파	20			0.4				8
	양	념								
감 자 조 림	감	자	75							50
과 일	사 과 중	1개	200						2	100
우 유		¹/₂봉						0.5		63
		계		2	2.5	1.6		0.5	2	583

◇ 550-600 칼로리 식단 예(78)

식품의 종류	재료와 분량 (g)			밥	고기	채소	지방	우유	과일	칼로리
						교환의 종류와 단위				
밥		1공기	210	3						300
무우다시마국	무	우	70			1				20
	다 시 마									
계 란 부 침	달	걀 1개	50		1					75
	면 실 유		3				0.6			27
호 박 나 물	호	박	70			1				20
	참 기 름		1				0.2			9
우 유		1봉	200					1		125
		계		3	1	2	0.8	1		576

◇ 600-650 칼로리 식단 예(79)

식품의 종류	재료와 분량 (g)		교환의 종류와 단위						칼로리
			밥	고기	채소	지방	우유	과일	
밥	1공기	210	3						300
양배추토장국	양 배 추	70			1				20
	조 갯 살	20		0.2					12
	된 장	15			1				20
병어구이	병 어	50		1					75
호박꼬지나물	호 박 꼬 지	6			0.5				10
	참 기 름	2				0.4			18
사 과	중 ½개	100						1	50
우 유	1봉	200					1		125
	계		3	1.2	2.5	0.4	1	1	620

◇ 600-650 칼로리 식단 예(80)

식품의 종류	재료와 분량 (g)		교환의 종류와 단위						칼로리
			밥	고기	채소	지방	우유	과일	
밥	1공기	210	3						300
육 개 장	쇠 고 기	40		1					50
	무 우	50			0.7				15
	참 기 름	2				0.4			18
생 선 구 이	병 어	50		1					75
콩 나 물	콩 나 물	70			1				20
	참 기 름	2				0.4			18
우 유	1봉	200					1		125
	계		3	2	1.7	0.8	1		621

◇ 600-650 칼로리 식단 예(81)

식품의 종류	재료와 분량 (g)			교환의 종류와 단위						칼로리
				밥	고기	채소	지방	우유	과일	
밥		$^4/_5$공기	170	2.4						240
양배추토장국	양 배 추		70			1				20
	된 장		15			1				20
	조 갯 살		40		0.4					24
고기완자전	쇠 고 기		40		1					50
	두 부		30		0.4					30
	면 실 유		7				1.4			63
풋고추조림	풋 고 추		40			0.6				12
	쇠 고 기		20		0.5					25
	참 기 름		2				0.4			18
우 유		1봉	200					1		125
			계	2.4	2.3	2.6	1.8	1		627

◇ 600-650 칼로리 식단 예(82)

식품의 종류	재료와 분량 (g)			교환의 종류와 단위						칼로리
				밥	고기	채소	지방	우유	과일	
밥		$^4/_5$공기	170	2.4						240
미 역 국	미 역		15			0.2				4
	쇠 고 기		20		0.5					25
	참 기 름		2				0.4			18
계 란 부 침	달 걀	1개	50		1					75
	면 실 유		5				1			45
시금치나물	시 금 치		70			1				20
	참 기 름		2				0.4			18
사 과		중 $^1/_2$개	100						1	50
우 유		1봉	200					1		125
			계	2.4	1.5	1.2	1.8	1	1	620

◇ 600-650 칼로리 식단 예(83)

식품의 종류	재료와 분량 (g)		교환의 종류와 단위						칼로리
			밥	고기	채소	지방	우유	과일	
밥	1공기	210	3						300
배추속대국	배　　추	70			1				20
	쇠 고 기	40		1					50
	된　　장	15			1				20
닭　　찜	닭 고 기	60		1.5					75
	양　　념								
깻잎나물	깻　　잎	50			1				20
	양　　념								
생 굴 회	생　　굴	60		0.8					40
우　　유	1봉	200					1		125
		계	3	3.3	3		1		650

◇ 600-650 칼로리 식단 예(84)

식품의 종류	재료와 분량 (g)		교환의 종류와 단위						칼로리
			밥	고기	채소	지방	우유	과일	
밥	2/3공기	140	2						200
호 박 찌 개	쇠 고 기	60		1.5					75
	감　　자	50	0.5						34
	호　　박	50			0.7				15
	양　　파	30			0.6				12
	된　　장	15			1				20
	고 추 장	20			2				40
오 이 나 물	오　　이	50			0.7				15
	기　　름	10				2			90
우　　유	1봉	200					1		125
		계	2.5	1.5	5	2	1		626

◇ 600~650 칼로리 식단 예(85)

식품의 종류	재료와 분량 (g)			밥	고기	채소	지방	우유	과일	칼로리
				\multicolumn{6}{l}{교환의 종류와 단위}	
밥		1공기	210	3						300
쇠고기전	쇠 고 기		60		1.5					75
	달 걀	1/2개	25		0.5					38
	면 실 유		3				0.6			27
콩나물맑은국	콩 나 물		70			1				20
	양 념									
버섯볶음	버 섯		70			1				20
	양 념									
우 유		1봉	200					1		125
			계	3	2	2	0.6	1		605

◇ 600~650 칼로리 식단 예(86)

식품의 종류	재료와 분량 (g)			밥	고기	채소	지방	우유	과일	칼로리
				\multicolumn{6}{l}{교환의 종류와 단위}	
밥		4/5공기	170	2.4						240
쇠고기계란탕	쇠 고 기		40		1					50
	달 걀	1/2개	25		0.5					38
	양 파		50			1				20
생선지짐	병 어		100		2					150
	면 실 유		5				1			45
호박나물	호 박		70			1				20
	참 기 름		2				0.4			18
귤		1개	100						1	50
			계	2.4	3.5	1	1.4		1	631

◇ 650-700 칼로리 식단 예(87)

식품의 종류	재료와 분량 (g)		교환의 종류와 단위						칼로리
			밥	고기	채소	지방	우유	과일	
밥		1공기 210	3						300
배추토장국	배 추	70			1				20
	조 갯 살	20		0.2					12
	된 장	15			1				20
병어구이	병 어	100		2					150
쑥갓나물	쑥 갓	70			1				20
	참 기 름	2				0.4			18
우 유	1봉	200					1		125
		계	3	2.2	3	0.4	1		665

◇ 650-700 칼로리 식단 예(88)

식품의 종류	재료와 분량 (g)		교환의 종류와 단위						칼로리
			밥	고기	채소	지방	우유	과일	
밥		1공기 210	3						300
쇠고기맑은국	쇠 고 기	40		1					50
	둥 근 파	50			1				20
	달 걀 ½개	25		0.5					38
생굴무침	생 굴	160		2					100
	상 치								
시금치나물	시 금 치	70			1				20
	참 기 름	2				0.4			18
우 유	1봉						1		125
		계	3	3.5	2	0.4	1		651

◇ 650-700 칼로리 식단 예(89)

식품의 종류	재료와 분량 (g)			밥	고기	채소	지방	우유	과일	칼로리
밥		1공기	210	3						300
쇠고기계란탕	쇠 고 기		40		1					50
	달 걀	1/2개	25		0.5					25
	둥 근 파		50			1				20
닭 찜	닭 고 기		80		2					100
	무 우		35			0.5				10
	참 기 름		1.5				0.3			14
양배추생채	양 배 추		70			1				20
	참 기 름		1				0.2			9
우 유		1봉	200					1		125
		계		3	3.5	2	0.5	1		673

◇ 650-700 칼로리 식단 예(90)

식품의 종류	재료와 분량 (g)			밥	고기	채소	지방	우유	과일	칼로리
밥		1공기	210	3						300
쑥갓조기국	쑥 갓									
	조 기		50		1					50
	된장·고추장		25							40
불 고 기	쇠 고 기		60		1.5					75
	참 기 름		1				0.2			9
콩나물무침	콩 나 물		70			1				20
	참 기 름		1				0.2			9
실 파 강 회	실 파		60			0.3				17
	양 념									
우 유		1봉	200					1		125
과 일	사 과 중	1/2개	100							50
		계		3	2.5	1.3	0.4	1		695

◇ 650-700 칼로리 식단 예(91)

식품의 종류	재료와 분량 (g)		교환의 종류와 단위						칼로리
			밥	고기	채소	지방	우유	과일	
밥	1공기	210	3						300
양배추토장국	양 배 추	70			1				20
	조 갯 살	20		0.2					12
	된 장	15			1				20
병 어 구 이	병 어	100		2					150
오 이 생 채	오 이	70			1				20
	참 기 름	2				0.4			18
우 유	1봉	200					1		125
		계	3	2.2	3	0.4	1		665

◇ 650-700 칼로리 식단 예(92)

식품의 종류	재료와 분량 (g)		교환의 종류와 단위						칼로리
			밥	고기	채소	지방	우유	과일	
밥	1공기	210	3						300
미 역 국	미 역	15			0.2				4
	쇠 고 기	40		1					50
	참 기 름	2				0.4			18
계 란 부 침	계 란 1개	50		1					75
	면 실 유	3				0.6			27
시금치나물	시 금 치	70			1				20
	참 기 름	2				0.4			18
과 일	사 과 중 1/2개	100						1	50
우 유	1봉	200					1		125
		계	3	2	1.2	1.4	1	1	687

◇ 650-700 칼로리 식단 예(93)

식품의 종류	재료와 분량 (g)			교환의 종류와 단위						칼로리
				밥	고기	채소	지방	우유	과일	
밥		1공기	210	3						300
아 욱 국	아 욱		70			1				20
	된 장		15			1				20
생 선 구 이	아 지		40		1					75
오 이 생 채	오 이		100			1.5				28
	양 념									
풋 고 추 전	풋 고 추		40			0.6				12
	고 기		40		1					50
	달 걀	1/2개	25		0.5					38
	면 실 유		3				1			27
우 유		1봉	200						1	125
			계	3	2.5	4.1	1	1		695

◇ 650-700 칼로리 식단 예(94)

식품의 종류	재료와 분량 (g)			교환의 종류와 단위						칼로리
				밥	고기	채소	지방	우유	과일	
밥		1공기	210	3						300
두부새우젓찌개	두 부		60		0.7					35
	새 우 젓		20		0.4					20
	쇠 고 기		15		0.4					20
햄 전	햄		40		1					75
	달 걀	1개	50		1					75
	면 실 유		3				0.6			27
김 구 이	김		2			1				20
	면 실 유		3				0.6			27
나 물 무 침	숙 주 나 물		70							20
	당 근		20			0.2				6
우 유		1/2봉	100					0.5		63
			계	3	2.5	1.2	1.2	0.5		688

◇ 700-800 칼로리 식단 예(95)

식품의 종류	재료와 분량 (g)			밥	고기	채소	지방	우유	과일	칼로리
				교환의 종류와 단위						
햄치즈샌드위치	식	빵	4쪽 140	4						400
		햄	40		1					75
	치 이 즈		30		1					100
	버 터		6				1			45
과 일	사 과 중 ½개		100						1	50
우 유		1봉	200					1		125
		계		4	2		1	1	1	795

◇ 700-800 칼로리 식단 예(96)

식품의 종류	재료와 분량 (g)			밥	고기	채소	지방	우유	과일	칼로리
				교환의 종류와 단위						
밥			1공기 210	3						300
배추토장국	배 추		100			1.4				30
	된 장		15			1				20
	조 갯 살		10		0.1					6
불 고 기	쇠 고 기		160		4					200
	둥 근 파		30			0.6				12
	참 기 름		1				0.2			9
숙 주 나 물	숙 주		70			1				20
	참 기 름		1				0.2			9
우 유		1봉	200					1		125
		계		3	4.1	4	0.4	1		731

◇ 700-800 칼로리 식단 예(97)

식품의 종류	재료와 분량 (g)		교환의 종류와 단위						칼로리
			밥	고기	채소	지방	우유	과일	
밥	½공기	210	3						300
쇠고기맑은국	쇠 고 기	40		1					50
	둥 근 파	50			1				20
	달 걀 ½개	50		1					75
생 굴 무 침	생 굴	160		2					100
	상 치	15			0.2				4
시 금 치 나 물	시 금 치	70			1				20
	참 기 름	2				0.4			18
우 유	1봉	200					1		125
	계		3	4	2.2	0.4	1		718

◇ 700-800 칼로리 식단 예(98)

식품의 종류	재료와 분량 (g)		교환의 종류와 단위						칼로리
			밥	고기	채소	지방	우유	과일	
밥	1공기	210	3						300
쇠고기계란탕	쇠 고 기	40		1					50
	달 걀			0.5					38
	둥 근 파	50			1				20
생 선 구 이	병 어	130		2.6					195
오 이 생 채	오 이	70			1				20
	참 기 름	2				0.4			18
우 유	1봉	200					1		125
	계		3	4.1	2	0.4	1		766

◇ 700-800 칼로리 식단 예(99)

식품의 종류	재료와 분량 (g)		밥	고기	채소	지방	우유	과일	칼로리
밥	1공기	210	3						300
쇠고기맑은국	쇠 고 기	40		1					50
	둥 근 파	50			1				20
생 선 구 이	갈 치	100		2					100
쑥 갓 나 물	쑥 갓	70							20
	참 기 름	1				0.2			9
딸 기	중 15알	400						2	100
우 유	1봉	200					1		125
	계		3	3	1	0.2	1	2	724

◇ 700-800 칼로리 식단 예(100)

식품의 종류	재료와 분량 (g)		밥	고기	채소	지방	우유	과일	칼로리
밥	1공기	210	3						300
근 대 토 장 국	근 대	70			1				20
	된 장	15			1				20
	조 갯 살	20		0.2					12
불 고 기	쇠 고 기	140		3.5					175
	둥 근 파	30			0.6				12
	참 기 름	2				0.4			18
사 라 다	양 배 추	30			0.4				9
	오 이	20			0.3				6
	당 근	10			0.2				4
	마 요 네 즈	14				2			90
우 유	1봉	200					1		125
	계		3	3.7	3.5	2.4	1		791

계 절 별 식 단 표

◇ 봄 식단 : 1200kcal, 15단위

	식 단 명	재 료 명	g	단 위
아 침 식 사	쌀　　　　　밥	쌀밥	110	2
	생 선 구 이	연어 무우	60 40	1.5 *
	오 이 무 침	오이 묵은 생강 설탕 가다랭이포	60 10 1 소	* * 소 소
	된 장 국	미역 된장	2 12	* 0.3
	과　　　　　일	사과	75	0.5
점 심 식 사	샌 드 위 치	식빵 로스 햄 치즈 마가린	60 20 12 5	2 0.5 0.5 0.5
	사 라 다	레터스 토마토 오이 레몬 마요네즈	30 40 20 1조각 7	* * * 소 0.5
	커 피 우 유	우유 설탕 인스턴트 커피	200 4 소	1.4 0.2
저 녁 식 사	죽 순 밥	쌀 죽순 당근 유부 설탕	50 40 10 10 2	2 * * 0.5 0.1
	달 걀·두 부 (고추냉이간장뿌림)	달걀 멸치국물 고추 냉이 가루	50 75 소	1
	나 물 무 침	쑥갓 가다랭이포	70 소	* 소
	과　　　　　일	네플 오렌지	100	0.5

* 야채는 1일 합계 1단위

	식 단 명	재 료 명	g	단 위
아 침 식 사	빵	식빵	60	2
	삶 은 달 걀	달걀	50	1
	스 프 조 림	콜리플라워	70	*
		당근	20	*
		콘소메		
	과 일	바나나	50	0.5
	우 유	우유	200	1.4
점 심 식 사	쌀 밥	쌀밥	110	2
	두 부 부 침	솜두부	100	1
		당근	10	*
		말린 표고버섯	2	*
		달걀	5	소
		그리피스	5	소
		설탕	4	0.2
		기름	5	0.5
	식 초 무 침	오이, 땅두릅	30, 20	*
		말린 미역	5	*
		낙지	40	0.5
		설탕	2	0.1
	된 장 국	캐비츠	40	*
		된장	12	0.3
저 녁 식 사	쌀 밥	쌀밥	110	2
	푸 른 생 선 찜	옥돔	80	1
	옥 돔 의 술 찜	당근, 말린 표고버섯	10.2	*
		술		
	나 물	시금치	60	*
		파드득나물, 파	30, 10	*
		참기름	5	0.5
	목 이 버 섯 과	목이버섯	1	*
	달 걀 스 프	머슈룸	10	*
		달걀	25	0.5
		갈분가루	2	소
		닭뼈 스프		
	과 일	딸기	125	0.5

* 야채는 1일 합계 1단위

504

	식 단 명	재 료 명	g	단 위
아 침 식 사	빵	식빵	60	2
	로 스 햄	로스햄	40	1
	생 야 채	레터스 오이 당근	30 20 10	* * *
	과 일	네플오렌지	100	0.5
	우 유	우유	200	1.4
점 심 식 사	쌀 밥	쌀밥	110	2
	유 자 나 무 구 이 (곁 들 임 채 소)	삼치 유자나무 미림 순무 식초 설탕	60 20 4 50 20 1	1.5 * 0.1 * * 소
	우 엉	우엉 당근 설탕 기름	50 20 2 5	* * 0.1 0.5
	과 일	바나나	50	0.5
저 녁 식 사	쌀 밥	쌀밥	85	1.5
	포 크 피 카 타 (곁 들 임 야 채) 삶 은 까 치 콩 가 루 머 위 감 자	돼지 넓적다리살 밀가루 달걀 가루 치즈 토마토 사라다유 소오스 까치콩 감자	60 2 25 2 30 2 5 30 50	1.0 소 0.5 소 * 0.2 소 * 0.5
	깨 무 침	시금치 파드득나물 흰깨 설탕	40 40 5 2	* * 0.3 0.1
	된 장 국	미역 된장	2 12	* 0.3

* 야채는 1일 합계 1단위

	식 단 명	재 료 명	g	단 위
아 침 식 사	빵	식빵	60	2
	치 즈	프로세스 치즈	25	1
	야 채 스 프	양배추	30	*
		당근	10	
		양파	20	
		콘소메	4	
	밀 크 제 라 이 스	우유	100	0.7
	귤 통 조 림 첨 가	젤라이스	2	조금
		설탕	4	0.2
		귤 통조림	50	0.5
점 심 식 사	쌀 밥	쌀밥	85	1.5
	닭 고 기 의	닭 넓적다리살	60	1.5
	크 림 조 림	피망	40	*
		날 표고버섯	20	
		사라다유	5	0.5
		양파	40	*
		버터	5	0.5
		밀가루	10	0.5
		우유	100	0.7
		닭뼈 수프	100	
	생 양 채	레터스	40	*
		토마토	40	
저 녁 식 사	쌀 밥	쌀밥	110	2
	두 부 와 푸 른	두부(솜)	100	1
	채 소 조 림	시금치	70	*
		설탕	2	0.1
	땅두릅의겨자가루	땅두릅	80	*
	(식 초 된 장 무 침)	흰 된장	12	0.3
		겨자가루	조금	
	맑 은 장 국	달걀	25	0.5
		파드득나물	10	*
	과 일	그레이프 후르츠	100	0.5

* 야채는 1일 합계 1단위

◇ 여름 식단 : 1200kcal, 15단위

	식 단 명	재 료 명	g	단 위
아 침 식 사	빵	버터롤	60	2
	치 즈	프로세스 치즈	25	1
	토 마 토 사 라 다	토마토 양파 잘게 썬 파세리 사라다유 식초	70 10 조금 5 5	* 0.5
	과 일	메론	100	0.5
	우 유	우유	200	1.4
점 심 식 사	냉 국 수	말린 냉국수 설탕 멸치 국물 파 고추 냉이 가루	40 4 150 10 조금	2 0.2 *
	네 모 두 부	순두부 묵은 생강, 파 가다랭이	140 조금 조금	1 1 조금
	중 화 요 리 풍 식 초 무 침	파드득나물, 오이 실한천 사라다유, 참기름 설탕 식초	50, 20 3 3, 2 2 5	* 0.5 0.1
	과 일	수박	125	0.5
저 녁 식 사	쌀 밥	쌀밥	110	2
	나 물 무 침	다랑어 붉은 살 오징어 낙지 무 해초 고추 냉이 가루	60 50 40 20	1 0.5 0.5 *
	나 물 무 침	가지 묵은 생강	100 조금	*
	된 장 국	변종 편지 된장	40 12	0.3

* 야채는 1일 합계 1단위

	식 단 명	재 료 명	g	단위
아 침 식 사	빵	식빵	60	2
	마 가 린	마가린	5	0.5
	햄	본레스 햄	60	1
	야 채 소 태	양배추	60	
		양파	20	*
		당근	10	
		기름	5	0.5
	과 일	네플 오렌지	100	0.5
	우 유	우유	200	1.4
점 심 식 사	닭 고 기 계 란 덮 밥	쌀밥	110	2
		닭 날개살	20	0.5
		양파	50	
		당근	10	*
		말린 표고버섯	1	
		달걀	50	1
		설탕	4	0.2
	나 물 무 침	변종 편지	70	*
		빻은 참깨	1	조금
	맑 은 장 국	다시마	2	*
		가다랭이	약간	
	과 일	바나나	50	0.5
저 녁 식 사	쌀 밥	쌀밥	110	2
	생 선 구 이 무 즙	갈치	60	1
		무	40	*
	조 림	녹미채	8	*
		어육 튀김	30	0.5
		설탕	2	0.1
	된 장 국	흰 채소	40	*
		유부	2	조금
		된장	12	0.3

* 야채는 1일 합계 1단위

	식 단 명	재 료 명	g	단 위
아 침 식 사	빵	식빵	60	2
	다 랑 어 사 라 다	다랑어 기름절이 통조림	30	1
		양배추	40	
		오이	30	*
		파세리	10	
	과 일	사과	75	0.5
	우 유	우유	200	1.4
점 심 식 사	섞 음 우 동	삶은 우동	160	2
		닭 넓적다리살	20	0.5
		달걀	25	0.5
		어묵	40	0.5
		시금치	40	*
		날표고버섯	1장	*
		설탕	4	0.2
	냄 비 요 리	가지	80	*
		피망	20	*
		기름	5	0.5
		단 된장	12	0.3
		설탕	2	0.1
	과 일	네플 오렌지	100	0.5
저 녁 식 사	쌀 밥	쌀밥	110	2
	돼 지 생 강 구 이	돼지 넓적다리살	60	1
		묵은 생강	5	*
		기름	5	0.5
	까 치 콩 소 금 삶 기	까치콩	40	*
	푸 른 채 소 의 초 간 장 조 림	변경 편지	70	*
		유부	10	0.5
	맑 은 장 국	밀가울	2	조금
		파드득나물	10	*

* 야채는 1일 합계 1단위

◇ 가을 식단 : 1200kcal, 15단위

	식 단 명	재 료 명	g	단 위
아 침 식 사	빵	프랑스 빵	60	2
	달 걀 부 침	달걀	50	1
		기름	5	0.5
		파세리	소	*
	야 채 스 프	간 닭고기	3	소
		당근	10	*
		양파	30	*
		캐비츠	60	*
		콘소메	소	
	우 유	우유	200	1.4
점 심 식 사	닭 고 기 우 동	삶은 우동	160	2
		닭 날개살	40	1
		파	30	*
		꼬투리 완두	10	*
		설탕	4	0.2
	겨 자 간 장 무 침	시금치	70	*
		서양 겨자 가루	소	
	과 일	포도	150	1
저 녁 식 사	쌀 밥	쌀밥	110	2
	고 등 어 튀 김 (서 니 레 터 스)	고등어	60	1.5
		묵은 생강	1	*
		갈분 가루	2	소
		기름	5	0.5
		서니 레터스	1장	*
	참 깨 무 침	솜두부	50	0.5
		당근	15	*
		꼬투리 완두	15	*
		말린 표고버섯	2	*
		훈깨	1	소
		설탕	2	0.1
	된 장 국	흰 채소	40	*
		된장	12	0.3

* 야채는 1일 합계 1단위

식 단 명	재 료 명	g	단위
쌀 밥	쌀밥	110	2
생 선 구 이 무 즙	날로 말린 전갱이	60	1
	무	30	*
참 깨 무 침	변종 편지	80	*
	참깨	7	0.5
	설탕	2	0.1
된 장 국	모시조개	10	조금
	된장	12	0.3
과 일	사과	75	0.5
빵	포도빵	60	2
햄 에 그 파 세 리	달걀	50	1
	프레스 햄	30	0.5
	기름	5	0.5
	파세리	조금	
생 야 채	레터스	30	*
	오이	20	*
	토마토	40	*
과 일	네플 오렌지	100	0.5
우 유	우유	200	1.4
소 보 로 덮 밥	쌀밥	110	2
	달걀	25	0.5
	간 닭고기	20	0.5
	양파	30	*
	시금치	30	*
	설탕	4	0.2
	초 생강	조금	*
조 림	구운 우엉	40	0.5
	당근	50	*
	꼬투리 완두	16	*
	닭 뼈 수프	5	*
맑 은 장 국	만 두부껍질	2	조금
	파드득나물	조금	
곁 들 임 채 소	흰 채소	40	*

* 야채는 1일 합계 1단위

행 구분: 아침식사 / 점심식사 / 저녁식사

	식 단 명	재 료 명	g	단위
아침식사	빵	식빵	60	2
	반 숙 란	달걀	50	1
	흰 채 소 스 프	흰 채소 당근 양파 갈분 가루	50 10 20 1	* * * 조금
	과 일	바나나	50	0.5
	우 유	우유	200	1.4
점심식사	꽁 치 의 꼬 치 구 이	쌀밥 꽁치 밀가루 설탕	85 60 2 4	1.5 1,5 조금 0.2
	나 물 무 침	변종 편지	70	*
	된 장 국	빻은 밀기울 된장	2 12	조금 0.3
	곁 들 임 채 소	단무지	15	*
저녁식사	쌀 밥	쌀밥	85	1.5
	민 스 커 틀 렛	간 돼지 넓적다리살 간 쇠고기 넓적다리살 양파 빵 달걀 우유 밀가루 빵가루 기름	30 30 30 3 5 10 8 12 10	1 1 * 조금 조금 조금 1 1 1
	(곁 들 임 채 소) 잘 게 썬 양배추 토 마 토	양배추 토마토 소오스	30 40 5	* * 조금
	조 림	두부 튀김 무 말린 표고버섯 설탕	25 40 1장 2	0.5 * * 0.1
	과 일	배	100	0.5

* 야채는 1일 합계 1단위

식 단 명	재 료 명	g	단 위
아 침 식 사 빵	버터롤	60	2
돼 지 구 이	돼지구이	40	1
생 야 채	양배추	30	*
	토마토	40	*
	아스파라거스 통조림	20	*
과 일	포도	75	0.5
커 피 · 우 유	우유	200	1.4
	인스턴트 커피	조금	
점 심 식 사 쌀 밥	쌀밥	85	1.5
튀 김	송어	60	1
	달걀	2	조금
	밀가루 옷	5	0.7
	빵가루	9	0.7
(곁 들 임 채 소)	기름	10	1
레 터 스	레터스	30	*
파 세 리	파세리	조금	*
된 장 국	순무와 잎	80	*
	가다랭이	조금	조금
	미역	2	*
	된장	12	0.3
과 일	감	75	1.5
저 녁 식 사 쌀 밥	쌀밥	85	1.5
송 풍 구 이	간 닭고기	40	1
	파	30	*
	흰깨	조금	조금
	된장	3	조금
	설탕	2	0.1
나 물 무 침	시금치	60	*
납 두	납두	40	1
	파	조금	*
	서양 겨자 가루	조금	
연 근 식 초 절 임	연근	40	0.3
	설탕	4	0.2
	개미자리풀	조금	
곁 들 임 야 채	단무지	15	*

* 야채는 1일 합계 1단위

◇ 겨울 식단 : 1200kcal, 15단위

	식 단 명	재 료 명	g	단 위
아 침 식 사	빵	식빵	60	2
	로 스 햄	로스햄	40	1
	야 채 볶 음	양배추, 파드득나물	40, 30	*
		당근, 양파	10, 20	*
		기름	5	0.5
	과 일	바나나	50	0.5
	우 유	우유	200	1.4
점 심 식 사	커 틀 렛 덮 밥	쌀밥	85	1.5
		돼지 넓적다리살	30	0.5
		달걀	2	조금
		밀가루, 빵가루	3, 7	0.5
		기름	5	0.5
		양파	30	*
		달걀	25	0.5
		설탕	4	0.2
	식 초 무 침	순무	60	*
		미역	2	*
		설탕	1	조금
		식초	5	
	된 장 국	잘게 썬 밀기울	2	조금
		파	10	*
		된장	12	0.3
저 녁 식 사	쌀 밥	쌀밥	110	2
	꼬 치 갠 겨자가루	다진 생선살 찜	40	0.5
		어묵	30	0.5
		두부 튀김	30	1
		다시마	5	*
		곤약	50	*
		무	60	*
		당근	20	*
		설탕	2	0.1
		닭 뼈 스프		
		서양 겨자 가루	조금	
	나 물 무 침	시금치	70	*
	과 일	사과	75	0.5

* 야채는 1일 합계 1단위

	식 단 명	재 료 명	g	단 위
아 침 식 사	빵	식빵	60	2
	스 크 램 볼 에 그	달걀	50	1
		우유	10	조금
		토마토 케찹	12	o.2
	사 라 다	오이, 토마토	20, 20	*
		아스파라거스, 레터스	30, 30	*
	과 일	사과	75	0.5
	우 유	우유	200	1.4
점 심 식 사	쌀 밥	쌀밥	85	1.5
	닭 고 기 의 토 마 토 풍 미 조 림	닭 넓적다리살	60	1.5
		기름	5	0.5
		양파, 머쉬룸	40, 20	*
		토마토 쥬스	50	*
	가 루 머 위 감 자	감자	50	0.5
		파세리	5	*
	오 이 · 사 라 다	오이	80	*
		설탕	2	0.1
		사라다 채소	2장	*
	콘 소 메 스 프	당근	5	*
		양파	10	*
		콘소메	4	
저 녁 식 사	쌀 밥	쌀밥	110	2
	삼 치 와 호 일 구 이	삼치	40	1
		송이버섯, 파	20, 20	*
		파드득나물, 레몬	5, 1조각	*
	볶 음 채 소	프레스 햄	30	0.5
		파드득나물	30	*
		양파	30	*
		기름	5	0.5
	된 장 국	곤약	20	0.5
		무, 당근	20, 20	*
		꼬투리 까치콩	10	*
		파	10	*
		된장	12	0.3
	과 일	귤	100	0.5

* 야채는 1일 합계 1단위

	식 단 명	재 료 명	g	단 위
아 침 식 사	빵	프랑스 빵	60	2
	위 너 소 세 지	위너 소세지	30	1
	삶 은 야 채 마 요 네 즈 뿌 림	컬리플라워	50	*
		당근	20	*
		마요네즈	7	0.5
	과 일	여름 귤	100	0.5
	우 유	우유	200	1.4
점 심 식 사	쌀 밥	쌀밥	110	2
	마 파 두 부	솜두부	100	1
		간 돼지 넓적다리살	30	0.5
		파	20	*
		기름	5	0.5
		설탕	2	0.1
		된장	3	조금
		무	50	*
		당근	20	*
		설탕	2	0.1
	된 장 국	잘게 썬 밀기울	2	조금
		미역	조금	
		된장	12	3
저 녁 식 사	쌀 밥	쌀밥	110	2
	생 선 구 이	쥐노래미	60	1
	나 물 무 침 조 림	시금치	50	*
		얼린 두부	10	0.5
		순무	70	*
		당근	20	*
		설탕	2	0.1
	과 일	사과	75	0.5

* 야채는 1일 합계 1단위

식 품 성

1. 곡류 및 가공품

번호	식 품 명	열량 (Kcal)	수분 (%)	단백질 (g)	지질 (g)	탄수화물 당질(g)	탄수화물 섬유(g)	회분 (g)	칼슘 (mg)
1	강 냉 이	364	10.3	12.1	4.0	69.8	2.7	1.1	7
2	개 피 떡	196	50.0	5.2	0.4	43.0	0.3	1.1	20
3	건 빵	382	7.7	13.0	4.2	73.0	0.6	1.5	29
4	고 량 미	345	13.8	10.1	3.7	67.9	3.3	1.3	36
5	곰 보 빵	376	16.1	9.2	9.4	63.7	0.3	1.3	67
6	귀 리	313	12.5	13.0	5.4	55.5	10.6	3.0	55
7	기 장	357	12.6	11.1	1.4	73.0	0.5	1.4	14
8	냉 면(인 스 턴 트)	348	8.8	11.1	1.6	72.3	0.6	5.6	12
9	도 넛	412	21.6	10.9	22.6	43.0	0.3	1.6	229
10	도 넛 가 루	379	9.3	11.8	5.0	71.8	0.5	1.6	15
11	라 면	454	3.8	9.3	18.1	63.5	0.3	5.0	58
12	마 카 로 니	370	3.8	22.7	0.3	66.9	0.6	0.7	9
13	메 밀	275	11.8	12.9	2.4	64.1	6.5	2.3	36
14	메 밀 가 루	347	12.0	10.9	2.1	73.0	0.6	1.4	22
15	메 밀 국 수	292	10.5	10.2	1.5	66.0	2.5	9.4	169
16	메 밀 묵	57	84.6	2.7	0.2	11.2	0.3	0.3	13
17	밀	350	11.8	12.0	2.9	69.0	2.5	1.8	71
18	밀 가 루	354	11.1	11.2	1.4	74.2	0.3	0.9	46
19	밀 가 루(강 력 분)	348	13.7	13.8	1.0	70.9	0.2	0.4	13
20	밀 가 루(중 력 분)	350	13.3	10.4	1.1	74.6	0.2	0.4	12
21	밀 가 루(박 력 분)	351	12.8	8.7	0.8	77.3	0.2	0.2	17
22	밀 국 수	329	13.7	9.8	1.3	69.6	0.3	5.2	41

분 분 석 표

인 (mg)	철 (mg)	비타민A (I · U)	티아민 (mg)	리보플라빈(mg)	니아신 (mg)	아스코르빈산(mg)	폐기율 (%)	비 고	번호
250	13.0	0	0.19	0.07	3.5	0	–	국('80)-1	1
47	1.0	0	0.10	0.09	3.0	0	0	국('79)-28	2
125	3.7	0	0.23	0.07	1.3	0	0	국('77)-18	3
213	3.6	0	0.20	0.27	1.8	0	0	국('77)-25	4
94	1.3	0	0.06	0.06	6.1	0	0	국('79)-16	5
320	4.6	0	0.30	0.10	1.5	0	0	Japan('76)	6
129	2.1	0	0.12	0.04	2.0	0	0	국('77)-30	7
170	3.7	0	0.27	0.03	2.0	0	–	국('80)-14	8
111	–	–	–	–	–	–	–	East Asia-105	9
235	0.7	0	0.08	0.02	5.4	0	0	국('79)-4	10
127	1.8	0	0.11	0.08	0.9	0	0	국('77)-17	11
137	2.5	0	–	–	1.3	0	0	국('77)-20	12
34	3.0	–	0.32	0.16	2.0	0	37	국('77)-22	13
300	3.5	0	0.30	0.10	1.5	0	0	Japan('76)(65~70% extraction	14
240	3.0	0	0.26	0.08	1.2	0	0	국('77)-23	15
156	0.4	0	0.01	0.20	7.4	0	0	국('77)-24	16
390	3.2	0	0.34	0.11	5.0	0	0	국('77)-14	17
220	1.6	0	0.28	0.07	3.0	0	0	국('77)-13	18
119	0.8	0	0.10	0.05	0.6	0	0	농영('86)-	19
101	1.4	0	0.20	0.05	1.0	0	0	농영('86)-	20
81	1.4	0	0.13	0.04	0.7	0	0	농영('86)-	21
120	1.9	0	0.21	0.45	2.2	0	0	국('77)-15	22

번호	식 품 명	열량 (Kcal)	수분 (%)	단백질 (g)	지질 (g)	탄수화물 당질(g)	탄수화물 섬유(g)	회분 (g)	칼슘 (mg)
23	밀 쌀	350	12.3	9.1	1.3	75.4	0.9	1.0	47
24	백 설 기	241	39.3	4.3	0.3	55.3	0.3	0.5	3
25	보 리(겉 보 리)	331	13.8	10.6	1.8	68.2	2.9	2.7	43
26	보 리(납 작 보 리)	341	13.5	10.5	1.7	71.2	1.8	1.4	44
27	보 리(쌀 보 리)	340	14.0	10.2	2.0	70.4	0.7	0.9	40
28	보 리 쌀	368	9.9	11.2	2.0	74.8	1.2	0.9	37
29	보 리 미 싯 가 루	343	8.5	11.5	2.4	71.4	3.8	2.4	69
30	보 리 밥	141	64.2	2.9	0.3	32.0	0.2	0.3	10
31	비 스 켙	407	8.4	9.0	7.8	74.1	–	0.7	22
32	빈 대 떡 가 루	345	10.4	23.6	0.9	60.5	0.2	4.4	25
33	삶 은 국 수	116	72.0	2.6	0.3	24.8	0.1	0.2	5
34	율 무(죽)	44	89.5	0.5	0.4	9.5	0	0.1	11
35	셈 베 이	410	3.2	8.3	5.5	81.8	0.6	0.6	16
36	송 편(검은콩속)	185	52.1	4.4	1.0	41.8	–	0.6	32
37	송 편(팥고물속)	205	45.7	6.0	0.3	44.6	–	0.6	31
38	수 수	336	12.0	10.3	4.7	69.5	1.7	1.8	9
39	수 수(도 정 한 것)	365	12.5	9.5	2.6	73.9	0.4	1.1	6
40	수 수 경 단	207	45.6	8.3	0.7	41.8	–	1.7	44
41	시 루 떡	203	47.7	7.7	0.4	42.2	0.8	1.2	2
42	식 빵	295	31.0	11.6	5.3	50.2	0.4	1.5	13
43	쌀 (고 창)	359	13.4	7.7	1.0	77.3	0.3	0.7	1
44	쌀 (나 동)	367	11.7	7.08	1.0	79.4	0.3	0.5	0.4
45	쌀 (밀 양)	348	13.4	7.5	1.1	77.0	0.5	0.5	55
46	쌀 (백 미)	340	14.1	6.5	0.4	77.5	0.4	0.5	2.1

인 (mg)	철 (mg)	비타민A (I·U)	티아민 (mg)	리보플라 빈(mg)	니아신 (mg)	아스코르 빈산(mg)	폐기율 (%)	비 고	번 호
189	3.6	0	0.21	0.08	4.1	0	0	국('77)-19	23
62	1.0	0	0.06	0.02	8.1	0	-	국('80)-18	24
360	5.4	0	0.31	0.10	5.5	0	0	국('77)-10	25
240	3.2	0	0.26	-	6.0	0	0	국('77)-9	26
140	2.0	-	0.18	0.07	2.5	0	0	보건('74)	27
193	3.0	0	0.27	0.08	5.8	0	0	국('87)-8	28
278	3.2	0	0.15	0.08	5.0	0	0	국('77)-11	29
60	0.3	0	0.05	0.03	0.8	0	0	30% 보리밥(calculated)	30
67	1.5	-	0.18	0.05	0.4	-	0	East Asis('72)	31
499	4.2	0	0.16	3.38	4.2	0	0	국('79)-31	32
25	0.3	0	0.04	0.01	0.2	0	0	Japan('76)	33
9	0.5	0	0.01	0.01	0	0	0	국('79)-29	34
88	0.2	0	0.06	0.04	8.5	0	0	국('79)-11	35
-	-	-	0.08	0.09	2.9	0	0	보전('74)	36
-	-	-	0.07	0.09	3.6	0	0	보전('74)	37
330	3.0	0	0.35	0.10	6.0	0	0	Japan('76)	38
210	1.5	0	0.10	0.03	3.0	0	0	Japan('76)(70~80% extraction)	39
-	-	-	0.07	0.08	8.4	0	0	보전('74)-43	40
71	2.7	0	0.06	0.05	4.5	0	-	국('80)-20	41
83	1.2	0	0.05	0.06	-	0	0	국('79)-15	42
116	0.2	0	0.10	0.05	0.6	0	0	농영('86)	43
107	2.6	-	0.12	0.08	0.4	-	-	농영('83)-표 1	44
118	1.1	0	0.13	0.03	7.7	0	-	국('80)-13	45
147	0.4	-	0.10	0.05	1.5	0	0	국('77)-1	46

번호	식 품 명	열량 (Kcal)	수분 (%)	단백질 (g)	지질 (g)	탄수화물 당질(g)	탄수화물 섬유(g)	회분 (g)	칼슘 (mg)
47	쌀(섬 진)	364	12.2	6.7	0.7	79.7	0.3	0.4	4
48	쌀(아 끼 바 레)	357	11.3	6.8	1.4	79.3	0.7	0.5	11
49	쌀(양 쌀)	355	14.5	6.5	0.8	77.3	0.3	0.6	6
50	쌀(영 동)	360	12.7	7.9	0.9	77.5	0.3	0.7	1
51	쌀(유 신 쌀)	353	12.3	8.2	1.2	77.3	0.4	0.6	26
52	쌀(율 무 쌀)	364	10.4	21.3	3.7	61.1	2.0	1.5	151
53	쌀(칠 분 도 미)	352	12.3	6.9	1.1	78.7	0.3	0.6	24
54	쌀(태 백)	367	11.4	7.8	0.6	79.4	0.4	0.4	4
55	쌀(통 일 쌀, 백미)	347	14.0	5.9	1.3	78.0	0.2	0.6	27
56	쌀(통일쌀, 칠분도미)	347	14.4	7.8	1.9	74.6	0.6	0.7	32
57	쌀(풍 산)	365	11.9	8.59	0.9	77.8	0.4	0.5	5
58	쌀(현 미)	354	11.0	7.2	2.5	76.8	1.3	1.2	41
59	쌀(홍 덕)	359	13.0	8.0	0.9	77.1	0.3	0.7	1
60	쌀(괴 산)	361	12.6	7.6	1.2	77.3	0.4	0.9	1
61	쑥 개 피 떡	190	52.2	5.2	0.4	41.5	-	1.0	30
62	약 식	237	41.3	4.4	1.0	52.6	0.3	0.4	6
63	엿 기 름	367	9.2	27.9	9.7	47.0	2.1	4.1	65
64	오 트 밀	369	11.5	13.5	4.8	67.3	1.1	1.8	30
65	울 면(인 스 턴 트)	430	6.8	13.2	15.5	59.3	0.3	4.9	52
66	웨 하 스(감 귤)	484	4.3	6.5	22.7	63.5	2.6	0.4	27
67	웨 하 스(크 림)	500	3.2	7.6	24.4	62.6	1.8	0.4	21
68	인 절 미(콩고물)	225	43.9	6.8	1.0	47.1	0.2	1.0	20
69	인 절 미(팥고물)	211	46.5	6.5	0.3	45.6	0.2	0.9	14
70	절 편	215	40.6	4.0	0.3	48.9	-	0.5	37

인 (mg)	철 (mg)	비타민A (I·U)	티아민 (mg)	리보플라빈(mg)	니아신 (mg)	아스코르빈산(mg)	폐기율 (%)	비 고	번호
98	2.5	-	0.16	0.08	1.52	-	-	농영('83)-표 1	47
103	1.0	0	0.15	0.06	4.9	0	0	국('82)-3	48
150	0.5	0	0.06	0.03	1.4	0	0	Japan('76)-43	49
100	0.6	0	0.09	0.03	1.2	0	0	농영('86)	50
121	2.0	0	0.07	0.06	1.4	0	0	국('77)-12	51
-	6.8	0	0.19	0.02	2.0	0	0	국('77)-32 Salt 0.03%	52
175	0.9	0	0.19	0.05	2.7	0	0	국('77)-3	53
126	2.7	-	0.11	0.07	1.5	-	-	농영('83)-표 1	54
43	0.3	0	0.09	0.03	1.7	0	0	국('77)-6	55
52	1.2	0	0.16	0.04	2.3	0	0	국('77)-5	56
111	2.2	-	0.12	0.09	1.6	-	-	농영('83)-표 1	57
284	2.1	0	0.30	0.10	5.1	0	0	국('77)-2	58
147	0.1	0	0.12	0.03	1.3	0	0	농영('86)	59
139	0.2	0	0.10	0.03	14	0	0	농영('86)	60
-	-	20	0.12	0.05	3.2	3.0	0	보전('74)-22	61
24	0.9	72	0.07	0.02	6.3	0	-	국('80)-21	62
1200	6.6	5	2.10	0.60	7.0	0	0	Japan-36	63
360	3.4	0	0.20	0.08	1.1	0	0	Japan-4(50~60% extraction)	64
109	1.5	360	0.19	0.05	3.9	0	-	국('77)-33	65
56	0.5	0	0.05	0.01	5.1	0	0	국('79)-13	66
46	0.4	0	0.06	0.03	6.3	0	0	국('79)-12	67
45	1.0	0	0.10	0.09	3.0	0	0	국('79)-26	68
52	1.1	0	0.11	0.09	2.7	0	0	국('79)-27	69
-	-	-	0.05	0.08	3.8	0	0	보전('74)-20	70

번호	식 품 명	열량 (Kcal)	수분 (%)	단백질 (g)	지질 (g)	탄수화물 당질(g)	탄수화물 섬유(g)	회분 (g)	칼슘 (mg)
71	조	355	10.6	10.1	3.0	72.0	2.5	1.8	51
72	조(도 정 한 것)	363	12.5	10.5	2.5	72.6	0.5	1.4	11
73	중 국 국 수	274	33.0	6.7	0.9	57.9	0.2	1.3	21
74	증 편	191	50.7	3.9	0.4	12.9	-	0.7	38
75	짜 장 면(인 스 턴 트)	462	6.5	9.6	20.0	60.8	0.4	2.7	32
76	차 수 수	368	11.1	9.6	2.1	75.8	0.3	1.1	9
77	차 조	366	12.1	9.3	3.1	73.0	0.9	1.6	15
78	찰 시 루 떡	206	39.9	6.8	0.4	43.8	-	1.1	32
79	찹 쌀	344	13.2	8.7	1.2	74.7	1.2	1.0	42
80	찹 쌀 경 단	223	45.2	7.0	0.4	47.9	-	0.8	40
81	찹 쌀 산 자	365	11.1	1.5	2.1	85.0	0.1	0.2	5
82	찹 쌀 미 싯 가 루	392	5.1	9.0	1.7	83.2	0.4	0.6	39
83	카 스 테 라	317	26.0	7.8	4.5	61.2	0	0.5	54
84	칼 국 수(인스턴트)	328	12.4	11.2	0.5	69.6	0.4	5.9	23
85	크 래 커	486	3.5	10.2	22.0	61.7	0.6	2.0	98
86	튀 김 가 루	343	12.4	10.4	1.0	73.0	0.6	2.6	48
87	피	350	9.2	10.4	3.6	68.7	6.2	1.9	49
88	하이면(인 스 턴 트)	119	68.0	6.4	0.2	22.9	0	2.5	22
89	핫 케 익 가 루	406	6.9	11.7	8.6	70.4	1.2	1.2	35
90	호 밀	331	12.5	12.7	2.3	68.9	1.9	1.7	38
91	호 밀(눌 린 것)	340	13.5	10.5	1.5	72.3	1.2	1.0	26
92	호 밀 가 루	349	13.5	8.5	1.2	75.4	0.7	0.7	20
93	흰 떡	228	42.6	4.7	0.5	51.2	0.5	0.5	2
94	흰 밥	142	65.0	2.7	0.2	32.2	0.2	0.2	10

인 (mg)	철 (mg)	비타민A (I·U)	티아민 (mg)	리보플라 빈(mg)	니아신 (mg)	아스코르 빈산(mg)	폐기율 (%)	비 고	번 호
410	2.8	0	0.48	0.15	1.5	0	0	국('77)-21	71
190	2.0	0	0.20	0.07	1.7	0	0	Japan('76)-2(70~80% extraction)	72
85	1.2	0	0.03	0.03	0.7	0	0	Japan('76)-32	73
-	-	-	0.11	0.11	5.1	0	0	보전('74)-21	74
98	1.8	186	0.33	0.22	3.0	0	-	국('77)-34	75
102	1.7	0	0.10	0.03	3.9	0	0	국('77)-29	76
217	2.2	0	0.21	0.06	1.6	0	0	국('77)-28	77
-	-	-	0.06	0.12	6.1	0	0	보전('74)-15	78
250	1.3	0	0.30	0.15	5.0	0	0	국('77)-4	79
-	-	0	0.06	0.06	3.4	0	0	보전-23	80
15	1.0	0	0.01	0.01	0.2	0	0	국('83)-6	81
83	2.0	0	0.11	0.07	1.0	0	0	국('77)-7	82
97	1.3	0	0.04	0.07	7.1	0	0	국('79)-17	83
125	2.9	109	0.08	0.07	2.0	0	-	국('80)-11	84
172	1.1	0	0.12	0.04	3.2	0	-	국('80)-4	85
433	1.2	0	0.11	0.02	2.7	0	0	국('79)-6	86
330	5.1	0	0.26	0.10	4.0	0	0	국('77)-26	87
43	1.4	25	0.04	0.03	2.5	0	0	국('80)-12	88
141	0.4	0	0.08	0.02	5.8	0	0	국('79)-5	89
330	3.0	0	0.47	0.20	1.7	0	0	Japan('76)-72	90
160	2.0	0	0.15	0.10	1.3	0	0	Japan('76)-73(70~80% extraction)	91
130	2.0	0	0.15	0.07	0.9	0	0	Japan('76)-74(65~75% extraction)	92
52	2.0	0	0.10	0.02	5.0	0	-	국('80)-19	93
-	0.2	0	0.04	0.02	0.6	0	0	밥의 분량은 쌀의 2.4배로 계산	94

2. 감자 및 전분류

번호	식 품 명	열량 (Kcal)	수분 (%)	단백질 (g)	지질 (g)	탄수화물 당질(g)	탄수화물 섬유(g)	회분 (g)	칼슘 (mg)
95	감　　　　자	66	82.2	2.1	0.3	14.2	0.5	0.9	8
96	감　자　녹　말	337	15.9	0.1	0.1	83.8	0	0.1	12
97	감　자　튀　김	562	4.2	3.6	43.8	45.0	0.9	2.5	18
98	고　　구　　마	134	64.6	1.1	0.3	31.7	0.6	0.6	28
99	고 구 마(선 미)	94	75.0	0.7	0.4	22.0	0.8	1.1	33
100	고 구 마(수 원 119)	97	74.2	1.0	0.5	22.4	0.7	1.2	20
101	고 구 마 홍 미	104	72.3	0.7	0.2	24.9	0.8	1.1	15
102	고 구 마(말린것)	301	23.5	1.8	0.8	69.6	2.2	2.1	40
103	고 구 마 녹 말	345	13.7	0.1	0.1	86.0	0	0.1	32
104	당　　　　면	353	13.1	2.1	1.4	83.0	0.1	0.3	41
105	도 토 리 국 수	343	10.9	12.4	0.7	71.7	0.5	3.8	86
106	도　토　리　묵	47	88.1	0.2	0.1	10.9	0.5	0.2	12
107	송　화　가　루	400	7.6	17.4	8.6	63.2	0	3.2	5
108	옥 수 수 녹 말	341	14.7	0.1	0.1	85.0	0	0.1	4
109	야　　　　콘	51	86.4	0.4	0.5	11.3	0.5	0.8	13
110	칡　　뿌　　리	125	67.4	1.7	0.2	27.5	2.0	1.2	15
111	토　　　　란	79	79.6	2.2	0.3	16.9	1.0	1.0	26

3. 당류 및 가공품

번호	식 품 명	열량 (Kcal)	수분 (%)	단백질 (g)	지질 (g)	탄수화물 당질(g)	탄수화물 섬유(g)	회분 (g)	칼슘 (mg)
112	껌	263	2.5	0	–	68.0	–	–	10
113	꿀(들　　　깨)	318	20.6	0.4	0	79.0	0	–	–
114	꿀(　밤　)	332	19.4	0.3	0	80.3	0	–	–
115	꿀(싸　　　리)	343	14.3	0.3	0	85.4	0	–	–
116	꿀(아 카 시 아)	326	18.4	0.2	0	81.4	0	–	–

인 (mg)	철 (mg)	비타민A (I·U)	티아민 (mg)	리보플라 빈(㎎)	니아신 (mg)	아스코르 빈산(㎎)	폐기율 (%)	비　　　고	번 호
58	0.7	0	0.1	0.03	1.4	20	17	국('87)-38	95
39	1.7	0	0	0	0	0	0	국('83)-1	96
74	1.6	0	0	0.02	0.5	0	0	Japan('76)-85	97
29	0.8	182	0.13	0.05	-	22	8	국('77)-37	98
49	0.6	42	0.09	0.05	0.2	20	-	농영('88)	99
42	0.6	386	0.11	0.09	0.2	32	-	농영('88)	100
45	0.7	111	0.09	0.08	0.3	15	-	농영('88)	101
90	1.6	0	0.18	0.09	1.2	0	0	Japan('78)	102
21	3.0	0	0	0	0	0	0	국('83)-2	103
-	2.1	0	0.05	0.10	-	0	0	국('77)-35	104
123	2.3	0	0.87	0	3.9	0	0	국('77)-41	105
3.14	0.2	15	0.02	0.04	0.5	0	0	국('77)-36	106
489	2.0	206	0.01	0.12	1.2	12	0	농영('85)	107
13	3.0	0	0	0	0	0	0	국('33)-3	108
15	0.2	84	0.05	0.01	0.02	5	0	농영('88)	109
18	1.9	-	0.13	0.02	0.5	7	20	East Asia('72)	110
-	0.5	0	0.09	0.03	0.7	-	7	국('77)	111

인 (mg)	철 (mg)	비타민A (I·U)	티아민 (mg)	리보플라 빈(㎎)	니아신 (mg)	아스코르 빈산(㎎)	폐기율 (%)	비　　　고	번 호
0	0.6	0	0	0	0	0	0	Japan('76)-176	112
-	-	0	0.02	0.01	0.2	-	0	국('77)-45	113
-	-	0	0.01	0.01	0.2	-	0	국('77)-47	114
-	-	0	0.01	0.01	0.3	-	0	국('77)-44	115
-	-	0	0.01	0.02	0.2	-	0	국('77)-46	116

번호	식 품 명	열량 (Kcal)	수분 (%)	단백질 (g)	지질 (g)	탄수화물 당질(g)	탄수화물 섬유(g)	회분 (g)	칼슘 (mg)
117	꿀 (토 종)	328	17.9	0.4	0	81.7	–	–	2
118	당 밀	277	17.9	2.5	–	69.6	–	10.0	250
119	로 얄 제 리	152	62.2	10.4	0.7	26.1	–	0.6	237
120	산 당 화 엿	359	10.3	0.1	0	89.6	0	–	–
121	설 탕 (백 설 탕)	400	0.1	0	0	99.9	–	–	3
122	설 탕 (각 설 탕)	387	0	0	0	100.0	0	0	1
123	설 탕 (황 설 탕)	398	0.3	1.01	–	99.5	0	0.2	54
124	설 탕 (흑 설 탕)	384	2.6	1.8	0	94.1	0	1.5	221
125	엿 (검 은 엿)	345	13.8	1.3	0.3	84.2	0	–	–
126	엿	374	4.8	1.6	0	92.0	0	1.6	157
127	엿 (깨 엿)	384	9.3	4.7	5.0	80.1	0	–	–
128	엿 (물 엿)	332	16.9	0.4	0	82.5	0	–	35
129	엿 (흰 엿)	360	9.9	1.1	0.5	87.8	0	–	–
130	제 리	327	18.2	–	0.1	81.6	0	0.1	7
131	쨈 (딸 기)	291	26.2	0.4	0.2	72.0	0.6	0.6	48
132	쨈 (복 숭 아)	308	22.7	0.3	0.1	76.4	0.4	0.1	26
133	쨈 (사 과)	294	26.4	0.2	0.1	73.1	0.6	0.2	26
134	쨈 (살 구)	299	25.1	0.3	0.1	74.2	0.1	0.2	23
135	쨈 (오 렌 지)	308	22.7	1.0	0	76.1	0.1	0.1	17
136	쨈 (포 도)	311	22.3	1.3	0.1	76.1	0.1	0.1	14
137	초 코 렛	549	1.4	4.4	31.8	61.5	0	1.0	34
138	카 라 멜	413	1.5	1.5	5.1	90.2	0.8	0.9	7
139	캔 디	375	6.2	0.2	–	93.6	–	0.4	19
140	포 도 당	331	10.0	0	0	90.0	0	0	2

인 (mg)	철 (mg)	비타민 A (I · U)	티아민 (mg)	리보플라 빈(mg)	니아신 (mg)	아스코르 빈산(mg)	폐기율 (%)	비 고	번 호
–	0	0	0.01	0.03	0.3	0	0	국('77)-49	117
70	10.0	0	0.12	0.18	0.2	0	0	Japan('76)-104	118
149	1.8	216	0.26	0.31	3	0	0	국('77)-48	119
–	–	0	0	0	0	0	0	국('83)-4	120
2	0.2	0	0	0	0	0	0	국('77)-43	121
1	0.1	0	0	0	0	0	0	Japan('76)-102	122
4	2.0	0	0	0	0	0	0	국('84)	123
3	3.0	0	0.08	0.03	0	0	0	국('79)-33	124
–	–	–	–	–	–	–	0	보전('78)-78	125
35	5.0	0	0	0	0	0	0	국('84)	126
–	–	–	–	–	–	–	0	보전('74)-79	127
–	–	–	0.01	–	–	–	0	보전('84)-76	128
–	–	–	0.01	–	–	–	0	보전('74)-77	129
12	1.6	0	–	0.01	–	0	0	국('83)-5	130
23	0.4	0	0.01	0	–	15	0	국('77)-178	131
12	1.6	0	0.02	0.03	0.7	0	0	국('78)-15	132
13	2.3	0	0.02	0.03	0.1	0	0	국('78)-17	133
13	2.1	0	0.01	0.02	1.0	1	0	국('78)-16	134
2	0.7	181	0.02	0.03	0.4	0	–	국('80)-9	135
6	0.6	0	0.01	0	0	0	–	국('80)-10	136
140	3.5	0	0.03	0.12	0.8	0	0	국('81)-3	137
17	1.9	0	0.14	0.03	0.2	0	–	국('80)-17	138
–	–	0	0	0	0	0	0	보전-83	139
1	0.1	0	0	0	0	0	0	Japan-106	140

4. 두류 및 가공품

번호	식 품 명	열량 (Kcal)	수분 (%)	단백질 (g)	지질 (g)	탄수화물 당질(g)	탄수화물 섬유(g)	회분 (g)	칼슘 (mg)
141	강 남 콩	343	10.3	20.2	1.8	60.9	3.2	3.6	92
142	날 개 콩	28	91.0	1.9	0.2	4.7	1.5	0.7	40
143	녹 두	273	15.6	21.2	1.0	44.9	3.5	3.8	189
144	녹 두 묵	120	70.5	4.5	0.1	25.3	0.2	0.1	58
145	대 두 (검 정 콩)	403	12.9	41.8	17.8	18.8	4.5	4.2	213
146	대 두 (노 란 콩)	410	9.2	41.3	17.6	21.6	3.5	5.8	127
147	대 두 (돈 부 콩)	100	72.0	6.9	1.6	15.3	2.7	1.5	31
148	대 두 (밤 콩)	399	12.2	26.7	15.5	38.2	4.6	2.8	120
149	된 장 국	295	4.5	20.7	7.4	36.4	3.2	27.8	114
150	두 부 (순 두 부)	40	92.2	3.2	2.5	1.2	0.4	0.5	120
151	두 부 (연 두 부)	52	89.4	4.7	2.7	2.3	0.3	0.6	100
152	두 유 (베 지 밀 A)	59	89.0	3.0	3.3	4.2	-	0.5	18
153	두 유 (베 지 밀 B)	65	87.1	3.0	3.1	6.3	-	0.5	16
154	분 말 청 국 장	360	9.4	29.8	17.8	20.2	9.0	13.8	179
155	비 지	73	82.7	3.9	2.1	9.6	1.7	-	103
156	완 두 콩	138	70.4	8.0	0.6	25.2	2.1	0.7	51
157	완 두 콩 (말린것)	335	13.4	21.7	1.0	55.7	6.0	2.2	58
158	완 두 콩 (통조림)	48	85.2	3.2	0.4	8.3	2.1	0.8	33
159	잠 두	331	13.3	26.0	1.2	50.9	5.8	2.8	100
160	청 콩 단	143	61.9	13.5	2.3	18.9	1.3	2.1	32
161	콩 가 루 (볶은것)	353	7.0	23.3	19.8	40.6	4.6	4.6	188
162	콩 나 물	37	90.2	4.2	1.0	2.9	0.5	0.8	32
163	콩 나 물 (삶은것)	31	92.4	3.4	0.9	2.3	0.6	0.4	32

인 (mg)	철 (mg)	비타민A (I·U)	티아민 (mg)	리보플라빈(mg)	니아신 (mg)	아스코르빈산(mg)	폐기율 (%)	비 고	번호
317	6.7	-	0.30	0.20	1.8	0	0	국('77)-63	141
27	1.4	211	0.06	0.11	1.0	17	0	농영('87)	142
471	3.4	120	0.30	0.14	2.1	0	0	국('77)-58	143
230	2.5	-	0.20	0.16	1.3	0	0	국('77)-59	144
510	7.5	0	0.32	0.23	3.0	0	0	국('77)-53	145
490	7.6	-	0.60	0.17	3.2	0	0	국('77)-52	146
197	2.2	0	0.13	0.04	3.4	0	0	국('86)	147
480	6.0	10	0.70	0.18	3.2	0	0	국('77)-64	148
240	12.6	0	1.84	1.38	6.0	3	0	국('78)-3	149
62	1.3	0	0.02	0.01	0.8	0	0	국('82)-2	150
72	1.4	0	0.03	0.02	1.0	0	0	국('82)-1	151
40	0.8	-	0.03	0.02	0.6	0	0	국('82)-16	152
38	0.7	-	0.04	0.03	0.6	0	0	국('82)-17	153
400	16.9	0	0.40	2.42	4.7	0	0	국('77)-382	154
35	4.6	0	0.05	0.01	-	0	0	국('77)-56	155
85	1.6	677	0.33	0.44	45.0	0	0	국('77)-111	156
360	5.0	100	0.72	0.15	2.5	0	0	Japan-229	157
85	1.7	210	0.03	0.03	1.2	0	0	국('87)	158
440	5.7	150	0.50	0.20	2.5	0	0	국('77)-233	159
267	2.7	28	0.32	0.21	1.8	10	26	국('87)	160
580	6.0	0	0.39	0.16	2.0	0	0	국('77)-54	161
49	0.8	175	0.15	0.13	0.8	10	0	국('77)-135	162
40	0.7	0	0.07	0.06	0.3	3	0	농영('86)	163

번호	식 품 명	열량 (Kcal)	수분 (%)	단백질 (g)	지질 (g)	탄수화물 당질(g)	탄수화물 섬유(g)	회분 (g)	칼슘 (mg)
164	콩 조 림	192	5.65	16.4	9.7	9.0	–	–	92
165	탈 지 콩 가 루	322	8.0	49.0	0.4	33.6	3.0	6.0	220
166	튀 긴 두 부 (유부)	561	19.9	22.2	49.4	6.8	0.2	1.5	388
167	팥 (검 정 팥)	303	14.5	20.4	0.7	53.7	7.6	3.1	75
168	팥 (계 피 팥)	305	15.0	20.5	0.7	54.2	6.4	3.2	104
169	팥 (붉 은 팥)	317	14.5	21.4	0.6	56.6	3.7	3.2	124
170	팥 (흰 밭, 동 부)	299	13.5	20.1	0.7	53.0	9.6	3.1	85

5. 종실류 및 가공품

번호	식 품 명	열량 (Kcal)	수분 (%)	단백질 (g)	지질 (g)	탄수화물 당질(g)	탄수화물 섬유(g)	회분 (g)	칼슘 (mg)
171	깨 (검 정 깨)	567	3.8	19.4	49.3	11.5	11.7	4.3	1100
172	깨 (들 깨)	–	17.8	18.5	–	–	28.0	–	–
173	깨 (참 깨)	594	7.0	19.4	50.9	14.2	2.9	5.3	630
174	참 깨 (광 산)	540	4.9	23.2	47.2	15.8	4.1	4.8	1010
175	참 깨 (단 백)	529	5.2	27.0	45.0	14.4	5.1	3.3	750
176	참 깨 (수 원 9)	528	5.1	18.4	44.2	23.1	4.5	4.7	755
177	참 깨 (풍 년)	547	5.4	27.2	49.4	9.5	4.5	4.0	950
178	깨 소 금 (참깨)	656	6.9	18.1	56.7	13.2	5.0	4.6	1223
179	깨 죽	37	91.6	1.0	1.2	5.5	0.4	0.3	17
180	도 토 리	223	44.9	4.4	3.0	44.5	2.2	1.1	16
181	밤 (군 것)	243	38.5	4.8	1.5	52.4	1.4	1.4	28
182	밤 (넉 타)	54	86.7	0.7	0.2	12.3	0	0.1	3

인 (mg)	철 (mg)	비타민A (I·U)	티아민 (mg)	리보플라 빈(mg)	니아신 (mg)	아스코르 빈산(mg)	폐기율 (%)	비 고	번 호
-	3.8	-	0.51	0.15	1.5	-	0	보전('74)-94	164
550	8.4	0	0.45	0.15	2.0	0	0	Japan('76)-238	165
606	2.5	-	0.04	0.02	0.8	0	0	국('77)-62	166
425	5.2	-	0.50	0.15	2.1	0	0	국('77)-61	167
430	8.6	-	0.40	0.10	2.0	0	0	국('77)-60	168
413	5.2	-	0.56	0.13	1.8	0	0	국('77)-57	169
425	11.7	20	0.50	0.17	2.3	0	0	국('77)-65	170

인 (mg)	철 (mg)	비타민A (I·U)	티아민 (mg)	리보플라 빈(mg)	니아신 (mg)	아스코르 빈산(mg)	폐기율 (%)	비 고	번 호
570	16.0	35	0.50	0.10	4.8	0	0	국('77)-72	171
-	-	-	-	0.11	3.1	0	0	국('77)-71	172
650	16.0	0	0.50	0.10	4.5	0	0	국('77)-70	173
498	8.5	0	0.58	0.25	5.1	0	0	농영('86)	174
500	9.2	0	0.60	0.26	5.5	0	0	농영('86)	175
524	10.1	0	0.58	0.26	5.5	0	0	농영('86)	176
492	8.3	0	0.63	0.28	5.2	0	0	농영('86)	177
640	19.0	0	0.51	0.14	-	0	0	국('77)-381	178
25	1.3	99	0.02	0.02	0.4	0	-	국('80)-6	179
84	0.6	21	0.01	0.06	0.8	9	0	농영('85)	180
110	2.0	40	0.2	0.17	1.2	2	18	국('87)	181
4	0.6	0	0.02	0.02	0.8	0	-	국('80)-7	182

번호	식 품 명	열량 (Kcal)	수분 (%)	단백질 (g)	지질 (g)	탄수화물 당질(g)	탄수화물 섬유(g)	회분 (g)	칼슘 (mg)
183	밤 (생 것)	159	59.8	3.5	0.8	34.5	1.1	1.2	35
184	밤, (조 림)	232	42.1	2.4	0.5	54.5	0.2	0.3	8
185	수 박 씨 (달린것)	478	6.0	18.9	27.4	41.6	3.3	2.8	56
186	아 몬 드	597	4.7	18.6	54.1	19.6	2.7	3.0	254
187	연 씨	121	67.7	8.1	0.2	21.1	1.4	1.5	96
188	유 채 씨 (목포68)	468	7.6	24.0	33.7	17.1	13.3	4.3	7
189	유 채 씨 (목포70)	493	8.4	22.7	37.0	17.3	10.0	4.0	8
190	유 채 씨 (아사히)	489	7.7	22.7	36.4	17.7	11.0	4.5	7
191	유 채 씨 (영 산)	468	7.9	29.2	35.2	8.5	14.4	4.8	7
192	유 채 씨 (청 풍)	489	7.6	22.2	36.8	17.3	11.8	4.3	7
193	은 행	489	55.2	5.1	1.7	38.3	0.5	1.2	2
194	잣	669	5.5	18.6	64.2	4.3	0.9	1.5	13
195	잣 미 싯 가 루	434	7.7	14.7	13.5	63.4	0.04	0.7	0.1
196	잣 죽	31	93.2	0.7	0.9	5	0	0.2	12
197	해 바 라 기 씨	488	4.8	35.7	43.3	0.4	11.5	4.3	39
198	호 두	647	4.5	18.6	59.4	9.5	1.2	1.8	130
199	호 박 씨	494	5.8	27.2	44.2	7.3	10.3	5.2	7
200	호 박 씨 (말린것)	553	4.4	29.0	46.7	15.0	1.9	4.9	51
201	호 콩	568	8.5	23.4	45.5	16.1	2.2	2.3	64
202	호 콩 버 터	620	1.5	21.4	49.1	23.1	2.1	2.8	40
203	황 율	377	8.4	6.7	4.1	78.6	2.5	2.2	52

인 (mg)	철 (mg)	비타민A (I·U)	티아민 (mg)	리보플라빈(mg)	니아신 (mg)	아스코르빈산(mg)	폐기율 (%)	비 고	번호
93	2.1	74	0.45	0.23	0.7	28	37	국('77)-66	183
16	0.8	0	0.04	0.03	8.0	8	0	국('79)-7	184
40	7.1	0	0.08	0.10	3.4	0	50	Japan('76)-211	185
475	4.4	0	0.25	0.67	4.6	0	49	보전-117	186
230	1.8	0	0.19	0.08	1.6	0	35	Japan-213	187
802	0.3	0	0.02	0.15	5.0	16	0	농영('86)	188
731	0.3	0	0.03	0.07	4.5	10	0	농영('86)	189
847	0.3	0	0.02	0.09	5.5	7	0	농영('86)	190
896	0.3	0	0.02	0.25	6.3	9	0	농영('86)	191
779	0.3	0	0.01	0.30	5.3	9	0	농영('86)	192
124	1.0	55	0.22	0.09	6.0	15	28	국('77)-68	193
165	4.7	53	0.33	0.10	7.0	0	63	국('77)-69	194
-	6.6	47	0.12	0	3.0	0	0	국('77)-75	195
13	0.5	0	0.01	0.01	0.4	0	-	국('80)-5	196
1027	10.2	-	-	-	3.0	0	46	국('77)-73	197
199	3.0	40	0.55	0.11	0.8	6	57	국('77)-67	198
1311	8.0	-	-	-	3.3	0	31	국('77)-74	199
1144	11.2	70	0.24	0.19	2.4	-	26	보전'74)-124	200
221	2.6	0	1.09	0.13	17.8	8	32	국('77)-50	201
346	2.5	-	0.16	0.16	4.7	0	0	국('77)-51	202
162	3.3	-	0.32	0.38	1.2	-	0	보전-112	203

6. 유지류

번호	식 품 명	열량 (Kcal)	수분 (%)	단백질 (g)	지질 (g)	탄수화물 당질(g)	탄수화물 섬유(g)	회분 (g)	칼슘 (mg)
204	낙 화 생 유	8840	0	0	100	0	0	0	0
205	돼 지 기 름	902	0	0	100	0	0	0	0
206	들 기 름	900	0	0	100	0	0	0	0
207	마 가 린	730	19.2	0.7	80.8	-	0	2.2	10
208	면 실 유	884	0	0	100	0	0	0	-
209	미 강 유	900	0	0	100	0	0	0	0
210	버 터	723	17.0	0.5	81.4	0.2	0	1.1	71
211	분 말 크 림, 식 물 성	532	3.0	4.5	30.9	58.9	0	2.7	270
212	분 말 크 림, 유 지 방 성	519	4.5	16	29.5	47.4	0	2.6	27
213	셀 러 드 드 레 싱, 프 렌 치	430	38.1	0.6	41.0	17.5	0.8	3.0	11
214	쇼 트 닝	900	0	0	100	0	0	0	0
215	옥 배 유	899	0.1	0	99.9	0	0	0	0
216	우 지	878	0	0.3	99.7	0	0	0	6
217	참 기 름	899	0.1	0	99.9	0	0	0	0
218	채 종 유	900	0	0	100	0	0	0	0
219	콩 기 름	899	0.1	0	99.9	0	0	0	0

7. 채소류

번호	식 품 명	열량 (Kcal)	수분 (%)	단백질 (g)	지질 (g)	탄수화물 당질(g)	탄수화물 섬유(g)	회분 (g)	칼슘 (mg)
220	가 죽 나 물	59	80.6	6.1	1.1	6.2	4.0	2.0	139
221	가 지 (개 량 종)	22	93.5	1.1	0.3	3.8	0.9	0.4	23
222	가 지 (말 린 것)	277	17.1	11.0	1.2	55.6	9.4	5.8	160
223	갓	58	83.5	3.6	0.5	9.8	2.2	1.4	259

인 (mg)	철 (mg)	비타민A (I·U)	티아민 (mg)	리보플라 빈(mg)	니아신 (mg)	아스코르 빈산(mg)	폐기율 (%)	비　　고	번 호
-	0.03	-	-	-	-	-	-	USDA No. 8-4	204
0	0	0	0	0	0	0	0	East Asia-1569	205
0	0	0	0	0	0	0	0	국('77)-372	206
22	0.1	-	0.01	0.3	0	0	0	국('77)-369	207
-	-	-	-	-	-	-	-	USDA No. 8-4	208
0	0	0	0	0	0	0	0	국('77)-373	209
-	2.1	0	0.07	0	0	0	0	국('77)-371 salt 1.0%	210
410	2.0	0	0.12	-	2.0	0	0	국('77)-409	211
181	1.0	854	0.18	-	0.9	0	0	국('77)-410	212
14	0.4	-	-	-	-	-	-	USDA No. 8-4	213
0	0	0	0	0	0	0	0	국('77)-375	214
0	0	0	0	0	0	0	0	국('82)-20	215
7	0.4	600	0.07	0.5	0	0	0	East Asia('72)-1576	216
0	0	0	0	0	0	0	0	국('77)-367	217
0	0	0	0	0	0	0	0	국('77)-374	218
0	0	0	0	0	0	0	0	국('77)-368	219

인 (mg)	철 (mg)	비타민A (I·U)	티아민 (mg)	리보플라 빈(mg)	니아신 (mg)	아스코르 빈산(mg)	폐기율 (%)	비　　고	번 호
137	10.6	1097	0.22	0.15	1.5	33	23	국('85)	220
21	0.7	-	0.03	0.04	0.8	5	10	국('82)-9	221
257	23	122	0.42	0.21	13.6	0	0	국('81)-5	222
76	2.5	5982	0.14	0.25	13.0	55	31	국('77)-83	223

번호	식 품 명	열량 (Kcal)	수분 (%)	단백질 (g)	지질 (g)	탄수화물 당질(g)	탄수화물 섬유(g)	회분 (g)	칼슘 (mg)
224	겜 추(산채)	243	7.6	17.7	2.0	51.2	12.0	9.5	92
225	겨 자 무 우	101	71.5	2.9	0.5	21.1	2.6	1.3	41
226	고 구 마 잎	48	84.7	3.9	0.6	8.1	1.3	1.4	78
227	고 구 마 줄 기	21	93.4	0.8	0.3	3.8	0.9	0.8	88
228	고 들 빼 기	40	85.7	3.2	0.7	7.3	1.8	1.3	109
229	고 비 (말 린 것)	257	19.9	17.6	2.7	45.3	8.4	6.1	65
230	고 비 (삶 은 것)	24	92.1	2.5	0.2	0.2	2.9	0.2	12
231	고 사 리 (말린것)	276	10.2	27.3	1.2	37.9	11.1	12.3	249
232	고 사 리 (삶은것)	22	90.3	2.1	0.4	2.6	3.3	1.0	11
233	고 수	61	80.2	3.5	1.3	8.7	3.8	2.5	151
234	고 추 (말린통고추)	294	19.4	10.9	15.2	28.5	22.1	7.8	123
235	고추(붉은고추,생것)	53	85.2	2.5	1.1	6.3	4.2	0.7	16
236	고 추 (풋 고 추)	20	83.2	2.4	0.5	1.4	12.7	0.8	15.3
237	고추(풋고추개량종)	11	91.3	1.3	0.3	0.8	5.6	0.7	13
238	고 추 잎	73	97.4	4.1	1.0	8.2	3.8	3.5	364
239	고 추 장 아 찌	65	77.1	3.3	1.1	10.4	4.3	3.8	35
240	곤 두 레(산채)	229	10.6	20.5	3.9	40.9	13.0	11.1	88
241	곰 취	36	87.7	4.6	0.7	2.8	2.6	1.6	107
242	공 심 채	50	84.1	3.1	0.6	8.0	2.5	1.7	70
243	근 대	32	90.2	2.0	0.7	4.3	1.2	1.6	75
244	깍 두 기	31	87.0	2.7	0.8	3.2	-	0.7	5
245	깨 나 물(산채)	49	83.7	3.5	0.1	8.4	2.4	1.9	20
246	깨 묵	69	78.3	2.0	1.1	14.1	3.5	1.0	19
247	깻 잎	45	85.5	3.4	0.7	6.2	2.4	1.8	77

인 (mg)	철 (mg)	비타민A (I · U)	티아민 (mg)	리보플라 빈(mg)	니아신 (mg)	아스코르 빈산(mg)	폐기율 (%)	비 고	번 호
119	2.2	338	0.02	0.04	2.9	0.9	-	농영('87)	224
68	0.6	26	0.01	0.08	0.8	19	0	농영('85)	225
26	2.3	-	0.04	0.02	-	10	0	국('77)-90	226
7	2.1	-	0.04	0.17	-	0	0	국('77)-91	227
62	16.4	1219	0.05	0.14	2.0	28	22	국('86)-	228
100	6.0	0	0	0.40	1.2	0	0	Japan('76)-688	229
46	1.2	0	0	0.29	-	0	0	국('77)-127	230
503	15	1680	0.03	0.28	5.0	0	0	국('81)-6	231
53	1.2	185	0	0.30	-	0	0	국('77)-128	232
37	1.7	-	0.30	0.08	-	-	28	국('77)-133	233
140	-	7405	0.30	0.20	-	220	46	국('77)-116	234
22	1.0	920	0.10	0.05	0.6	-	0	국('77)-89	235
57	1.1	13500	0.20	0.34	1.2	-	6	국('77)-109	236
32	1.0	1151	0.09	0.2	1.3	84	6	국('82)-5	237
62	-	15000	0.53	0.34	-	230	17	국('77)-117	238
80	2.3	3218	0.08	0.15	5.3	0	-	국('80)-15	239
111	2.7	444	0.03	0.07	0.7	0.7	-	농영('87)	240
67	3.1	1941	0.04	0.09	0.8	20	23	국('85)	241
45	2.2	5000	0.08	0.15	0.7	30	10	Japan('76)-610	242
80	5.0	2600	0.16	0.24	-	25	14	국('78)-20	243
-	-	946	0.03	0.06	5.8	10	0	보전('195)	244
92	0.8	3040	0.01	0.58	0.2	5	0	농영('85)	245
555	3.8	0	0.07	0.05	0.1	0	0	농영('86)	246
203	37.5	-	-	0.30	-	-	0	국('77)-88	247

번호	식 품 명	열량 (Kcal)	수분 (%)	단백질 (g)	지질 (g)	탄수화물 당질(g)	탄수화물 섬유(g)	회분 (g)	칼슘 (mg)
248	깻 잎(통 조 림)	63	77.3	4.8	1.3	3.8	1.5	7.1	79
249	꼬 깔 나 무(산채)	251	9.0	24.3	4.7	42.7	9.5	9.8	84
250	꽃 나 물(산나물)	28	88.4	3.5	0.5	4.3	2.1	1.2	101
251	꽃 양 배 추(그린코멧)	37	90.0	4.6	1.0	2.3	1.1	1.1	14
252	꽃양배추(스노우에이스)	34	91.2	3.3	1.1	2.7	0.7	1.0	14
253	꽃 양 배 추(스노우코멧)	33	91.9	2.1	1.5	2.7	0.9	0.8	13
254	꽃 양 배 추(스노우크라운)	31	91.8	2.5	0.9	3.1	0.9	0.9	17
255	나 라 스 께	24	87.8	1.4	0.2	4.7	0.7	5.2	38
256	나 물 취(산채)	228	8.9	15.8	1.7	49.1	14.1	10.4	78
257	나 박 김 치	9	95.1	0.8	0.1	1.7	0.8	1.5	36
258	냉 이	56	81.5	7.3	0.9	4.6	2.0	2.7	116
259	단 무 지	17	90.3	1.3	0.2	3.0	0.4	4.8	37
260	달 래	36	87.9	3.3	0.4	4.9	1.6	0.9	169
261	당 근	30	90.3	0.9	0.2	6.7	1.1	0.8	35
262	더 덕	84	82.2	2.3	3.5	4.5	6.4	1.1	90
263	도 라 지	262	24.2	2.4	0.1	61.2	8.9	1.5	232
264	도 라 지(생 것)	50.6	85.0	1.8	0.2	10.4	2.4	0.5	45
265	돌 나 물	21	93.2	0.6	0.5	3.6	1.2	0.9	259
266	동 치 미	9	93.6	0.7	0.2	1.1	–	0.2	1
267	두 릅	47	85.8	5.6	1.2	3.4	2.5	1.5	50
268	들 미 나 리	34	89.3	2.2	1.3	3.3	2.0	1.9	185
269	떡 취	39	85.4	4.3	0.9	3.4	4.0	2.0	151
270	마(단 마)	95	74.4	2.9	0.2	20.3	0.6	1.6	33
271	마(진 주 장 마)	101	72.6	2.8	0.2	22.0	0.8	1.6	22

인 (mg)	철 (mg)	비타민A (I·U)	티아민 (mg)	리보플라빈(mg)	니아신 (mg)	아스코르빈산(mg)	폐기율 (%)	비　　고	번호
40	5.7	4467	0.07	0.2	0.6	0	0	국('77)-136	248
122	2.1	361	0.03	0.07	1.0	1.2	-	농영('87)	249
49	11.2	1479	0.11	0.13	2.9	48	0	국('86)	250
108	0.28	27	0.01	0.64	0.9	55	0	농영('85)	251
108	0.03	68	0.02	0.32	0.6	66	0	농영('85)	252
64	0.01	136	0.03	0.24	0.5	21	0	농영('85)	253
89	0.09	50	0.03	0.17	0.6	49	0	농영('85)	254
14	2.1	0	0.03	0.02	-	0	0	국('77)-93	255
120	2.3	360	0.01	0.02	1.0	0.6	-	농영('87)	256
7	0.1	766	0.03	0.06	0.5	10	-	농영('88)	257
104	2.2	2315	0.51	0.06	0.5	36	12	국('77)-84	258
18	0.7	0	0.02	0.01	0.3	0	0	국('77)-94	259
64	2.2	810	0.06	0.10	5.6	28	34	국('77)-110	260
34	0.9	9050	0.06	0.04	0.9	6	7	국('87)-112	261
121	2.1	0	0.12	0.22	0.8	0	0	국('77)-124	262
189	6.2	0	0.10	0.36	7.8	0	0	국('77)-118	263
34	1.5	217	0.08	0.13	0.6	5	0	국('81)-7	264
9	4.7	134	0.14	0.12	0.8	29	0	국('78)-7	265
-	-	0	0.01	0.03	1.0	7	0	보전('74)-198	266
150	5.2	1080	0.09	0.42	0.8	5	17	국('83)-7	267
75	15.0	1200	0.25	0.22	0	8	0	국('77)-132	268
53	7.0	2048	0.04	0.08	1.2	11	18	국('85)	269
55	0.5	0	0.12	0.09	0.4	12	-	농영('85)	270
42	0.3	0	0.12	0.06	0.4	12	-	농영('85)	271

번호	식 품 명	열량 (Kcal)	수분 (%)	단백질 (g)	지질 (g)	탄수화물 당질(g)	탄수화물 섬유(g)	회분 (g)	칼슘 (mg)
272	마 늘	145	60.4	3.0	0.5	32.0	0.8	1.3	32
273	마 늘 장 아 찌	79	73.8	3.4	1.8	12.2	2.8	6.4	52
274	마 늘 쫑	84	81.3	2.1	0.8	17.0	1.7	0.5	13
275	마 타 리(산채)	45	85.4	2.1	0.1	8.8	2.1	1.5	8
276	머 우(생 것)	29	89.2	2.5	0.7	4.8	1.3	1.5	98
277	머 우 줄 기(삶은것)	20	92.5	3.2	0.7	1.7	1.3	0.6	81
278	모 시 대 참 나 물	25	91.2	3.2	0.5	1.9	2.0	1.2	59
279	모시딱지(울릉도산채)	22.9	16.1	17.1	2.2	47.2	1.3	0.5	20
280	미 미 채	22	93.3	2.4	0.5	2.0	1.3	0.5	20
281	모 우 꼬 뚜 리	24	91.3	1.7	0.5	4.5	1.2	0.8	85
282	무 말 랭 이	180	33.1	10.3	0.3	30.9	14.2	8.2	368
283	무우시래기(데친후건조)	262	10.3	9.8	1.1	64.0	6.4	8.4	645
284	무 우 시 래 기(양하)	10	95.6	0.6	0.1	2.1	0.7	0.9	15
285	무 우 시 래 기(음건)	254	9.0	19.1	1.2	55.4	6.2	9.1	890
286	무(조 선 무)	31	90.3	2.0	0.1	5.6	0.9	0.6	62
287	무(짠 지)	14	89.7	0.9	0.1	2.2	0.9	6.2	43
288	무 우(팔 도)	13	93.7	1.1	0.1	3.5	1.0	0.6	27
289	무 청(조 선 무)	55	83.7	3.0	0.5	9.7	0.9	1.3	229
290	무 청 김 치	27	85.9	2.7	0.7	2.4	-	0.5	3
291	물 강 활(산채)	235	7.9	19.6	2.5	46.6	15.0	8.4	83
292	물 쑥(생것)	26	87.0	5.4	0.3	2.9	2.7	1.7	106
293	물 쑥 뿌 리 (삶은것)	42	85.7	1.9	0.1	10.3	1.4	0.6	44
294	미 나 리	20	94.9	2.1	0.9	0.8	0.7	0.6	32
295	미 역 취	37	87.0	3.9	0.8	3.5	3.1	1.7	106

인 (mg)	철 (mg)	비타민A (I·U)	티아민 (mg)	리보플라빈(mg)	니아신 (mg)	아스코르빈산(mg)	폐기율 (%)	비　　고	번호
50	1.6	–	0.33	0.53	0.1	7	10	국('77)-107	272
160	3.0	–	0.96	0.66	0.5	0	0	국('77)-120	273
48	0.9	540	0.27	0.33	1.0	22	0	국('77)-100	274
80	0.2	6570	0.02	0.28	0.1	11	0	농영('85)	275
51	5.0	1419	0.02	0.07	1.9	20	0	국('86)	276
44	1.7	1281	0.02	0.06	1.2	0	0	국('86)	277
51	5.2	1417	0.05	0.09	0.9	46	3	국('85)	278
102	0.4	106	0.15	0.10	0.6	28	0	농영('86)	279
102	0.4	106	0.15	0.10	0.6	28	0	국('85)	280
24	0.4	560	0.03	0.05	0.8	40	–	농영('87)	281
210	6.1	18	0.09	0.30	3.7	0	0	국('77)-119	282
159	15.4	642	0.18	0.36	1.9	0	–	농영('86)	283
10	0.03	283	–	0.07	0.2	3	–	농영('86)	284
257	24.2	750	0.40	0.41	5.2	0	–	농영('86)	285
29	0.9	0	0.01	0.03	3.9	44	5	국('77)-78	286
24	1.0	0	–	0.02	0.2	0	0	국('77)-92	287
23	0.4	0	0.02	0.03	0.3	22	–	농영('87)	288
49	5.8	8710	0.06	0.30	10.0	50	81	국('77)-79	289
–	–	1702	0.04	0.07	3.3	19	0	보전('74)-199	290
109	1.7	592	0.01	0.03	2.3	0.2	–	농영('87)	291
99	12.1	1895	0.12	0.13	2.6	15	0	국('86)	292
63	2.5	73	0.03	0.03	3.2	0	0	국('86)	293
18	4.1	2331	0.34	0.07	0	8	26	국('77)-86	294
50	6.1	1783	0.04	0.08	0.9	18	–	국('85)	295

번호	식 품 명	열량 (Kcal)	수분 (%)	단백질 (g)	지질 (g)	탄수화물 당질(g)	탄수화물 섬유(g)	회분 (g)	칼슘 (mg)
296	미 역 취(울릉도산채)	226	7.8	17.6	3.6	42.8	15.6	12.6	94
297	바 실 (재 래 종)	43	85.5	2.3	0.5	9.2	1.2	1.3	15
298	바 실 (그린러플)	33	88.9	2.3	0.4	6.6	1.2	0.6	12
299	바 실 (보 켓)	33	87.2	2.5	0.3	6.7	1.8	1.5	13
300	바 실 (스 위 트)	41	85.3	2.6	0.6	8.2	1.5	1.8	17
301	박 오 가 리(보리뱅이)	275	18.1	7.6	0.4	60.3	8.7	4.9	321
302	밥 취 나 물	241	9.7	21.0	4.0	43.8	11.4	10.1	77
303	배 추	17	94.7	1.3	0.2	2.7	0.7	0.5	70
304	배 추 (삼 진)	13	94.3	1.3	0.2	2.4	0.7	0.6	51
305	배 추 김 치	32	88.8	2.2	0.5	4.7	0.7	3.1	45
306	버 드 장 이(산채)	40	86.8	4.0	0.1	5.8	1.8	1.5	7
307	부 추	36	89.8	4.3	0.4	3.9	1.2	0.6	34
308	부 지 갱 이(울릉도산채)	217	14.2	25.7	2.0	38.5	11.5	8.1	112
309	브 록 컬 리	37	88.8	3.9	0.6	4.0	1.6	1.1	73
310	비 름	42	85.7	2.9	0.4	7.4	1.5	2.1	126
311	산 부 추(산채)	37	86.2	3.5	0.1	5.4	3.4	1.4	14
312	삼 나 물(울릉도산채)	254	7.5	22.8	2.2	50.5	10.8	6.2	25
313	상 치 (개 량 종)	22	94.1	1.8	0.4	2.9	0.8	0.7	49
314	상 치 (재 래 종)	22	93.4	2.2	0.4	2.4	0.7	0.9	106
315	생 강	76	81.7	2.2	0.8	12.9	1.9	1.0	20
316	생 강 넥 타	53	87.0	0.4	0.3	12.2	0	0.1	1
317	샐 러 리	40	87.4	0.8	0.2	8.8	1.5	1.3	39
318	숙 주	26	94.1	3.4	0.4	2.2	0.4	0.5	4
319	시 금 치	34	93.7	2.6	0.7	4.2	0.7	1.1	36

인 (mg)	철 (mg)	비타민A (I·U)	티아민 (mg)	리보플라빈(mg)	니아신 (mg)	아스코르빈산(mg)	폐기율 (%)	비 고	번호
541	1.5	549	0.06	0.06	7.3	0	0	농영('86)	296
308	0.2	625	0.10	0.04	0.3	51	–	농영('88)	297
188	0.2	636	0.10	0.01	0.3	25	–	농영('88)	298
208	0.3	681	0.20	0.02	0.3	31	–	농영('88)	299
235	0.1	721	0.10	0.01	0.3	32	–	국('88)	300
246	4.4	0	0.11	0.07	0.3	0	0	국('81)-8	301
134	2.1	293	0.02	0.03	1.1	0.9	–	국('87)	302
63	0.3	255	0.06	0.09	0.4	28	8	국('77)-80	303
29	0.3	94	0.05	0.06	0.3	46	–	농영('87)	304
28	0.4	210	0.05	0.08	0.5	21	–	농영('87)	305
118	0.5	4873	0.04	0.34	0.3	6	0	농영('85)	306
27	2.9	7286	0.41	0.06	0	40	11	국('77)-87	307
404	–	799	0.18	0.08	1.4	0	0	농영('86)	308
90	1.4	1200	0.10	0.20	0.9	67	0	국('84)	309
46	5.4	4210	0.08	0.12	–	30	0	국('77)-97	310
82	0.3	5017	0.03	0.29	0.1	11	0	농영('85)	311
586	2.4	146	–	0.34	4.3	0	0	농영('86)	312
27	4.8	3250	0.08	0.28	0.8	4	0	국('77)-103	313
26	4.7	4480	0.07	0.17	0.5	6	0	국('83)-9	314
14	1.1	30	0.01	0.03	4.3	–	14	국('77)-113	315
2	0.5	0	0.01	0.03	1.2	0	–	국('80)-8	316
34	2.0	125	0.08	0.08	0.2	5	0	국('77)-98	317
46	1.4	588	0.04	0.45	0.6	14	0	국('77)-102	318
32	4.2	8320	0.12	0.38	0.7	64	14	국('77)-101	319

번호	식 품 명	열량 (Kcal)	수분 (%)	단백질 (g)	지질 (g)	탄수화물 당질(g)	탄수화물 섬유(g)	회분 (g)	칼슘 (mg)
320	시 금 치 (노 지)	30	89.4	3.1	0.5	5.2	0.8	1.0	40
321	시 금 치 (하우스)	31	89.6	2.8	0.5	5.6	0.6	0.9	42
322	실 부 추	23	92.6	2.1	0.4	2.7	1.4	0.8	42
323	쑥	44	81.4	5.2	0.8	4.0	3.7	2.0	93
324	쑥 갓	24	93.5	2.5	0.4	2.5	1.0	1.3	79
325	쑥 구 쟁 이	43	84.2	4.3	0.9	6.9	1.9	1.8	74
326	씀 바 귀 (뿌 리)	60	82.0	6.1	0.4	7.9	3.0	1.0	63
327	아 기 양 배 추	38	85.3	6.3	0.2	5.8	1.4	1.0	70
328	아 스 파 라 거 스	29	89.7	4.3	0.3	3.6	0.8	1.3	29
329	아 욱	45	90.1	4.8	2.4	0.5	0.8	0.4	67
330	야 채 쥬 스	7	96.3	0.2	0.1	1.4	1.0	1.0	19
331	양 미 나 리	38	88.2	0.9	0.1	8.4	1.2	1.2	39
332	양 배 추	29	94.3	1.5	0.6	4.4	0.7	0.5	18
333	양 배 추 (붉은양배추)	39	89.8	3.2	1.7	2.7	2.0	0.6	33
334	양 상 치	10	96.0	1.8	0.1	0.5	1.3	0.4	37
335	양 파	54	84.9	1.9	0.4	10.8	0.3	0.7	20
336	양 파(평창산,대관령춘파)	30	91.0	0.9	0.2	6.8	0.6	0.5	13
337	양 파(평창산,대관령추파)	32	91.1	0.9	0.3	6.9	0.5	0.3	10
338	양 파(평창산,철주황추파)	34	90.1	1.3	0.3	7.2	0.6	0.5	10
339	양 파(횡성산,대관령춘파)	35	89.7	1.1	0.2	8.0	0.5	0.5	15
340	양 파(횡성산,대관령추파)	33	90.0	1.2	0.3	7.3	0.6	0.6	10
341	양 파(횡성산,천주황추파)	32	91.0	0.9	0.3	7.0	0.4	0.4	16
342	연 근	40	88.2	2.0	0.1	7.9	1.1	0.8	22
343	열 대 비 름	37	84.2	5.8	0.9	4.3	2.2	2.6	172

인 (mg)	철 (mg)	비타민A (I·U)	티아민 (mg)	리보플라 빈(mg)	니아신 (mg)	아스코르 빈산(mg)	폐기율 (%)	비 고	번 호
29	2.6	9530	0.12	0.38	0.7	65	27	국('77)	320
28	2.5	8670	0.12	0.35	0.4	20	-	농영('88)	321
40	1.5	682	0.10	0.10	0.7	50	-	국('85)	322
55	10.9	7940	0.44	0.16	4.5	20	5	국('87)-85	323
37	2.2	2210	0.1	0.25	0.7	18	5	국('87)-122	324
67	12.8	2366	0.04	0.15	2.8	21	0	국('86)	325
50	16.5	-	0.22	0.15	2.6	2	0	국('81)-10	326
110	1.1	342	0.13	0.12	3.3	64	0	국('86)	327
80	1.0	1000	0.16	0.36	2.0	90	30	Japan-612	328
18	4.5	5526	0.15	0.30	0.6	30	10	국('77)-123	329
19	0.4	1218	0.05	0.02	1.6	0	0	국('81)-20	330
34	0.2	376	0.02	0.03	0.4	12	0	농영('84)	331
31	0.7	43	0.12	0.43	0.2	27	12	국('77)-82	332
31	0.5	198	0.07	0.03	1.1	30	-	국('80)-2	333
33	0.4	278	0.11	0.07	0.3	2	0	국('81)-9	334
61	0.2	0	0.09	0.15	0	3	7	국('77)-105	335
129	0.1	0	0.08	0.02	0.2	2.6	-	농영('88)	336
79	0.1	0	0.09	0.07	0.1	2.6	-	농영('88)	337
120	0.1	0	0.09	0.07	0.04	2.2	-	농영('88)	338
84	0.1	0	0.09	0.02	0.11	1.6	-	농영('88)	339
161	0.1	0	0.16	0.03	0.10	1.9	-	농영('88)	340
131	0.1	0	0.08	0.03	0.22	1.8	-	농영('88)	341
66	0.4	0	0.05	0.03	-	45	11	국('77)-126	342
52	2.3	3039	0.06	0.15	3.1	23	0	농영('86)	343

번호	식 품 명	열량 (Kcal)	수분 (%)	단백질 (g)	지질 (g)	탄수화물 당질(g)	탄수화물 섬유(g)	회분 (g)	칼슘 (mg)
344	열 대 작 물(아 이 비 카 B-41)	235	11.0	24.2	4.1	39.7	9.8	11.2	253
345	열 대 작 물(아 이 비 카 T₁)	219	12.0	26.6	4.5	32.5	10.7	13.8	225
346	열 대 작 물(아 이 비 카 T₂)	213	10.2	32.4	4.6	26.8	11.7	14.3	376
347	열 무	19	93.7	1.7	0.4	2.1	0.9	1.2	149
348	열 무 김 치	21	94.5	2.4	0.6	1.5	-	-	24
349	오 리 (개 량 종)	19	95.5	0.9	0.2	3.4	0.5	0.5	18
350	오 이 (노 과)	13	95.6	0.5	0.1	2.6	0.8	0.4	8
351	오 이 (재 래 종)	10	96.6	0.6	0.1	1.7	0.6	0.4	26
352	오 이 지	20	78.0	1.1	0.9	1.8	1.4	17.3	53
353	오 크 라	33	90.0	1.7	0.1	6.2	0.9	1.1	39
354	옥 수 수 (백 옥)	190	51.6	4.9	1.7	40.3	0.7	0.8	16
355	옥 수 수 (수원19)	334	12.9	10.9	3.7	67.9	3.1	1.5	23
356	옥 수 수 (제천옥)	334	13.4	9.3	3.5	69.3	3.0	1.5	26
357	옥 수 수 (찰 옥)	188	53.4	4.2	1.9	38.6	1.1	0.8	7
358	옥 수 수 (황 옥)	96	72.7	3.5	1.0	22.1	0.7	1.7	1
359	옥 수 수 (횡성옥)	340	13.1	8.8	4.1	69.9	2.7	1.4	26
360	왜 무	17	94.3	1.3	0.2	2.6	0.8	0.4	26
361	왜 무 청	24	91.9	2.3	0.7	2.0	0.8	2.2	329
362	우 거 지	21	90.1	1.3	0.2	3.6	4.0	0.8	115
363	우 엉	87	76.0	2.6	0.3	18.4	1.7	0.8	73
364	유 채 (동채)	51	83.9	2.2	0.2	11.2	0.9	1.6	74
365	유 채 김 치	29	88.5	2.3	0.2	6.2	1.0	1.8	78
366	유 채 잎 (목포68)	44	89.8	3.8	3.0	0.5	0.9	2.0	17
367	유 채 잎 (목포70)	42	90.3	3.3	3.1	0.2	0.9	2.2	22

인 (mg)	철 (mg)	비타민A (I·U)	티아민 (mg)	리보플라 빈(mg)	니아신 (mg)	아스코르 빈산(mg)	폐기율 (%)	비 고	번 호
274	0.4	980	0.02	0.21	2.1	3	0	농영('86)	344
329	0.6	1051	0.01	0.22	2.1	0	0	농영('86)	345
272	0.4	1187	0.07	0.24	2.5	0	0	농영('86)	346
45	4.6	1950	0.07	0.10	1.1	24	14	국('83)-11	347
–	–	1850	0.04	0.06	0.4	24	0	보전('74)-200	348
17	0.3	560	0.06	0.50	0.8	30	8	국('77)-104	349
17	0.5	181	0.03	0.02	1.2	15	12	국('82)-10	350
35	–	131	0.01	0.02	0.4	9	1	국('82)-11	351
55	0.4	–	0.04	0.04	0.4	0	0	국('77)-121	352
22	1.3	75	0.01	0.03	0.5	32	–	농영('87)	353
159	0.8	0	0.04	0.07	–	0	0	국('77)-31	354
377	2.6	496	0.34	0.10	1.7	0	–	농영('86)	355
339	2.2	498	0.35	0.12	1.4	0	–	농영('86)	356
136	0.9	–	0.14	0.13	1.8	4	26	국('82)-4	357
111	0.2	400	0.15	0.12	1.7	12	64	보전-187	358
318	1.6	453	0.31	0.12	1.1	0	–	농영('86)	359
28	0.5	0	0.01	0.02	1.1	42	4	국('77)-76	360
28	7.3	8341	0.07	0.26	7.6	45	73	국('77)-77	361
65	6.8	0	0.04	0.03	1.5	0	0	국('77)-130	362
78	1.5	0	0.40	0.15	4.8	–	22	국('77)-114	363
22	0.6	1099	0.10	0.23	1.3	8	–	농영('88)	364
26	0.6	1210	0.05	0.24	1.4	13	–	농영('88)	365
0.1	1.4	3079	0.08	0.29	2.4	43	0	농영('85)	366
0.2	0.5	3305	0.14	0.10	2.1	12	0	농영('85)	367

번호	식 품 명	열량 (Kcal)	수분 (%)	단백질 (g)	지질 (g)	탄수화물 당질(g)	탄수화물 섬유(g)	회분 (g)	칼슘 (mg)
368	유 채 잎 (베록스)	42	89.0	3.0	3.0	0.7	2.3	2.0	20
369	유 채 잎 (아시히)	56	88.8	3.0	4.6	0.6	0.9	2.1	29
370	유 채 잎 (아케라)	44	90.1	3.3	3.2	0.4	1.3	17	16
371	유 채 잎 (영산유채)	4.3	90.2	3.3	3.1	0.4	0.8	2.2	36
372	유 채 잎 (청풍유채)	33	91.1	2.8	2.2	0.6	1.1	2.2	18
373	원 추 리	31	87.1	5.2	0.3	4.4	2.1	0.9	27
374	잔 대 싹	44	86.2	4.7	1.0	4.0	2.5	1.6	151
375	제 비 쑥	33	88.2	4.5	0.7	2.2	2.8	1.6	88
376	조 뱅 이 (산채)	49	84.5	4.0	0.2	7.8	2.3	1.2	7
377	죽 순	25	90.8	3.6	0.5	1.6	2.3	1.2	14
378	줄 나 물(울릉도산채)	205	18.7	29.7	1.7	33.0	8.9	8.0	31
379	참 나 물	41	86.9	3.5	0.8	4.9	2.4	1.5	92
380	참 취 (산채)	35	87.5	2.3	0.1	6.3	2.3	1.5	8
381	창 출 나 물	51	84.1	5.3	1.3	4.5	3.4	1.4	108
382	체 리 토 마 토	20	94.0	1.4	0.4	2.7	0.9	0.6	17
383	총 각 김 치	37	86.4	2.5	0.6	7.8	0.7	2.0	42
384	취 (삶 은 것)	11	89.0	0.4	0.1	2.0	7.7	0.8	35
385	취 나 물 (생 것)	29	88.4	3.3	0.7	2.3	3.5	1.8	103
386	칼 리 플 라 워	21	92.3	3.3	0.2	1.4	2.0	0.8	31
387	콜 라 비	27	91.4	1.6	0.5	4.8	0.8	0.9	17
388	케 일	53	82.7	6.0	0.8	2.0	7.7	0.8	35
389	토 란 대 (말린것)	241	11.1	9.2	1.5	57.8	11.6	8.8	773
390	토 란 대 (삶은것)	17	93.7	0.4	0.9	24	2.1	0.5	184
391	토 마 토	22	92.0	2.0	0.3	2.3	3.5	1.8	103

인 (mg)	철 (mg)	비타민A (I·U)	티아민 (mg)	리보플라 빈(mg)	니아신 (mg)	아스코르 빈산(mg)	폐기율 (%)	비 고	번 호
0.2	0.5	3807	0.16	0.33	1.6	46	0	농영('85)-	368
0.1	1.0	3686	0.12	0.33	2.0	31	0	농영('85)-	369
0.1	0.5	3986	0.13	0.16	2.1	44	0	농영('85)-	370
0.3	0.8	3572	0.25	0.41	3.9	20	0	농영('85)-	371
0.1	0.5	3780	0.15	0.50	1.7	24	0	농영('85)-	372
72	2.3	1134	0.11	0.13	2.2	37	7.5	국('86)	373
72	7.1	2506	0.08	0.13	1.0	54	11	국('85)	374
61	7.9	11825	0.15	0.12	1.8	48	12	국('85)	375
118	0.3	3911	0.05	0.46	0.3	5	0	농영('85)	376
87	1.2	50	0.15	0.08	0.8	10	35	국('77)-131	377
649	4.8	66	0.14	0.07	1.4	0	0	농영('86)	378
53	3.0	1194	0.02	0.09	1.1	24	13	국('85)	379
80	0.5	3504	0.03	0.27	0.2	4	0	농영('85)	380
86	4.4	1250	0.18	0.14	0.8	11	-	국('85)	381
28	0.8	930	0.07	0.04	0.4	16	0	국('84)	382
21	0.4	1270	0.04	0.07	0.5	20	-	농영('87)	383
20	4.9	0	0.03	0.01	0.8	0	0	국('77)	384
41	4.8	4500	0.04	0.09	0.5	2	0	국('83)	385
49	1.5	0	0.04	0.04	0.6	26	0	국('81)	386
187	0.1	387	0.03	0.01	0.3	57	-	농영('88)	387
20	4.9	0	0.03	0.01	0.8	0	0	국('77)-129	388
179	10.7	257	0.04	0.12	1.9	0	0	국('86)	389
9	3.1	40	0	0.02	0.9	0	0	국('86)	390
41	5.8	4500	0.04	0.09	0.5	2	0	국('83)-8	391

번호	식 품 명	열량 (Kcal)	수분 (%)	단백질 (g)	지질 (g)	탄수화물 당질(g)	탄수화물 섬유(g)	회분 (g)	칼슘 (mg)
392	토 마 토 쥬 스	26	92.6	0.2	0.1	1.4	2.0	0.8	31
393	토 마 토 케 첩	114	66.6	2.7	1.24	9.0	-	1.5	249
394	통 김 치	19	88.4	2.0	0.6	2.7	1.0	1.1	4
395	파 (대 파)	33	90.2	1.4	0.5	6.0	0.1	1.0	12
396	파 (중 파)	22	92.6	1.8	0.3	25.3	0.66	4.5	11
397	파 (소 파)	29	91.2	1.7	0.4	1.3	-	0.5	28
398	파 세 리	109	76.2	5.7	0.8	5.6	1.6	0.7	111
399	풋 마 늘	33	90.5	1.4	1.1	4.4	1.4	1.2	5
400	피 망	26	93.0	1.3	0.4	3.1	1.5	0.7	98
401	피 망 (적)	30	91.8	0.8	0.4	5.8	0.7	0.5	17
402	피 클 오 이	16	95.3	0.6	0.2	3.0	0.3	0.6	36
403	호 박 (개 량 종)	27	95.0	2.0	0.6	4.7	1.4	0.6	110
404	호 박 (단호박,생것)	53	82.7	1.2	0.2	12.4	2.4	2.5	238
405	호 박 (삶은후건조)	305	16.8	9.8	1.0	64.3	3.9	4.2	198
406	호 박 (울릉도특종)	26	92.4	0.9	0.5	4.5	0.9	0.8	38
407	호 박 꼬 치	300	15.6	11.5	1.3	4.3	0.5	0.5	10
408	호 박 나 물(산나물)	30	87.3	3.0	0.4	5.4	1.8	2.1	149
409	호 박 순	24	91.5	2.9	0.4	3.5	0.4	0.5	15
410	호 배 추	17	95.9	1.3	0.1	13.3	0.8	0.9	44
411	호 부 추	21	92.3	2.3	0.5	1.9	2.1	0.9	55
412	홍 무	21	90.8	0.1	0.3	62.6	4.4	4.6	193
413	홍 치 나 물(산채)	238	8.2	19.9	3.3	45.4	12.7	10.5	62
414	홑 잎 (생 것)	48	81.9	7.5	0.8	6.5	2.1	1.2	187
415	홑 잎(삶 은 것)	28	89.4	4.8	1.0	2.2	2.0	0.5	112

인 (mg)	철 (mg)	비타민A (I·U)	티아민 (mg)	리보플라 빈(mg)	니아신 (mg)	아스코르 빈산(mg)	폐기율 (%)	비 고	번 호
49	1.5	0	0.04	0.04	0.6	23	0	국('81)-11	392
93	2.7	10000	0.16	0.26	2.1	186	26	보전-157	393
70	0.6	625	0.10	0.03	0.2	12	0	국('77)-146	394
14	0.7	460	0.05	0.01	0.5	2	0	국('77)-160	395
83	3.5	1594	0.13	0.05	1.5	16	0	국('77)-162 salt 3.0%	396
-	-	492	0.03	0.06	2.1	12	0	보전-203	397
49	0.8	1166	0.06	0.10	-	27	16	국('82)-6	398
0.13	0.4	126	0.16	0.12	0.3	25	8	농영('85)	399
52	-	553	0.06	0.07	1.8	25	21	국('82)-7	400
25	2.5	2177	0.09	0.09	0.4	84	19	국('85)	401
26	1.1	65	0.04	0.10	0.5	9	1.5	국('85)	402
32	1.0	1863	0.06	0.10	-	22	15	국('82)-8	403
51	10.6	3792	0.24	0.21	1.5	-	0	보전-99	404
87	2.9	372	0.16	0.20	1.5	0	0	농영('86)	405
30	-	1493	0.02	0.07	1.2	11	18	농영('85)	406
27	0.2	1600	0.10	0.07	1.5	100	15	국('78)-19	407
70	9.2	1301	0.05	0.15	2.0	36	0	국('86)	408
23	0.7	930	0.06	0.15	0	8	0	국('77)-106	409
23	4.1	1000	0.02	0.07	0.6	20	8	국('77)-125	410
51	1.1	879	0.10	0.10	0.8	43	-	국('85)	411
105	4.0	-	-	-	0.2	0	0	국('77)-96	412
100	2.2	331	0.01	0.01	0.8	1.7	-	농영('87)	413
124	2.1	2653	0.14	0.20	2.6	64	0	국('86)	414
66	1.5	2456	0.03	0.04	2.2	0	0	국('86)	415

8. 버섯류

번호	식 품 명	열량 (Kcal)	수분 (%)	단백질 (g)	지질 (g)	탄수화물 당질(g)	탄수화물 섬유(g)	회분 (g)	칼슘 (mg)
416	검 은 비 닐 버 섯	271	10.6	20.1	2.7	56.2	5.9	4.5	20
417	느 타 리 버 섯 (말린것)	345	14.3	12.8	2.0	2.1	1.5	1.6	69
418	느 타 리 버 섯 (생것)	38	89.3	3.0	0.4	2.6	0.7	0.4	55
419	목 이 버 섯 (말린것)	341	8.7	11.3	0.9	5.6	0.8	0.9	4
420	밤 버 섯	25	91.7	2.9	0.9	60.1	12.9	6.2	83
421	버 들 송 이 버 섯(갓)	289	3.9	23.3	4.7	54.2	7.4	6.5	6
422	버들송이버섯 (줄기)	280	7.6	143	2.7	63.2	7.9	43	17
423	석 이 버 섯 (말린것)	337	13.3	8.1	3.0	1.2	2.3	1.0	41
424	송 이 버 섯 (생것)	38	88.3	2.0	0.3	59.8	9.6	6.2	32
425	송 이 (통조림)	23	92.5	1.2	0.1	6.7	1.8	0.9	0
426	싸 리 버 섯	34	90.1	2.8	0.6	4.3	1.4	0.5	12
427	양 송 이 버 섯(생것)	31	91.0	3.6	0.2	4.3	1.4	0.8	41
428	양 송 이(통조림)	33	88.8	2.0	0.2	3.6	0.8	0.8	9
429	잣 버 섯	298	8.0	11.5	3.1	69.5	3.9	4.0	32
430	팽 이 버 섯	47	87.8	3.3	0.9	6.4	0.6	1.0	23
431	표고버섯(리기다나무)	-	11.6	17.3	1.7	57.9	6.7	4.8	20
432	표 고 버 섯(말린것)	353	9.0	18.7	1.7	60.1	5.7	4.8	19
433	표고버섯(물갬나무)	-	11.0	14.2	2.7	62.5	6.5	2.8	16
434	표 고 버 섯 (생것)	48	87.2	3.1	0.4	8.0	0.7	0.6	8
435	표고버섯(신갈나무)	-	8.9	17.1	2.5	60.8	7.0	3.7	16

인 (mg)	철 (mg)	비타민A (I·U)	티아민 (mg)	리보플라빈(mg)	니아신 (mg)	아스코르빈산(mg)	폐기율 (%)	비 고	번호
213	6.9	0	0.57	1.83	12.5	0	-	농영('88)	416
52	2.6	3800	0.08	0.13	0.5	5	0	국('83)-10	417
41	0.3	67	0.05	0.05	0.6	32	11	국('77)-81	418
98	4.5	0	0.08	0.30	0.8	10	0	국('83)-13	419
434	2.0	0	0.30	0.69	-	0	0	국('77)-138	420
251	5.2	0	0.43	1.47	20.3	0	-	농영('88)	421
231	4.6	0	0.36	1.25	16.9	0	-	농영('88)	422
40	5.6	0	0.40	0.06	38.4	2	0	국('77)-142	423
360	0.6	0	0.10	-	-	0	0	국('77)-139	424
40	1.3	0	0.05	0.50	8.0	5	10	보전-208	425
25	2.6	0	0.04	0.27	0	0	0	국('77)-209	426
44	6.2	0	0.90	0.43	46.3	1.3	0	국('77)-141	427
112	0.6	0	0.10	0.33	4.9	3	0	국('77)-144	428
235	6.7	0	0.46	1.69	11.6	0	-	농영('88)	429
68	0.8	0	0.44	0.33	11.9	5	0	국('84)	430
206	3.6	0	0.66	1.61	7.7	0	0	농영('85)	431
250	4.0	0	0.64	1.23	10.5	0	0	국('77)-140	432
352	7.4	0	0.62	1.05	6.4	0	0	농영('85)	433
58	2.0	0	0.07	0.23	0.5	13	0	국('83)-12	434
343	6.9	0	0.70	1.56	9.8	0	0	농영('85)	435

9. 해조류 및 가공품

번호	식 품 명	열량 (Kcal)	수분 (%)	단백질 (g)	지질 (g)	탄수화물 당질(g)	탄수화물 섬유(g)	회분 (g)	칼슘 (mg)
436	갈 파 래 (말린것)	–	16.3	19.0	0.7	36.2	4.4	23.4	517
437	곰 피	283	15.8	12.9	1.3	54.7	0	15.2	921
438	긴 다 시 마	–	15.8	6.9	1.3	38.0	10.8	27.2	–
439	김 (강 진)	–	9.0	29.7	0.1	52.4	0.9	7.9	216
440	김 (노 마 1 호)	–	9.3	26.7	0.8	53.6	1.2	8.4	247
441	김 (완 도)	–	9.5	29.9	0.3	52.6	1.1	6.5	202
442	김 (진 도)	–	9.1	33.5	0.7	46.9	0.9	8.9	230
443	김 (흑 산)	–	8.3	30.8	0.4	46.3	1.8	12.4	197
444	꼬 시 래 기	–	83.5	2.3	0.2	11.0	0.5	2.5	452
445	다 시 마 (말린것)	–	13.5	6.8	0.5	43.8	7.5	27.9	763
446	대 황 (붉 감 태)	–	19.3	7.5	0.1	50.8	9.8	12.5	1036
447	돌 김	314	10.9	30.7	1.9	43.6	2.0	10.9	241
448	맛 김	298	10.2	42.6	0.3	31.1	1.3	14.5	220
449	매 생 이 (말린것)	–	15.6	20.6	0.5	35.4	5.2	22.7	571
450	모 자 반	248	10.2	15.2	1.7	43.0	2.7	27.2	935
451	모 자 반 (분말형)	–	11.1	1.0	33.9	7.4	33.4	–	–
452	미 역 (말린것)	231	12.9	20.3	1.3	34.5	4.0	27.0	720
453	미 역 (생것)	9	90.1	2.0	0.1	1.5	2.3	3.8	457
454	미 역 줄 기	27	72.4	1.1	0.8	3.9	2.6	19.2	158
455	미 역 튀 각	554	7.0	3.2	52.2	17.9	8.5	11.2	792
456	불 동 가 사 리	–	–	13.5	0.1	61.3	1.5	23.6	–
457	비 단 풀	–	15.9	12.0	0.2	57.2	6.9	7.8	1130

인 (mg)	철 (mg)	비타민A (I·U)	티아민 (mg)	리보플라빈(mg)	니아신 (mg)	아스코르빈산(mg)	폐기율 (%)	비 고	번호
136	340.4	-	-	-	-	-	-	수산-320	436
141	10.5	280	0.18	0.14	1.4	0	0	국('77)-366	437
-	-	0	0.08	0.40	1.8	-	0	수산-328	438
615	16.6	9768	2.03	2.36	1.6	15	0	농영('85)	439
630	26.8	10260	1.72	2.22	1.5	12	0	농영('85)	440
353	15.9	14300	2.20	0.96	1.5	12	0	농영('85)	441
625	25.3	8439	2.25	2.97	1.5	15	0	농영('85)	442
369	18.0	19326	1.54	2.58	2.1	12	0	농영('85)	443
8	112.1	0	0	0.03	0.5	0	0	국('77)-327	444
219	73.4	-	-	-	-	-	-	국('77)-329	445
99	24.0	0	0.20	0.20	2.6	0	0	국('77)-333	446
191	29.1	4570	0.11	1.37	1.4	-	0	국('83)-16	447
382	31.0	9825	2.75	2.19	2.4	0	0	국('77)-365	448
272	862.5	-	-	-	-	-	-	수산('77)-339	449
233	67.3	7350	0.21	0.61	2.5	2	0	국('78)-4	450
-	-	-	-	-	-	-	0	수산-336	451
390	12.0	7700	0.05	0.37	1.2	5	0	국('79)-2	452
113	4.1	1800	-	0.15	2.3	-	0	국('77)-362	453
50	3.4	1200	0.02	0.03	0.3	-	0	국('83)-14	454
486	14.2	925	0.08	0.09	3.6	0	0	국('77)-363	455
-	-	-	-	-	-	-	-	수산('77)-340	456
191	65.1	-	-	-	-	-	0	수산('77)-341	457

번호	식 품 명	열량 (Kcal)	수분 (%)	단백질 (g)	지질 (g)	탄수화물 당질(g)	탄수화물 섬유(g)	회분 (g)	칼슘 (mg)
458	삼 석 다 시 마	-	18.0	6.7	1.6	49.1	5.4	19.2	754
459	수 전 사 김	-	6.5	25.1	0.1	60.1	1.2	7.0	1507
460	양 갱	324	18.8	11.6	0.7	67.9	0.8	0.2	22
461	양 갱 (밤)	309	22.5	2.3	0.2	74.6	0.2	0.2	27
462	양 갱 (잣)	315	21.0	2.6	0.2	75.8	0.2	0.2	23
463	양 갱 (팥)	308	22.8	3.6	0.3	72.7	0.3	0.3	29
464	우 무	-	99.0	0.1	0	0.8	0	0.1	2
465	우 무 묵	4	98.8	-	-	1.1	-	0.1	11
466	이 구 다 시 마	-	18.1	6.9	1.7	46.9	4.7	21.7	665
467	조 선 김	284	13.1	40.0	0.9	29.0	2.1	9.9	111
468	청 각	12	92.6	1.0	0.2	1.6	0.6	4.4	119
469	초 밥 김	295	12.9	32.7	0.8	39.2	1.7	7.7	196
470	톳	102	-	9.7	1.9	1.4	-	-	360
471	파 래	237	17.4	19.7	1.4	36.5	2.3	18.1	403
472	한 천	-	20.1	2.3	0.1	74.6	0	2.9	355

10. 과실류 및 가공품

번호	식 품 명	열량 (Kcal)	수분 (%)	단백질 (g)	지질 (g)	탄수화물 당질(g)	탄수화물 섬유(g)	회분 (g)	칼슘 (mg)
473	감	68	82.6	0.6	0.1	14.1	10.1	0.5	13
474	감 (고 종 시)	40	83.8	0.5	0.12	10.3	0.3	0.5	15
475	감 (연 시)	66	83.2	0.5	0.1	14.0	1.8	0.4	12
476	개 구 리 참 외	33	90.5	0.6	0.3	7.0	0.9	0.7	8
477	개 암	73	68.8	1.4	0.3	16.1	12.6	0.8	83

인 (mg)	철 (mg)	비타민A (I · U)	티아민 (mg)	리보플라빈(mg)	니아신 (mg)	아스코르빈산(mg)	폐기율 (%)	비 고	번호
118	20.0	360	0.20	0.02	2.0	-	0	수산('77)-342	458
99	0.2	0	0.22	0.37	1.7	0	0	수산('77)-343	459
33	2.3	0	0.03	0.03	6.9	0	0	국('79)-14	460
24	1.9	0	0.01	0.01	0.1	0	0	국('84)	461
21	1.5	0	0.01	0.01	0.1	0	0	국('84)	462
26	2.0	0	0.02	0.02	0.2	0	0	국산('84)	463
3	2.0	0	0	0	0	0	0	수산('77)-344	464
2	1.9	0	0	0	0	0	0	국('83)-15	465
112	20.0	0	0.06	0.09	2.0	15	0	수산('77)-345	466
38	13.2	45504	0.28	3.54	1.0	5	0	국('77)-359	467
4	8.7	-	0.02	0.05	-	5	0	국('77)-364	468
49	17.6	33749	0.40	3.36	5.4	7	0	국('77)-360	469
-	-	450	0.01	0.20	-	-	0	보전('74)-218	470
512	129.5	35018	0.11	0.30	12.2	27	0	국('77)-361	471
5	10.0	0	0	0	0	0	0	수산('77)-353	472

인 (mg)	철 (mg)	비타민A (I · U)	티아민 (mg)	리보플라빈(mg)	니아신 (mg)	아스코르빈산(mg)	폐기율 (%)	비 고	번호
36	0.1	450	0.03	0.03	0.4	28	5	국('77)-154	473
11	0.3	162	0.03	0.02	0.2	20	-	농영('87)	474
37	0.1	450	0.04	0.04	0.5	30	3	국('77)-155	475
19	0.5	128	0.03	0.03	0.8	24	25	국('85)	476
30	0.6	0	0.06	0.02	0.8	3	21	국('78)-10	477

번호	식 품 명	열량 (Kcal)	수분 (%)	단백질 (g)	지질 (g)	탄수화물 당질(g)	탄수화물 섬유(g)	회분 (g)	칼슘 (mg)
478	개 암 (H F - 13)	627	4.4	20.9	57.0	7.6	6.6	3.5	311
479	개 암 (H F - 237)	639	4.9	18.7	60.0	6.1	6.6	3.7	312
480	건 포 도	277	21.0	8.7	0.8	67.0	1.1	1.4	5
481	귤	48	87.4	1.0	0.5	9.9	0.3	0.4	28
482	귤 (그레이프후루츠)	35	90.0	0.7	0.2	8.5	0.4	0.2	15
483	귤 (금 귤)	78	78.7	1.6	0.8	16.2	2.0	0.7	89
484	귤 (네 블)	51	85.4	1.3	0.1	12.7	0.5	0.5	40
485	귤 (이 예 감)	53	84.7	1.1	0.3	12.9	0.5	0.5	17
486	귤 (이 온 주)	47	86.5	0.8	0.2	11.8	0.3	0.4	18
487	귤 (제 주 산)	41	88.6	0.9	0.2	9.0	0.9	0.4	14
488	귤 (팔 삭)	31	90.9	0.8	0.2	7.3	0.4	0.4	16
489	귤 (농 축 쥬 스)	223	42.0	4.1	1.3	50.7	0.5	1.9	51
490	귤 쥬 스	45	88.3	0.7	0.2	10.4	0.1	0.4	11
491	귤 (통 조 림)	71	82.0	1.2	0.2	16.1	0.1	0.4	10
492	곶 감	209	42.9	6.5	1.0	43.6	3.0	1.4	32
493	다 래	60	86.0	0.7	1.9	10.0	1.0	0.4	23
494	단 감	60	84.3	0.4	0.2	14.1	0.6	0.4	8
495	대 추 (생 것)	154	59.9	2.4	0.9	24.1	1.8	0.9	-
496	대 추 말 린 것	259	29.5	2.9	1.7	57.9	6.1	1.5	37
497	대 추 (풋 것)	94	74.0	4.4	0.4	18.3	1.9	0.1	8
498	돌 배	86	75.0	1.6	0.3	19.2	3.2	0.7	29
499	딸 기 (개 량 종)	23	92.2	0.9	0.2	4.3	1.9	0.5	13
500	딸 기 (재 래 종)	26	92.2	0.8	0.2	5.2	1.2	0.4	20
501	딸 기 넥 타	54	86.7	1.0	0.2	12	0.02	0.1	41

인 (mg)	철 (mg)	비타민A (I·U)	티아민 (mg)	리보플라 빈(mg)	니아신 (mg)	아스코르 빈산(mg)	폐기율 (%)	비　　고	번 호
781	3.7	0	0.07	0.28	6	0	47	농영('85)	478
786	3.7	0	0.06	0.15	7	0	46	농영('85)	479
78	2.0	-	0.38	0.06	2.8	0	0	국('77)-168	480
14	0.3	2426	0.33	0.7	2.6	29	25	국('77)-152	481
17	0.2	-	0.06	0.04	0.4	36	32	국('87)	482
25	0.4	700	0.08	0.05	0.6	55	7	국('83)-19	483
22	0.4	200	0.10	0.04	0.4	61	32	보전-224	484
19	0.2	-	0.05	0.03	0.4	33	36	국('87)	485
10	0.2	82	0.11	0.06	0.5	39	-	농영('87)	486
2	0.2	1500	0.10	0.05	0.6	30	24	국('77)-169	487
20	0.3	-	0.06	0.03	0.3	38	48	국('87)	488
86	1.3	960	0.39	0.12	1.7	229	0	보전-228	489
17	0.2	200	0.09	0.03	0.4	50	0	보전-226	490
7	0.7	200	0.07	0.02	0.1	15	0	국('77)-187	491
107	1.5	7483	0.04	0.01	2.9	0	5	국('77)-156	492
17	0.2	123	0.01	0.09	0.2	176	0	농영('85)	493
23	0.1	320	0.03	0.02	0.4	32	25	국('84)	494
-	3.9	103	0.03	0.42	5.1	-	10	국('77)-150	495
44	24.0	69	0.32	0.57	-	-	19	국('77)-151	496
52	0.9	-	0.05	0.04	-	99	-	국('80)-22	497
22	0.7	0	0.07	0.04	0.4	3	23	국('78)-11	498
17	0.5	16	0.04	0.04	0.4	99	2	국('83)-18	499
26	0.6	20	0.03	0.03	0.4	77	4	국('83)-17	500
42	0.8	0	0.03	0.06	0.1	8.3	0	국('78)-167 salt 0.01%	501

번호	식 품 명	열량 (Kcal)	수분 (%)	단백질 (g)	지질 (g)	탄수화물 당질(g)	탄수화물 섬유(g)	회분 (g)	칼슘 (mg)
502	머 루	63	80.5	1.0	0.6	13.4	3.5	1.0	73
503	머 루 쥬 스	90	77.3	0.3	0.2	21.7	0.1	0.4	4
504	멜 론 골 드	30	91.2	1.0	0.4	6.5	0.3	0.6	14
505	멜 론 (머 스 크)	30	90.5	1.3	0.2	6.7	0.6	0.7	15
506	멜 론 (백 설)	30	91.9	0.8	0.3	6.1	0.4	0.5	12
507	멜 론 (썬)	22	93.2	1.1	0.4	4.1	0.6	0.6	15
508	멜 론 (아 리 스)	41	87.4	1.3	0.2	9.7	0.5	0.9	13
509	멜 론 (양 구)	35	89.9	0.8	0.4	8	0.5	0.4	15
510	멜 론 파 파 야	30	91.6	0.9	0.3	5.8	0.5	0.9	17
511	멜 론 (황 설)	23	93.1	0.8	0.3	4.8	0.6	0.5	14
512	메 론 (향 보)	34	89.8	1.1	0.4	7.5	0.4	0.8	14
513	멜 론 (흑 룡)	35	90.1	0.8	0.5	7.7	0.5	0.4	9
514	모 과	84	74.1	0	0.1	20.7	4.4	0.7	39
515	무 화 과	52	86.6	0.8	0.4	11.3	0.5	0.4	34
516	바 나 나	80	76.7	3.2	0.2	18.7	0.8	0.4	65
517	배	51	85.8	0.5	0.2	11.7	0.8	0.4	4
518	배 (군 청)	38	88.7	0.5	0.2	9.5	0.6	0.4	6
519	배 (신 고)	40	88.1	0.4	0.1	10.6	0.5	0.3	4
520	배 (20 세 기)	52	86.4	0.3	0.3	12.1	0.6	0.3	6
521	배 (장 심 랑)	33	90.4	0.4	0.3	8.1	0.5	0.3	5
522	배 넥 타	52	86.9	0.7	0.1	12.1	0.06	0.1	3
523	복 숭 아 (백 도)	37	89.4	0.6	0.1	8.9	0.5	0.5	3
524	복숭아 (백도통조림)	77	80.2	0.3	0.1	18.8	0.4	0.2	8
525	복 숭 아 (스밋도)	35	90.4	0.9	0.2	7.3	2.0	0.2	32

인 (mg)	철 (mg)	비타민A (I·U)	티아민 (mg)	리보플라 빈(mg)	니아신 (mg)	아스코르 빈산(mg)	폐기율 (%)	비 고	번 호
10	1.7	0	0.05	0.03	0.5	8	23	보전-235	502
63	0.6	93	0.01	0.01	0.3	7	-	농영('87)	503
18	0.8	-	0.03	0.01	0.4	15	15	국('87)	504
24	0.5	73	0.03	0.01	0.6	27	16	국('86)	505
15	0.7	40	0.03	0.02	0.4	18	12	국('85)	506
21	0.6	-	0.03	0.01	0.5	12	12	국('87)	507
27	0.8	-	0.02	0.01	0.5	14	13	국('87)	508
18	0.8	-	0.03	0.01	0.4	21	12	국('87)	509
45	0.6	21	0.03	0.02	0.4	24	14	국('85)	510
17	0.6	-	0.02	0.01	0.5	14	21	국('87)	511
33	0.8	-	0.03	0.01	0.5	17	19	국('87)	512
14	0.6	53	0.02	0.03	0.7	18	16	국('86)	513
29	0	0	0	0.04	0.9	5	0	국('81)-12	514
45	0.3	-	0.01	0.01	0.3	6	20	국('84)	515
18	1.9	-	0	0	0.8	0	0	국('77)-179	516
35	0.2	0	0.04	0.03	0.3	2	24	국('77)-147	517
14	0.2	0	0.01	0.02	0.2	3	17	국('87)	518
12	0.2	0	0.03	0.01	0.3	3	19	국('87)	519
10	0.4	-	0.03	0.02	0.4	3	19	국('85)	520
12	0.3	0	0.02	0.02	0.3	4	22	국('87)	521
0	1.2	0	0.03	0.02	0.1	1.0	0	국('77)-164 salt 0.02%	522
13	0.3	100	0.03	0.04	0.5	10	12	Japan-761	523
9	1.6	160	0.02	0.02	-	2	0	국('77)-158	524
17	3.0	0	0.03	0.04	0.2	-	17	국('77)-176	525

번호	식 품 명	열량 (Kcal)	수분 (%)	단백질 (g)	지질 (g)	탄수화물 당질(g)	탄수화물 섬유(g)	회분 (g)	칼슘 (mg)
526	복 숭 아(신 도)	27	92.1	0.9	0.2	5.3	2.2	0.3	16
527	복 숭 아(황 도)	38	89.1	0.6	0.1	9.7	0.6	0.5	9
528	복 숭 아(황도통조림)	75	81.0	0.4	0.1	18.0	0.4	0.1	12
529	복 숭 아 넥 타	51	86.5	0.2	0.1	12.4	0.2	0.6	5
530	버 찌	82	78.7	1.0	0.7	18.6	0.1	0.8	22
531	사 과(국 광)	52	86.8	0.3	0.5	11.5	0.6	0.3	13
532	사 과(말 린 것)	275	24.0	1.0	1.6	71.2	3.7	1.6	31
533	사 과(모 리 스)	50	85.3	0.3	0.2	13.2	0.8	0.2	5
534	사 과(세 계 1)	55	86.4	0.2	0.5	12.4	0.3	0.2	6
535	사 과(스 타 킹)	51	87.3	0.3	0.6	11.0	0.4	0.4	5
536	사 과(아 오 리)	51	87.0	0.4	0.8	11.3	0.5	0.3	9
537	사 과(육 오)	50	86.3	0.3	0.8	11.8	0.6	0.2	9
538	사 과(인 도(靑))	52	86.6	0.2	0.3	12.0	0.7	0.2	12
539	사 과(인 도(黃))	67	82.8	0.2	0.2	16.2	0.3	0.3	9
540	사 과(조나골드)	49	86.0	0.3	0.4	12.5	0.5	0.3	7
541	사 과(축 사 과)	40	87.7	0.6	0.3	8.8	2.3	0.3	14
542	사 과(홍 옥)	52	86.8	0.3	0.5	11.5	0.6	0.3	4
543	사 과(후 지)	50	86.4	1.4	0.3	10.3	1.4	0.2	4
544	사 과 넥 타	52	86.9	1.0	0.2	11.6	0.12	0.2	3
545	사 과 통 조 림	65	83.7	0.7	0.3	14.9	0.2	0.2	4
546	산 딸 기	43	87.0	1.6	1.7	5.3	3.9	0.5	4
547	살 구	30	91.4	1.0	0.2	6.0	0.8	0.6	9
548	석 류	67	81.1	0.6	0.2	16.7	0.8	0.6	9
549	수 박	21.3	94.5	0.4	0.1	4.7	0.1	0.2	14

인 (mg)	철 (mg)	비타민A (I·U)	티아민 (mg)	리보플라 빈(mg)	니아신 (mg)	아스코르 빈산(mg)	폐기율 (%)	비 고	번 호
21	0.1	0	0.03	0.03	0.2	–	21	국('77)-177	526
19	0.5	1330	0.02	0.05	1.0	7	13	보전-240	527
9	0.8	230	0.02	0.03	–	1	0	국('77)-157	528
14	0.4	80	0.01	0.02	–	2	0	국('77)-159	529
56	1.4	120	0.04	0.03	0.2	15	12	국('78)-18	530
14	1.2	10	0.02	0.04	0.2	6	13	국('77)-170	531
52	1.6	–	0.06	0.12	0.5	10	0	보전-245	532
9	0.3	–	0.01	0.01	0.1	6	7	국('87)	533
13	0.5	–	0.03	0.01	0.3	8	13	국('84)	534
13	0.4	–	0.02	0.02	0.2	8	11	국('84)	535
15	0.8	–	0.02	0.04	0.4	5	18	국('85)	536
4	0.8	–	0.02	0.04	0.4	5	16	국('86)	537
17	0.9	10	0.02	0.04	0.3	6	11	국('77)-171	538
13	0.6	–	0.02	0.04	0.3	5	11	국('77)-172	539
9	0.3	–	0.02	0.03	0.4	7	11	국('86)	540
12	0.7	0	0.02	0.03	5.0	0	18	국('77)-175	541
14	0.5	10	0.02	0.04	0.2	6	10	보전-243	542
9	1.2	0	0.02	0.01	2.8	2	14	국('79)-1	543
5	2.4	0	0.04	0.03	0.1	3.5	0	국('77)-165 salt 0.02%	544
3	0.7	–	0.02	0.02	0.1	2	0	국('77)-186	545
32	0.9	392	0.05	0.04	0.4	9	1	국('78)-9	546
23	0.9	2200	0.02	0.04	–	9	13	국('82)-12	547
15	0.2	0	0.06	0.01	0.4	10	80	국('78)-739	548
11	0.2	45	0.02	0.02	0	5	42	국('77)-184	549

번호	식 품 명	열량 (Kcal)	수분 (%)	단백질 (g)	지질 (g)	탄수화물		회분 (g)	칼슘 (mg)
						당질(g)	섬유(g)		
550	수 박(양 수 박)	23	94.0	0.5	0.1	4.9	0.3	0.2	14
551	수 박 자 두	42	89.0	0.4	0.3	9.5	0.5	0.3	15
552	슈 퍼 링 킹	22	93.3	1.0	0.2	4.8	0.4	0.3	8
553	앵 두	43	88.1	0.6	0.8	8.3	1.7	0.5	22
554	오 디	52	82.5	2.1	1.5	7.4	5.7	0.8	4
555	오 렌 지 넥 타	51	87.2	0.7	0.1	11.8	0.02	0.2	9
556	오 렌 지 쥬 스	56	87.0	0.6	0.2	11.6	0.4	0.2	11
557	으 름	139	72.2	2.0	12.9	6.8	5.1	1.0	6
558	자 두	61	84.7	0.5	0.9	12.6	1.1	0.2	8
559	자 두(후 무 사)	34	90.5	0.4	0.5	7.0	1.3	0.3	32
560	자 두 넥 타	47	88.0	0.3	0.1	11.3	0.2	0.1	3
561	참 외	49	89.8	0.9	0.3	7.3	0.9	0.8	14
562	참 외(나 이 론)	25	92.7	0.8	0.3	4.7	0.7	0.8	12
563	참 외(멜 론)	39	89.3	0.5	0.2	8.9	0.5	0.6	8
564	참외(서양참외캔다롭)	30	91.2	0.7	0.1	7.2	0.3	0.5	14
565	키 위	47	86.9	0.7	0.1	10.1	1.2	0.7	24
566	파 인 애 플	56.6	85.0	0.8	0.2	12.9	0.7	0.4	13
567	파 인 애 플(넥타)	53	87.0	0.4	0.1	12.5	0.3	0.1	13
568	파 인 애 플(통조림)	74	79.9	0.3	0.1	19.4	0.3	0.3	11
569	페 디 노	28	92.2	0.1	0.1	6.7	0.7	0.3	57
570	포 도	68	86.4	1.0	0.8	14.1	0.4	0.3	12
571	포 도(거 봉)	53.7	86.0	0.5	0.1	12.7	0.2	0.5	5
572	포 도(골 덴)	56.1	85.4	0.5	0.1	13.3	0.3	0.4	5
573	마 스 캇 트(大)								

인 (mg)	철 (mg)	비타민A (I·U)	티아민 (mg)	리보플라 빈(mg)	니아신 (mg)	아스코르 빈산(mg)	폐기율 (%)	비 고	번 호
12	0.4	634	0.01	0.01	0.2	5	48	국('82)-15	550
18	1.3	268	0.02	0.03	0.3	4	3	국('85)	551
12	0.5	-	0.03	0.05	0.5	15	7	국('87)	552
17	0.9	110	0.02	0.03	-	10	10	보전-249	553
33	1.2	82	0.03	0.04	0.2	2	1	국('78)-8	554
0	0.6	295	0.02	0.02	0.3	23.2	0	국('77)-163 salt 0.02%	555
3	0.2	180	0.09	0.03	1.7	14	0	국('78)-12	556
269	3.4	65	0.06	0.04	5.7	31	-	농영('87)	557
11	1.3	-	0.02	0.03	0.8	5	5	국('77)-173	558
14	0.9	-	0.03	0.04	0.8	5	3	국('77)-174	559
4	0.4	110	0.04	0.02	1.6	8	0	국('78)-14	560
12	0.3	100	0.05	0.05	0.6	10	25	국('77)-153	561
10	0.6	195	0.03	0.03	1.6	21	13	국('82)-13	562
16	0.5	101	0.03	0.02	1.9	16	11	국('82)-14	563
16	0.4	3400	0.04	0.03	0.6	33	-	USDA국(8)-1358	564
27	0.5	-	0.01	0.01	0.5	27	7	국('85)	565
5	0.3	55	0.01	0.02	0.7	45	50	국('77)-185	566
1	0.3	0	0.03	0.02	1.8	1	0	국('78)-13	567
5	0.3	50	0.08	0.02	0.2	7	0	보전('74)-253	568
11	0.7	35	0.21	0.07	0.1	47	0	농영('85)	569
20	0.5	0	0.40	0.25	0.3	-	29	국('77)-148	570
13	0.4	-	0.04	0.02	0.2	4	34	국('77)-180	571
14	0.6	-	0.06	0.02	0.2	5	53	국('77)-182	572
									573

번호	식 품 명	열량 (Kcal)	수분 (%)	단백질 (g)	지질 (g)	탄수화물 당질(g)	탄수화물 섬유(g)	회분 (g)	칼슘 (mg)
574	포 도 (골 덴)	42.5	88.8	0.5	0.1	9.9	0.3	0.4	5
575	마 스 캇 트(小)								
576	포도 (칸포도통조림)	83	79.3	0.4	0.1	20.0	0.1	0.1	7
577	포 도 (네오마스킷)	53	85.7	0.7	0.8	12.2	0.3	0.3	9
578	포 도 (다노렛트)	49	87.0	0.2	0.8	11.5	0.3	0.2	8
579	포 도(델라웨어)	79.7	79.6	0.3	0.1	19.4	0.2	0.4	7
580	포 도 (마스캇베리)	61	83.6	0.4	0.7	14.9	0.2	0.2	12
581	포 도 (캄벨어얼리)	47	87.3	1.2	0.7	10.2	0.3	0.3	13
582	포도 (화이트에일리)	37	90.1	1.1	0.9	7.2	0.3	0.4	8
583	포 도 넥 타	51	87.2	0.4	0.1	12.0	0.1	0.2	11
584	후 루 츠 샐 러 드	86	78.3	1.7	-	19.9	0	0.1	5

11. 육류(수조) 및 가공품

번호	식 품 명	열량 (Kcal)	수분 (%)	단백질 (g)	지질 (g)	탄수화물 당질(g)	탄수화물 섬유(g)	회분 (g)	칼슘 (mg)
585	개 고 기	113	76.2	18.5	4.1	0.4	0	0.8	10
586	고 래 고 기	156	70.9	20.6	7.5	0	0	1.0	12
587	고 래 비 계	71	85.2	11.9	2.6	0	0	0.3	3
588	꿩 고 기	132	70.4	25.3	2.7	0	0	1.6	6
589	닭 간	135	71.0	18.2	5.0	4.2	0	1.6	5
590	닭 고 기	126	73.5	20.7	4.8	-	-	1.3	4
591	닭 날 개	217	65.1	19.1	15.0	0.1	0	0.7	20
592	닭 내 장	122	75.8	15.5	5.8	1.9	0	1.0	14
593	닭 다 리	172	69.7	19.5	9.8	0.1	0	0.9	13

인 (mg)	철 (mg)	비타민A (I·U)	티아민 (mg)	리보플라 빈(mg)	니아신 (mg)	아스코르 빈산(mg)	폐기율 (%)	비　　고	번 호
10	0.4	-	0.06	0.02	0.2	5	55	국('77)-183	574
									575
3	0.4	80	0.04	0.01	-	2	0	국('77)-161	576
19	0.6	-	0.04	0.03	0.4	3	28	국('87)	577
13	0.4	-	0.03	0.02	0.4	3	33	국('87)	578
9	0.4	-	0.05	0.02	0.2	4	52	국('77)-181	579
16	0.6	-	0.03	0.02	0.3	3	23	국('87)	580
16	0.5	-	0.04	0.02	0.3	5	26	국('87)	581
14	0.4	-	0.04	0.03	0.4	4	28	국('87)	582
19	1.9	0	0.04	0.02	0.1	4.1	0	국('77)-166 salt 0.01%	583
3	6.4	77	0.01	0.01	4.4	7	0	국('79)-9	584

인 (mg)	철 (mg)	비타민A (I·U)	티아민 (mg)	리보플라 빈(mg)	니아신 (mg)	아스코르 빈산(mg)	폐기율 (%)	비　　고	번 호
164	3.8	60	0.27	0.10	4.2	0	0	국('77)-216	585
144	-	1860	0.09	0.08	-	6	0	USDA(8)-2429	586
104	1.3	-	-	0.07	-	0	0	국('77)-267	587
310	-	11	0.10	0.13	5.0	0	0	Japan-486	588
261	8.8	30487	1.6	1.4	18.0	0	0	국('81)-13	589
302	-	40	0.09	0.15	5.0	0	0	국('77)-192	590
110	1.5	200	0.04	0.10	3.5	0	33	국('87)	591
67	1.7	826	0.10	0.18	6.6	7	0	국('77)-213	592
160	1.8	130	0.09	0.29	4.2	0	24	국('87)	593

번호	식 품 명	열량 (Kcal)	수분 (%)	단백질 (g)	지질 (g)	탄수화물 당질(g)	탄수화물 섬유(g)	회분 (g)	칼슘 (mg)
594	닭 모 래 주 머 니	92	76.2	19.0	2.3	1.7	0	0.9	17
595	닭 안 심	134	71.3	21.0	4.9	0.1	0	1.1	12
596	돼 지 간	131	72.5	19.3	4.4	2.4	0	1.4	23
597	돼 지 갈 비	193	66.5	21.3	11.4	0	0	1.0	27
598	돼 지 고 기	135	72.4	20.7	4.6	0.2	-	1.1	4
599	돼 지 대 장	315	58.7	10.4	30.2	0.5	-	0.2	164
600	돼 지 뒷 다 리	224	63.6	18.5	16.5	0.3	0	1.1	1
601	돼 지 등 심	270	60.3	15.3	23.1	0.2	0	1.1	2
602	돼 지 머 리	189.5	34.2	10.2	16.2	-	-	0.3	-
603	돼 지 머 릿 고 기	263	56.2	27.5	16.1	0.2	0	1.0	19
604	돼 지 삼 겹 살	365	50.9	14.7	33.5	0.1	0	0.8	13
605	돼 지 소 장	251	63.9	13.0	22.1	0.1	0.5	0.4	132
606	돼 지 신 장	108	77.2	16.7	3.7	0.8	0.4	1.2	76
607	돼 지 심 장	115	76.9	16.3	4.6	0.9	0.2	0.9	65
608	돼 지 안 심	174	65.6	26.3	6.7	0.3	0	1.1	18
609	돼 지 앞 다 리	176	70.4	16.0	12.3	0.3	0	1.0	1
610	돼 지 어 깨 등 심	252	61.4	17.1	20.1	0.6	0	0.8	2
611	돼 지 족	125	42.1	15.6	9.6	-	-	0.3	-
612	돼 지 지 방 육	553	33.4	9.1	57.0	0	0	0.5	5
613	메 추 리 고 기	117	76.3	18.5	4.2	0	0	1.0	9
614	멧 돼 지 고 기	147	74.1	16.8	8.3	0	0	0.8	12
615	베 이 컨	516	27.5	13.0	48.7	6.5	0.1	4.2	13
616	산 오 리	257	63.3	14.4	21.6	0.2	0	0.5	15
617	산 양 고 기	123	74.2	20.6	3.8	0.1	0	1.3	8

인 (mg)	철 (mg)	비타민A (I·U)	티아민 (mg)	리보플라빈(mg)	니아신 (mg)	아스코르빈산(mg)	폐기율 (%)	비 고	번호
140	6.9	926	1.7	0.1	16.0	0	0	국('81)-14	594
180	1.1	100	0.06	0.11	8.5	0	0	국('87)	595
642	16.4	22500	0.54	2.30	14.9	0	0	국('77)-208	596
169	2.7	0	0.37	0.16	5.3	0	37	국('86)	597
218	3.0	10	0.95	0.11	5.0	0	0	국('77)-193	598
138	1.4	0	–	–	19.9	0	0	국('77)-211	599
179	1.7	7	0.92	0.18	1.9	0	0	농영('85)	600
187	1.9	5	0.49	0.15	1.4	0	0	농영('85)	601
–	–	–	–	–	–	–	38	축산('82)-표 4	602
100	2.3	–	0.5	0.18	4.5	0	0	국('87)	603
120	1.5	–	0.60	0.16	4.5	0	0	국('87)	604
102	1.6	0	0.69	–	9.8	0	0	국('77)-212	605
247	4.5	0	2.40	1.01	51.4	0	0	국('77)-210	606
185	3.1	0	0	0.61	38.7	0	0	국('77)-209	607
175	2.8	0	0.79	0.20	5.8	0	0	국('87)	608
239	2.0	8	0.91	0.17	2.4	0	0	농영('85)	609
179	1.8	6	0.45	0.16	1.7	0	0	농영('85)	610
–	–	–	–	–	–	–	32	축산('82)-표 4	611
88	1.4	0	0.44	0.10	2.4	–	0	보전-267	612
–	–	0	0.90	0.39	5.0	0	0	Japan('76)-484	613
120	–	10	0.39	0.11	4.0	0	0	Japan-467	614
102	1.0	0	0.22	0.09	–	0	0	국('79)-24	615
111	1.8	–	0.21	0.23	3.8	0	22	국('87)	616
–	2.0	0	0.15	0.08	4.0	0	0	Japan('76)-528	617

번호	식 품 명	열량 (Kcal)	수분 (%)	단백질 (g)	지질 (g)	탄수화물 당질(g)	탄수화물 섬유(g)	회분 (g)	칼슘 (mg)
618	소 간	118	73.1	19.8	3.4	2.1	-	1.6	5
619	소 갈 비	401	47.2	14.8	37.4	0	0	0.6	9
620	소 고 기	116	75.8	22.8	3.7	0	0	1.0	19
621	소 골(뇌)	120	80.4	8.7	8.8	0.8	0	1.3	20
622	소 곱 창	174	69.0	18.1	10.8	1.2	-	0.9	5
623	소 꼬 리	272	58.7	19.1	21.1	0	0	1.1	8
624	소 대 장	282	64.8	5.1	28.9	0.5	0.6	0.2	138
625	소 등 심	119	73.1	23.9	1.9	0	0	1.1	29
626	소 사 태	116	73.7	23.5	1.7	0	0	1.1	23
627	소 소 장	245	68.9	11.5	18.7	-	-	0.7	7
628	소 신 장	78	81.7	15.6	1.7	-	-	0.9	22
629	소 심 장	101	79.2	15.8	4.2	-	-	0.8	5
630	소 양 (위)	60	86.8	9.3	2.0	1.2	0.4	0.3	112
631	소 양 지 머 리	108	75.9	22.6	1.9	-	-	1.2	5
632	소 업 진	129	74.5	20.1	5.4	-	-	1.0	0
633	소 족	124	41.2	16.4	6.1	-	-	0.3	7
634	소 천 엽	64	86.2	11.4	1.9	0.2	0	0.3	84
635	소 피	27	92.7	4.0	0.5	1.3	0	1.5	23
636	소 허 파	78	80.4	15.8	0.9	1.6	0.4	0.9	106
637	소 혀	255	59.4	20.3	19.3	-	-	1.0	5
638	식 용 개 구 리	88	78.8	19.9	0.3	0	0	1.0	3
639	소 세 지 (보로라)	267	54.0	15.4	19.2	8.2	0.5	2.7	14
640	소 세 지 (위 너)	325	47.9	10.1	26.5	11.6	1.6	2.3	36
641	소 세 지 (핫도그)	184	58.8	11.6	6.3	20.2	0.2	2.9	55

인 (mg)	철 (mg)	비타민A (I·U)	티아민 (mg)	리보플라 빈(mg)	니아신 (mg)	아스코르 빈산(mg)	폐기율 (%)	비　　고	번 호
368	10.1	4500	0.30	2.10	12.0	30	0	국('77)-190	618
151	2.2	70	0.06	0.13	3.6	-	8	보전-283	619
142	4.8	15	0.12	0.63	16.3	0	0	국('77)-188	620
531	4.0	0	0.16	0.36	5.7	0	0	국('77)-203	621
212	4.8	100	0.20	0.20	6.1	5	0	국('77)-191	622
140	4.6	10	0.03	0.03	5.4	0	50	Japan('76)-478	623
25	1.0	0	-	-	13.1	0	0	국('77)-205	624
198	2.6	0	0.07	0.16	4.6	0	0	국('86)	625
189	2.8	0	0.05	0.16	4.8	0	0	국('86)	626
204	-	-	-	-	-	-	0	축산('82)-표 4	627
168	6.4	160	0.44	1.60	7.0	10	0	국('77)-198	628
137	4.5	150	0.38	0.30	5.6	0	0	국('77)-197	629
79	4.2	6	-	0.29	22.3	0	0	국('77)-206	630
169	3.8	-	0.05	0.03	6.2	0	0	국('77)-196	631
148	2.3	-	0.05	0.03	5.5	0	0	국('77)-195	632
125	-	-	-	-	-	-	36	축산('82)-표 4	633
17	2.4	0	0.12	0.03	-	0	0	국('77)-214	634
-	12.2	0	0.31	0.22	13.4	0	0	국('77)-204	635
193	6.6	1918	0	0.11	-	0	0	국('77)-207	636
320	9.8	0	0.03	0.04	-	0	13	국('77)-194	637
140	0.3	15	0.10	0.06	1.2	0	0	Japan('76)-498	638
189	0.8	0	0.28	0.09	-	0	0	국('79)-20	639
144	1.1	0	0.21	0.09	-	0	0	국('79)-19	640
161	1.1	0	0.07	0.03	-	0	0	국('79)-25	641

번호	식 품 명	열량 (Kcal)	수분 (%)	단백질 (g)	지질 (g)	탄수화물 당질(g)	탄수화물 섬유(g)	회분 (g)	칼슘 (mg)
642	소 세 지 (프랑크)	288	53.8	11.9	23.0	8.4	0.5	2.4	32
643	양 고 기	142	74.4	16.4	8.0	0	0	1.2	7
644	오 골 계	126	73.0	23.3	2.9	0	0	0.8	30
645	오 리 고 기	151	71.6	19.8	7.4	0	0	1.2	14
646	육 포 (소 고 기)	333	25.7	25.6	8.7	38.0	0	2.0	21
647	참 새 고 기	124	72.5	19.4	4.6	0	0	3.5	470
648	칠 면 조 고 기	199	64.0	24.4	10.5	0	0	1.1	1.5
649	토끼고기(산 토 끼)	143	74.3	16.9	7.8	0	0	1.0	7
650	토 끼 고 기(집토끼)	136	72.3	21.6	4.9	0	0	1.2	8
651	햄 (로 스)	188	62.8	19.7	9.9	5.1	0.2	2.3	7
652	햄 (본 래 스)	166	63.6	19.0	8.2	4.1	0.2	4.9	28

12. 유류 및 가공품

번호	식 품 명	열량 (Kcal)	수분 (%)	단백질 (g)	지질 (g)	탄수화물 당질(g)	탄수화물 섬유(g)	회분 (g)	칼슘 (mg)
653	무 당 연 유	134	74.1	8.0	7.3	9.0	0	1.6	225
654	분 유	502	2.0	26.4	27.5	38.2	0	5.9	909
655	산 양 유	65	87.5	3.4	3.8	4.5	0	0.8	142
656	아 이 스 크 림	163	65.3	4.0	6.2	23.6	0	0.9	130
657	연 유	333	25.2	8.4	8.2	56.4	0	1.8	311
658	요 구 르 트	81	79.7	1.6	0.1	18.3	0	0.3	115
659	우 유	63	87.6	3.4	3.4	4.4	0	0.7	186
660	인 유	61	88.2	1.4	3.1	7.1	0	0.2	35

인 (mg)	철 (mg)	비타민A (I·U)	티아민 (mg)	리보플라빈(mg)	니아신 (mg)	아스코르빈산(mg)	폐기율 (%)	비　　고	번호
151	2.0	0	0.22	0.06	-	0	0	국('79)-18	642
210	2.0	0	0.15	0.20	5.0	0	0	Japan('76)-512	643
148	0.5	0	0.16	0.14	4.7	0	34	국('86)	644
300	3.0	0	0.26	0.26	4.0	0	0	Japan('76)-465	645
152	6.8	28	0.13	0.19	30.3	0	0	국('77)-189	646
590	-	60	0.30	0.25	5.0	0	0	Japan('76)-499	647
230	-	0	0.20	0.15	8.0	0	0	Japan('76)-497	648
350	-	0	-	-	-	-	0	Japan('76)-469	649
254	2.7	0	0.26	0.08	3.8	0	0	국('77)-201	650
456	1.3	0	0.38	0.11	-	0	0	국('79)-21	651
319	2.0	0	0.54	0.10	-	0	0	국('79)-23	652

인 (mg)	철 (mg)	비타민A (I·U)	티아민 (mg)	리보플라빈(mg)	니아신 (mg)	아스코르빈산(mg)	폐기율 (%)	비　　고	번호
189	0.1	180	0.08	0.46	0.3	2	0	국('77)-221	653
708	0.5	1130	0.29	1.46	0.7	6	0	보전('74)-302	654
118	0.1	117	0.04	0.13	0.3	1	0	East Asia-1560	655
120	0.1	130	0.04	0.20	0.1	0	0	Japan-550	656
232	0.3	200	0.10	0.50	0.2	3	0	국('77)-222	657
-	3.7	86	0.22	0.05	1.0	0	0	국('77)-227 salt 0.1%	658
-	1.8	120	0.28	0.10	1.30	0	0	국('77)-226 salt 0.2%	659
25	0.2	120	0.22	0.03	0.2	5	0	Japan-567(*초유는 280)	660

번호	식 품 명	열량 (Kcal)	수분 (%)	단백질 (g)	지질 (g)	탄수화물 당질(g)	탄수화물 섬유(g)	회분 (g)	칼슘 (mg)
661	전 지 분 유	50.	2.2	26.7	26.8	38.4	0	5.9	899
662	조 제 분 유	471	2.4	19.0	19.3	55.3	0	4.0	617
663	증 류 유	137	73.9	6.8	8.0	9.7	0	1.6	270
664	치 즈	349	43.2	21.8	27.8	2.8	0.8	4.4	613
665	치 즈 (자연치즈)	405	33.8	29.9	31.0	1.7	0	4.5	895
666	크 림	250	67.1	4.8	25.0	2.4	0	0.7	-
667	탈 지 분 유	359	3.0	35.2	0.8	53.1	0	7.9	1300
668	탈 지 우 유	36	90.5	3.6	0.1	5.1	0	0.7	121

13. 난류(卵類)

번호	식 품 명	열량 (Kcal)	수분 (%)	단백질 (g)	지질 (g)	탄수화물 당질(g)	탄수화물 섬유(g)	회분 (g)	칼슘 (mg)
669	계 란	160	74.0	12.7	12.1	-	0	1.2	67
670	계 란 (삶은것)	149	76.3	12.1	10.5	0.1	0	1.0	35
671	계 란 가 루	592	4.1	47.0	41.2	4.1	0	3.6	187
672	난 백	42	88.9	10.2	0.1	-	0	0.8	10
673	난 황	358	49.4	16.2	32.6	-	0	1.8	149
674	메 추 리 알	187	71.1	14.0	14.0	0	0	1.1	48
675	메 추 리 알 (삶은것)	160	73.8	12.3	11.1	1.8	0	1.0	39
676	오 리 알	174	71.8	12.8	13.6	-	0	1.0	49

14. 어패류 및 가공품

번호	식 품 명	열량 (Kcal)	수분 (%)	단백질 (g)	지질 (g)	탄수화물 당질(g)	탄수화물 섬유(g)	회분 (g)	칼슘 (mg)
677	가 다 랭 이	130	70.0	25.4	3.0	0.3	0	1.3	7.1
678	가다랭이 (가미통조림)	147	63.1	24.0	3.6	4.7	0	4.6	124

인 (mg)	철 (mg)	비타민A (I·U)	티아민 (mg)	리보플라빈(mg)	니아신 (mg)	아스코르빈산(mg)	폐기율 (%)	비 고	번호
811	0.5	850	0.22	1.28	1.3	7	0	국('77)-223	661
470	6.8	2400	0.64	1.09	4.2	45	0	국('77)-224	662
210	0.2	190	0.06	0.35	0.2	1	0	Japan-557	663
631	0.6	700	0.06	0.35	0.4	0	0	국('77)-230	664
639	1.1	800	0.02	0.03	-	0	0	국('77)-229	665
-	-	800	0.03	0.14	0.1	0	0	Japan-543	666
-	10.2	277	2.34	0.82	6.5	0	0	국('77)-288 salt 1.8%	667
95	0	0	0.04	0.18	0.1	1	-	USDA(8)-1322	668

인 (mg)	철 (mg)	비타민A (I·U)	티아민 (mg)	리보플라빈(mg)	니아신 (mg)	아스코르빈산(mg)	폐기율 (%)	비 고	번호
264	2.7	920	0.10	0.30	0.1	0	14	국('77)-217	669
206	1.7	610	0.04	0.39	0.1	0	-	농영('87)	670
800	8.7	4290	0.33	1.20	0.2	0	-	USDA-(8)-978	671
12	0.1	0	0.02	0.30	0.1	0	0	국('77)-219	672
612	2320	0.23	0.40	0	0	0	-	국('77)-218	673
244	3.9	3680	-	-	0.3	0	11	국('77)-225	674
204	3.7	1800	0.12	0.01	0.1	0	-	농영('87)	675
224	3.1	-	0.12	0.40	0.1	0	12	국('77)-220	676

인 (mg)	철 (mg)	비타민A (I·U)	티아민 (mg)	리보플라빈(mg)	니아신 (mg)	아스코르빈산(mg)	폐기율 (%)	비 고	번호
145	8.0	40	0.03	0.15	18.0	2	35	수산('77)-1	677
184	16.0	0	0.05	0.14	10.0	0	0	수산('77)-8	678

번호	식 품 명	열량 (Kcal)	수분 (%)	단백질 (g)	지질 (g)	탄수화물 당질(g)	탄수화물 섬유(g)	회분 (g)	칼슘 (mg)
679	가다랭이 (내장젓갈)	74	67.0	12.0	2.0	2.0	0	17.0	160
680	가 다 랭 이 (반건품)	291	39.0	51.5	9.2	0.6	0	2.7	115
681	가 다 랭 이 (붉은살)	56	88.4	8.5	2.4	-	-	0.7	7.8
682	가다 랭이 (삶은국물)	-	-	-	0.04	0.004	-	0.003	2
683	가다랭이 (유지통조림)	160	62.9	29.0	4.8	0.3	0	3.0	21
684	가 다 랭 이 (통조림)	138	66.7	27.8	2.8	0.3	0	2.4	15
685	가 다 랭 이 (튀김)	392	38.9	16.3	35.6	1.6	-	7.6	21
686	가 다 랭 이 (흰살)	69	85.0	12.4	2.1	-	-	0.5	6.4
687	가 리 비	92	75.8	19.3	0.7	2.1	0	2.1	20
688	가 리 비 (말린것)	332	14.1	77.6	0.4	4.4	-	3.5	6
689	가 리 비 (냉동품)	80	-	20.8	0.8	2.4	-	-	10
690	가 리 비 (통조림)	131	71.8	21.6	0.3	3.4	0	1.9	45
691	가 리 비(튀김냉동품)	182	-	17.6	1.0	16.9	-	-	23
692	가 리 비 (패주)	100	74.2	20.8	0.8	2.4	-	1.8	10
693	가 무 락 조 개	99	76.1	15.0	1.8	5.6	-	16	128
694	가 물 치	84	78.5	19.8	0.4	0	0	1.3	265
695	가 시 배 새 우	87	77.8	18.4	1.1	0.8	0	1.9	121
696	가 오 리	87	78.8	19.4	0.6	-	-	1.2	37
697	가 오 리 (조미품)	306	15.9	39.3	0.6	35.8	0	8.4	160
698	가 자 미	77	83.7	15.1	1.8	0	-	1.6	111
699	가자미 (튀김, 냉동품)	145	-	17.5	1.8	14.8	-	-	26
700	갈 고 등 어	261	26.6	61.6	1.8	-	-	10.5	70
701	감 성 돔	86	78.9	18.0	1.4	0.3	0	1.4	19
702	갑 오 징 어	58	84.2	12.0	0.8	0	0	3.0	34

인 (mg)	철 (mg)	비타민A (I·U)	티아민 (mg)	리보플라빈(mg)	니아신 (mg)	아스코르빈산(mg)	폐기율 (%)	비 고	번호
99	10.0	300	0.10	0.25	-	0	0	수산('77)-10	679
230	20.0	5	0.03	0.20	35.0	0	0	수산('77)-7	680
281	4.9	-	-	-	-	-	0	수산('77)-3	681
0.4	0.4	-	-	-	-	-	0	수산('77)-5	682
165	8.0	0	0.02	0.06	11.0	0	0	수산('77)-9	683
158	6.0	0	0.02	0.15	16.0	0	0	수산('77)-6	684
1	21.0	-	-	-	-	-	0	수산('77)-4	685
177	4.9	-	-	-	-	-	0	수산('77)-2	686
57	1.3	-	-	-	-	-	-	수산('77)-218	687
85	3.0	0	-	-	-	-	0	수산('77)-220	688
-	-	-	0.04	0.10	-	3	-	수산('77)-222	689
112	1.4	0	0.02	0.15	-	-	0	수산('77)-221	690
-	-	28	0.13	0.06	-	1	-	수산('77)-223	691
50	0.8	0	0.04	0.10	1.4	3	-	수산('77)-219	692
62	14.7	130	0.04	0.15	-	10	-	수산('77)-224	693
100	2.0	40	0.03	0.10	10	0	0	수산('77)-264	694
439	1.4	-	-	-	-	-	65.5	수산('77)-272	695
213	2.8	150	0.15	0.20	7.5	-	0	국('77)-336	696
664	11.2	0	0.03	0.02	1.1	0	0	국('83)-26	697
170	0.6	-	0.10	0.10	5.7	-	49	국('77)-321	698
-	-	67	0.09	0.07	-	2	-	수산('77)-12	699
135	30.8	-	-	-	-	-	22.7	수산('77)-14	700
224	1.1	9.0	0.13	0.14	-	0	45.0	수산('82)-16	701
80	0.4	0	0.02	0.04	4.2	0	10	국('86)	702

번호	식 품 명	열량 (Kcal)	수분 (%)	단백질 (g)	지질 (g)	탄수화물		회분 (g)	칼슘 (mg)
						당질(g)	섬유(g)		
703	강 달 이	104	76.5	19.3	3.0	–	–	1.2	28
704	개 량 조 개	57	84.4	11.0	0.6	1.8	0	2.2	53
705	개 불	62	83.0	13.2	0.7	0.8	0	2.3	214
706	갯 조 개	84	80.0	15.1	3.0	2.2	0	1.9	58
707	갯 가 개 (삶은것)	89	80.5	15.1	3.0	0.3	0	1.1	44
708	갯 장 어	192	65.9	19.5	12.5	0.3	0	1.8	195
709	검 복	79	80.5	17.1	1.2	–	–	1.2	86
710	게, 큰 게	104	72.3	22.0	0.5	2.9	0	2.3	60
711	게 살 (말 린 것)	287	22.3	66.7	2.2	0	0	8.8	820
712	게 알 (젓 갈)	241	38.3	31.4	6.4	14.5	0	9.4	44
713	게 (통 조 림)	109	75.3	16.0	3.3	3.8	0	1.6	106
714	게 르 치	174	68.6	19.5	10.0	0.3	0	1.6	9
715	고 등 어 (말린것)	360	15.5	72.4	7.4	1.0	0	3.7	15
716	고 등 어 (생 것)	111	76.0	18.0	4.0	0.7	0	1.3	5
717	고등어, (어분라운드)	432	9.0	57.6	22.4	–	–	11.0	–
718	고등어, (어분폐기물)	406	9.4	50.4	21.6	–	–	18.6	–
719	고 등 어 (자 반)	176	50.8	29.7	6.4	0	0	13.4	12
720	고 등 어 (통조림)	219	61.2	21.3	14.9	0	0	2.6	251
721	고 래 꼬 리	276	53.1	28.4	18.0	0.2	0	0.3	7
722	고 래 (냉동꼬리살)	242	64.5	13.8	20.6	0.3	0	0.8	9
723	고 래 (냉동붉은살)	120	72.7	23.0	3.0	0.3	0	1.0	10
724	고 래 (복부정육)	292	54.7	22.0	22.5	0.3	0	0.5	7.1
725	고 래 (복부지육)	442	36.1	25.5	37.6	0.3	0	0.5	2.1
726	고래 (붉은살염장품)	154	59.1	24.4	6.2	0.1	0	10.2	26

인 (mg)	철 (mg)	비타민A (I·U)	티아민 (mg)	리보플라 빈(mg)	니아신 (mg)	아스코르 빈산(mg)	폐기율 (%)	비 고	번 호
198	7.0	–	–	–	–	–	0	수산('77)-16	703
112	20.0	40	0.02	0.13	0.7	3	80	수산('77)-225	704
176	17.6	–	–	–	–	–	–	수산('77)-226	705
156	4.0	–	0.02	0.12	0.9	3	0	국('87)	706
125	3.0	10	–	–	2.0	0	5	수산('77)-273	707
178	4.0	2000	0.01	0.10	2.5	–	35	수산('77)-17	708
211	4.9	–	–	–	–	–	63.5	수산('77)-19	709
230	3.0	–	0.01	0.02	–	–	68	국('77)-313	710
928	2.7	–	0.08	0.08	1.4	–	0	국('83)-24	711
329	8.0	50	0.20	0.50	0.5	0	0	수산('77)-307	712
223	13.3	0	0.02	0.04	–	0	0	국('77)-351	713
132	2.7	60	0.10	0.05	6.0	0	45	수산('77)-18	714
427	14.6	0	0.03	0.05	25.0	0	0	수산('77)-22	715
190	1.8	50	0.08	0.20	8.0	0	31	국('77)-294	716
–	–	–	–	–	–	–	0	수산('77)-24	717
–	–	–	–	–	–	–	0	수산('77)-25	718
195	1.9	–	0.09	0.24	7.2	0	27	국('77)-352	719
292	2.6	80	0.05	0.35	5.8	0	0	국('77)-283	720
29	4.0	0	–	–	4.0	0	0	수산('77)-32	721
54	8.0	500	0.10	0.20	5.0	0	0	수산('77)-30	722
125	10.0	120	0.10	0.08	5.0	0	0	수산('77)-31	723
14	4.0	50	0.09	0.08	5.0	0	0	수산('77)-27	724
53	8.0	150	0	0.01	5.0	0	0	수산('77)-28	725
105	10.0	0	0.10	0.14	8.0	0	0	수산('77)-26	726

번호	식 품 명	열량 (Kcal)	수분 (%)	단백질 (g)	지질 (g)	탄수화물 당질(g)	탄수화물 섬유(g)	회분 (g)	칼슘 (mg)
727	고 래 (지육염장품)	106	75.1	21.8	2.0	0.2	0	0.9	5
728	골 뱅 이 (통조림)	88	78.5	16.2	2.6	0.1	0	2.6	40
729	곱 상 어	156	72.0	16.2	10.0	0.3	0	1.5	6
730	공 주	263	51.5	20.1	14.6	12.7	0	1.1	216
731	공 치	105	75.4	21.4	2.1	0	0	1.6	13
732	광 어	143	66.2	19.9	4.1	6.5	0	3.3	75
733	굴	61	84.7	7.6	1.6	4.0	0	1.6	148
734	굴 (냉 동 품)	96	-	10.0	3.6	5.1	-	-	30
735	굴 (석 굴)	96	79.6	10.0	3.6	5.1	0	1.7	40
736	굴 (토 굴)	95	78.7	10.9	2.9	6.2	-	1.3	39
737	굴 (어 리 굴 젓)	106	70.8	15.9	3.6	2.4	-	7.3	491
738	굴 (통 조 림)	83	81.4	14.7	2.7	0	0	1.2	37
739	굴 (훈 제 통 조 림)	303	54.4	13.9	24.4	5.6	0	1.7	20
740	굴 (훈제유지통조림)	222	58.5	15.1	13.2	10.7	0	2.5	33
741	굴 비	316	32.5	44.4	15.2	0.3	0	8.6	68
742	금 눈 돔	480	75.7	18.5	45	0.3	0	1.0	15
743	기 름 가 자 미	113	77.2	16.6	5.2	0	0	1.0	97
744	긴 다 로	240	64.3	7.1	19.5	8.3	0	0.8	65
745	꼬 치 홍 합	79	80.9	13.5	0.8	3.5	0	1.3	29
746	꼬 치 고 기	89	78.0	19.3	1.2	0.3	0	1.2	18
747	꼴 뚜 기 (말린것)	387	12.0	50.3	14.3	14.3	0	9.1	142
748	꼴 뚜 기 (생것)	72	82.7	14.3	1.4	0.6	0	1.0	8
749	꼴 뚜 기 젓	84	69.8	18.1	1.3	-	-	10.4	373
750	꽁 치	153	66.9	24.9	6.0	0	-	1.7	86

인 (mg)	철 (mg)	비타민A (I·U)	티아민 (mg)	리보플라 빈(mg)	니아신 (mg)	아스코르 빈산(mg)	폐기율 (%)	비 고	번 호
105	6.0	0	0.05	0.10	5.0	0	0	수산('77)-29	727
88	3.0	2599	3.39	3.0	2.7	0	2.0	국('77)-256	728
132	2.0	700	0.04	0.05	1.0	0	60	수산('77)-33	729
270	1.7	-	0.26	0.18	6.5	0	25	국('77)-276	730
53	1.1	64	0.25	0.04	7.3	0	24	국('77)-244	731
181	2.8	85	0.21	0.28	3.5	0	34	국('77)-330	732
113	6.1	257	0.51	0.40	3.7	0	0	국('77)-316	733
-	-	70	0.30	0.20	-	5	-	수산('77)-229	734
140	8.0	160	0.30	0.20	1.2	5	75	Japan('76)-413	735
231	3.1	100	0.30	0.20	1.2	5	0	국('77)-266	736
211	20.2	-	0.06	0.05	1.0	0	0	국('77)-343	737
108	3.3	586	0.65	0.09	4.8	0	0.5	국('77)-254	738
11.8	4.1	-	0.05	0.09	1.5	0	0	국('87)	739
165	9.0	0	0.05	0.09	-	-	0	수산('77)-231	740
950	7.2	0	0.19	0.18	13.2	0	42	국('77)-333	741
145	2.0	50	0.15	0.20	3.0	-	46	수산('77)-209	742
178	4.6	-	-	-	-	-	-	수산('77)-34	743
41	1.4	0	0.23	0.01	6.1	0	37	국('77)-293	744
172	7.8	0	0.02	0.19	2.9	0	0	국('86)	745
171	30.1	70	0.22	0.12	3.1	0	35	수산('77)-35	746
150	3.1	-	0.18	0.38	-	0	0	국('77)-302	747
154	1.9	0	0.31	0.09	10.5	0	15	국('77)-248	748
393	1.4	0	0.04	0.15	4.0	0	0	국('77)-348	749
260	5.0	-	0.13	0.22	7.3	0	30	국('77)-322	750

번호	식 품 명	열량 (Kcal)	수분 (%)	단백질 (g)	지질 (g)	탄수화물 당질(g)	탄수화물 섬유(g)	회분 (g)	칼슘 (mg)
751	꽁치(토마토가미통조림)	178	65.8	19.0	10.3	2.3	0.1	2.5	284
752	꽁 치 (말린것)	168	64.5	22.7	8.6	-	-	4.2	33
753	꽁 치 (염장품)	169	61.4	20.1	9.8	0.2	0	8.5	26
754	꽁 치 (통조림)	192	63.6	22.0	11.6	0	-	2.8	277
755	꽁 치 (학꽁치)	91	77.4	19.6	1.3	0.2	0	1.5	114
756	꽁 치 (학꽁치, 조미품)	325	15.0	59.1	2.0	17.7	0	6.2	310
757	꽃 게	75	79.0	16.4	0.5	1.3	0	2.8	58
758	낙 지	52	83.7	12.1	0.4	0	0	1.1	23
759	날 치	89	77.0	20.1	0.4	0.4	0	1.2	38
760	날 치 (염장품)	117	63.3	26.4	1.3	-	-	9.0	81
761	넙 치	101	74.3	20.1	2.3	0	0	1.3	42
762	넙 치 껍 질	160	65.0	29.3	4.7	-	-	1.0	15
763	노 가 리 (말린것)	328	16.4	76.2	2.6	0	0	4.8	395
764	노 래 미	81	79.8	17.7	1.1	-	-	1.4	99
765	농 어	112	75.1	19.5	12.4	0.9	0	1.1	73
766	눈 통 멸	102	76.5	19.1	2.7	0.3	0	1.4	17
767	눈 통 멸 (말린것)	327	15.5	58.6	5.4	11.1	-	9.4	107
768	다 금 바 리	92	76.8	20.7	1.0	-	-	1.5	43
769	달 강 어	105	75.4	19.6	2.9	-	-	2.1	432
770	대 게(영덕게)	81	79.7	17.4	1.0	0.5	0	1.4	157
771	대 구	74	80.3	17.5	0.4	0	0	1.1	67
772	대 구 (말린것)	239	33.9	45.4	3.5	6.4	0	10.8	36
773	대 구 알	110	69.6	23.4	1.8	-	-	5.2	0
774	대 구 (염장품)	87	72.0	20.0	0.7	0.1	-	7.2	21

인 (mg)	철 (mg)	비타민A (I·U)	티아민 (mg)	리보플라 빈(mg)	니아신 (mg)	아스코르 빈산(mg)	폐기율 (%)	비 고	번 호
217	8.0	5	0.09	0.44	9.0	0	0	수산('77)-40	751
432	17.5	-	-	-	-	-	21.5	수산('77)-37	752
145	8.0	0	0.04	0.11	7.0	0	20	수산('77)-38	753
286	1.7	110	0.08	0.20	6.9	0	0	국('77)-282	754
180	0.6	27	0.02	0.08	1.5	0	38	국('85)	755
909	19.5	0	0.03	0.03	3.3	0	0	국('83)-27	756
174	3.4	-	0	0.03	-	-	0	국('77)-277	757
308	0.3	0	0.09	3.13	7.8	0	15	국('77)-246	758
131	2.8	10	0.01	0.09	4.0	0	45	수산('77)-41	759
242	3.5	-	-	-	-	-	60	수산('77)-42	760
81	1.1	114	0.12	0.37	13.6	0	41	국('77)-235	761
270	7.7	-	-	-	-	-	0	수산('77)-44	762
1599	48.2	-	-	-	-	-	-	수산('77)-45	763
252	7.0	-	-	-	-	-	50	수산('77)-46	764
190	2.8	120	0.21	0.27	2.4	0	34	국('77)-331	765
125	4.0	60	0.02	0.08	8.5	0	35	수산('77)-49	766
1	29.4	-	-	-	-	-	7.1	수산('77)-50	767
3	2.8	-	-	-	-	-	12.3	수산('77)-51	768
4	2.8	-	-	-	-	-	64	수산('77)-52	769
115	0.9	-	-	-	-	-	85.3	수산('77)-27	770
68	0.6	23	0.15	0.23	4.8	0	34	국('77)-234	771
623	1.6	0	0.07	0.14	11.0	0	50	국('77)-311	772
0.4	0.1	-	-	-	-	-	0	수산('77)-308	773
99	0.4	0	0.10	0.08	1.6	0	0	수산('77)-55	774

번호	식 품 명	열량 (Kcal)	수분 (%)	단백질 (g)	지질 (g)	탄수화물 당질(g)	탄수화물 섬유(g)	회분 (g)	칼슘 (mg)
775	대 구 젓 갈	62	80.9	14.7	0.4	-	-	4.0	15
776	대 구 (튀김냉동품)	129	-	13.7	0.8	-	-	-	5
777	대 두 어	91	78.7	17.0	2.4	0.4	-	1.5	158
778	대 합	57	80.2	7.5	1.3	3.9	-	2.8	75
779	도 루 묵	95	80.6	14.0	4.3	0	0	1.1	61
780	도 루 묵 (염건품)	268	30.1	44.8	9.8	0.2	0	15.1	25
781	도 미 (석도미)	124	73.2	20.4	4.2	1.2	0	1.0	147
782	도 미 (참도미)	93	77.4	20.2	1.4	0	0	1.7	59
783	도 미 (참등껍질)	179	70.2	16.6	12.5	-	-	0.7	11
784	도 미 (천도미)	264	62.8	19.8	20.6	0	-	1.2	102
785	도 미 (흑도미)	78	80.1	18.0	0.7	0	0	1.2	57
786	도 치	59	87.8	7.2	3.0	0.9	0	1.1	101
787	도 화 새 우	86	77.9	18.5	0.9	0.9	0	1.8	1331
788	돌 가 자 미	99	76.8	19.1	2.5	-	-	1.6	19
789	돌 돔	92	79.7	16.1	3.1	-	-	1.1	17
790	돔 발 상 어	81	80.0	17.9	1.0	-	-	1.1	72
791	돔 발 상 어 알	314	50.0	25.0	23.5	0.5	0	1.0	-
792	동 태	98	79.0	14.6	4.4	-	-	1.9	233
793	동 태 이 리(고지)	88	81.2	9.8	5.4	0	0	36	18
794	만 세 기	63	84.3	13.3	1.1	-	-	1.3	-
795	맛 살	40	89.9	6.7	0.9	1.3	0	1.2	60
796	맛 살 (말린것)	332	12.3	57.9	4.8	14.4	0	10.6	198
797	망 둥 어	331	10.6	75.8	3.1	0	-	10.5	1352
798	망둥어 (설탕조림품)	272	27.5	14.8	1.3	50.2	0	6.2	887

인 (mg)	철 (mg)	비타민A (I·U)	티아민 (mg)	리보플라 빈(mg)	니아신 (mg)	아스코르 빈산(mg)	폐기율 (%)	비　　　고	번 호
162	1.9	-	-	-	-	-	0	수산('77)-56	775
-	-	38	0.15	0.08	-	-	-	수산('77)-57	776
238	4.6	-	-	-	-	-	30.6	수산('77)-58	777
86	15.6	969	0.05	0.12	4.5	-	71	국('77)-303	778
184	1.5	50	0.10	0.05	-	0	0	국('77)-257	779
165	20.0	0	0.04	0.08	-	-	45	수산('77)-60	780
123	1.9	85	0.31	0.50	5.8	0	43.7	국('77)-273	781
141	0.8	70	0.31	0.50	12.4	0	51	국('77)-239	782
166	7.0	-	-	-	-	-	0	수산('77)-201	783
329	0.5	-	-	0.30	6.6	0	39	국('77)-325	784
93	1.6	90	0.14	0.15	-	0	0	국('77)-278	785
103	1.2	0	0.14	0.10	1.6	0	60	국('85)	786
786	1.3	-	-	-	-	-	68.5	수산('77)-296	787
403	4.2	-	-	-	-	-	51.4	수산('77)-62	788
270	4.2	-	-	-	-	-	50	수산('77)-61	789
316	2.4	-	-	-	-	-	64.3	수산('77)-63	790
329	-	1200	-	-	-	-	0	수산('77)-309	791
286	-	-	-	-	5.9	0	37	국('77)-323	792
315	0.8	-	-	0.25	-	0	0	국('77)-356	793
-	-	-	-	-	-	-	-	수산('77)-64	794
282	11.0	110	0.09	0.49	1.5	-	0	국('77)-307	795
718	3.8	-	0.10	0.17	7.1	0	0	국('77)-354	796
-	-	-	0.25	1.30	2.0	0	-	국('77)-339	797
374	16.0	30	0.04	0.08	-	0	0	수산('77)-67	798

번호	식 품 명	열량 (Kcal)	수분 (%)	단백질 (g)	지질 (g)	탄수화물 당질(g)	탄수화물 섬유(g)	회분 (g)	칼슘 (mg)
799	망 둥 어 (장조림)	248	28.6	28.9	2.1	29.0	0	12.0	160
800	먹 장 어	105	77.9	14.4	5.3	–	–	1.4	39
801	멍 게	69	83.2	6.9	2.2	5.4	0	2.3	30
802	메 기	78	81.2	16.8	1.2	0	0	0.8	39
803	멸 치 (생 것)	163	67.6	20.3	9.0	0.2	–	2.9	523
804	멸 치 (말 린 것)	271	24.8	61.6	3.0	0	–	13.9	430
805	멸치 (다 시 멸 치)	421	15.9	36.0	30.8	–	–	11.1	1434
806	말 린 멸 치(中)	378	7.9	64.9	13.2	0	–	14.0	1860
807	말 린 멸 치(小)	336	8.4	67.8	7.2	0	–	16.6	1308
808	멸 치 어 분	371	9.0	58.4	15.2	–	–	17.8	–
809	멸 치 젓	165	60.3	13.3	11.4	2.3	–	12.7	330
810	명 란 (생 것)	117	64.0	26.0	1.0	1.0	0	8.0	18
811	명 란 젓	86	70.3	16.1	2.4	0	0	5.5	18
812	명 태	89	77.5	20.3	0.9	–	–	1.4	100
813	명 태 어 분 (라 우 드)	327	9.6	65.2	7.3	–	–	18.7	–
814	명태어분(휘렛트 가공, 폐기물)	306	9.5	60.5	7.1	–	–	22.8	–
815	모 래 무 지	89	79.5	17.7	0.7	0.1	0	2.0	114
816.	모 시 조 개 (생젓)	73	81.5	11.9	0.9	5.0	0	1.5	50
817	무 지 개 송 어	153	70.5	20.0	8.0	0.3	0	1.2	22
818	무지개송어 (냉동품)	159	–	20.0	8.0	0.3	–	–	22
819	문 어	63	84.9	14.1	0.7	0	0	0.7	25
820	물렁가시 붉은 새우	–	79.3	18.0	0.5	0.6	0	1.6	–
821	물 새 우	77	77.6	16.2	1.2	–	–	4.2	23
822	물 치 다 래	115	73.7	21.5	3.1	0.3	0	1.4	31

인 (mg)	철 (mg)	비타민A (I·U)	티아민 (mg)	리보플라 빈(mg)	니아신 (mg)	아스코르 빈산(mg)	폐기율 (%)	비　　　고	번 호
645	14.0	7.5	0.10	0.11	2.5	0	0	수산('77)-66	799
200	2.3	-	-	-	-	-	52.2	수산('77)-69	800
89	6.2	-	0.04	0.24	1.8	4	76	국('85)	801
160	2.7	60	0.15	0.06	-	0	0	국('77)-259	802
740	4.0	30	0.02	0.02	-	0	0	국('77)-263	803
1985	7.0	86	005	0.04	11.5	0	26	국('77)-326	804
1271	5.8	-	0.07	0.06	-	0	0	국('77)-357	805
1980	7.0	90	0.15	1.02	8.6	0	0	국('77)-338	806
1850	6.2	88	0.13	0.09	4.1	0	0	국('77)-272	807
-	-	-	-	-	-	-	0	국('77)-74	808
409	3.7	-	0.10	0.22	-	0	0	국('77)-342	809
132	3.0	200	0.50	0.40	0.9	0	0	수산('77)-310	810
66	1.4	140	0.41	0.19	6.1	5	0	국('77)-320	811
220	4.2	-	-	-	-	-	-	수산('77)-75	812
-	-	-	-	-	-	-	0	수산('77)-77	813
-	-	-	-	-	-	-	0	수산('77)-78	814
348	3.9	-	0.40	0.03	2.4	0	37	국('77)-290	815
82	7.0	-	0.16	0.15	5.5	4	83	국('77)-317	816.
158	6.0	2	0.14	0.20	5.0	0	25	수산('77)-80	817
-	-	20	0.14	0.20	-	-	-	수산('77)-81	818
29	0.5	0	0.27	0.10	4.1	0	12	국('77)-247	819
-	-	-	-	-	-	-	66.3	수산('77)-279	820
122	2.5	-	0.23	0.27	-	0	0	국('77)-297	821
138	10.0	50	0.10	0.25	18.0	-	45	수산('77)-82	822

588

번호	식 품 명	열량 (Kcal)	수분 (%)	단백질 (g)	지질 (g)	탄수화물 당질(g)	탄수화물 섬유(g)	회분 (g)	칼슘 (mg)
823	미 꾸 라 지	86	77.4	16.1	2.4	-	-	3.6	1167
824	미 더 덕	46	87.6	6.8	1.7	0.8	0	3.1	235
825	민 어	153	67.9	21.0	6.5	2.5	0	2.1	6
826	민 어 알(염장)	293	37.1	35.1	15.9	0	0	11.9	69
827	민 어 포	367	18.9	36.5	12.3	12.3	0	5.4	249
828	바 다 가 게	110	75.8	17.7	3.0	1.8	0	1.7	70
829	바 다 방 어	367	14.9	62.3	13.1	-	-	9.7	39
830	바 다 소 라	85	78.6	18.3	0.7	1.3	-	1.1	81
831	바 다 우 렁	108	72.0	20.5	0.7	5.0	0	1.8	83
832	바 다 장 어	110	76.3	17.6	4.4	-	-	1.7	1
833	바 지 락	59	84.2	9.1	0.8	4.0	0	1.9	217
834	바 지 락 (장조림)	235	30.4	24.8	2.1	29.1	0	13.6	231
835	바 지 락 젓 갈	48	65.5	9.4	1.1	-	0	23.8	150
836	바 지 락 (조미통조림)	106	69.9	16.0	0.8	8.8	0	4.5	65
837	바 지 락 (통조림)	91	77.9	15.2	2.4	2.1	0	2.4	75
838	박 대	80	80.0	17.3	1.1	0.3	0	1.3	39
839	박 대 (말 린 것)	126	66.3	25.6	2.2	0.9	0	5.0	0
840	방 게	66	76.9	11.9	1.3	0.9	0	9.0	4668
841	방 어	117	66.9	22.5	3.0	0	0	1.4	347
842	방 어(어 린 것)	157	69.5	21.0	8.0	0.3	0	1.2	7
843	방어(훈제유지통조림)	312	42.4	27.2	22.4	0.5	0	7.5	33
844	배 태 (보구치)	82	78.7	18.3	1.0	-	0	1.4	49
845	백 련 어	84	78.6	19.0	0.8	0.3	-	1.3	81
846	백 모 시 조 개	50	85.8	7.2	0.7	3.6	0	2.7	157

인 (mg)	철 (mg)	비타민A (I·U)	티아민 (mg)	리보플라 빈(mg)	니아신 (mg)	아스코르 빈산(mg)	폐기율 (%)	비 고	번 호
90	8.5	100	0.15	0.20	12.2	0	0	국('77)-358	823
140	39.3	-	0	-	-	-	-	수산('77)-300	824
108	0.9	-	0.03	0.16	-	0	35	국('77)-335	825
180	2.7	-	0.08	0.56	0.9	0	0	국('77)	826
77	4.2	-	0.18	0.45	-	0	0	국('77)-312	827
223	2.5	-	0.09	0.10	2.0	0	60	국('77)-287	828
195	50.4	-	-	-	-	-	33.3	수산('77)-84	829
79	4.4	120	0.06	0.06	3.0	2	0	국('77)-262	830
175	7.8	35	0.28	0.25	-	20	0	국('77)-260	831
237	4.2	-	-	-	-	-	33.3	수산('77)-109	832
76	13.4	87	0.08	0.10	1.5	0	82	국('77)-304	833
375	50.0	5	0.04	0.11	4.5	0	0	수산('77)-239	834
0.4	64.3	-	-	-	-	-	0	수산('77) 238	835
184	16.0	10	0.02	0.06	1.2	-	0	수산('77)-241	836
125	16.0	10	-	0.09	0.8	-	0	수산('77)-240	837
137	0.3	17	0.20	0.08	1.7	0	40	국('85)	838
152	0.5	-	0.41	0.17	2.0	0	32	국('85)	839
295	4.8	0	0.03	0.09	1.7	0	0	국('86)	840
121	3.1	0	0.12	0.07	57.6	0	25	국(77')-232	841
145	2.0	40	0.14	0.10	7.0	-	45	국('77)-87	842
132	1.4	0	0.05	0.09	6.6	-	0	국('77)-86	843
170	3.8	0	0.06	0.13	5.0	0	56	국('77)-271	844
255	5.2	-	-	-	-	-	32.3	국('77)-88	845
123	10.0	27	0.15	0.12	2.1	3	56	국('85)	846

번호	식 품 명	열량 (Kcal)	수분 (%)	단백질 (g)	지질 (g)	당질(g)	섬유(g)	회분 (g)	칼슘 (mg)
847	백 문 어	358	8.3	69.2	2.7	14.1	0	5.7	82
848	백 소 새 우	63	83.5	12.9	0.8	1.0	0	1.8	107
849	백 소 새 우 (젓갈)	88	59.5	15.8	2.6	0.3	0	22.3	688
850	백 소 새 우 (통조림)	95	74.0	21.5	0.7	0.6	0	3.2	56
851	백 합 조 개(대)	46	86.4	7.1	0.7	2.7	0	3.1	201
852	백 합 조 개(소)	37	88.3	5.7	0.6	2.3	0	3.1	137
853	백 합 (조미통조림)	123	64.9	19.6	0.1	10.9	-	4.5	46
854	뱀 장 어	210	64.1	16.2	16.1	0	0	0.8	26
855	뱀 장 어 내 장	195	51.5	12.2	6.3	22.3	-	7.7	27
856	뱀 장 어 조 미 구 이	249	50.2	30.4	14.2	-	-	5.2	1122
857	뱅 어	71	84.7	14.4	1.5	0	0	2.5	38
858	뱅 어 포	309	21.4	56.2	8.2	2.7	0	11.5	1056
859	배 도 라 치 (놀맹이)	99	75.1	19.0	2.5	-	-	3.4	174
860	밴 댕 이 (자건품)	288	24.0	48.2	10.3	0.5	-	17.0	1568
861	별 성 대	86	78.3	19.3	1.0	-	-	1.4	92
862	병 어	152	73.7	18.3	8.7	0	0	1.0	34
863	보 리 멸	93	77.0	19.6	1.5	0.3	0	1.6	13
864	보 리 멸 (냉동품)	98	-	19.6	1.5	0.3	-	-	13
865	보 리 새 우	80	80.1	16.0	1.1	1.5	0	1.4	44
866	복 어	79	79.7	17.6	0.4	1.3	0	1.0	32
867	볼 락	105	75.5	20.5	2.6	-	-	1.4	48
868	부 르 길	83	78.8	19.2	0.6	0.2	-	1.2	80
869	북 어	244	13.3	41.3	5.9	21.3	0	8.2	654
870	북 어 포	362	10.8	81.0	4.0	0.5	0	3.7	120

인 (mg)	철 (mg)	비타민A (I·U)	티아민 (mg)	리보플라 빈(mg)	니아신 (mg)	아스코르 빈산(mg)	폐기율 (%)	비 고	번 호
140	2.1	10	0.62	0.12	2.5	0	0	국('77)-301	847
99	4.0	40	0.01	0.11	2.2	2	40	수산('77)-280	848
14	24.0	21	-	-	-	-	-	수산('77)-281	849
138	3.0	0	0.04	0.04	2.0	0	0	수산('77)-282	850
100	9.0	20	0.02	0.07	2.0	2	56	국('85)	851
92	9.5	33	0.03	0.08	1.5	2	55	국('85)	852
85	5.8	-	0.02	0.04	-	-	0	수산('77)-244	853
137	2.0	4222	0.20	0.09	29.0	0	32	국('77)-236	854
783	28.7	20000	0.50	0.60	4.0	10	0	수산('77)-92	855
501	21.0	-	-	-	-	-	0	수산('77)-3	856
54	1.0	56	0.22	0.04	0.8	0	0	국('77)-243	857
624	7.2	-	0.34	0.30	1.8	0	0	국('77)-296	858
559	9.8	-	-	-	-	-	31.5	수산('77)-99	859
975	12.5	-	-	-	-	-	0	수산('77)-94	860
314	4.2	-	-	-	-	-	65.3	수산('77)-97	861
113	-	0	0.37	0.08	0.6	0	17	국('77)-242	862
125	2.0	40	0.08	0.15	4.0	0	35	수산('77)-101	863
-	-	4	0.08	0.15	-	-	-	수산('77)-102	864
171	10.0	100	0.04	0.05	2.5	2.0	55	수산('77)-284	865
370	0.6	0	0.20	0.10	13.5	0	48	국('77)-280	866
337	2.8	-	-	-	-	-	53.5	수산('77)-104	867
286	2.1	-	-	-	-	-	93.7	수산('77)-105	868
552	1.1	0	0.07	0.14	11.0	0	50	국('77)-324	869
547	1.7	0	0.14	0.13	10.6	0	0	국('84)	870

번호	식 품 명	열량 (Kcal)	수분 (%)	단백질 (g)	지질 (g)	탄수화물 당질(g)	탄수화물 섬유(g)	회분 (g)	칼슘 (mg)
871	불 동 꼴 뚜 기	87	77.5	14.4	3.0	0.6	0	1.5	9
872	붉 은 대 게	46	87.0	10.5	0.3	0.3	0	1.9	209
873	붕 어	99	77.0	16.7	3.4	0.1	0	2.9	251
874	붕 어 (구운것)	169	49.4	18.0	4.4	14.4	-	13.8	1890
875	붕 어 (삶은것)	217	39.7	15.7	4.4	28.6	-	11.6	313
876	빙 어	95	74.8	17.1	2.9	0.2	0	5.0	661
877	빙 어 (설탕조림)	280	25.5	23.6	4.9	35.4	0	10.6	798
878	빙 어 (자건품)	179	40.1	34.2	4.7	-	-	21.0	3
879	빙 어 (장조림)	261	29.5	26.7	5.1	27.0	0	11.7	887
880	삼 수 기	87	79.8	16.4	2.0	0.8	0	1.0	164
881	삼 치	155	70.9	23.0	7.0	0	0	1.2	9
882	삼 치 (염장)	158	67.1	21.1	7.4	1.7	0	2.7	58
883	삼 치 젓 갈	161	73.4	22.7	1.1	-	-	-	2
884	상 어	84	79.5	19.5	0.1	0	0	1.0	154
885	새우, 대하 (말린것)	343	13.7	62.4	3.5	15.6	0	4.8	236
886	새 우, 대 하 (생것)	77	80.4	17.8	0.6	0	0	0.6	234
887	새 우, 시 바	69	83.0	13.4	0.9	1.0	0	1.7	63
888	새우 (잔새우 말린것)	307	15.9	71.9	2.1	0	0	10.1	395
889	새 우 (잔새우 생것)	66	83.5	12.9	0.8	1.0	0	1.8	120
890	새우 (큰새우 말린것)	309	19.3	71.3	2.6	0	0	6.8	344
891	새 우 껍 질	308	14.1	44.0	11.9	0	6.1	23.9	5
892	새 우 젓	47	64.9	10.5	0.6	-	-	24.0	681
893	새 조 개 (고막)	116	72.0	23.0	2.2	1.0	-	1.8	37
894	새 조 개 (조미건품)	300	22.0	57.9	4.1	7.9	-	8.1	285

인 (mg)	철 (mg)	비타민A (I·U)	티아민 (mg)	리보플라빈(mg)	니아신 (mg)	아스코르빈산(mg)	폐기율 (%)	비 고	번호
276	5.0	50	0.15	0.20	4.0	–	10	수산('77)-263	871
314	3.0	–	–	–	–	–	89.2	수산('77)-283	872
190	2.6	0	0.14	0.20	2.4	0	63	국('77)-328	873
906	9.8	–	–	–	–	–	0	수산('77)-108	874
821	59.5	–	–	–	–	–	0	수산('77)-107	875
447	10.1	100	0.13	0.36	2.0	0	0	수산('77)-111	876
526	10.1	10	0.10	0.20	1.0	0	0	수산('77)-112	877
1118	17.5	–	–	–	–	–	0	수산('77)-113	878
559	10.1	10	0.10	0.20	1.0	0	0	수산('77)-114	879
168	0.8	0	0.05	0.15	1.5	0	67	국('85)	880
47	0.8	0	0.25	0.09	11.5	0	34	국('77)-245	881
130	0.6	0	0.14	0.03	10.2	0	18	국('84)	882
19	371	3	–	–	–	–	0	수산('77)-116	883
152	1.4	0	–	0.10	6.8	0	0	국('77)-288	884
995	4.6	0	0.16	0.34	–	0	47	국('77)-310	885
63	1.5	50	0.02	0.03	2.1	0	50	국('77)-319	886
126	1.4	–	0.02	0.03	2.1	–	52	국('87)	887
741	8.1	–	0.10	0.06	1.2	0	0	국('83)-23	888
150	2.0	40	0.01	0.11	2.2	2	40	Japan-447	889
518	2.7	–	0.03	0.07	0.4	0	0	국('83)-22	890
3	0.1	–	–	–	–	–	0	수산('77)-285	891
287	3.2	0	0.05	0.04	–	0	0	국('77)-340	892
255	17.5	–	–	–	2.5	–	10	수산('77)-245	893
515	83.2	–	–	–	–	–	0	수산('77)-246	894

번호	식 품 명	열량 (Kcal)	수분 (%)	단백질 (g)	지질 (g)	탄수화물 당질(g)	탄수화물 섬유(g)	회분 (g)	칼슘 (mg)
895	새 조 개 살 (말린것)	279	23.8	61.1	1.5	5.2	0	8.4	207
896	새 치 다 래 류	122	72.3	23.4	3.0	0.3	0	1.0	6
897	생 선 단 자	128	66.7	11.8	1.6	16.6	0.1	3.2	59
898	생 선 덴 뿌 라	147	63.9	13.0	2.6	17.9	-	2.6	85
899	생 선 묵	91	76.2	11.9	1.1	8.3	0.3	2.2	49
900	생 선 소 세 지	203	61.5	15.5	11.5	9.3	0	2.2	91
901	생 선 햄	182	63.5	17.0	10.0	6.0	0	3.5	40
902	성 게 알	148	71.5	15.8	8.5	2.0	0	2.2	18
903	성 게 젓	128	55.6	21.4	2.8	4.4	0	15.8	32
904	성 게 통 조 림	138	68.4	1.0	5.1	8.9	0	3.6	136
905	성 대	138	69.2	25.3	4.9	-	-	0.6	16
906	셋 돔	123	76.7	15.1	6.9	-	-	1.3	180
907	소 라	101	74.0	20.0	0.5	4.1	0	1.4	46
908	소 라 통 조 림	125	64.8	19.9	0.2	10.9	0	4.2	54
909	송 어	144	72.9	21.2	6.6	0	0	1.2	51
910	송 어 알	412	23.0	40.0	26.0	4.6	0	6.4	56
911	송 어 (염장품)	223	46.2	36.0	8.4	0.8	-	8.6	9
912	송 어 젓 갈	156	64.3	24.9	6.3	-	-	4.5	13
913	송 어 (통조림)	152	70.8	18.2	8.8	0	0	2.2	27
914	숭 어	127	72.0	22.0	4.0	0.8	0	1.2	38
915	숭 어 알 (훈건품)	412	23.0	40.0	26.0	4.6	0	6.4	50
916	실 붉 돔	96	78.3	17.8	2.7	-	-	1.2	80
917	쏨 뱅 이	70	81.7	16.5	0.4	-	-	1.4	71
918	아 가 미 젓	80	75.3	14.1	1.9	0.7	0	8.0	814

인 (mg)	철 (mg)	비타민A (I·U)	티아민 (mg)	리보플라빈(mg)	니아신 (mg)	아스코르빈산(mg)	폐기율 (%)	비 고	번호
610	11.2	0	0.05	0.16	3.0	0	0	국('83)-29	895
132	0.8	10	0.03	0.28	8.0	2	35	수산('77)-117	896
70	1.9	0	0.05	0.04	0.3	0	0	국('79)-10	897
116	1.1	0	0.02	0.03	0.6	0	0	국('77)-285	898
86	1.2	0	0.01	0.03	-	0	0	국('79)-22	899
127	1.3	495	-	-	2.4	0	0	국('77)-252	900
33	2.0	10	0.20	0.60	5.0	0	0	수산('77)-139	901
198	4.0	500	0.30	0.40	2.5	0	0	수산('77)-312	902
215	3.1	3657	-	-	3.0	0	0	국('77)-253	903
287	2.5	0	0.01	0.03	-	0	0	국('77)-350	904
175	2.1	-	-	-	-	-	23.5	수산('77)-118	905
305	4.2	-	-	-	-	-	20.2	수산('77)-126	906
120	9.0	120	0.06	0.06	3.0	2	82	국('77)-308	907
137	3.8	-	0.02	0.04	-	0	0	국('77)-349	908
99	2.9	70	0.58	0.10	7.4	0	34	국('77)-241	909
380	6.0	200	0.50	0.70	-	0	0	Japan-384	910
237	14.0	0	0.15	0.15	-	0	25	수산('77)-120	911
0.4	12.6	-	-	-	-	-	0	수산('77)-122	912
210	30.0	0	0.05	0.13	-	-	0	수산('77)-121	913
145	8.0	150	0.23	0.06	3.7	-	40	수산('77)-124	914
250	12.0	200	0.50	0.70	-	0	0	수산('77)-314	915
198	9.1	-	-	-	-	-	41.2	수산('77)-125	916
227	1.4	-	-	-	-	0	50	수산('77)-123	917
468	2.1	21	0.09	0.11	5.8	0	0	국('86)	918

번호	식 품 명	열량 (Kcal)	수분 (%)	단백질 (g)	지질 (g)	탄수화물 당질(g)	탄수화물 섬유(g)	회분 (g)	칼슘 (mg)
919	아 귀	83	79.0	18.7	0.8	0.3	0	1.2	6
920	아 나 고	84	82.2	11.6	4.2	0	0	2.0	398
921	아 미	98	78.0	15.0	3.9	0.9	0	2.8	488
922	아 미 (말린것)	266	27.8	49.1	6.8	2.2	0	14.1	1596
923	아 미 (장조림)	202	35.0	23.7	1.7	23.0	0	16.6	-
924	아 미, 젓 갈	54	55.5	12.0	0.5	0.3	0	31.7	452
925	악 상 어	271	61.5	13.4	24.2	-	-	0.9	27
926	암 치	308	17.1	38.3	10.6	16.9	0	17.1	322
927	양 미 리	355	15.8	73.6	6.7	0	-	9.1	1091
928	양 태	74	80.5	17.8	0.3	-	-	1.4	-
929	연 어	135	72.0	19.8	6.2	0.1	0	1.3	46
930	연 어(다시마조림)	402	9.6	34.1	25.9	8.2	-	22.2	72
931	연 어 알	235	53.0	25.0	15.0	0.8	-	0.2	88
932	연 어 알 염 장	289	44.5	37.2	14.2	0.4	0	3.7	89
933	연 어 (염장품)	140	61.4	23.2	5.1	0.3	0	10.0	33
934	연 어, 젓 갈	136	64.4	21.8	5.3	0.3	0	8.2	50
935	연 어 (통조림)	130	71.2	20.0	5.4	0.3	0	2.6	157
936	연 어 (훈제품)	233	40.0	35.5	9.7	0.8	0	13.5	45
937	열 기	93	78.8	17.9	1.8	0.2	0	1.3	65
938	오분작(전복의 일종)	86	79.9	18.5	0.5	0.5	0	0.6	43
939	오 징 어 (말린것)	331	18.2	71.3	5.1	-	-	6.2	36
940	오 징 어 (생것)	71	80.6	16.9	0.7	0	-	0.9	29
941	오 징 어 (내장젓갈)	98	65.5	16.0	1.5	5.0	0	12.0	71
942	오 징 어 알	75	80.6	13.7	0.8	3.2	0	1.7	82

인 (mg)	철 (mg)	비타민A (I·U)	티아민 (mg)	리보플라 빈(mg)	니아신 (mg)	아스코르 빈산(mg)	폐기율 (%)	비　　　고	번 호
118	2.0	100	0.03	0.06	5.0	0	55	수산('77)-127	919
371	1.6	5563	0.7	0.06	3.2	2	-	국('81)-15	920
224	8.0	10	0.10	0.15	1.8	0	0	수산('77)-286	921
723	2.9	20	0.10	030	5.0	0	0	수산('77)-287	922
526	40.0	0	0.12	0.11	-	-	0	수산('77)-289	923
178	6.0	20	0.11	-	-	-	0	수산('77)-288	924
169	4.2	-	-	-	-	-	0	수산('77)-128	925
92	5.7	-	0.06	0.28	-	0	31	국('77)-334	926
2933	11.5	-	0.73	1.30	4.9	0	13	국('77)-327	927
-	-	-	-	-	-	-	-	수산('77)-130	928
154	3.0	98	0.27	0.25	7.0	0	28	국('77)-329	929
156	35.7	-	-	-	-	-	0	수산('77)-155	930
790	12.0	500	0.61	0.08	-	14	0	수산('77)-315	931
506	3.1	380	0.61	0.38	3.4	5	0	국('86)	932
119	1.4	0	0.06	0.10	8.0	0	25	수산('77)-149	933
165	2.0	20	0.16	0.15	6.0	0	30	수산('77)-148	934
210	0.2	10	0.02	0.12	7.0	0	0	수산('77)-151	935
224	3.4	0	0.10	0.15	10.0	0	20	수산('77)-150	936
159	0.7	-	0.03	0.09	4.5	0	44	국('87)	937
88	2.6	-	0.14	0.1	1.2	0	65	국('87)	938
825	2.0	0	0.15	0.30	3.7	0	0	국('77)-299	939
211	0.9	0	0.03	0.10	6.1	0	28	국('77)-298	940
165	5.0	100	0.10	0.20	5.0	0	0	국('77)-269	941
107	0.6	0	0.02	0.08	4.1	0	0	국('84)	942

번호	식 품 명	열량 (Kcal)	수분 (%)	단백질 (g)	지질 (g)	탄수화물 당질(g)	탄수화물 섬유(g)	회분 (g)	칼슘 (mg)
943	오 징 어 (엿조림)	247	28.0	22.0	3.0	43.0	0	4.0	26
944	오징어 (전기구이조미품)	242	36.5	47.7	3.2	5.7	0	6.9	37
945	오징어 (전어체,냉동품)	84	-	17.0	1.0	0.5	-	-	11
946	오 징 어 젓	64	76.8	13.8	0.8	0.5	0.2	7.9	9
947	오 징 어 (통조림)	99	74.2	17.5	1.8	3.2	0.2	3.1	48
948	오 징 어 포 (조미품)	280	26.1	63.5	2.7	0.4	0	7.3	35
949	오 징 어 포 (냉동품)	89	-	17.0	1.0	0.5	-	-	11
950	오 징 어 (훈제품)	234	38.5	35.2	2.5	17.6	0	6.2	10
951	옥 돔	97	77.0	19.5	2.0	0.3	0	1.2	36
952	우 럭	86	77.4	18.2	0.1	3.1	0	1.2	111
953	우 렁 셍 이	77	81.7	9.0	2.0	5.7	0	1.2	22
954	우 렁 이	70	80.6	10.5	1.4	3.8	0	3.7	1202
955	용 어	178	68.4	19.6	11.1	0	0	1.5	235
956	은 대 구	124	77.9	13.1	7.9	0	0	1.1	104
957	은 어	96	78.3	17.0	3.0	0.3	0	1.4	45
958	은 어 (내장젓갈)	125	57.3	11.4	8.5	0.8	0	22.0	151
959	은 어 (설탕조림)	283	32.4	25.3	8.5	26.4	-	7.4	45
960	이 면 수	137	71.9	20	6.3	0	0	1.8	431
961	이 면 수(얼간)	111	72.3	17.5	4.6	-	0	6.6	15
962	잉 어	99	76.3	18.9	2.1	1.1	0	1.6	72
963	자 리 돔	81	79.6	18.2	0.9	-	-	1.3	106
964	장 어	173	70.6	16.2	11.8	0.5	0	0.9	121
965	장 치	116	77.1	15.1	5.8	0.9	9	1.1	66
966	재 첩	88	77.8	11.7	2.1	5.5	-	2.9	1

인 (mg)	철 (mg)	비타민A (I·U)	티아민 (mg)	리보플라 빈(mg)	니아신 (mg)	아스코르 빈산(mg)	폐기율 (%)	비 고	번 호
308	2.0	0	0.09	0.09	14.0	0	0	수산('77)-266	943
455	3.0	0	0.05	0.02	0.8	0	0	국('83)-20	944
-	-	5	0.03	0.12	-	-	0	수산('77)-268	945
139	6.8	5	0.09	0.10	6.0	0	0	국('77)-346	946
150	1.3	0	0.05	0.02	0	0	0	국('79)-8	947
637	3.0	0	0.06	0.03	1.3	0	0	국('83)-21	948
-	-	5	0.03	0.12	-	-	0	수산('77)-270	949
263	4.0	0	0.10	0.15	12.0	0	0	수산('77)-267	950
165	2.0	100	0.15	0.20	3.0	0	45	수산('77)-157	951
251	2.0	-	0.12	0.07	3.2	0	32	국('77)-275	952
46	2.0	-	0.27	0.09	4.5	0	0	국('77)-289	953
87	5.8	47	0.34	0.34	-	0	36	국('77)-309	954
298	2.1	0	0.11	0.68	8.6	0	32	국('77)-251	955
183	2.2	-	-	-	-	-	-	수산('77)-159	956
103	4.0	1.2	0.04	0.10	3.0	0	25	수산('77)-160	957
145	26.0	19.0	0.15	0.25	10.0	0	0	수산('77)-161	958
700	7.7	-	-	-	-	-	0	수산('77)-162	959
368	1.2	418	1.7	0.06	1.2	0	-	국('81)-16	960
240	1.2	-	0.07	0.15	-	0	25	국('77)-355	961
195	1.8	20	0.40	0.07	3.0	0	54	국('77)-279	962
370	2.0	-	-	-	-	-	-	수산('77)-181	963
179	2.5	-	0.10	0.09	-	0	27	국('77)-274	964
194	0.7	0	0.30	0.10	1.3	0	41	국('85)	965
21	0.4	-	-	-	-	-	-	수산('77)-255	966

번호	식 품 명	열량 (Kcal)	수분 (%)	단백질 (g)	지질 (g)	탄수화물 당질(g)	탄수화물 섬유(g)	회분 (g)	칼슘 (mg)
967	재 치 조 개	86	80.4	11.8	3.2	2.6	–	2.0	173
968	적 어	103	77.0	18.9	3.0	0	0	1.0	133
969	전 갱 이(아지)	109	75.3	20.0	3.0	0.4	0	1.3	12
970	전 갱 이(가미통조림)	137	67.0	23.2	3.8	2.5	0	3.5	40
971	전 갱 이 (냉동품)	118	–	20.0	3.5	0.3	–	–	11
972	전 갱 이 (염건품)	249	38.0	46.0	6.9	0.7	0	8.4	62
973	전갱이(튀김, 냉동품)	146	–	16.1	2.3	14.8	–	–	23
974	전 복	113	78.8	12.9	0.5	4.2	0	0.6	55
975	전 복 (가미통조림)	131	63.1	14.7	0.1	17.9	0	4.2	28
976	전 복 (내 장)	142	70.4	18.5	7.6	–	–	3.5	27
977	전 복 (말린것)	277	26.0	53.2	1.3	9.3	0	10.2	58
978	전 복 (젓갈)	96	66.0	12.2	4.8	1.0	0	16.0	222
979	전 복 (통조림)	96	74.4	16.3	0.2	7.3	0	1.8	24
980	전 어	109	70.4	22.4	2.1	0	0	2.3	59
981	점 새 우	108	67.5	22.0	2.0	0.6	0	7.9	48
982	점 새 우 (냉동품)	114	–	22.0	2.0	0.6	–	–	2394
983	점 새 우 (장조림)	230	30.9	25.9	2.6	25.8	0	14.8	124
984	점 새 우 (젓갈)	128	58.4	16.0	0.3	15.4	0	9.9	497
985	정 어 리	125	75.0	17.5	6.0	0.3	0	1.2	71
986	정 어 리(가미통조림)	144	67.0	20.6	5.8	2.3	0	4.3	293
987	정 어 리 (말린것)	246	29.8	54.1	3.3	–	–	12.8	391
988	정어리 (토마토,통조림)	143	68.0	22.2	5.4	1.5	0	2.9	399
989	정 어 리 (염건품)	179	57.7	29.6	6.5	0.5	0	5.7	758
990	정 어 리 (유지통조림)	268	54.8	21.7	20.0	0.3	0	3.2	302

인 (mg)	철 (mg)	비타민A (I·U)	티아민 (mg)	리보플라빈(mg)	니아신 (mg)	아스코르빈산(mg)	폐기율 (%)	비 고	번호
227	16.5	200	0.20	0.25	2.5	10	-	국('77)-269	967
153	4.2	-	-	-	-	-	-	수산('77)-165	968
243	0.7	4.0	0.16	0.08	6.5	3	33	국('77)-295	969
197	6.0	0	0.05	0.09	0.2	0	0	수산('77)-168	970
-	-	40	0.15	0.20	-	1	-	수산('77)-169	971
296	30.1	0	0.03	0.15	7.0	0	20	수산('77)-167	972
-	-	2.8	0.13	0.06	-	1	-	수산('77)-170	973
177	2.0	-	0.27	0.04	1.3	0	54	국('77)-318	974
85	8.0	0	0.05	0.06	1.0	-	0	국('77)-253	975
301	107.8	-	-	-	-	-	0	수산('77)-250	976
174	2.3	0	0.50	0.06	-	0	0	국('77)-286	977
92	56.1	70	0.20	0.70	-	-	90	수산('77)-254	978
66	3.6	0	0.04	0.04	1.0	-	0	수산('77)-252	979
107	5.3	0	0.16	0.15	11.4	0	26	국('77)-238	980
263	6.0	0	0.02	0.06	4.0	0	0	수산('77)-292	981
-	-	-	0.02	0.06	-	-	-	수산('77)-293	982
264	20.0	30	0.1	0.11	5.0	0	0	수산('77)-295	983
125	8.0	0	0	0	2.0	0	0	수산('77)-294	984
158	6.0	60	0.02	0.15	10.0	1	45	수산('77)-172	985
238	9.0	0	0.03	0.06	8.0	0	0	수산('77)-179	986
248	35.7	-	-	-	-	-	29	수산('77)-173	987
283	6.0	8	0.05	0.08	7.0	0	0	수산('77)-180	988
455	16.0	60	0.03	0.25	12.0	0	25	수산('77)-175	989
296	5.0	10	0.04	0.24	8.0	0	0	수산('77)-174	990

번호	식 품 명	열량 (Kcal)	수분 (%)	단백질 (g)	지질 (g)	탄수화물 당질(g)	탄수화물 섬유(g)	회분 (g)	칼슘 (mg)
991	정 어 리 (통조림)	122	72.1	19.3	4.8	0.3	0	3.5	239
992	조 개 관 자	105	73.1	15.6	0.5	9.6	0	1.2	25
993	조 개 살 (갈매기살)	90	79.1	14.7	2.5	2.2	0	1.5	57
994	조 개 살 (꼭지살)	85	79.9	15.3	2.9	2.9	0	1.0	59
995	조 개 살 (동죽살)	76	82.3	10.4	2.0	3.4	0	1.9	132
996	조 개 살 (해락이)	48	88.2	8.0	0.9	1.9	0	1.0	41
997	조 개 살 (말린것)	317	10.4	65.9	1.0	11.3	0	11.5	147
998	조개살 (꽃조개살,조미품)	311	15.9	34.6	0.4	42.3	0	6.8	93
999	조 개 젓	106	67.5	14.5	4.3	2.3	0	11.4	378
1000	조 기	80	81.7	18.3	0.8	0	0	1.3	26
1001	조 기 젓	77	61.3	15.9	0.6	2.0	–	20.2	71
1002	죽 조 개	54	86.8	8.4	1.3	2.1	–	0.9	32
1003	준 치	148	73.2	23.6	6.0	0	0	1.3	17
1004	쥐 치	84	78.1	20.0	0.4	–		1.5	0
1005	쥐 치 (어분)	377	7.7	65.5	12.8	–	–	13.9	–
1006	쥐 치 포	336	14.5	75.9	0.6	1.7	0	7.3	409
1007	참 다 랭 이 (기름육)	311	52.6	21.5	25.0	0.1	0	0.9	10
1008	참 다 랭 이 (붉은살)	107	74.4	22.2	1.9	0.3	0	1.2	4
1009	참 다 랭 이 (말린것)	306	19.7	73.8	1.2	–	–	5.3	159
1010	참 다 랭 이 (소어)	107	74.4	22.2	1.9	0.3	0	1.2	11
1011	참다랭이 (튀김,냉동품)	176	–	18.6	1.3	14.8	–	–	6
1012	참 가 자 미	107	76.2	18.3	3.6	0.3	0	1.6	125
1013	참 소 라 (삶은것)	107	74.5	18.4	0.7	5.3	0	1.1	90
1014	참 치	134	71.9	21.2	5.3	0.3	0	1.3	235

인 (mg)	철 (mg)	비타민A (I·U)	티아민 (mg)	리보플라빈(mg)	니아신 (mg)	아스코르빈산(mg)	폐기율 (%)	비 고	번호
237	8.0	0	0.04	0.13	9.0	0	0	수산('77)-178	991
181	2.7	110	0.14	0.38	2.0	0	0	국('77)-258	992
207	6.4	120	0.08	0.13	3.2	0	0	국('84)	993
66	2.2	0	0.02	0.03	1.3	0	0	국('86)	994
140	4.8	0	0.01	0.09	2.0	0	0	국('86)	995
74	7.8	180	0.06	0.12	1.8	0	0	국('84)	996
1650	20.3	0	-	-	2.0	0	0	국('77)-305	997
113	20.2	0	0.04	0.01	1.0	0	0	국('83)-28	998
366	9.5	80	0.05	0.09	-	0	0	국('77)-341	999
200	1.5	99	0.02	0.34	7.7	0	34	국('77)-250	1000
123	4.2	100	0.12	0.44	6.7	0	0	국('77)-344	1001
110	8.7	100	0.05	0.14	1.6	5	0	국('77)-261	1002
167	1.2	16	0.27	0.15	4.0	0	3.2	국('77)-249	1003
241	3.5	-	-	-	-	-	63.6	수산('77)-184	1004
-	-	-	-	-	-	-	0	수산('77)-187	1005
781	5.7	0	0.32	0.21	8.7	0	0	국('77)-292	1006
145	2.0	100	0.10	0.05	5.0	2	0	수산('77)-189	1007
184	4.0	20	0.10	0.09	10.0	-	-	수산('77)-188	1008
887	16.1	-	-	-	-	-	0	수산('77)-190	1009
125	8.0	40	0.10	0.06	10.0	0	45·	수산('77)-191	1010
-	-	14	0.11	0.06	-	-	-	수산('77)-192	1011
174	0.6	-	0.09	0.09	3.9	25	-	국('85)	1012
105	1.4	0	0.01	0.11	1.6	0	0	국('86)	1013
100	2.0	-	-	0.20	-	0	-	국('77)-265	1014

번호	식 품 명	열량 (Kcal)	수분 (%)	단백질 (g)	지질 (g)	탄수화물 당질(g)	탄수화물 섬유(g)	회분 (g)	칼슘 (mg)
1015	참 치 (통조림)	195	80.6	28.7	8.8	0.2	0	1.7	44
1016	창 란 젓	102	80.9	11.5	2.2	-	0.2	5.2	8
1017	청 새 리 상 어	61	86.0	10.5	2.0	0.3	0	1.2	4
1018	청새리상어 (지느러미)	323	18.4	80.7	0	0	0	0.9	63
1019	청 어	183	63.9	17.4	12.6	0	0	1.3	93
1020	청 어 (말린것)	398	24.0	44.5	24.0	1.0	0	6.5	87
1021	청 어 알 (말린것)	368	18.0	67.5	10.7	0.4	0	3.4	40
1022	청 어 알 (생것)	139	69.0	25.2	4.1	0.4	0	1.3	50
1023	청 어 알 (염장)	86	60.4	14.1	2.9	0.9	0	21.7	28
1024	청 어 (자반비웃)	151	69.7	17.2	9.1	0	0	5.0	105
1025	청 어 (훈제품)	302	40.0	32.8	18.5	1.0	0	7.7	69
1026	초 어	76	80.2	17.6	0.5	0.3	-	1.4	141
1027	칠 성 장 어	247	60.0	21.0	18.0	0.3	0	0.7	9
1028	칠 성 장 어 (말린것)	396	36.0	33.3	29.0	0.5	0	1.2	14
1029	갈 치	174	72.0	17.7	8.2	0.7	0	1.4	15
1030	갈 치 (말린것)	354	20.1	66.1	9.0	0	0	4.8	215
1031	갈 치 어 분	400	9.7	66.8	14.8	-	-	8.0	-
1032	갈 치 (자반)	202	60.7	20.9	13.1	0	0	5.7	92
1033	갈 치 젓 갈	176	71.8	10.4	14.9	-	-	2.9	10
1034	크 릴	78	79.0	16.9	1.2	-	-	2.3	113
1035	크 릴 쥬 스	72	81.7	12.7	2.4	-	-	1.8	-
1036	크 릴 페 이 스 트	116	74.0	16.5	5.5	-	-	2.0	179
1037	평 삼 치	120	76.1	17.9	4.8	0	0	1.2	20
1038	피 문 어	328	13.3	61.3	5.7	7.8	0	12.9	116

인 (mg)	철 (mg)	비타민A (I·U)	티아민 (mg)	리보플라 빈(mg)	니아신 (mg)	아스코르 빈산(mg)	폐기율 (%)	비 고	번 호
212	1.2	–	0.05	0.09	8.8	0	0	국('84)	1015
105	0.7	–	0.12	0.22	5.1	0	0	국('77)-347	1016
99	0.8	30	0.10	0.11	0.9	0	55	수산('77)-193	1017
24	2.4	0	0	0	0.5	0	0	수산('77)-194	1018
99	4.0	51	0.02	0.15	7.0	0	35	국('77)-233	1019
473	10.4	40	0.01	0.50	4.0	0	0	수산('77)-196	1020
60	1.0	2	0.17	0.06	2.3	20	0	Japan-369	1021
140	2.0	50	0.15	0.22	–	0	0	Japan-368	1022
75	1.8	20	0.03	0.01	2.0	0	0	국('85)	1023
263	1.1	0	0.01	0.15	2.8	0	17	국('77)-281	1024
381	–	–	–	–	–	–	–	수산('77)-199	1025
345	5.0	–	–	–	–	–	32.3	수산('77)-202	1026
118	18.0	25000	0.85	6.0	4.7	0	20	수산('77)-203	1027
158	28.0	15000	1.00	6.0	7.0	0	20	수산('77)-204	1028
163	1.6	50	0.16	0.20	3.0	0	21	국('77)-332	1029
557	4.9	–	0.10	0.04	1.1	0	15	국('83)-25	1030
–	–	–	–	–	–	–	0	수산('77)-208	1031
126	1.9	–	0.18	0.29	1.9	0	22	국('77)-353	1032
288	12.6	–	–	–	–	–	0	수산('77)-206	1033
–	–	–	–	–	–	–	–	수산('77)-297	1034
–	–	–	–	–	–	–	0	수산('77)-298	1035
–	–	–	–	–	–	–	0	수산('77)-299	1036
242	0.7	0	0.03	0.09	7.5	0	32	국('86)	1037
96	1.1	0	0.17	0.10	2.8	0	0	국('77)-300	1038

번호	식 품 명	열량 (Kcal)	수분 (%)	단백질 (g)	지질 (g)	탄수화물 당질(g)	탄수화물 섬유(g)	회분 (g)	칼슘 (mg)
1039	피 조 개	90	76.4	15.1	0.6	6.1	0	1.7	148
1040	피 조 개 (미통조림)	115	69.0	18.0	1.3	7.8	0	3.9	53
1041	한 치(오징어 일종)	86	79.6	18.0	1.0	0.1	0	1.3	20
1042	해 삼	15	90.5	3.2	0.2	0	0	3.5	134
1043	해 삼 (말린것)	89	52.2	14.7	1.6	3.9	0	27.6	680
1044	해 삼 (내장젓)	51	76.5	9.3	1.3	0.5	0	12.4	75
1045	해 파 리	37	72.8	4.2	0.8	3.2	0	19.0	704
1046	해 파 리 (젓갈)	32	67.0	5.5	0	2.5	0	25.0	36
1047	홍 어	85	79.7	19.2	0.9	0	0	1.0	64
1048	홍 합 (말린것)	294	25.2	47.7	4.3	16.3	0	6.5	242
1049	홍 합 (생것)	76	77.4	12.7	0.7	4.8	0	1.4	21
1050	홍 합 (통조림)	89	89.5	15.8	2.3	1.3	0	1.1	165
1051	황 다 랭 이	116	72.7	23.8	2.3	0	-	1.2	18
1052	황다랭이(유지통조림)	144	65.0	29.0	3.0	0.3	0	2.7	3
1053	황다랭이(조미통조림)	159	63.8	23.5	5.8	3.2	0	3.7	107
1054	황 다 랭 이(통조림)	117	72.8	21.6	2.1	0.3	0	3.2	62
1055	황 돔	105	76.0	19.4	3.0	0.3	0	1.3	31
1056	황 새 기	77	81.0	17.0	1.0	-	-	1.0	102
1057	황 새 기 젓	96	54.5	19.9	0.8	2.3	-	22.5	325
1058	황 어	96	78.0	18.0	2.5	0.3	0	1.2	16

인 (mg)	철 (mg)	비타민A (I·U)	티아민 (mg)	리보플라 빈(mg)	니아신 (mg)	아스코르 빈산(mg)	폐기율 (%)	비　　　고	번 호
108	7.3	200	0.20	0.12	2.5	100	0	국('77)-268	1039
92	8.0	5	0.01	0.07	2.0	0	0	수산('77)-257	1040
220	0.6	0	0.02	0.06	42	0	25	국('87)	1041
24	2.2	0	0.18	0.02	0.5	0	24	국('77)-237	1042
141	1.9	-	0.01	0.02	-	0	0	국('77)-314	1043
112	8.0	90	0.20	0.50	-	0	0	수산('77)-304	1044
66	-	0	-	-	4.5	0	0	국('77)-337	1045
263	10.0	0	0	0	0	0	0	수산('77)-306	1046
131	1.4	0	0.23	0.08	1.3	0	28	국('77)-240	1047
759	4.2	0	0.28	-	-	0	0	국('77)-306	1048
199	7.0	-	0.23	0.19	2.7	0	12	국('77)-315	1049
142	5.0	0	0.56	0.13	3.4	0	0.2	국('77)-255	1050
165	2.0	20	0.10	0.15	14.5	2	35	수산('77)-212	1051
178	3.6	0	0.05	0.13	12.0	0	0	수산('77)-213	1052
145	8.0	0	0.07	0.03	8.0	0	0	수산('77)-215	1053
132	8.0	0	0.08	0.15	11.0	0	0	수산('77)-214	1054
92	1.0	90	0.18	0.21	-	0	55	수산('77)-216	1055
183	3.3	120	0.14	0.12	7.2	2	-	국('77)-270	1056
370	3.5	0	0.15	0.43	0.8	0	0	국('77)-345	1057
112	2.8	60	0.30	0.10	2.0	0	15	수산('77)-217	1058

15. 조미료류

번호	식 품 명	열량 (Kcal)	수분 (%)	단백질 (g)	지질 (g)	탄수화물		회분 (g)	칼슘 (mg)
						당질(g)	섬유(g)		
1059	가 루 된 장	212	8.2	36.8	7.6	17.3	3.5	26.6	0.41
1060	겨 자 분	436	8.3	33.7	21.6	26.8	4.9	5.6	201
1061	고 추 장	148	47.7	8.9	4.1	15.9	3.5	19.9	126
1062	고 추 장 (강원)	150	50.4	9.7	3.5	19.8	2.4	14.2	217
1063	고 추 장 (경기)	143	51.9	6.6	2.8	22.8	3.0	12.9	102
1064	고 추 장 (경남)	136	54.1	5.0	1.6	25.3	3.4	10.6	83
1065	고 추 장 (경북)	173	48.6	7.1	3.9	27.5	3.7	9.2	94
1066	고 추 장 (전남)	156	52.6	7.1	3.9	23.1	4.1	9.2	132
1067	고 추 장 (전북)	189	41.9	5.0	1.1	39.8	3.4	8.8	100
1068	고 추 장 (충남)	165	51.1	5.5	2.7	29.6	1.7	9.4	149
1069	고 추 장 (충북)	125	57.7	4.6	1.3	23.7	1.7	11.0	92
1070	고 추 장 분	292	4.4	10.4	1.4	59.5	4.7	19.6	59
1071	된 장	138	51.5	12.0	4.1	10.7	3.8	17.9	122
1072	마 요 네 즈	655	23.7	1.9	70.9	2.3	0	1.2	21
1073	멸 치 다 시 다	212	2.5	10.0	0.6	41.7	0.2	45	412
1074	소 고 기 다 시 다	280	3.4	15.1	10.9	30.3	0.3	40	20
1075	스 프 (소고기)	425	3.3	9.9	16.9	58.2	0	11.6	33
1076	스 프 (양송이)	415	4.3	10.1	16.1	57.4	0.6	11.5	28
1077	스 프 (크림)	419	4.2	8.7	15.0	62.2	0	9.9	63
1078	식 초	18	92.2	0.2	0	0.3	0	0.1	-
1079	왜 간 장	42	74.4	6.9	0.6	2.2	0	15.9	68
1080	왜 된 장	156	50.0	14.0	5.0	14.3	1.9	14.8	115

인 (mg)	철 (mg)	비타민A (I · U)	티아민 (mg)	리보플라빈(mg)	니아신 (mg)	아스코르빈산(mg)	폐기율 (%)	비 고	번호
-	11.2	0	2.13	0.6	3.2	0	0	국('77)-383 salt 23%	1059
960	9.3	-	0.07	0.15	0.6	0	0	국('77)-390	1060
72	13.6	0	0.35	0.35	1.5	0	0	국('77)-376 5% red pepper powder	1061
329	-	-	0.39	0.28	2.3	0	0	농영('86)	1062
229	-	-	0.33	0.12	1.8	0	0	농영('86)	1063
216	-	-	0.39	0.17	2.0	0	0	농영('86)	1064
297	-	-	0.46	0.19	2.0	0	0	농영('86)	1065
266	-	-	0.48	0.15	2.0	0	0	농영('86)	1066
235	-	-	0.34	0.15	2.2	0	0	농영('86)	1067
163	-	-	0.28	0.07	1.5	0	0	농영('86)	1068
148	-	-	0.28	0.14	1.4	0	0	농영('86)	1069
113	5.9	11760	0.32	0.20	3.6	8	0	국('78)-2	1070
141	5.1	0	0.04	0.20	-	0	0	국('77)-377	1071
33	0.8	200	0.02	0.03	-	0	0	국('77)-231	1072
77	4.6	531	0.38	0.34	29	2	0	국('77)-388	1073
72	8.3	249	0.59	0.19	14.9	5	0	국('77)-389	1074
140	4.7	0	0.14	0	0	0	0	국('81)-17	1075
158	3.5	0	0	0	0	0	0	국('81)-18	1076
131	1.9	0	0.12	0	0	0	0	국('81)-19	1077
-	-	-	0	0	-	0	0	국('77)-387	1078
58	3.1	0	0.03	0.08	1.0	0	0	국('77)-386	1079
190	4.0	0	0.03	0.10	1.5	0	0	Japan-256	1080

번호	식 품 명	열량 (Kcal)	수분 (%)	단백질 (g)	지질 (g)	탄수화물		회분 (g)	칼슘 (mg)
						당질(g)	섬유(g)		
1081	인 스 턴 트 카 레	431	2.9	8.2	20.7	52.9	0	14.4	119
1082	조 미 분	174	2.7	16.6	0.8	25.1	0	54.8	113
1083	조 미 소	39.6	1.0	99.9	0	0	0	0	0
1084	조 선 간 장	38	71.7	4.3	0.4	4.4	0	19.2	62
1085	청 국 장	179	55.3	16.6	7.6	11.1	1.0	8.4	106
1086	춘 장	157	53.6	13.7	5.7	12.8	1.8	12.4	85
1087	카 레 가 루	-	6.8	10.2	14.8	52.4	9.8	6.0	90
1088	후 추 가 루	343	11.7	12.4	7.1	57.7	5.9	5.5	141

16. 음료 및 주류

번호	식 품 명	열량 (Kcal)	수분 (%)	단백질 (g)	지질 (g)	탄수화물		회분 (g)	칼슘 (mg)
						당질(g)	섬유(g)		
1089	구 기 자(진도産)	343	12.5	14.6	10.7	47.0	10.2	5.0	49
1090	계 피 차	369	9.1	0	1.4	89.0	-	0.5	0
1091	덩 굴 차	289	8.2	11.1	1.2	58.4	11.0	10.1	93
1092	두 충 잎(차)	277	9.9	12.4	0.5	55.8	13.9	7.5	164
1093	드 라 이 진	263	-	0	0	0	0	0	0
1094	막 걸 리	13.3	96.7	1.9	0.1	1.2	0	0.1	14
1095	맥 주	48	-	0.6	0	4.4	0	0.1	4
1096	맥 주 (생맥주)	37	-	0.5	0	3.1	0	0.1	2
1097	맥 주 (합성맥주)	37	-	0.2	0	2.8	0	0.1	3.3
1098	맥 주 (흑맥주)	15	-	0.5	-	3.1	0	0.1	-
1099	브 랜 디	231	-	0	0	0	0	0	0

인 (mg)	철 (mg)	비타민A (I·U)	티아민 (mg)	리보플라 빈(mg)	니아신 (mg)	아스코르 빈산(mg)	폐기율 (%)	비 고	번 호
89	5.0	0	0.04	0.07	1.6	0	0	국('77)-391	1081
68	20.0	0	1.91	0.50	6.0	2	0	국('78)-1	1082
0	0	0	0	0	0	0	0	농진-538	1083
38	5.2	0	0.03	0.10	1.2	0	0	국('77)-378	1084
198	3.3	0	0.06	0.15	1.1	0	0	국('83)-30	1085
129	4.8	0	0.04	0.14	1.0	0	0	국('84)	1086
340	45.0	0	0	0	5.5	0	0	국('83)-862	1087
332	10.6	-	0.2	0.25	1.8	0	0	국('77)-380	1088

인 (mg)	철 (mg)	비타민A (I·U)	티아민 (mg)	리보플라 빈(mg)	니아신 (mg)	아스코르 빈산(mg)	폐기율 (%)	비 고	번 호
259	14.7	48800	0.82	0.34	6.7	11	0	국('78)-6	1089
14	2.3	31	1.49	0.37	3.5	0	0	국('77)-407	1090
155	1.5	230	0.22	0.20	12.6	0	-	농영('87)	1091
120	18.0	3391	0.03	0.05	1.1	0	-	농영('87)	1092
0	0	0	0	0	0	0	0	국('77)-393 alcohol 38%	1093
28	0.8	0	0.01	0.03	0	0	0	국('79)-30	1094
16	0.1	0	-	0.02	-	0	0	국('77)-392 alcohol 4%	1095
16	0.1	0	0	0.02	0	0	0	Japan('76)-844 alcohol 4.2%	1096
15	0	0	0	0	0.5	0	0	Japan('76)-844 alcohol 4.5%	1097
34	-	-	-	-	-	-	0	보전-429	1098
0	0	0	0	0	0	0	0	Japan-850 alcohol 40%	1099

번호	식 품 명	열량 (Kcal)	수분 (%)	단백질 (g)	지질 (g)	탄수화물 당질(g)	탄수화물 섬유(g)	회분 (g)	칼슘 (mg)
1100	사 이 다	42	89.6	0	0	10.4	0	-	-
1101	샴 페 인	42	-	0	0	0.5	0	0.1	2
1102	소 주	173	-	0	0	0	0	0	0
1103	식 혜	101	74.0	2.4	0.1	22.7	0.6	0.2	74
1104	쌍 화 차	374	4.0	-	0.6	92.1	0	3.3	186
1105	원 두 커 피	378	4.6	-	0.6	50.3	13.4	4.5	98
1106	위 스 키	277	-	0	0	0	0	0	0
1107	유 자 차	375	5.3	2.7	-	91.1	0.1	0.8	9
1108	인 삼 차	393	1.7	1.6	0.3	96.0	0	0.4	16
1109	진 저 애 일	380	3.8	2.0	0.3	92.3	-	1.6	8
1110	청 주	111	-	0.6	0	4.0	0	0.1	5
1111	치 커 리 차	342	5.9	4.3	1.5	77.7	7.0	3.6	170
1112	커 피	354	3.2	19.6	0.7	67.2	0	9.3	220
1113	커 피 가 루	359	2.1	14.5	10.5	51.6	17.0	4.3	181
1114	커 피 음 료	1	98.1	-	-	-	0	0.1	2
1115	컴 프 리 차	359	9.7	1.7	0.1	87.8	0	0.07	37
1116	코 코 아	375	6.7	5.2	4.2	79	2.8	2.1	32
1117	코 코 아 가 루	359	1.9	18.6	2.9	71.3	-	5.4	589
1118	콜 라	39	90.3	0	0	9.7	0	-	-
1119	포 도 주 (단포도주)	122	-	0.1	0	13.0	0	0.1	6
1120	포 도 주 (백포도주)	83	-	0.2	0	2.0	0	0.2	9
1121	포 도 주 (적포도주)	83	-	0.3	0	0.7	0	0.2	15
1122	홍 삼 차	393	2.2	6.8	0.7	89.9	0	0.4	6
1123	홍 차	-	99.7	0.1	0	0.1	0	0.1	2

인 (mg)	철 (mg)	비타민A (I·U)	티아민 (mg)	리보플라 빈(mg)	니아신 (mg)	아스코르 빈산(mg)	폐기율 (%)	비 고	번 호
–	–	0	0	0	0	0	0	국('82)-18	1100
4	–	0	–	–	–	0	0	국('77)-394 alcohol 6%	1101
0	0	0	0	0	0	0	0	국('77)-396 alcohol 25%	1102
25	0.4	0	0.08	0.06	0.8	0	0	Japan-812	1103
164	60.0	185	–	1.03	5.2	0	0	국('77)-404	1104
168	4.0	0	0.05	0.12	10.0	0	0	국('77)-402	1105
0	0	0	0	0	0	0	0	국('77)-395 alcohol 40%	1106
96	1.2	0	0.16	0.04	5.0	6	0	국('77)-405	1107
142	4.8	–	0.06	0.10	0.7	0	0	국('77)-403	1108
63	8.7	47	0.14	0.16	2.5	0	0	국('77)-406	1109
8	0.1	0	0	0	0	0	0	국('77)-397 alcohol 16%	1110
166	27.0	0	–	0.46	10.2	0	0	국('77)-408	1111
320	8.3	0	–	–	–	0	0	국('77)-400	1112
151	3.6	0	0.08	0.14	11.5	0	0	국('77)-401	1113
4	0.1	0	0	0	0.3	0	0	보전('77)-423	1114
19	2.1	0	0.21	0.06	5.4	1	0	국('79)-32	1115
171	4.4	0	0.04	0.20	0.8	0	–	국('80)-16	1116
545	1.8	20	0.13	0.73	0.7	3	0	보전-425	1117
–	–	0	0	0	0	0	0	국('82)-19	1118
4	0.8	0	0	0	0	0	0	Japan('76)-848 alcohol 13%	1119
4	0.8	0	0	0	0	0	0	국('77)-399 alcohol 12%	1120
8	0.8	0	0	0	0	0	0	국('77)-398 alcohol 12%	1121
20	0.3	201	0.40	0.16	5.4	–	–	국('80)-3	1122
3	0	0	0	0	0	0	0	보전('74)-426	1123

17. 식용충류(食用忠類)

번호	식 품 명	열량 (Kcal)	수분 (%)	단백질 (g)	지질 (g)	탄수화물 당질(g)	탄수화물 섬유(g)	회분 (g)	칼슘 (mg)
1124	메 뚜 기	278	23.6	64.2	2.4	-	0	3.5	25
1125	번 데 기	212	62.1	19.8	13.1	3.8	0	1.2	76
1126	성 충	139	72.2	15.4	6.4	-	-	1.8	29
1127	유 충	130	71.8	16.3	4.6	-	-	2.3	32

18. 기 포

번호	식 품 명	열량 (Kcal)	수분 (%)	단백질 (g)	지질 (g)	탄수화물 당질(g)	탄수화물 섬유(g)	회분 (g)	칼슘 (mg)
1128	영양식품 (이유식)	426	4.3	15.4	11.6	64.9	0.8	3.0	180
1129	우량아, 고단백, 영양스넥	398	5.0	16.2	7.4	66.6	1.5	3.3	323
1130	이 스 트	288	8.0	46.0	2.8	35.4	2.3	5.5	50

인 (mg)	철 (mg)	비타민A (I·U)	티아민 (mg)	리보플라 빈(mg)	니아신 (mg)	아스코르 빈산(mg)	폐기율 (%)	비 고	번 호
585	42.0	920	0.25	5.6	-	20	0	국('77)-215	1124
273	2.9	-	0.13	-	-	0	0	국('77)-202	1125
-	1.0	-	0.22	0.54	2.8	0	0	보전('74)-297	1126
-	1.7	-	0.23	0.46	3.3	0	0	보전('74)-298	1127

인 (mg)	철 (mg)	비타민A (I·U)	티아민 (mg)	리보플라 빈(mg)	니아신 (mg)	아스코르 빈산(mg)	폐기율 (%)	비 고	번 호
320	7.8	170	0.11	0.27	2.1	0	0	국('78)-5 V.A 강화식품은 2,000 I.U.	1128
256	28.7	642	0.17	0.72	4.1	57	0	국('79)-34	1129
1100	80.0	0	2.50	2.60	30.0	0	0	Japan('76)-864	1130

당뇨병 완치 백과

2019년 11월 20일 인쇄
2019년 11월 30일 발행

지은이 | 황　종　찬
펴낸이 | 최　원　준

펴낸곳 | 태 을 출 판 사
서울특별시 중구 다산로38길 59(동아빌딩내)
등 록 | 1973. 1. 10(제1-10호)

ⓒ2009. TAE-EUL publishing Co.,printed in Korea
※잘못된 책은 구입하신 곳에서 교환해 드립니다.

■ **주문 및 연락처**
우편번호 0 4 5 8 4
서울특별시 중구 다산로38길 59 (동아빌딩내)
전화 : (02)2237-5577　팩스 : (02)2233-6166

ISBN　978-89-493-0598-1　　13510